现代全科护理

主编 李志丽 王昆 何海萍 王英香 孙利 孙 文

天津出版传媒集团

天津科学技术出版社

图书在版编目（CIP）数据

现代全科护理 / 李志丽等主编. -- 天津 ： 天津科
学技术出版社，2023.6
　ISBN 978-7-5742-1383-8

Ⅰ．①现… Ⅱ．①李… Ⅲ．①护理学 Ⅳ．①R47

中国国家版本馆CIP数据核字(2023)第120792号

现代全科护理
XIANDAI QUANKE HULI
责任编辑：梁　旭

出　　版：天津出版传媒集团
　　　　　天津科学技术出版社
地　　址：天津市和平区西康路35号
邮　　编：300051
电　　话：（022）23332369（编辑部）
网　　址：www.tjkjcbs.com.cn
发　　行：新华书店经销
印　　刷：天津印艺通制版印刷股份有限公司

开本 787×1092　1/16　印张 22　字数 446 000
2023年6月第1版第1次印刷
定价：70.00元

编委会名单

主　编

李志丽　枣庄市峄城区阴平镇中心卫生院
王　昆　枣庄市立医院
何海萍　枣庄市精神卫生中心
王英香　枣庄市立医院
孙　利　枣庄市立医院
孙　文　枣庄市峄城区古邵镇中心卫生院

副主编

高娟娟　山东中医药大学第二附属医院
张　红　枣庄市中医医院
李文慧　山东中医药大学第二附属医院
段冬云　枣庄市妇幼保健院
任芬芬　枣庄市妇幼保健院
王小燕　山东国欣颐养集团枣庄医院
杨又又　山东国欣颐养集团枣庄中心医院
王　婷　山东国欣颐养集团枣庄中心医院
冯亚丽　山东国欣颐养集团枣庄中心医院

编　委

刘　霞　滕州市中心人民医院
龙金荣　滕州市南沙河镇卫生院
许纯纯　山东国欣颐养集团枣庄中心医院
陈水莲　山东国欣颐养集团枣庄中心医院
吕亭亭　山东国欣颐养集团枣庄中心医院
李婷婷　山东国欣颐养集团枣庄中心医院
张　伟　山东国欣颐养集团枣庄中心医院
杨春丽　山东国欣颐养集团枣庄中心医院
孟静雨　山东国欣颐养集团枣庄中心医院

目 录

第一章 绪 论

第一节 护理发展简史

护理是人类在与自然斗争中进行自我保护的产物。护理学属于自然科学范畴，是医学科学的一个组成部分，护士是以护理专业为人类健康服务的科技工作者。

护理与人类的生存繁衍、文明进步息息相关，并随着社会的演变、科学技术的进步而不断地发展。

一、护理的概念

护理的内涵随着医学科学的日益发展而不断拓展，狭义的护理是指护理工作者所从事的以照料病人为主的医疗、护理技术工作，如对老幼病残者的照顾，维护患者的身心健康，满足人类生、老、病、死的护理需求等。广义的护理，是指一项为人类健康服务的专业。护理专业是在尊重人的需要和权力的基础上，改善、维持或恢复人们所需要的生理、心理健康和在社会环境变化中的社会适应能力，达到预防疾病、提高健康水平的目的。

二、护理的起源

自有人类以来就有护理，护理是人们谋求生存的本能和需要。远古人在与自然的搏斗中，经受了猛兽的伤害和恶劣自然环境的摧残，自我保护成为第一需要。北京猿人在火的应用中，逐步认识到烧热的石块、砂土不仅可以给局部供热，还可以消除疼痛。原始人创造了"砭石"和"石针"，以之作为解除病痛的工具。当人类社会发展至母系氏族公社时代，氏族内部分工男子狩猎，妇女负责管理氏族内部事务，采集野生植物，照顾老、幼、病、残者，家庭的雏形由此产生。护理象征着母爱，初始的家庭或自我护理意识成为抚育生命成长的摇篮，它伴随着人类的存在和人类对自然的认识而发展。

三、古代护理

医护为一体是古代护理的特点之一，19 世纪之前，世界各国都没有护理专业。被古希腊誉为"医学之父"的希波克拉底（Hippocrates）就很重视护理，他教患者漱洗口腔，指导精神病病人欣赏音乐，调节心脏病，肾脏病患者的饮食，从现代观点看，这些都是有益于病人康复的护理。我国传统医学专著中并无"护理"两字，但中医治病的一个重要原则是、"三分治，七分养"。它包括改善病人的休养环境和心态，加强营养调理，注重动、静结合的体质锻炼等，这些都是中医辨证施护的精华。历代名医如华佗，他擅长外科，医术高明，且医护兼任。明代中药学巨著《本草纲目》的作者李时珍，他虽然是著名的药学家，而他能医善护，为病人煎药、喂药，被传为佳话。我国最早的医学经典著作《黄帝内经》中记载着"不治已病，治未病"的保健思想，以及"闭户塞牖系之病者，数问其性，以从其意"，强调了解、关心病人疾苦，进行针对性疏导的整体观点；还有唐代杰出医药学家孙思邈创造的葱叶去尖插入尿道，引出尿液的导尿术；明、清时代为防治瘟病而采用的燃烧艾叶、喷洒雄黄酒消毒空气和环境，用蒸汽消毒法处理传染病人的衣物等护理技术，至今仍不失其科学意义。

古代护理的另一个特点是受宗教影响至深。在东方佛教、西方基督教支配下，救护病残者成为宗教的慈善事业。僧人、修女治疗、护理病人，主要以怜悯、施恩的人道主义精神照顾患者，应用科学技术是有限的。正由于历史的局限性所决定，15世纪以前的护理只能是以一种劳务的方式存在，处于家庭护理、经验护理阶段。

四、近代护理

近代护理是在中世纪之后生物医学发展的基础上起步的。比利时人维萨里（Vesalius1514~1561 年）医生解剖尸体，用直接观察法写出了第一部人体解剖学；英国医生维廉哈维（william Harver，1578~1675 年）以实验法发现了血液循环；随之，细菌学、消毒法、麻醉术等一系列的医学发明和重大突破，为建立近代护理学奠定了理论基础，提供了实践发展的条件。

（一）佛罗伦斯

南丁格林（Florence Nightingale，1820~1910 年）与近代护理、近代护理学与护士教育的创始人之一南丁格尔，为使护理成为一门科学、一种专业，做出了重大贡献。南丁格尔出身于贵族之家，受过良好的高等教育，懂德、法、意大利等国语言，富有同情心，性格坚毅，具有开拓精神。1851 年，她不顾家人阻挠，有目的的学习护理、卫生及伦理学课程，并毅然决定献身于护理事业。1854~1856 年，英、俄、土耳其等国在克里米亚交战，英军伤亡惨重。英政府选定南丁格尔，由她率领38 名训练不足的"护士"奔赴战地医院，负责救护工作。她克服重重困难，以忘我的工作精神、精湛的护理技术和科学的工作方法，经过半年的艰苦努力，使伤员的死亡率由原来的 50% 降至 2.2%（《英国百科全书》1979 年版）。南丁格尔的创造性劳动，证明了护理的永恒价值和科学意义，改变了人们对护理工作的看法，震动了全英国。通过实践，南丁格尔坚信护理是科学事业，护士必须接受严格正规的科学训练，只有品德高尚、具有献身精神的人才能胜任。1860 年，她用英国政府奖励她的 44000 英镑，开办了世界上第一所护士学校，为近代科学护理事业打下了理论和实践基础。

南丁格尔在克里米亚战争中救护伤员的卓越成就和牺牲精神，被国际红十字会确认为是红十字会工作的开端，为表彰她的功绩，1883 年英国皇室授予她勋章；

1912 年，国际红十字会决定设立南丁格尔奖章，作为奖励世界各国有突出贡献的优秀护士的最高荣誉。人们为了纪念她将她的生日 5 月 12 日定为国际护士节。南丁格尔以其为护理事业奋斗不息的献身精神，成为全世界护士的楷模。她是近代护理学的奠基人。

（二）我国近代护理概述

我国近代护理学是随西医的传入而起始的。1935 年，在广东省建立的第一所西医医院，外国人为了利用中国的廉价劳动力，以短训班形式培训护理人员。1887 年，美国护士在上海妇孺医院开办护士训练班。1888 年，在福州开办我国第一所护士学校，首届只招收了 3 名女生。那时医院的护理领导和护校校长、教师等多由外国人担任，护士教材、护理技术操作规程、护士的培训方法等都承袭了西方的观点和习惯，形成欧美式的中国护理专业。

1912 年中华护士会成立护士教育委员会，并对全国护校注册。1914 年 6 月在上海召开第一次全国护士代表大会。在这次会议上，钟茂芳是第一位被选为学会副理事长的中国护士。钟茂芳认为从事护理事业的人是学识的人，应称之为"士"，故将"nurse"创译为"护士"，被沿用至今。那时的理事长由外国人担任，直至 1924 年才由我国护士伍哲英接任理事长。1922 年，我国参加国际护士会。1925 年，中华护士会第一次派代表出席在芬兰召开的国际护士会会员国代表大会。

1921 年，北京协和医院联合燕京、金陵、东吴、岭南大学创办高等护理教育，学制 4~5 年，并授予毕业学士学位。1932 年在南京创立我国第一所国立中央高级护士职业学校。1934 年，教育部成立护士教育委员会。然而，在半封建半殖民地的旧中国，经过 60 年（1888~1948 年）的漫长岁月，正式注册的护校只有 180 所，总计培养护士 3 万多人，远不能满足亿万人民对卫生保健事业的实际需要。

（三）人民革命战争中的护理事业

中国人民解放军的护理工作始于土地革命战争年代。早 1928 年井冈山的红军医院，就附设有看护训练班。1931 年底创立的我军第一所医校——中国工农红军军医学校，在长征之前培训看护 300 人；抗日战争、解放战争期间，为保障部队的战斗力，护理教育趋向正规、普及、培养了大批优秀护理人才。1941 年、1942 年护士节，毛泽东同志亲笔题词"护士工作有很大的政治重要性"；"尊重护士，爱护护士"。党和革命领袖对护理工作的重视和关怀，极大地鼓舞了我军的广大护理工作者，他们浴血奋战，艰苦创业，默默奉献，谱写了永载史册的业绩，在我国近代护理史上留下了光辉的一页。

五、我国现代护理的发展

我国现代护理的进程，大致经历了三个阶段。

1949 年 10 月至 1966 年 5 月，是中国成立后护理工作的规划、整顿、发展期。1950 年 8 月召开的第一届全国卫生工作会议，提出了发展护理专业的规划，护士教育被定为中专，并纳入正规教育系统，由卫生教材编审委员会编护理教材。同年 8 月，召开中国护士学会第十七届全国理事会，改选理事，沈云晖同志当选为理事长，特聘中央卫生部部长李德全和全国妇联主席邓颖超同志为名誉理事长，学会工作从此进入了新阶段。1954年5月创办《护理杂志》。1958年护士学会被吸收为中国科学技术协会成员。在党和政府的关怀重视下，旧社会遗留下来的护士生活、政治待遇、发展前途等问题，得到相应的解决，充分调动了全国护士的工作热情。护理技术得到迅速发展，推行"保护性医疗制度"，创造并推广无痛注射法，创立"三级护理"、"查对制度"，使护理工作逐步规范化。专科护理技术有重大突破，邱财康大面积烧伤被救治存活，王存柏断肢再植成功，都代表了我国解放初期的护理专业发展水平，并为护理学从一门技艺向独立学科发展创造了条件。

1966年至1976年10月的"文化大革命"期间，护理事业遭受挫折，医院规章制度被废除，管理混乱；护校停办，人才培养断层；学会工作中止，专业发展受到严重干扰。但广大护士坚守岗位，积极参加医疗队，开展中西医结合疗法，为改善广大农村和社区群众的医疗保健工作做出了成绩。

1976年10月以后，迎来了建设我国现代护理的春天。国家卫生部于1979年先后颁发了《加强护理工作的意见》和《关于加强护理教育工作的意见》，从宏观上强化了对护理专业的管理，加速了现代护理学的发展进程。1982年卫生部医政司成立城市护理处；各医院重建护理部；狠抓人才培养，充实护理队伍，至1990年，我国护士增至100万人左右；进一步建立、健全护理规章制度及护理质量标准；中等护理教育得到加强。据1984年统计，全国有独立护校及设有护理专业的卫生学校共439所。1984年1月，教育部、卫生部联合召开了全国高等护理专业教育座谈会，提出积极开展多层次、多规格的护理教育要求；1985年批准北京医科大学等11所医科大学设置护理本科专业，学制5年，毕业生授予学士学位。同时，大专护理、护理继续教育应运而生，一个中专、大专、本科齐全的护理教育体系已初具规模。

1979年，国务院批准卫生部颁发的《卫生技术人员职称及晋升条例》明确规定了护理人员的专业技术职称。这一重大举措，对提高护士的社会地位，改变护士的知识结构，构建具有我国特色的现代护理专业，有极其重大的意义。1980年以来，我国现代护理呈现出一派生机和活力：①护理概念发生了重要变化，身心结合的整体护理、责任制护理在逐步展开。②护理功能得到拓展，从医院护理逐渐走向社区护理。③护理装备有所更新。④护理业务技术水平明显提高，心理护理、重症监护、器官移植、显微外科等专科护理技术发展较快。⑤护理教育模式的转变带来护士知识结构的改善，一批知识品位较高的学科带头人正在茁壮成长。⑥护理学会在为推动我国现代护理学的发展，加速人才培养，开展国际护理学术交流等方面做出了新的贡献。1977年9月《护理杂志》复刊，1981年改名为《中华护理杂志》，同年4月，该杂志与国外护理期刊交流。⑦1985年中国护理中心建成，对我国现代护理学的研究和发展起推动作用。⑧1983年，我国著名护理专家王秀瑛教授以她高尚的品德、渊博的学识，成为我国第一位南丁格尔奖章获得者。此后，又有中华护理学会名誉理事长林菊英等10多位护理工作者获此殊荣。老一辈护理专家和无数优秀护士对护理事业的执着追求和无私奉献精神，是我国现代护理得以发展的根本动力。

回顾护理发展史，我们认识到护理是人类的一项崇高事业，我们应该奋发进取，做有追求、有学问、有创造精神的跨世纪的护理事业接班人，为现代护理学的发展做贡献。

第二节 护理学的基本概念与研究范畴

一、护理学的定义

护理学是自然科学和社会科学相互渗透的一门综合性的应用学科。护理学以基础医学、临床医学、预防医学、康复医学以及与护理相关的社会、人文科学理论为基础，形成其独特的理论体系、应用技术和护理艺术，为人们生老病死这一生命现象的全过程提供全面的、系统的、整体的服务。

二、护理学的研究范畴

护理学作为一个知识群，它所研究的范畴涉及自然、社会、文化、教育和心理等因素对人体健康的影响，以及如何运用护理原理、护理技术和方法，帮助病人恢复健康，不断提高人们的健康水平。它大体包括以下几个方面。

（一）医院护理

护理的基本理论和基本技术，满足病人的基本生活需要和心理治疗的需要，通过临床护理工作，为疾病的诊断和治疗及时提供病性发生、发展的动态信息，有效地配合并参与治疗、检查及对危重患者的抢救，以积极的安全的护理对策，使病人处于最佳心理状态。

2.专科护理结合临床各专科的特点，应用专科护理理论和护理技术，如强化对危重病人的监护及烧伤、显微外科、脏器移植、手术前后的专科护理等。

3.护理管理运用科学的方法组织、实施临床护理工作；为病人创造优美的休养环境；建立良好的护患关系；有效地提高护理质量等。

（二）社区护理

社区护理以预防保健为重点，包括防病、保健咨询；护理科普宣教和预防接种；心理卫生指导；计划生育，优生、优育指导；职业病防治和家庭访视护理等。

（三）护理教育

研究护理人才培养的规律、方法及模式，不断提高护理教育质量，改善护理人员的知识结构，适应护理学发展地需要。

（四）护理科研

护理学的发展需要护理科研的支持和推动。护理学理论的构建，护理理论与护理实践的结合成果，护理技术、方法的改进，护理设备、护理工具的改革，护理管理模式的建立等。都有赖于护理科学研究去探索规律、总结经验，推进护理学的不断发展。

护理学的研究具有十分广阔的发展前景，作为一个护理工作者任重而道远。我们应该充分发挥自己的聪明才智，为创建具有中国特色的独立护理学科做出贡献。

第三节　基础护理学的概念、任务与内容

一、基础护理学的概念

基础护理学是研究临床护理的基本理论、基本知识、基本技术和方法的一门学科。它是临床各科护理的共性基础，是护理学的一个重要组成部分。

二、基础护理的任务与内容

基础护理是以病人为中心，针对复杂的致病因素和疾病本身的特异性导致的病人在生理功能、机体代谢、形体和心理状态等方面的异常变化，采取相应的科学护理对策，帮助或指导病人解除由于这些变化而带来的痛苦和不适应，使之处于协调、适应的最佳身心状态，促进病人恢复健康。基础护理包含以下内容。

1.了解机体生理、心理信息，监测体温、脉搏、呼吸、血压等生命体征的变化。

2.维持患者身体的清洁、舒适、排除物理、化学、生物等有害因子对机体的侵袭，保证治疗护理安全。

3.调配合理营养及膳食。

4.改善机体的循环和代谢，及时妥善地处理机体的排泄物。

5.保持重症患者合理、舒适的卧位，适时更换体位，预防发生褥疮。

6.改善患者的休息环境和条件，促进其睡眠。

7.进行心理疏导，使之保持良好的精神和心理状态。

8.指导功能锻炼，防止发生并发症，促进功能的恢复。

9.协助执行治疗方案，配合医疗诊治工作，以娴熟的护理技术，解除患者疾苦。

10.观察了解病情变化的信息和治疗效果，及时有效地配合急救处置。

11.负责病区、病人管理，创造清洁、美观、安静、舒适、方便、有序的休养环境。

三、学习基础护理学的方法与要求

基础护理学集护理基本理论、基本技术、护理方法和护理艺术一体，是护理专业的一门主课，学好基础护理学，有利于培养热爱护理事业的情怀，了解护士的职责，对实现救死扶伤使命具有十分重要的意义。因此，在学习这门主课时要求做到：①力求理解基础护理学的概念和意义，树立热爱生命，立志从护的信念。②在学习基础护理知识时应与医学、临床医学知识进行有机的联系，以求从理论上弄懂护理的原理、机制、真正知其然又知其所以然。③刻苦练习护理技术，切实掌握基本功。熟练的技能技巧来源于手、脑并用，反复练习。只有在大脑指挥下，感官与

手密切配合，进行有目的、有组织的操作活动，在特定的动作形成条件反射之后，技术才能达到准确、规范的熟练程度。④在理论学习的同时，要重视实践锻炼、示教室操作练习，临床的见习、实习，都是十分重要的理论联系实际的学习过程，边学边做，在实践中体验职业情感，培养职业的行为规范，提高基本技术的熟练程度，是学好基础护理学的重要方法和原则。

第四节　护理对象——人的一般特性与护理原则

护理学研究并为之服务的对象是人。人自胚胎发育到死亡的全过程都离不开护理。世界卫生组织（WHO）提出的战略目标"到 2000 年，人人都享有卫生保健"，即"使全世界人民达到最高可能的健康水平"。要提高人们的健康水平，首先要正确认识健康的概念，世界卫生组织给健康下的定义是"健康不但是没有疾病，还要有完整的生理、心理状态和社会适应能力"。

护士是人类健康的卫士，国际护士会在护理学国际法中规定护士的基本职责为"保存生命，减轻痛苦，促进健康"。因此，作为一位合格的护士，必须首先了解人（病人）的一般特性，把握由人（病人）的特性而产生的护理原则，才能通过履行护士的基本职责为"人人享有卫生保健"的战略目标做出贡献。

一、人的一般生物、心理、社会特性

（一）人是一个统一的整体

人体不是器官、细胞或分子的简单相加，而是一个由神经系统控制的、有思维活动、有智慧、能进行创造性劳动、过着社会生活的人。人的生命活动表现在物质活动和精神活动两个方面，二者既不可分割，又相互制约。因此，人不单纯是一个生物体，而是一个生物的、心理的、社会的整体人。视人为整体是现代护理的核心思想和出发点。

（二）人与环境是统一体

人体与外界自然环境、社会环境之间，不停地进行着物质的、能量的、信息的交换，是机体得以生存的根本条件。如每个人每天大约需要 $12m^3$ 空气，2~3L 水，1.5kg 食品，同时排出相当数量的代谢物，这就是人体内外环境之间进行的能量传递和物质循环，人的生命过程是一个整体性、开放性的动态运转过程，健康与疾病、生长与死亡的矛盾，不是单一因素所决定的，而是生理与心理、机体与外界环境互相作用的结果。人受环境的影响，又可适应与改造环境。护理要创造适合病人休养的环境，促进身心和谐向健康发展。

（三）人有共性和差异

人有共同的生理、心理活动规律，但由于年龄、性别、遗传、经济、文化、职业、宗教信仰等各不相同，人对来自各方面的刺激的反应也不同。正因为没有两个完全相同的个体存在，所以应采取因人而异的护理技巧和艺术，才能达到促进和维持健康、帮助病人康复的目的。

（四）人有共同的、基本的需要

机体所以能生存，是建立在人的生理、心理互为作用基础上的。人类最基本的需要是保障机体生理、心理协调运转，如渴思饮，饥觅食，病求治，消化排泄，情感交流等，都是人们生存的第一共性需求。护理的使命正是为人的这些共同需求提供护理保障，支持，帮助人们拥有自理能力，充分享有生活，从而提高人的健康生存质量。

（五）病人的需要有定向性、潜在性的特点

偏离健康状态的人，经受着疾病的威胁和痛苦的折磨，心理压力大，精神负担重。因此，病人的需要是随着疾病的发生、发展进程而变化的，在不同的阶段有不同的需求；有些病人受疾病或心理的影响，往往不能或不会用行动或语言来表达自己的需要。例如病人入院初期最需要的是被接纳、被尊重，同时希望尽快明确诊断；一旦诊断清楚之后，就急切地需要及时、有效的治疗和精心的照料；当病性发生突变时，病人首先考虑的预后，这时就需要恰当的解释和安慰。因此，只有了解病人需要的特点，才能尊重病人的需要，做到想病人所想，急病人所急，务病人所需。

二、由人的一般特性引申而来的护理原则

（一）满足病人的需要

满足病人生理、心理的基本需要，是护理的精华和首要任务。随着病人的入院，尤其是失去生活处理能力的病人，他们的营养、机体功能以及精神心理、情绪等无不与护理关联。如准备清洁、舒适的病床，能促进病人进入松弛、安宁的睡眠状态，从而减轻患者的忧虑和不安；做好重症患者的口腔护理，就是保护机体的天然屏障——口腔黏膜，不至于破溃而引发感染；及时给高热者饮水，有利于散发体温，稀释毒素，促进排泄；定时为重症病人翻身，能有效地预防褥疮的发生等，所有这些看来是不起眼的照料，即恰是不可忽视的最基本的病人需要、治疗的需要，同时是最精细的护理。只有满足了病人的需要，才能真正体现护理的意义，实现护理的价值。

（二）帮助病人应对压力，增强机体的适应能力

任何条件、环境的变化，都会给人带来压力（刺激），当压力（刺激）没有对人体构成威胁时，人们有一定的自我调适能力，不至于使之危及健康。但是，当压力（刺激）超过个体的承受能力，反复刺激就会引起强烈的应激反应，导致平衡失调、健康受损。护理的目的在于，运用护理技能，帮助病人调动自身的潜能——心理、神经与体液的控制和调节，提高对环境、条件变化的适应能力，以期达到新的相对的平衡和适应。

1.了解压力源压力是生理、心理或情绪的紧张状态。造成紧张状态的原因称之为压力源。压力源来自：

（1）生物因素如病毒、细菌、寄生虫感染；缺水、饥饿；青春期、月经期、更

年期等生理功能的改变。

（2）物理因素 如机械压迫，冷热作用，噪音、强光刺激。

（3）化学因素 如剧毒药，强酸、强碱、刺激性、毒性气体。

（4）社会、心理因素 个人生活中的重大事件如丧偶、意外事故，学业，事业遭受挫折，工作紧张，人际关系不和谐等。

2.观察压力反应 压力反应主要表现在两方面

（1）生理反应在压力源的反复刺激下，机体出现一系列变化，首先是心理反应不能适应，随之出现生理反应，如肾上腺释放大量肾上腺素进入血液，表现为心跳加快，血压升高，呼吸加速，血糖浓度升高，瞳孔扩大，警觉性增强等。如果这时机体能顺利地对应压力源，上述反应很快消失；反之，反复、持久地受压力源冲击，面临的将是平衡失调，疾病到来。

（2）心理反应心理反应有两种，一种是积极的心理反应，正视现实，采取相应的积极对策，如改变对压力源的认识，以有利于健康的态度和行为对应，就能获得新的适应。另一种是消极的心理反应，表现为情绪失控、抑郁或焦躁不安，严重者甚至改变行为方式如酗酒、吸烟等。

3.帮助病人以积极的态度，正确的对策对应压力。

（1）减少有害的环境因素对病人的刺激，开展保护性医疗及护理。

（2）引导病人正确认识实际的健康状况，调动机体的潜能，增强免疫抗病能力，树立战胜疾病的信心。

（3）调节病人的心理、情绪、改善仪态，使其保持良好的心智状态，以提高适应性和自我解脱能力。

（4）调动支援和配合的力量。如做好家属的思想工作，请亲友给病人以情感支持。

（三）帮助病人拥有自护能力

自护能力是指个体为维护自身健康所具有的自我护理意识及基本的保健护理知识和方法，如功能残缺者的锻炼；糖尿病患者的饮食调配、热量计算；失眠者学会管理自己的睡眠；腹部手术病人学会用胸式呼吸等。培养自护能力，实际上是调动病人自身防病治病的主观能动性和潜力，从而减轻其身心疾苦，获得新的健康。

（李文慧 王昆 张红 高娟娟）

第二章　医院的任务与组织结构

　　医院是以防病治病为主要任务的医疗预防机构。防病治病，实行革命的人道主义，全心全意为伤病员服务是医院工作的宗旨。在这一宗旨的指导下，努力提高医疗护理质量，保障人民健康，促进医学科学的发展是医院的基本职能和作用。

　　军队医院除具有一般医院的功能外，根据军队的性质和任务，有其特殊的任务和功能。

第一节　军队医院的任务、分类与结构

一、军队医院的功能与任务

　　1.卫勤保障　军队医院必须贯彻新时期军队建设的方针和军队卫生工作方针，完成上级赋予的平、战时医疗救治，地域突发事件，重大灾害事故的卫勤保障任务。

　　2.技术服务　医院集医疗、护理、预防、保健和康复为一体，开展对常见病、多发病的诊治；急危重症患者的抢救；疑难病症的诊断和治疗；进行常见病、多发病的流行病调查和防治工作。

　　3.以医疗为中心、医疗、教学、科研协调发展　不同类型的医院，根据其规模、发展方向及技术条件，引进新业务、新技术、新设备；开展临床研究，承担科研课题，不断提高诊断、救治、护理水平；结合临床实际，为下一级医院培养中、高级医疗、护理人才，指导医学生、护士学生进行临床学习。

二、医院的分类

　　1.按建制规模分全军、各军区总医院，军医大学附属医院，中心医院，驻军医院，队属医院等。

　　2.按收治任务分综合性医院（分科相对齐全），教学医院，专科医院（如结核病院、传染病院、精神病院），疗养院.

　　3.按医院分级管理办法分根据医院的功能、任务、规模不同划分为一、二、三级，每一级医院按技术发展、预防、医疗、保健、训练、科研、卫生战备要求、服务质量和科学管理等方面的综合水平，又划分为不同等次；

　　一级医院分为甲、乙、丙等。

　　二级医院分甲、乙、丙等。

　　三级医院分特、甲、乙、丙等。

三级特等医院为军队医院中最高档次的医院。

三、医院的医疗组织结构

医院在院党委、院首长的直接领导下，一般由职能机关（政治部或政治处、医务部医务处、护理部、院务部或院务处）、临床科室（内科、外科、妇产科、儿科、五官科等）、医技部门（药剂科、放射科、检验科、理疗科、门诊部、营养科、供应室等）组成。

医院的护理组织结构有两种：一种是由护理部主任、科护士长、护士长三级负责制；另一种为总护士长（护理部主任）、护士长两级负责制。

护理部在院党委、院首长（护理副院长）领导下，负责组织实施全院护理、教学、科研及护理管理工作。

第二节　门诊部

门诊是医院对伤病员进行早期诊断、及时治疗的第一线，也是医护人员践行全心全意为伤病员服务，为部队服务，体现良好医德医风的窗口。做好门诊工作，能反映医院的医疗、护理质量以及医院的综合管理水平。

一、门诊的任务与工作特点

门诊部工作按照就诊者的健康状态、病情缓急，以及需要处理的迫切、难易程度分为：一般门诊检诊，急诊处置，保健门诊三类。通常是在常规工作时间里对一般常见病、多发病进行门诊检诊、治疗、以及疑难病例的会诊、转诊、急诊室（部）24 小时开放，负责危重伤病员的急诊抢救；定期开展预防接种、健康检查，以及卫生防病、计划生育及优生优育的宣传工作。

门诊工作对外联系多，接触面广，病人集中，流动性大，且就诊时间受限，病情轻重缓急不等。这些特点决定了门诊工作的重点是布局实施应方便于病人；就诊的组织导向必须合理；要求服务态度和蔼热忱；严防误诊、漏诊和交叉感染；对病情紧急、危重需要及时诊疗与迅速抢救者，必须争分夺秒，力求快捷有效。所有这些工作，门诊护士均负有重要责任。

二、门诊部的设置

综合医院门诊部一般设有挂号室、候诊室、分科检诊室、治疗室、急救室等，并配有药剂、检验等医技科室，以及住院处。大型医院设有急诊部、观察室。

三、门诊部的护理工作

（一）预诊分诊

先预诊后挂号，通过分诊，组织就诊者分科挂号（急诊者除外），合理流向，防止传染病传播，缩短病人的候诊时间。

（二）候诊护理

候诊室护士应按照门诊号顺序查对病人，扼要了解病情，必要时查对以往就诊记录，以便保持诊疗工作的连续性。

1.必要时测量体温、脉搏、呼吸、血压、遇有高热、剧痛、呼吸困难、出血、休克等病人，应立即安排提前就诊，或送急诊室处理。

2.对一般候诊者，根据情况先提供必要的检验单如血常规、粪、尿常规，胸部透视等。应指导病人采集化验标本及取药，为其提供方便。

3.耐心、细致、热情、周到地回答病人的询问和释疑，帮助他们排忧解难。

4.严格按医嘱及操作规程为病人进行注射、换药、灌肠、积极配合医生进行各种穿刺及特殊检查，确保治疗、检查安全。

5.充分利用候诊时间，通过画廊、图片、录音、录像等形式开展卫生科普、防病、保健知识宣教。

6.检诊后确定需要住院治疗者，护士应指导病人办理住院手续。

(三) 急诊护理

急诊室 (部) 是抢救生命的前哨阵地，要求护士必须坚守岗位，尽心尽责，随时协助医生做好急救、诊治工作。遇有危重伤病员，而医生不在场时，对病情危及生命者，护士有责任先行采取必要的急救措施，如氧气吸入、吸痰、止血、建立静脉输液通道、人工呼吸、胸外心脏按压等。

1.应以娴熟的急救知识、技术、采取急救护理对策，全力挽救病人生命。

2.要细致入微地观察病情变化，及时报告异常发现，准确记录病情及有关处置情况。

3.负责护送危重病人进病房或手术室，并加强护送中监护。

4.按照"急诊抢救室必备设施标准"准备急救药品、器材、卫生被服等，负责请领、保管和报销工作，做好登记、统计和资料保管工作。

5.不断学习新业务，新技术，熟练掌握。

6.对暂时留在门诊观察室的病人 (急诊观察者一般不超过 24~48 小时)，应加强对病人的监护，严密观察并记录病情变化。

(四) 保健护理工作

保健护理是门诊护理工作的重要组成部分，它包括对防治体系部队的预防保健；医院工作人员的防病保健两个部分。

1.对自觉健康的就诊者进行健康咨询，定期健康体检，婚前检查，围产期保健指导，心脑血管疾患、癌症普查等。

2.婴幼儿保健指导，开展母乳喂养宣教，预防接种工作。

3.院内工作人员防病、保健工作，以及家庭病床的访视护理。

第三节　病区

病区是医院向伤病员提供全面医学服务，开展医疗、教学、科研工作的基层单位，也是伤病员接受治疗、护理、进行康复休养的场所。因此，为病人创造整洁、舒适、恬静、美观、有序的治疗、休养环境，是满足病人身心需要和治疗的需要，是整体护理工作的重要组成部分。

一、病区的组织结构

病区作为一个工作单元，由配有与其收治任务相应的医生、护士、卫生员和一定数量的病人所组成。医护人员的配备根据收治病种和床位的多少而定。一般一个病区设 40~50 张病床，配有 1 名以上主治医师，1~2 位护士长。护士与床位之比，一般为 1:3.5~4.0。病区在科主任、科护士长领导下，由主治医生、护士长分工负责管理。

病区设置床位数，应根据收治对象而定，如烧伤科、传染科、小儿科一般以 30 张床位为宜。

二、病区的布局、设施要求

（一）护士站（护士办公室） 护士站一般设在单元的适中位置，便于护士观察各病室病人的活动情况，缩短往返病室的距离，有利于护士与病人的联系。护士站除一般办公、护理用品外，设有电子音控对讲机（或信号灯），可以和每个床位的病人通话联系。

（二）治疗室 治疗室是护士进行治疗准备、药液配置的专用工作室，室内分清洁区和半污染区，设有空气消毒设备及各种专用操作台、柜，护理器材、用具。

（三）换药室 外科专设，除备有换药器材、敷料处、应设有洗手池和空气消毒、器械浸泡消毒设备。

（四）急救室 （重症病室） 急救室设 1~2 张病床。

条件较好的医院有中心供氧、吸引设备，并备有急救器材（如氧气装置、除颤器等）；急救药品，照明，空气消毒设备。

病区除上述各室外还设置有配膳室、库房、标本室、污物间，卫生设施，以及办公、值班室等以具备方便病人生活，有利开展工作的必需条件。

三、病床单位设置

病房设有数量不等的病床单位，病床之间的距离应为 0.9-1.0m，每个病床单位有固定的设备包括：病床、全套卧具，床旁桌椅，信号灯或对讲机。病床单位设置齐全，病区管理科学（详见第二十四章），有利于促进病人的康复。

病床及被服的规格如下：

病床：钢丝床或木板床（骨折病人应选用木板床或三折木板床）。床长 2 米，宽 90cm，高 60cm，装有滑轮和靠背架，便于推动和治疗。

床垫：长、宽和床的规格同。厚 9 厘米，垫心以棕为最好，也可用棉花、海绵等。垫面以牢固的布料制作。

床褥（小棉垫）：放于床垫上面，长、宽和床的规格相同。

棉被：长 2.1m，宽 1.6m

大单：长 2.5m，宽 1.8m

被套：长 2.3m，宽 1.7m，尾端开口钉布带。

枕套：长 65cm，宽 45cm

枕芯：长 60cm，宽 40cm，内装木棉、荞麦皮、蒲绒或羽毛。

橡皮单：长 85cm，宽 65cm，两端各加白布 40cm。

中单：长 1.7m，宽 85cm。

四、铺床法

病床是病人睡眠及休息的用具。卧床病人的饮食、便溺、活动、娱乐都在床上，因此病床的铺法要求舒适、平整、安全、实用、耐用。

1.目的 保持病室整洁，准备接受新病员。

2.用物 包括床、床垫、床褥（小棉垫）、棉被、枕芯、枕套、被套、大单。

3.操作方法

（1）携用物至床尾垫上，按先后顺序放置小棉垫（S形横折，再对折）、大单、被套、棉被（s形折叠）、枕套、枕芯、大单。

（2）移开床旁桌（离床约 20cm）,移椅至床尾正中（离床尾 15cm），将用物放椅上。

（3）翻大垫：将床垫自床尾向床过半折起，上缘紧靠床头，再将下缘向床尾拉出，对齐（亦可自近侧向对侧翻转大垫），铺上小棉垫。

（4）铺大单 将大单放在床垫的 1/2 处，中缝和床的中线对齐，向床头、床尾展开，先铺床头再铺床尾。一手将床头的床垫托起，一手伸过床头中线，将大单塞入垫下。铺床角在离床头约 30cm 处，向上提起大单边缘使其与床沿垂直，呈一横置等腰三角形。以床沿为界，将三角形分为两半，先将下半三角平整地塞于床垫下，再将上半三角翻下塞于床垫下。至床尾拉紧大单，用同法铺好床角。拉紧大单中部边沿，向内塞入（双手掌心向上），平铺于床垫下。转至对侧，同法铺大单。

（5）套被套 被套正面向外，被套密口边齐床头，对齐中线，向床尾展开，将被尾上层被套开口处向上翻开 1/3 将 S 形棉被送至被套内顶端。将竖折的棉胎两边打开和被套平齐（先近侧后对侧），套好两上角。盖被上缘距离床头 15cm，至床尾逐层拉平棉胎下缘和被套，系好带子，然后将被的左右侧及被尾内折，齐床垫。

（6）套枕套 将枕套套于枕芯，用两手平托（或拖）至床头被上，开口处背向门。

（7）铺罩单（酌情） 将大单与床头、床褥上端平齐，下端折成斜角塞入床垫下，转至对侧，依法铺好。

（8）将床旁桌、椅放回原处。

4.注意事项

1.治疗或进餐时应暂停铺床。

2.操作中要应用节力的原理。铺床时，身体应靠近床边，上身保持直立，两腿前后分开稍屈膝（有助于扩大支持面，增加身体稳定性，既省力，又能适应不同方向操作）；手和臂的动作要协调配合，尽量用连续动作，避免过多地抬起、放下、停止等动作，以节省体力消耗，缩短铺床时间。

3.各层床单应铺平拉紧，保持病房整洁、美观、舒适。

1.目的　保持病室整洁，为即将入院或暂离床活动的病员使用。

2.用物　同备用床，撤去罩单，必要时备橡皮单及中单。

3.操作方法

（1）撤去罩单放椅上，将棉被扇形折叠到床尾（被头对向床头，注意被套的中线与大单中线齐，被尾反折的棉被与床垫齐）。

（2）或将被盖折成方块，置于床尾。

（三）麻醉床

1.目的便于接受和护理麻醉后尚未清醒的病员，保持被褥不被污染，使病人安全、舒适。

2.用物　同备用床，另加橡皮单、中单各 2 条。治疗盘内盛弯盘，纱布数块，无菌有盖方盒内盛开口器、金属压舌板、舌钳、牙垫、通气导管。治疗碗，镊子，输氧、吸痰导管各 1 根。备输液架，氧气筒，吸痰器。天冷时备热水袋及布套各两个。

3.操作方法

（1）拆除原有被套、大单、枕套，备齐物品置床尾垫上，按先后顺序放置。

（2）铺好一侧。大单（同备用床铺法）。

（3）根据病情和手术部位的需要，如胸部手术者橡皮中单及中单可铺在床头，腹部手术者则铺在床中部，下肢手术者铺在床尾。将橡皮单及中单分别对好中线，先铺中部（上缘距床头 45~50cm），塞好近侧，再铺另一橡皮中单及中单（上端齐床头），下端压在中部橡皮中单和中单上，边缘平整塞入床垫下。

（4）转至对侧，按同法逐层铺好大单，橡皮中单、中单。

（5）按备用床法套好被套，上端距床头 10cm。两侧边缘及被尾均向内折，齐床垫，再将盖被纵向三折叠于一侧床边，开口向着门。

（6）套好枕套，将枕横立于床头，开口背门，防病人躁动时撞伤头部。

（7）还原床旁桌，椅放于接受病人对侧的床尾。

（8）将麻醉护理、盘放于床旁桌上，输液架放床尾，氧气、吸引器置于妥善处。

（9）寒冷季节，应在病人回病房前 1 小时，置热水袋于棉被内（中部和床尾各一）以保暖。

（王昆　何海萍　张红）

第三章 护理程序

第一节 概述

护理程序是以护理理论为指导，以科学的工作方法为手段的护理实践，以满足护理对象身心需要、恢复或增进健康为目标；是综合的、动态的、具有决策和反馈功能的、有计划、有系统的实施护理的过程。

护理程序是一个开放的系统，有5个次系统组成，即评估、诊断、计划、实施和评价。构成系统的要素包括了医护人员、患者、其他医务人员、医疗设备、药品及资料等，这些要素既具有自己独特的功能，又通过相互间的作用及与环境的作用，构成系统的特定功能，以达到为护理对象提供系统的、适合个人的和恰当的整体护理，促进其恢复或增进健康。

护理程序的系统运行过程是有输入、输出和反馈三部分完成的。输入的是与护理对象健康有关的资料，通过系统、科学的评估与决策，制定最佳的护理措施。即经过独立的、创造性的发现问题、解决问题的过程，产生有效的护理，使护理对象的身心状态得到改善，以恢复和促进健康，并对护理对象接受护理后的反应及健康状态进行评价，最后将评价结果进行输出，反馈回系统，以帮助对护理对象的再评估。

第二节 护理程序的步骤

护理程序由评估、诊断、计划、实施和评价5个步骤组成，这5个步骤并不是孤立的，而是相互联系、相互影响、重叠循环往复、有序地存在的。

（一）护理评估

护理评估是整个护理程序中的基础，是系统地、连续地收集、组织、核实和记录与护理对象有关健康资料的过程。通过对患者健康状况资料的收集、评估，护理人员随时发现护理问题，修改和补充护理计划。护理评估贯穿于护理工作的始终，贯穿于护理程序的全过程。

1.收集资料的目的

（1）明确护理对象的健康需要。

（2）为正确提出护理诊断提供可靠依据。

（3）指导护理计划的制定。

（4）为判断护理效果提供依据。

（5）可以为其他健康保健人员提供有益信息。

2.资料的分类

（1）主观资料指人的感受，是只能由本人描述出来的个人感受。即护理对象的主诉，包括其对所经历、所感觉、所思考、所担心内容的诉说，如"我的腿很麻"、"我今天感觉头很晕"，这些对自己身体感受的描述都属于主观资料。

（2）客观资料指他人通过观察、体格检查或借助医疗仪器和实验室检查而获得的资料，是可以通过客观数据描述的客观存在的症状或体征，如"心率100次/min"、"血尿"等。

3.资料的来源

（1）护理对象本人 是资料的第一来源，只要患者是意识清醒、精神正常的成人，通过患者的主诉和对患者的观察、体检均可以获得真实、准确的资料。

（2）护理对象关系密切的有关人员是资料的第二来源，包誓括与护理对象关系密切的家庭成员、朋友、同事、邻居等。他们所提供的资料往往能补充或证实护理对象提供的直接资源，尤其护理对象是婴幼儿、精神异常、昏迷以及病情危重的患者时。

（3）护理对象的个人医疗文件包括护理对象目的、既往的病例，病案记录，实验室检验报告等健康状况的资料。

（4）其他医务人员包括与护理对象接触过的各类医务人员，如医师、营养师、其他护理人员，以及转科、转院时的陪同人员等，均可以为护理评估提供重要资料。

（5）文献资料通过检索各类医疗和护理文献资料，可以弥补知识的局限性，获得重要的数据，为基础资料提供参考信息。

4.资料的收集方法

（1）观察指护士在临床实践中，运用感官或知觉获取资料的一种方法。

通过观察，护士可以获得护理对象生理、心理、精神、社会、文化等各方面的资料，发现一些不明显的、潜在的护理问题。观察能力的高低与护士的理论知识、临床经验密切相关，这两方面的不足往往使护士在观察时不够全面，容易出现遗漏，或者即使观察到了某些资料，却因知识有限或经验不足而忽视了资料蕴涵的真正价值和意义。观察作为一种技能，需要护士在临床实践中不断培养和锻炼，才能得到真正的发展和提高。

（2）交谈：通过与护理对象及家属交谈了解患者情况。

有目的有计划的沟通交流，不仅有助于建立良好的护患关系，帮助护士有效地收集收集与护理对象相关的资料和信息还可以使护理对象获得与病情、检查、治疗、康复等有关的信息。

交谈的方式有正式交谈和非正式交谈两种方式。正式交谈是指事先通知护理对象准备，护士有计划地与其进行交谈，例如收集新入院护理对象的健康状况资料；

非正式交谈是指护士在日常工作中与护理对象进行的随意而自然的交谈，这种交谈可以使护理对象感觉亲切、轻松，从而愿意说出内心的真实想法和感受，有利于了解与护理对象病情相关的一些隐私性资料。

在与护理对象交谈前应做好充分准备，并注意以下几方面：①选择安静、舒适，不受干扰的环境，注意不涉及护理对象的隐私，使其保持放松的状态；②灵活运用沟通技巧，注意语言清晰、语义明确，语速适当，使用通俗易懂的词汇，避免使用难以理解的专业词汇；③谈话过程中，控制好谈话的内容，引导谈话的方向，避免偏离主题，但不要打断其谈话；④交谈过程中，调整与护理对象间的距离，注意倾听，保持与护理对象的目光交流，适当地使用非语言性沟通技巧，克服影响沟通的不良行为；⑤保持护理对象体位舒适，根据护理对象的身体状况决定交谈时间的长短。

（3）护理体格检查：护士系统地运用视、触、叩、听、嗅等体格检查手段或借助一些辅助器具对护理对象的生命体征及各个系统进行检查，有目的地收集资料的方法。

通过体格检查，可以获得与确定护理诊断、制定护理计划等有关的护理对象身体状况方面的资料。因此，护理体检与医疗体格检查相比更细致、全面，注重整体的身心两方面。在临床工作中，护士要学会根据护理对象的病情重点检查受累系统的状况。例如，通过观察可以了解护理对象的精神状态、皮肤的颜色、营养状态；通过手的触摸感觉皮肤的温度、湿度，脏器的大小和形状；通过听诊可以了解呼吸系统和循环系统情况。甚至护理对象散发出的特殊气味也会为判断病情提供资料，如糖尿病酮症酸中毒患者的呼吸有烂苹果味。

（4）查阅：包括查阅护理对象的病历，各种医疗、护理记录，有关书籍和资料等。

5.记录、整理资料

（1）资料的内容运用护理程序对护理对象进行身心整体护理，要求所收集的资料不仅包括护理对象的身体状况，还要包括心理、社会、文化、经济等方面的情况。

①一般资料：包括护理对象的姓名、性别、年龄、民族、职业、婚姻状况、受教育水平、家庭住址、联系人等。

②现在健康情况：包括此次患病的情况，主述，当前的饮食、营养、排泄、睡眠、自理和活动等情况。

③既往健康状况：包括既往患病史、创伤史、手术史、过敏史、烟酒嗜好，女性的婚育史和月经史。

④家族史：包括家庭遗传病史、是否有家庭成员曾患与护理对象相似的疾病。

⑤护理体检：根据护理对象的具体情况，有侧重地检查其身体状况。

⑥最新的实验室检查及其他检查报告：通过查看检查报告，可以了解护理对象的病情变化。

⑦心理状态：包括护理对象对疾病的认识和态度，康复的信心，患病后精神、情绪及行为的改变。

⑧社会文化状况：包括护理对象的职业、经济状况、卫生保健待遇，以及家庭、社会的支持系统状况等。

（2）资料的组织、整理收集到的资料涉及各个方面，为便于护理人员迅速、清楚地从大量资料中发现问题，需要对资料进行整理。

①按马斯洛（Maslow）的需要层次论分类：

——生理需要：生命体征、饮食、营养、排泄、睡眠、活动等。

——安全需要：对医院陌生环境的恐惧、无助感；对手术的恐惧、紧张等。

——爱与归属的需要：对家属的思念等。

——尊敬与被尊敬的需要：患病后自信受疾病因素影响，出现自卑感，应尊重护理对象的个人习惯、价值观、宗教信仰等。

——自我实现的需要：担心因住院影响学习或工作，对理想的实现产生影响。

②按人类反应形态分类：北美护理诊断协会（NANDA）将所有的护理诊断分为九大类，即交换、沟通、关系、赋予价值、选择、转移、感知、认识、感觉（情感）。将收集到的资料按此分类，可以迅速找到问题所在，即直接找出相应的护理诊断。

③按戈顿（MajoryGordon）的11个功能性健康型态分类：此种方法与临床联系紧密，通俗易懂，护士容易掌握，使用方便。

——健康感知—健康管理型态：如健康知识、健康行为等。

——营养代谢型态：如饮食、营养状态等。

——排泄型态：如排便、排尿、排汗的情况。

——活动—运动型态：如日常活动能力、活动量和活动方式等。

——睡眠休息型态：如每日睡眠、休息情况。

——认知—感受型态：如个人的情感反应、对自己的认识等。

——自我感受—自我概念型态：如个人的情感反应、对自己的认识。

——角色—关系型态：如家庭关系、邻里关系、同事、同学问关系的状态。

——应对—应激耐受型态：对一些变故如生病、丧亲等的反应状态。

——性—生殖型态：如月经、生育方面的情况。

——价值—信念型态：如宗教信仰、个人理想、目标等。

（3）资料的核实：为了保证所收集资料的准确性与真实性，需要对资料进行核实。对一些护理对象提供的与医务人员在认识上有差异的主观资料，需要用客观资料进行核实。如患者主述发热，应使用体温计测量进行核实。对于一些不够明确的资料，应重新调查、确认、补充新资料。

（4）资料的分析：分析资料的目的是发现健康问题，做出护理诊断。将资料与正常值进行比较，与健康状态对比，可以发现危险因素。这些危险因素可以是生理的、心理的和社会的，都有助于护理人员预测护理对象潜在的或今后可能发生的问题。

（5）资料的记录：目前，资料的记录格式并不统一，各医院及各病区可以根据专科特点自行设计。但在记录过程中应注意以下问题。

①记录必须反应事实，应客观地记录护理对象的主述或临床所见，不要带有主观判断和结论，主观资料应尽量使用患者自己的语言，并加引号。

②客观资料的描述要使用专业术语。

③应将所收集的资料全部记录，并注意记录时要清晰、简洁，避免不规范简化字和英文缩写。

④记录格式要简洁清楚，能全面、及时、准确地反映出护理对象的情况。

（二）护理诊断

护理诊断是 1990 年由北美护理诊断协会提出的。护理诊断是关于个人、家庭、社区对现存的或潜在的健康问题或生命过程反应的一种临床判断。护理诊断是提供护士选择护理措施的基础，以达到护理职责范围内应达到的预期目标。

1.护理诊断的分类

1986 年北美护理诊断协会按人类反应型态将护理诊断分为九大类，每一型态又包括若干护理诊断。

（1）交换：包括物质的交换、机体的代谢、正常的生理功能、结构功能的维持，如腹泻、体温过低、清理呼吸道无效等。

（2）沟通：包括思想、情感或信息的传递，如语言沟通障碍。

（3）关系：即建立相互联系，常指人际间关系、家庭关系、如社交障碍、父母不称职等。

（4）赋予价值与人的价值观有关的问题，如精神困扰。

（5）选择面对应激源或多个方案做出选择决定方面的问题，如个人应对无效、执行治疗方案无效、寻求健康行为等。

（6）移动包括躯体移动、自理情况等，如躯体移动障碍、活动无耐力等。

（7）感知包括个体的感知、对自我的看法，如单侧感觉丧失、自尊紊乱等。

（8）认知对信息的理解，如知识缺乏、慢性意识障碍等。

（9）感觉/感情包括意识、知觉、理解力以及某个时间或某种状态对个体的影响，如疼痛、焦虑、恐惧等。

2.护理诊断的组成

每一个护理诊断都有四个部分组成，即诊断的名称、定义、诊断依据和相关因素。

（1）名称是对护理对象健康问题的概括性描述，可分为几类。"

①现存的护理诊断：是对个人、家庭或社区现存的健康状况或生命过程反应的描述，如"腹泻"、体液过多"等。

②危险的护理诊断：是指一些易感的个人、家庭或社区对健康状况或生命过程可能出现的反应的描述。主要描写护理对象目前虽然没有发生，但如果不采取措施则非常可能出现的一系列问题，如有"感染的危险"、有"受伤的危险"等。

③可能的护理诊断：指有可疑因素存在，但缺乏资料支持或有关原因不明，需要进一步收集资料确认或否认的问题。

④健康的护理诊断：是对个人、家庭或社区具有加强健康以达到更高水平潜能的描述，是护士在为健康人群提供护理时可以使用的护理诊断，如"母乳喂养有

效"、"社区应对无效"等。

⑤综合的护理诊断：是指既有现存的，又有高危的健康问题。

⑥需要协同处理的护理诊断：指需要医护合作，共同处理的问题。

（2）定义是对护理诊断的一种清晰、准确的描述，并以此与其他护理诊断相区别。

（3）诊断依据是做出该诊断的判断标准，是护理对象被诊断时必须存在的相应症状、体征以及有关病史资料。1986年北美护理诊断协会将诊断依据依其重要性分为主要依据和次要依据两大类。

①主要依据：80%~100%的患者在确定此诊断时所存在的症状、体征或有关病史。

②次要依据：50%~70%的患者在确定此诊断时所存在的症状、体征和实验结果。

例1.便秘

主要依据：①排便次数每周少于3次；②排出干、硬成形便。

次要依据：主述直肠饱胀感，排便费力；左下腹可触及包块；此外可能有食欲减退、口臭、口腔溃疡、头痛，使用缓泻剂等。

例2.清理呼吸道无效

主要依据：①无效咳嗽或咳嗽无力；②无力排除呼吸道分泌物或阻塞物。

次要依据：呼吸型态异常（呼吸频率、节律、深度变化）；烦躁不安、口唇发绀；异常呼吸音。

（4）相关因素是指促成护理诊断成立和维持的原因或情境。

现存的或健康的护理诊断有相关因素，而"有……危险"的护理诊断其相关因素常等同危险因素（即导致患者对这种危险的易感性增加的因素，如生理、心理、遗传、化学因素及不健康的环境因素等）。危险因素可以来自于：疾病方面、与治疗有关、心理方面、情境方面、发展方面等。护理诊断的相关因素往往不只来自一个方面，可以涉及多个方面。例如睡眠型态紊乱，可以因手术伤口疼痛引起；因焦虑引起；因连续24h静脉输液引起；因住院后环境改变或环境嘈杂引起；对于儿童可能是因独自睡觉恐惧黑暗引起。

3.护理诊断的陈述方法

护理诊断的陈述包括三个结构要素，简称PES公式：P（prob.1em）——健康问题（即护理诊断的名称），S（signsandsymp-toms）——症状或体征（也包括实验室检查及器械检查的结果），E（etiology）——原因（即相关因素）。可以根据诊断的不同类型选择以下三种方式中的一种对其进行陈述。

（1）三部分陈述即PES公式中具有P、E、s三个部分，多用于现存的护理诊断。

（2）二部分陈述即PE公式，只有护理诊断的名称和相关因素，而没有临床表现。多用于"有……危险"的护理诊断，因危险目前尚未发生，因此没有s，只有P和E。临床上也常使用Ps、SE公式。

（3）一部分陈述：只有P，这种陈述方式用于健康的护理诊断。

4.陈述护理诊断时应注意的问题

（1）使用统一的护理诊断名称尽量使用 NANDA 认可的护理诊断名称，不要随意创造护理诊断，这样有利于护理人员之间的交流与探讨，有利于护理规范，有利于与国际接轨。

（2）贯彻整体护理观念：患者的护理诊断应包括生理、心理、社会各方面。列出的护理诊断、护理诊断依据和相关因素都应该体现整体护理的观念。

（3）护理诊断要有专指性—项护理诊断只能针对一个问题

（4）护理诊断相关因素明确相关因素往往是造成问题的最直接原因，明确的相关因素有利于护理计划中措施的制定。对相关因素的陈述，应使用"与……有关"的方式。避免临床表现与相关因素的混淆，如"疼痛，胸痛，与心绞痛有关"应该为"疼痛，胸痛，与心肌缺血、缺氧有关"。

（5）"知识缺乏"的陈述：这个护理诊断在陈述上有其特殊性。其陈述方式是"知识缺乏：缺乏……方面的知识"，如知识缺乏：缺乏哺乳新生儿的知识等。

（6）护理诊断应避免与护理目标、措施、医疗诊断相混淆应指明护理活动的方向，是护理职责范畴内可以解决或部分解决的，有利于制定护理计划。

5.护理诊断、医护合作性问题、医疗诊断的区别

护理诊断描述的是患者对疾病或潜在健康问题生理、心理、社会文化和精神方面的反应，是护士在职权范围内能解决的问题。

医护合作性问题是指患者可能发生的问题（潜在性的）。由于某一疾病的潜在并发症是有限的，所以，医护合作处理的问题会在疾病发生发展或治疗过程中的任何阶段出现。护士可以在其职权范围内提出医护合作处理的问题，采取的措施主要是监测患者的健康状态，及与其他医务人员协作，预防潜在并发症的发生。医疗诊断是由医生开具的并且只能由医生治疗的问题。医疗诊断关注的是疾病的病理生理反应，即疾病的过程。在疾病的整个过程中，医疗诊断不会改变，而护理诊断则随着患者反应的变化而改变。同一种疾病，因人而异可有不同的反应，也就有不同的护理诊断，因而产生了同病异护、异病同护的现象。

（三）护理计划

护理计划是以护理诊断为依据，为满足患者需要、增加其舒适感、促进康复，制定护理对策或措施的动态决策过程。其目的是针对护理诊断（或护理问题）制定具体的护理措施，指导护理行动，需要患者和家属共同参与完成。

1.排列护理诊断顺序

在实际工作中，护士所面对的患者可能存在多个护理诊断，为保证护理工作高效、有序地进行，应根据问题的轻、重、缓、急合理安排护理工作。根据马斯洛的需要论，护理诊断的顺序可排列如下。

（1）首要问题指对患者生命有威胁的、需要立刻采取行动的问题，如不能维持自主呼吸、心输出量减少、严重体液不足、有自伤的危险等。

（2）中优问题指所涉及的问题不直接危及患者生命，但会严重影响其身心健康，如"有感染的危险"等。

（3）次优问题所涉及问题与此次发病关系不大，往往不很急或需要较少帮助即

可解决。多指在应对发展和生活中变化时所产生的问题，在安排护理工作时可以放在稍后考虑，如入厕自理缺陷、睡眠型态紊乱等。

2.确定护理目标

护理目标是指患者在接受护理后，期望患者达到的健康状态，即最佳的护理效果。确定目标可以明确护理工作的方向，指导护士为达到目标中所期望的结果去制定护理措施，并且在护理程序的最后一步，可以将目标作为效果评价的标准。

（1）目标的种类：根据实现目标所需时间的长短可将护理诊断的目标分为短期目标和长期目标。

①短期目标：在短期内能达到，一般少于 7d。例如患者在 3d 内学会注射胰岛素。

②长期目标：需要较长时间才能达到，如几周、几个月。例如糖尿病患者在出院时能说出糖尿病饮食；骨折患者出院时可以拄拐行走。

（2）目标的陈述方式目标的陈述包括主语、谓语、行为标准及条件、时间状语。

①主语：指护理对象或他的任何一部分，可以省略，但逻辑主语一定是护理对象。

②谓语：指护理对象将要完成的行为动作，是可观察到的，如"能够做到"、"说明"、"演示"等。

③行为标准：护理对象完成该行为动作所要达到的程度，包括时间、速度、距离、次数等。

④条件状语：指护理对象完成该行为动作所具备的条件状况。

⑤时间状语：指限定护理对象应在何时达到目标中陈述的结果，即何时对目标进行评价。由于限定了评价时间，可以督促护士全力地帮助患者尽快达到目标。

例如：李先生（主语）在 8h 内（时间状语）能自行（条件状语）排尿（谓语）200ml（行为标准）。

（3）陈述目标的注意事项

①陈述的主语必须是护理对象或护理对象的一部分，是期望护理对象在接受护理后发生的改变，而不是护理活动本身，避免用"使患者"、"让患者"等词语。

②必须具有现实性、可行性。目标主体行为和行为条件设定的可行性：目标要与护理对象的能力相符合、在能力可及的范围内，要考虑目标完成期限的可行性、目标结果设定的可行性。

③必须是可测量、可评价的，其中的行为标准应尽量具体。

如"描述、解释、执行、能、会、增加、减少……"。避免使用含糊不清、不正确的词，如"了解、掌握、好、坏"等。

④是护理职责范畴内的，通过护理措施可以达到。

⑤目标只能有一个行为动词，便于进行效果评价。

⑥护理对象应参加目标的制定，护理措施的实施是护理对象与护士配合才能完成的，所以应让护理对象认识到对自己健康的责任，与护士共同努力实现护理

目标。

⑦并发症的目标可以叙述为：护士能及时发现并发症的发生并积极配合处理。

3.护理措施

护理措施是护士协助护理对象达到预定护理目标的具体方法与手段，规定了解决护理问题的护理活动方式与步骤。护理措施的制定是建立在护理诊断所陈述的相关因素的基础上、结合评估所获得的护理对象的具体情况，运用知识和经验做出决策的过程。

（1）护理措施的类型

①依赖性护理措施：指护士执行医嘱的具体办法，如"遵医嘱输液"等。

②相互依赖性护理措施：指要求护士和其他健康保健人员互相合作采取的措施。例如患者出现"营养失调——低于机体需要量"的问题时，护士在帮助患者协调营养搭配时，应该与医生及营养师协商、讨论并听取他们的意见和建议，根据具体情况制定护理措施。

③独立的护理措施：指护士根据所收集的资料，独立思考、判断，提出和采取措施。

（2）护理措施的内容

①帮助患者完成日常生活和协助自理等基础护理。

②观察患者的病情。

③执行各项治疗性的护理措施，例如给药、吸氧，并对治疗后患者的反应进行监测和观察。

④为患者提供心理支持，为患者及其家属提供健康教育和咨询。

⑤帮助患者进行功能锻炼，对患者心理和社会反应进行监测和观察。

（3）制定护理措施的注意事项

①护理措施应具有针对性，即根据护理诊断的相关因素制定护理措施，以便实现预定目标。

②制定护理措施要切实可行，不但要考虑到患者的具体情况、客观条件和设备，还要考虑护理人员以及相关执行者的知识水平和技术水平，是否能胜任实施所制定的护理措施。

③与医疗工作协调一致，与其他医务人员相互配合。

④各项护理措施的实施应保证患者的安全，力争患者乐于接受。

⑤护理措施应具体、有指导性，使护士和护理对象能准确、容易地执行。

（4）护理计划的书写：护理计划是将护理诊断、预期目标、护理措施等各种信息按一定格式记录下来，形成完整的护理文件。根据各医院、病区、疾病的特点不同，护理计划的书写各有所异，但基本格式类同，包括日期、诊断、目标、措施、效果评价等内容。护理计划应体现个体差异性，一份护理计划只对一个患者的护理活动起指导作用。护理计划还应具有动态发展性，随着患者病情的变化、护理效果的优劣而补充调整。

（四）护理实施

护理实施是将护理计划中各项措施变为实践的过程。通过执行各种护理措施解决护理对象现存的和潜在的所有护理诊断。因此需要护士具备丰富的专业知识、熟练的操作技能和良好的人际沟通能力，才能保证患者得到高质量的护理。

1.实施步骤

一般情况下，实施应在护理计划完成之后，而在某些特殊情况下，如抢救患者时，护士应先在头脑中迅速形成初步的护理计划并立即采取紧急措施，抢救后再将护理计划补充完整。实施的过程包括实施前的准备、实施和实施后的记录三部分。

（1）实施前的准备在执行护理计划前，要分析实施计划所需要的护理知识与技术，预测可能会发生的并发症及如何预防，安排好以下几个问题，即解决问题的"五个 w"。

①what（做什么）：评估患者目前的情况，审阅护理计划，保证护理计划的内容与患者目前情况相符合，计划的各项措施是科学的、安全的。在操作前安排好各项措施的工作顺序，以提高护理工作的效率。

②who（谁去做）：将护理措施进行分类和分工，确定完成者，是由护士直接为护理对象提供护理，还是与其他医护人员合作，或者是指导护理对象及其家属共同参与。

③how（怎么做）：考虑完成护理措施时所需的技术及物品设备等，以保证措施的顺利进行。同时应考虑到可能发生的情况，应如何应对。

④when（何时做）：护士应该考虑选择最佳时机执行护理措施，即患者身体状况良好、情绪稳定时，能配合护理人员完成各种护理措施。对危重患者可集中护理。

⑤where（在何地）：根据护理措施选择适宜的场所。例如对涉及患者隐私的护理措施，应注意进行必要的遮挡。

（2）实施在执行护理计划过程中，充分发挥患者及家属的积极性，与其他医护人员相互协调配合，熟练运用各项护理技术，使护理诊断问题能得以解决。同时密切观察执行计划后患者的反应，及时收集资料，对患者的病情及患者对疾病的反应进行评估，并对护理措施实施的效果进行评价，为进一步修订护理计划提供资料。因此，实施阶段也是评估和评价的过程。

（3）实施后的记录应对所执行的护理措施及执行过程中观察到的问题进行及时、准确的重点记录。目前没有统一的记录格式。

护理记录描述了患者接受护理的全部经过，便于其他医护人员了解患者的健康问题及其进展情况，可作为护理工作质量的评价依据，为今后护理科研提供资料、数据，为医疗纠纷的处理提供依据。

2.注意事项

（1）护理活动的核心是整体的人，在实施护理措施时尽可能适应患者的需要，全面考虑患者各个方面的情况，如信仰、价值观、年龄、健康状况和环境。

（2）护理活动的实施应以科学知识和护理理论为基础，每项措施都具有科学性。

（3）护士在执行医嘱时，应明确其意义，对有疑问的医嘱应该在澄清后执行。例如对于呼吸困难的患者，医嘱是"氧气吸入"，作为护士应在明确患者是缺 O_2，CO_2 潴留，还是两者并存后，决定给氧方式。

（4）护理措施必须保证安全，预防并发症的发生。

（5）鼓励患者积极、主动地参加护理活动，在实施过程中应注意与患者交流，适时给予教育、支持和安慰，因为患者对护理活动的理解与合作有助于提高护理活动的效率。

（6）护士在实施计划时，要把病情观察和收集资料贯穿于实施过程中，根据病情灵活实施计划。

（五）护理评价

护理评价是将实施护理计划后所得到的患者健康状况的信息与预定的护理目标逐一对照，按评价标准对护士执行护理程序的效果、质量做出评定的过程。将患者的反应与原定目标相比较，可以了解患者健康现状与预定目标的差距，通过护士不断的早期评价，以及最后的全面检查，将目标的实现程度分为完全实现、部分实现、未实现，并根据目标的实现程度采取相应的措施，重新评估患者，完善护理措施，最终达到目标。

1.评价的步骤

（1）收集资料收集与患者目前健康状况有关的资料，所涉及的内容应与评估所包含的内容一致。应注意患者对护理活动的反应既有主观的，又有客观的，收集资料时要注意两者的统一性。

（2）建立评价标准根据护理程序的基本理论与原则，选择能验证护理诊断及护理目标实现的可观察、可测量的指标作为评价标准，即在护理计划中确定患者要达到的预期目标。

（3）对照判断根据各项评价标准即预期效果，与患者对护理活动的反应做比较，衡量目标的实现程度及各项工作的达标情况，可将评价结果分为三种情况，即目标完全实现，目标部分实现，目标未实现。

用目标陈述中所规定的期限，将患者目前的健康状况与目标中预期的状况进行比较，衡量目标实现与否的程度。

例如，预期目标为"术后1周（3月15日）患者能自行从床旁走到病房门口返回，无不适感觉"。术后1周评价结果为：完全实现：3月15日患者能自行从床旁走到病房门口返回，无不适感觉。

部分实现：3月15日患者能自行从床旁走到病房门口，因心慌不能返回，由护士搀扶回床旁。

未实现：3月15日患者下床后即心慌无法行走。

（4）分析、确定目标未实现的原因如果评价结果为目标部分实现或未实现，应该探寻其原因。护士可从以下几方面分析。

①所收集的资料是否准确、全面：对资料评估的准确性会影响护理计划的制定，及各步骤的进行。例如，护士评估患者的营养情况时，只了解了患者每日的进

食量，却忽略了患者的饮食喜好，资料收集的不全面，导致了护理诊断及护理措施的误差，使得护理目标难以实现。

②分析护理诊断是否正确：这类问题的出现常见原因可从以下几方面分析。a.资料的收集出现偏差，可能是护士对患者的主观资料缺乏有效核实，也可能是护士收集的客观资料缺乏准确性；b.护士没有严格按照诊断依据判断患者是否存在问题；c.护士在寻找相关因素上出现误差；d.护士将"危险的护理诊断"和"潜在并发症"相混淆，缺乏准确判断。

③目标的制定是否正确：在制定目标时欠缺科学性和实际性，一方面超出了护理专业范围，另一方面不符合患者的具体情况，从而导致无法实现目标。例如，骨折患者在石膏固定之后正确的护理目标应是"患者在出院时可以拄拐行走"，而有些护士制定的护理目标是"患者一周后能拄拐行走"，这一目标是患者根本无法达到的，所以是错误的。

④分析护理措施的设计是否恰当：护理措施应以患者的具体情况为依据，在患者同意参与的情况下进行计划。

⑤执行是否有效：即使护士资料收集准确，护理诊断正确，目标制定合理，计划全面，措施能与问题的相关因素对应，但如果在执行过程中出现一些未预料到的问题，也会造成失败。

⑥患者是否配合：在护理程序的论述中强调患者参与的意义，如果在具体实施时，患者对计划中的任何一部分拒绝，或在计划实施中不配合，都会影响目标的实现。

（5）重新修订护理计划评价的目的就是及时发现问题，不断地对护理计划进行修订，以适应患者需要实现的护理目标。对已实现的护理目标与已经解决的问题，可停止其原有的措施；对部分实现和未实现的护理目标，要重新收集资料，分析原因，做出新的诊断，制定新的目标与措施，进行新的护理活动，直至护理对象达到最佳的健康状态。

2.评价与护理程序中其他步骤的关系

评价的进行依赖于护理程序中其他步骤完成的好坏。护士必须拥有完全、准确的基础资料，才能在计划时制定出适当的、用以评价患者反应的预期效果，护士也只有在实施护理计划之后，才能进行评价。

评价相当于开放系统过程中的反馈。没有评价就没有改进，护理程序也就无法体现其连续性的特点。事实上，从收集资料开始就需要进行评价：在诊断阶段，护士要评价自己所做出的诊断是否有足够的支持资料；在计划阶段，要评价所收集的资料是否足以支持目标的确定，护理措施是否有科学依据和足够的支持资料；在实施阶段，护士要评价患者，以确定计划是否适合患者的需要，通过进一步的重新评价和修改，新一轮的护理程序随之开始。

护理程序中的五个步骤不是各自孤立的，而是相互联系、互为影响的，有时重叠，循环往复地、有序地存在着。通过评估，护士可以重新收集资料，整理分析资料，根据所得到的信息确定护理诊断，并根据轻重缓急将护理诊断进行排列，制定相应的护理目标及护理措施，构成护理计划。根据护理计划，护士做好实施前的准备，对护理对象实施护理计划并书写护理记录。在整个护理程序的实施过程中，护士要不断根据评价标准，收集资料评价实施效果和质量，并重新修订计划开始新的护理程序。

第三节　护理病历

在护理程序过程中，将护理对象的健康资料、护理诊断、护理目标、护理措施、护理记录和效果评价等进行书面记录，构成了护理病历。

（一）患者入院护理评估单

患者入院护理评估单是将所收集到的涉及护理对象的主观及客观资料进行记录，包括了其一般资料、现在健康状况、既往健康情况、心理状态、社会状况，是确定护理诊断、制定护理计划的可靠依据。

（二）护理计划单

护理计划单是护理人员对患者实施整体护理的基本依据，包括了护理诊断、护理目标、护理措施和效果评价等内容。

（三）护理记录单

护理记录单记录了有关护士对护理对象实施护理工作的全部内容及患者的全部健康状况变化。

（四）患者出院护理评估单

患者出院护理评估单包括患者在住院期间的护理小结、出院指导、健康教育以及护理评价，是整个护理过程的总结与评价。

（何海萍 李志丽 高娟娟　张红 李文慧）

第四章　传染病区的管理及隔离技术

第一节　概述

一、隔离的概念

隔离是将传染病人及带菌者在传染期间安置在指定的地点与健康人群分开，便于治疗和护理。同时，便于污染物的消毒，小污染范围，减少传染病传播的机会。这样，既有利于防止传染病人的蔓延，也有利于病人的康复。

二、隔离的意义

鉴于任何一种传染病都具有传染性及流行特征。因此，对传染病人的隔离意义在于管理传染源，切断传播途径，便于集中治疗，以最少的人力，物力控制传染病流行，提高治愈率，以达保护易感人群之目的。

三、传染病区的设置要求与清洁区、污染区的划分。

（一）传染病区的设置要求，传染病区应与普通病区分开，并远离水源、食堂和其他公共场所。传染病区应设有多个出入口，以便工作人员和病人分道出进。

隔离单位的划分，以病人为单位，每位病人有单独的生活环境和用具与其他病人隔开，如综合性医院普通病区的隔离病人。有的是以病种为单位，同种传染病的病人，可住在同种病室，但应与其他病种的传染病人相隔离。凡未确诊或发生混合感染及危重病人有强烈的传染性时，应住单间隔离。

（二）清洁区与污染区的划分

1.清洁区　凡未被病原微生物污染的区域称为清洁区。如更衣室、值班室、配膳室及库房等。

2.半污染区　有可能被病原微生物污染的区域称为半污染区。如医护办公室、治疗室、化验室、内走廊及出院卫生处置室等。

3.污染区　凡被病原微生物污染或被病人直接接触和间接接触的区域称为污染区，如病室、厕所、浴室等。污染区内的物品未经消毒不准带出它处。

四、隔离消毒的原则

（1）明确清洁与污染的概念，病室门口和病床要悬挂隔离标志。门口备有泡手的消毒液及洒有消毒液的擦鞋垫和挂隔离衣用的立柜或壁橱。

（2）进入隔离区按规定戴工作帽、口罩及穿隔离衣。穿隔离衣前，备齐所用物品，不易消毒的物品应放入塑料袋内避污，穿隔离衣后，只能在规定范围内活动。

（3）病室内每日须用紫外线行空气消毒一次，或用消毒液喷洒消毒。每日晨起后用1%氯胺溶液或其他消毒液擦拭病床及床旁桌椅。

（4）病室内污染物品必须先经过消毒后进行清洁处理。任何物品均不可放在地上，已经在地上或落地的物品视为污染，必须经过消毒后再用。病人接触过的用物，须经严格消毒后方可递交，病人的信件、票证、书籍等须经熏蒸消毒处理后才能重新使用。

（5）病人的传染性分泌物经培养三次，结果为阴性或确已渡过隔离期，经医生开出医嘱解除隔离。解除隔离后病人经过沐浴更衣方可离开，病室所有用物必须终末消毒。

（6）终末消毒分类进行。将布类包好注明隔离用物送洗衣房消毒清洗；茶壶、脸盆、痰杯煮沸消毒；被褥枕芯曝晒6小时或晾在阳台24小时；用通风或紫外线照射形式空气消毒，必要时以福尔马林熏蒸消毒。熏后通风，再以1%氯胺溶液擦拭床单位。

第二节　隔离种类

传染病病人是病原携带者，能向体外排出病原体而成为传染源，所以，应根据不同传染病病原体的排出方式与传播途径，采用不同的隔离措施。

一、严密隔离

适用于传染性强或传播途径不明的疾病所采取隔离措施。如鼠疫、霍乱等烈性传染病。要求病人住单人房间（同病种可住一室），室内物品力求简单并耐消毒，门口挂有醒目标志，禁止探视；进入病室要戴口罩、手套、穿隔离衣、换鞋，不得随意开启门窗；物品一经进病室即视为污染，均应严格消毒处理；室内空气每日消毒1次，地面及距地面2米以下的墙壁、家具用消毒液每日擦洗1次，病人出院或死亡后病室及其一切用物应严格消毒。

二、呼吸道隔离

适用于病原体经呼吸道传播的疾病所采取的隔离方法。如麻疹、白喉、百日咳、流行性脑脊髓膜炎等。要求：同种病人可住一室，但相互间不得借用物品或传阅书籍；接近病人时应戴口罩、帽子和穿隔离衣，并保持干燥；病人到其他科室会诊或治疗时应戴口罩，病人呼吸道分泌物经消毒后方可倒入专用下水道或焚烧，病室内空气每日消毒1次。

三、消化道隔离

适用于病原体通过污染食物、食具、手及水源，并经口引起传播的病症所给予的隔离方法。如病毒性肝炎、伤寒、细菌性痢疾等。要求：不同种病人应尽可能分室收住，如同住一室两床相距不少于 2 米；接触病人时应穿隔离衣，护理不同病种的病人应更换隔离衣，并消毒双手；病人的食具、便器、呕吐物、排泄物须严密消毒；病室地面、家具每日消毒液喷洒或擦拭；病人之间不得接触或交换用物、书报等；病室应有完善的防蝇设施。

四、接触隔离

适用于病原体经皮肤或黏膜进入体内的传染病所采取的隔离方法。如破伤风、炭疽、狂犬病等。要求：不同种病人分室收住，不得接触他人；进行治疗护理时必须穿隔离衣，皮肤有破损者，避免伤口换药及护理，必要时戴手套，已被污染的用具和敷料应严格消毒或焚烧。

五、昆虫隔离

适用于病原体通过蚊、虱、蚤等昆虫传播的疾病所进行隔离的方法。如流行性乙型脑炎、疟疾、斑疹伤寒等。要求：病室应有严密的防蚊设备；虱传播的疾病，病人要洗澡、更衣并经灭虱处理后方可进入病室。

六、床边隔离

适用于普通病区发现的胃肠道传染病人，传染病区暂无床位收住，临时以病床为隔离区的一种隔离方法。要求：床头挂隔离标志；床间相距不小于 2 米或用屏风隔开；要有专用隔离衣、洗手消毒液、听诊器、体温计、病人之间不得相互接触；病人的各种用物、排泄物、便器等须经消毒处理；病人出院或转院时病室及病床设施应妥善消毒。

七、保护性隔离

亦可称为反向隔离。适用于抵抗力低下或易感染的病人，如大面积烧伤病人，早产婴儿、白血病病人及脏器移植病人等所采取的保护性措施，避免由他人（包括医护人员）将病室外的致病菌带进病室内而采用的隔离方法。要求：病人住单间病室，家具及地面每日用来苏水擦拭或 0.2%漂白粉澄清液作喷洒消毒；接触病人前须洗手，戴口罩、帽子、换鞋并穿清洁隔离衣；患有呼吸道疾病者或咽部带菌者应避免接触病人，病室每日紫外线照射消毒 2 小时，通风换气时注意保暖，以免病人受凉。

八、血液、体液隔离

适用于病原体通过血液、体液（引流物、分泌物）等传播的疾病的隔离方法。如肝炎、艾滋病病毒等感染性疾病。要求：注射器、针头、输液器、侵入性导管等须严格按"一人一针一管一巾"的要求，进行各项检查、治疗及护理；若须回收用具应在病室内进行消毒处理，然后送到供应室交换；标本应醒目注明，以引起重视。

传染病污染物品消毒方法见表 4-1。

表 4-1 传染病污染物品消毒方法

	类别	消毒方法
病室物品	房间地面、墙壁、家具	乳酸、福尔马林或 2% 过氧乙酸熏蒸 0.2%~0.5% 过氧乙酸、0.5%~3% 氯胺喷洒擦拭
医疗用具	玻璃类搪瓷类橡胶类	(1)<5% 过氧乙酸溶液浸泡 (2)高压蒸汽或煮沸消毒
	金属类	(1)0.1% 氯己定溶液浸泡 (2)环氧乙烷气体消毒 (3)2% 碱性戊二醛溶液浸泡
	血压计、听诊器、手电筒	(1)环氧乙烷气体消毒 (2)0.2%~0.5% 过氧乙酸擦拭
	体温	(1)1% 过氧乙酸溶液浸泡 30 分钟连续 2 次 (2)3% 碘伏浸泡 30 分钟
日常用品	食具、茶壶、药杯	(1)煮沸 15~30 分钟 (2)环氧乙烷气体消毒 (3)0.5% 过氧乙酸溶液浸泡
	信件、书报、票、证及各种印刷品	(1)环氧乙烷气体消毒 (2)福尔马林熏蒸，按 80ml/m3 加水 40ml，加热 10 分钟，密闭 24 小时
被服类	布类、衣物	(1)环氧乙烷气体消毒 (2)高压灭菌 (3)煮沸消毒
	枕芯、被褥、毛纺制品	(1)烈日下晒 6 小时以上 (2)环氧乙烷气体消毒
其他	排泄物、分泌物	(1)用漂白粉或生石灰消毒 (2)痰盛于蜡纸盒内焚烧
	便器、痰盂	3% 漂白粉澄清液浸泡或 0.5% 过氧乙酸溶液浸泡
	剩余食物	煮沸 30 分钟后倒掉
	垃圾	焚烧

第三节　隔离技术

一、工作帽及口罩的使用

详见第五章第四节"无菌技术"。

二、手的清洁及消毒法

详见第五章第四节"无菌技术"。

传染病区一般情况下，口罩使用 4~8 小时应更换。若接触严密隔离或呼吸隔离的病人，应每次更换。使用一次性口罩不得超过 4 小时。传染病区工作人员刷手与手术室刷手操作不同之处是用刷子蘸肥皂乳按前臂、腕关节、手背、手掌、指缝及指甲处顺序仔细刷洗 2 分钟后,再用流水冲净。

三、开关水龙头法

(一)脚踏开关水龙头 用脚踏开关,可避免引起交叉感染。

(二)长臂水龙头 当手污染时,用肘部或刷子开关。

(三)一般水龙头 当手污染时,用刷子敲开,刷手毕,用清洁手关上水龙头。

四、穿脱隔离衣

(一)目的 保护工作人员和病人;避免相互间交叉感染;避免无菌物品或无菌区域被污染。

(二)操作方法

1.穿隔离衣。

(1)戴好口罩及帽子,取下手表,卷袖过肘(冬季卷过前臂中部即可)。

(2)手持衣领取下隔离衣,清洁面朝自己;将衣领两端向外折齐,对齐肩缝,露出袖子内口。

(3)右手衣领,左手伸入袖内;右手将衣领向上拉,使左手套入后露出。

(4)换左手持衣领,右手伸入袖内;举双手将袖抖上,注意勿触及面部。

(5)两手持衣领,由领子中央顺着边缘向后将领扣扣好,再扎好袖口(此时手已污染),松腰带活结。

(6)将隔离衣一边约在腰下 5cm 处渐向前拉,直到见边缘,则捏住;同法捏住另一侧边缘,注意手勿触及衣内面。然后双手在背后将边缘对齐,向一侧折叠,一手按住折叠处,另一手将腰带拉至背后压住折叠处,将腰带在背后交叉,回到前面系好。

这些步骤可用以下口诀概括;

右提衣领穿左手,再伸右臂齐上抖;

系好领扣扎袖口,折襟系腰半屈肘。

2.脱隔离衣。

(1)解开腰带,在前面打一活结。

(2)解开两袖口,在肘部将部分袖子套塞入袖内,便于消毒双手。

(3)消毒清洗双手后,解开领扣,右手伸入左手腕部套袖内,拉下袖子过手;用遮盖着的左手握住右手隔离衣袖子的外面,将右侧袖子拉下,双手转换渐从袖管中退出。

(4)用左手自衣内握住双肩肩缝撤右手,再用右手握住衣领外面反折,脱出左手。

(5)左手握住领子,右手将隔离衣两边对齐(若挂在半污染区,隔离衣的清洁面向外,挂在污染区,则污染面朝外),挂在衣钩上。不再穿的隔离衣脱下清洁面向外,卷好投入污染袋中。

上述步骤可用以下口诀概括:

松开腰带解袖口，套塞双袖消毒手

解开领扣退双袖，对肩折领挂衣钩。

清洁隔离衣只使用一次时，穿隔离衣方法与一般方法相同，无特殊要求。脱隔离衣时应使清洁面朝外，衣领及衣边卷至中央，弃衣后消毒双手。

（三）注意事项

1.保持隔离衣里面及领部清洁，系领带（或领扣）时勿使衣袖及袖带触及面部，衣领各工作帽等。隔离衣须全部覆盖工作衣，有破洞或潮湿时，应即更换。

2.穿隔离衣时避免接触清洁物；穿隔离衣后，只限在规定区域内进行工作，不允许进入清洁区及走廊。

3.隔离衣应每天更换一次。接触不同病种病人时应更换隔离衣。

五、污物袋的使用及处理

凡被污染而无需回收的物品，可集中于不透水的塑料袋或双层布的污物袋中，封口或扎紧袋口，袋上应有"污染"标记，送指定地点焚烧处理。可再用的物品按上述袋装标记后，按先消毒后清洁的原则处理。

六、避污纸的使用及处理

避污纸即为清洁纸片。使用避污纸拿取物品或作简单操作，保持双手或用物不被污染，以省略消毒手续。如收取污染的药杯，拿病人用过的物品，或拾取掉在污染区地面上的物件等，可垫避污纸以避免污染工作人员的手，以污染的手接触清洁物品时，可垫着避污纸，避免污染用物，如开自来水龙头，电源或门窗。

使用避污纸时，要从上面抓取，不可掀页撕取。用后放进污物桶内，集中焚烧。

七、护理隔离病人的常用操作法

护士进入病室进行各项操作时，须先备好所需用具，然后穿隔离衣。一切物件，接触传染病病人后或掉在地上，均应消毒。

（一）铺床 给不同病种铺床时，必须更换隔离衣，戴口罩，其余同普通病室铺床法。

（二）测量体温、脉搏、呼吸 隔离病人体温计应固定使用。给严密隔离病人测体温时，应穿隔离衣，手表置入小有机玻璃盒内或装入小透明袋内，以免污染。如给一般隔离（呼吸道、消化道、接触及昆虫隔离）病人测体温时，可不穿隔离衣，但要注意工作衣不能接触病人及床单位。另须备浸泡消毒液的小毛巾。护士保持一手清洁，以便记录；一手诊脉和取体温计，看清读数后，将体温计放入盛有1%过氧乙酸消毒液瓶中。每测一病人体温、脉搏、呼吸，经小毛巾擦手消毒后，方可测另一病人。

（三）测量血压 严密隔离者或须密切观察血压的病人，血压计，听衣器应固定使用，最后作终末消毒。一般隔离病人血压计不要专用时，可在血压计臂带外加薄膜或布袖套。操作时将布袖套套于病人臂部，其余部分铺在床上及病人身上，使成一清洁区，血压计放在清洁区内测量。测毕，取出血压计，将清洁面向外折叠，定期更换消毒。不同病种病人，用后应即换下消毒，备用。

（四）服药、注射 将备好的服药盘、注射盘及服药本、注射本一并放在治疗车上，车下层放水壶及盛消毒液的盆2个，推车至病室门口，核对无误后，为病人服药，药杯用避污纸取回放入专用消毒液内；然后为病人注射，注射毕，将注射器置入另一消毒液内。消毒双手，再为另一病种的病人注射。一次性药杯和注射器，用后可集中处理。

（五）搬运病人 用担架接送人去他室检查或治疗时，应在担架上铺清洁布单，移病人至担架上，盖好被子，将布单两边包住病人，到达诊疗室后，将布单连同病人一齐移至检查床上。用毕将布单清洁面向外卷好，投入污衣袋内。若为呼吸道隔离病员，应加戴口罩。

（王昆 高娟娟 李志丽 杨又又）

第五章 病人的清洁、舒适与安全护理

病人的清洁、舒适与安全护理，是整体护理中最基本、最重要的组成部分，尤其是对危重或生活不能自理的病人来说，机体的清洁、舒适有利于人体新陈代谢产物的排泄，能预防感染，减少并发症的发生，从而提高病人的生活质量，达到促进康复的目的。

第一节 病人的清洁、舒适护理

一、口腔护理

口腔是病原微生物侵入人体的主要途径之一。正常人口腔中有大量的细菌存在，其中有是的致病菌，当人体抵抗力降低，饮水、进食量少，咀嚼及舌的动作减少，唾液分泌不足，自洁作用受影响时，细菌可乘机在湿润、温暖的口腔中迅速繁殖，造成口腔炎症、溃疡、腮腺炎、中耳炎等疾患；甚至通过血液、淋巴，导致其他脏器感染，给全身带来危害；长期使用抗生素的病人，由于菌群失调又可诱发霉菌感染。所以，做好口腔护理对病人十分重要。

（一）目的

1.保持口腔清洁、湿润、舒适，预防口腔感染等并发症。

2.防止口臭、口垢、增进食欲，保持口腔正常功能。

3.观察口腔黏膜、舌苔的变化及有无特殊口腔气味，协助诊断。

（二）用物

1.轻病人口腔护理用物 脸盆、毛巾、漱口杯盛清水或漱口溶液、牙刷、牙膏。

2.重病人口腔护理用物 治疗盘内盛换药碗、漱口溶液浸湿的棉球，弯钳与压舌板各1，纱布1块，小茶壶或杯内盛温开水，弯盘，手电筒，毛巾，液状石蜡，棉签，珠黄散或冰硼散，锡类散，漱口溶液，必要时备开口器等。

（三）常用漱口溶液

1.正常口腔用清水、生理盐水、朵贝氏液。

2.口腔糜烂、口臭用1%~3%过氧化氢（遇有机物时放出氧分子，有防腐、防臭作用），2%~3%硼酸溶液（酸性防腐药，可改变细菌的酸碱平衡，起抑制作用），0.02%呋喃西林（有广谱抗菌作用），以及甘草银花液等。

3.酸中毒、霉菌感染用1~4%碳酸氢钠溶液（属碱性药，对霉菌有抑菌作用）。

4.绿脓杆菌感染用0.1%醋酸溶液。

5.中西药制成的含漱消炎散、口洁净等，具有消炎止痛，防治口腔疾患作用。

（四）操作方法

1.一般病人的口腔护理 适用于不能起床的病人。抬高床头支架，使病人取斜坡卧位，也可侧卧或头偏向一侧，取病人的干毛巾围于领下，脸盆放于旁边接取漱口污水，备好牙刷、牙膏、漱口水，让病人自己刷牙。护士应指导的刷牙方法，沿牙齿的纵向刷或用牙线剔牙（图6~1，6~2）。病情需要时可由护士协助，刷牙后擦干面部，整理用物。

2.重病人的口腔护理 用于高热、昏迷、危重、禁食等生活不能自理的病人。

（1）备齐用物携至床旁，向病人解释，以取得合作。协助病人侧卧或头侧向右侧，颈下铺毛巾，弯盘置于颊旁，协助病人用温开水漱口。

（2）左手持压舌板分开面颊部，右手持手电筒观察口腔黏膜和舌苔情况（观察顺序：唇、齿、颊、腭、舌、咽）。取下假牙。

（3）用弯钳夹持棉球，再用压舌板分开一侧颊部，依次清洁口腔：嘱病人咬合上下牙齿，先擦洗左侧外面，沿牙缝纵向由上至下，由臼齿擦至门牙，同法洗右侧外面。

（4）嘱病人张开上下齿擦洗左侧上下内侧（咬合面）。同法擦洗右侧上下内侧，上腭及舌面（勿触及咽部，以免引起恶心），并弧形擦洗两侧颊部黏膜，每擦洗一个部位，更换1个湿棉球。舌苔厚或口腔分泌物过多时，用压舌板包裹纱布擦净分泌物。

（5）协助漱口，必要时可用吸水管吸漱口液或用注洗器沿口角将温开水缓缓注入，嘱病人漱口，然后再由下侧口角吸出，撤去弯盘，用纱布擦净口周。

（6）再次观察口腔是否清洗干净，口腔黏膜如有溃疡，可用珠黄散或冰硼散、锡类散、西瓜霜等撒布溃疡处，口唇干裂可涂液状石蜡，取下毛巾，整理用物，清洁消毒后备用。

对口腔秽臭的病人，除按上述方法进行口腔护理处，每日可用漱口水、中药藿香煎成的汤、口洁净、茶叶水等含漱半分钟后吐掉，一日多次漱口可除口臭，预防口腔炎症。

对神志不清者可用止血钳夹紧1块纱布，蘸生理盐水或其他漱口液，拧至半干按口腔护理的顺序操作，以代替用棉球擦洗法。

（五）注意事项

1.擦洗时动作要轻，以免损伤口腔黏膜。

2.昏迷病人禁忌漱口及注洗，擦洗时棉球不宜过湿，要夹紧防止遗留在口腔。发现病人喉部痰多时，要及时吸出。

3.对长期应用抗生素者应观察口腔黏膜有无霉菌感染。

4.传染病人用物须按消毒隔离原则处理。

*牙线剔牙法：牙线多用丝线、尼龙线等。取牙线40cm，两端绕于两手中指，指间留14~17cm牙线，两手拇指，食指配合动作控制牙线。用拉锯式轻轻将牙线越过相邻牙接触点，压入牙缝，然后用力弹出，每个牙缝反复数次即可。

附：假牙的护理

1.假牙也会积聚食物碎屑，必须定时清洗。使用假牙者应白天持续佩戴，对增进咀嚼的功能、说话与保持面部形象均有利；晚间应卸下，可以减少对软组织与骨质的压力。卸下的假牙浸泡在冷水中，以防遗失或损坏。不能自理者由护士协助，操作前洗净双手，帮助病人取下上腭部分，再取下面的假牙放在冷水杯中。

2.用牙刷刷洗假牙的各面，用冷水冲洗干净，让病人漱口后戴上假牙。

3.暂时不用的假牙，可泡于冷水杯中加盖，每日更换一次清水。不可将假牙泡在热水或酒精内，以免假牙变色，变形和老化。如遇假牙松动、脱落、破裂、折断、，但未变形时，应将损坏的部件保存好。

二、头发护理

(一) 床上梳发

生活不能自理的病人，护士协助梳发。

1.目的 梳发可按摩头皮，兴奋头皮血循环。除去污秽和脱落的头皮，使病人清洁、舒适、美观。

2.用物 治疗巾、梳子、纸1张（包脱落的头发用），必要时准备发夹、橡皮圈或线绳50%酒精。

3.操作方法

(1) 向病人做好解释，协助病人抬头，将治疗巾铺于枕头上，将头转向一侧。

(2) 取下发夹，将头发从中间分为两股，左手握住一股头发，由发梢梳至发根，长发或遇有发结时，可将头发绕在食指上，以免拉得太紧，使病人感到疼痛，如头发已纠结成团，可用50%酒精湿润后再慢慢梳顺。

(3) 一侧梳好再梳对侧。长发可编成发辫，用橡皮圈结扎。

(4) 取下治疗巾，将脱落的头发缠紧包于纸中，整理用物，归还原位。

(二) 床上洗头

1.目的 增进头皮血循环，除去污秽和脱落的头屑，预防和灭除虱虮，保持头发的清洁，使病人舒适。

2.用物 脸盆、搪瓷杯2个，大、中、小毛巾各1条，橡皮单，纱布，棉球2个，洗发膏或肥皂，梳子，内盛热水（40~45℃）的水桶，污水桶。如用洗头车洗头时，应安装好各部件备用。

3.操作方法之一：扣杯洗头法

(1) 备物至床旁，向病人解释清楚，按需要给予便盆，根据季节关门窗，移开桌椅，将热水桶和搪瓷杯放在椅上，另一搪瓷杯扣放脸盆内，杯底部用折好的小毛巾垫好（折成1/4大）。

(2) 病人仰卧，解开领扣，将橡皮单、大毛巾铺于枕头上，移枕头于肩下，将床头的大毛巾反折，围在病人颈部，头下放脸盆，将头部枕在扣杯上。

(3) 取下发夹，梳通头发，双耳塞棉球，用纱布盖病人双眼或嘱病人闭上双眼。

(4) 用水将头发湿透，再用洗发膏（肥皂）揉搓头发，按摩头皮，然后用热水边冲边揉搓。盆内污水过多时，用右手托起病人头部，左手将扣杯放于橡皮单上，将盆内污水倒净后，将病人头部枕在扣杯上，也可利用虹吸原理将污水排出（将橡皮管放在盆内灌满污水，用止血钳拉出一端放于污水桶内，污水即自动流至污水桶。）

（5）洗毕，取出脸盆，将肩下枕头移至头部，使病人头睡在大毛巾上，取下纱布、棉球，用热毛巾擦干面部，用大毛巾轻揉头发、擦干，用梳子梳顺、散开，必要时可用电吹风吹干头发。长发者可予以编辫，清理用物，整理床单位。

（6）洗发过程中注意调节水温与室温，以免着凉。防止污水溅入眼、耳内。注意观察病情，如发现面色、脉搏、呼吸异常时应停止操作。

4.操作方法之二 洗头车洗头法

（1）将热水盛于水箱内（水箱容积24L），按位置装好喷头卡子及头垫，污水管插入污水箱放水管内，检查各连接管是否漏水，关闭水截门，插上电源，待水泵起动后（水泵装在车底架上，功率25W，流量8升/分），打开水截门即可使用，临时不用时只要关闭水截门，不必切断电源，并将喷头放在卡子上，以防下滑。

（2）洗头时可根据病情，患者取坐位或仰卧位，病人头部枕于头垫上，洗头的方法同扣杯法。

（3）洗毕，切断电源，放出污水，整理用物及床单位，擦干洗头车，放于干燥处妥善保管。

身体虚弱不宜床上洗头者，可用酒精擦洗头发除去头屑和汗酸味，并有止痒和使病人舒适的作用。

三、皮肤护理

皮肤是抵御外界有害物质入侵的第一道屏障，长期卧床病人，由于疾病的影响，生活自理能力差，汗液中的盐分及含氮物质常存留在皮肤上，和皮脂、皮屑、灰尘、细菌结合黏液于皮肤表面，刺激皮肤使其抵抗力降低，易致各种感染，因此，应加强卧床病人的皮肤护理。

（一）沐浴目的
1.保持皮肤清洁、干燥、使病人舒适。
2.促进皮肤的血液循环，增强其排泄功能，预防皮肤感染。
3.观察全身皮肤有无异常，为临床诊治提供依据。

（二）沐浴方法
1.盆浴和淋浴 适用于全身情况良好的病人，怀孕7个月以上的孕妇禁用盆浴。
（1）用物 脸盆、肥皂、浴巾，毛巾2条，拖鞋，清洁衣裤。
（2）操作方法
①携带用物送病员进浴室，关闭门窗，调节室温在22~24℃上，浴室不宜闩门，以便发生意外时及时入内。②向病人交代有关事项，如调节水温的方法，呼叫铃的应用，不宜用湿手接触电源开关，贵重物品如手表、钱包、饰物等应代为存放。③了解病人入浴时间，如时间过久应予询问，以防发生意外。若遇病人发生昏晕厥，

应立即抬出，平卧、保暖，并配合医生共同处理。

（3）注意事项①饭后须过1小时才能进行沐浴，以免影响消化。②水温不宜太热，室温不宜太高，时间不宜过长，以免发生晕厥或烫伤等意外情况。

2.床上擦浴法 适用于病情较重，生活不能自理的病人。

（1）用物 同盆浴，另备热水桶（水温47~50℃，并根据年龄、季节、生活习惯增减水温），污水桶，清洁被单，50%酒精，滑石粉，小剪刀。

（2）操作方法 ①备齐用物携至床旁，作好解释，询问需要。必要时关门窗，以屏风遮挡病人。热水桶、污桶放于床旁，移开桌椅，备好脸盆、水、毛巾、肥皂。如病情许可，放平床上支架。②浴巾铺于颈前，松开领扣，先为病人洗脸、颈部。将毛巾缠于手上，依次擦洗眼、额、鼻翼、面颊部、嘴部、耳后直至下颌及颈部。③协助病人侧卧洗双手。脱下上衣（先近侧后远侧，如有外伤则先健肢后患肢），在擦洗部们下面铺上大毛巾，按顺序先擦洗两上肢。④换热水后擦洗胸腹部，协助病人侧卧，背向护士，依次擦洗颈、背部。⑤协助穿上衣，脱下裤子，更换清水及毛巾后，再依次擦洗会阴部、臀部及两下肢至踝部。⑥将病人两膝屈起，将浴巾铺于床尾，泡洗双脚，洗净擦干，协助穿裤。⑦需要时修剪指、趾甲、梳头，更换床单，骨突部位用50%酒精按摩，防止褥疮的发生，清理用物，归还原处。

（3）注意事项①动作要轻稳、敏捷，防止受凉。②掌握用毛巾擦洗的步骤：先用涂肥皂的湿毛巾擦洗，再用湿毛巾擦净肥皂，最后用浴巾擦干，在擦洗过程中用力要适当，根据情况更换清水（水温要适宜），在腋窝及腹股沟等皮肤皱折处应擦洗干净。③注意观察病情及全身皮肤情况，如出现寒战，面色苍白、脉速等，应立即停止操作。

3.床上沐浴法适用于夏季卧床的病人，不适用于年老体弱的患者。

（1）用物 同盆浴用物，另备塑料水槽。

（2）操作方法 将用物携至床旁，向病人作好解释。将水槽放于病人身下，然后充气，使四周挺起一槽形盆，放入40℃左右温水，床边围屏风，协助病人脱去衣裤后沐浴。洗净后打开下端的排水孔排出污水，再塞住排水孔换水冲净后排尽污水，擦干全身，撤去水槽，更换清洁衣裤,整理床单元。此法节省人力与时间，且清洗彻底。

还有用聚乙烯塑料布制成的床上浴盆，由盆体、充气枕头，充气阀、排水阀、塑料管等组成。充气后形状为橡皮船型，体积小、操作简便。

四、卧有病人床的清洁整理法

（一）卧有病人床整理法

1.目的 使床平整、舒适，预防褥疮，保持病室的整洁美观。

2.用物 床刷、毛巾袋套或扫床巾。为防止交叉感染，采用一床一消毒巾湿扫法。

3.操作方法

（1）携用物至床旁，向病人解释，了解需要，酌情关门窗，移开床旁桌椅，如病情许可，放平床头及床尾支架，便于彻底清扫。

（2）协助病人侧卧对侧（先移枕后移病人），松开近侧各层单，先扫净中单、橡皮单，并搭在病人身上，再从床头至床尾扫净大单上的渣屑，注意枕下及病人身下各层彻底扫净。需要时整理褥垫，最后将大单，橡皮中单，中单逐层拉平铺好，将病人移至近侧，护士转至对侧以上法逐层清扫并拉平铺好。

（3）使病人平卧，整理盖被，把棉被和被套拉平，叠成被筒，为病人盖好。取出枕头扫净、揉松后置于病人头下。

（4）支起床上支架，移回床旁桌椅，整理病床单元，保持病室中床旁桌、椅、病床放置规范化。清理用物，取下床刷上的毛巾袋套或扫床消毒巾，洗净后消毒备用。

（二）卧有病人床更换床单法

1.目的 保持床单清洁、平整，使病人舒适。

2.用物 大单、中单，被套（反面在外），枕套、床刷、毛巾袋套或扫床巾。

3.操作方法

（1）卧床不起，病情允许翻身侧卧的病人。

①备物至床旁，向病人作好解释。酌情关好门窗，移开床旁桌椅，按需要协助病人排便，病情许可时，放平床上支架。清洁被服按顺序放椅上（酌情）。

②协助病人侧卧于床的对侧，枕头与病人一起移向对侧。

③松开近侧各单，将中单卷入病人身下，扫净橡皮中单搭于病人身上。再将大单卷入身下，扫净褥垫，铺清洁大单，中缝与床中线对齐，一半塞入病人身下，近侧的半幅大单自床头、床尾、中间先后展平拉紧，折成斜角塞入床垫下，放平橡皮中单，铺清洁中单，连同像皮中单一起塞入床垫下。

④协助病人仰卧于清洁单上，转至对侧松开各层单，撤出污中单系于床尾床栏当作污袋，扫净橡皮中单，拉清洁中单一起搭于病人身上，将污大单卷至床尾撤出投入污袋，扫净褥垫，依次将清洁大单、橡皮中单、中单逐层拉平铺好。

⑤协助病人仰卧，撤除污被套（解开被套端带子，将尾端拉向被头在棉胎下拉下，不翻转，以免身体接触棉胎），将清洁被套铺在棉胎上，封口端与被头平齐，从床尾端向床头被头翻转拉平，同时撤出污被套，系被尾带子，叠成被筒为病人盖好。

⑥一手托起病人头部，另一手迅速取出枕头，取下污枕套，扫净枕芯，换清洁枕套，置于病人头下。

⑦一手托起病人取舒适卧位，移回床旁桌椅，清理用物，归还原处。

（2）不能翻身侧卧病人的更单法。

①备物至床旁，向病人作好解释。酌情关好门窗，移开床旁椅，按需要协助病人排便。病情许可时，放平床上支架。清洁被服按顺序放椅上（酌情）。

②一手托起病人头部，另一手取出枕头，放于床尾椅上，松开大单、中单、橡皮中单，横卷成筒式，将污大单卷至肩下。

③将清洁大单横卷成筒状铺床头，中线对齐，铺好床头大单，然后抬起病人上半身，将各层污单从床头卷至病人臀下，同时将清洁大单拉至臀部。

④放下病人上半身，抬起臀部，迅速撤出各层污单，将清洁大单拉至床尾，拉平铺好。

⑤先铺好一侧清洁中单及橡皮中单，余下半幅塞于病人身下，转至对侧以同法铺好。

⑥更换被套、枕套等同上法。

4.注意事项

（1）动作敏捷轻稳，不过多翻动和暴露病人，以免疲劳及受凉。

（2）注意观察病情及病人的皮肤有无异常改变，带引流管的病人要防止管子扭曲受压或脱落。

（3）更单中应运用人体力学原理，可以节省力和时间，提高工作效率。

另有一种简便的更换床单法，是将干净床单的一边与脏床单的一边对齐，用三个别针固定，然后轻轻抬起病人，在一侧撤出脏床单，干净床单随之代替。

五、晨晚间护理

根据病情需要，为危重、昏迷、瘫痪、高热、大手术后或年老体弱的病人，于晨间及晚间所进行的生活护理，称为晨晚间护理。轻病人的晨晚间护理，可在护士指导与必要的协助下进行。

（一）晨间护理

1.目的

（1）使病人清洁舒适，预防褥疮及肺炎等并发症，保持病室的整洁。

（2）观察和了解病情，为诊断、治疗和护理计划的制订提供依据。

（3）进行心理护理及卫生宣传。

2.用物 护理车上备梳洗用具，口腔护理，褥疮护理的用物，床刷，消毒的毛巾袋或扫床巾（一床一巾），清洁衣裤，床单等。

3.操作方法

（1）备齐用物携至床旁，酌情关门窗，遮挡病人，协助排便，留取标本，更换引流瓶。

（2）放平床上支架，进行口腔护理，洗脸，洗手，帮助病人梳头。

（3）协助病人翻身，检查皮肤受压情况，擦洗背部后，用50%酒精或红花油按摩骨突处，为病人叩背，用空心掌从肩胛下角向上拍打，使黏性分泌物顺利排出。

（4）整理病床，可酌情更换床单及衣裤，注意观察病情，整理床单位，协助进早餐，记录输入排出量。

（二）晚间护理

1.目的 使病人清洁、舒适、易于入睡。

2.用物 同晨间护理

3.操作方法

（1）备齐用物携至床旁，协助病人漱口（口腔护理），洗脸，洗手。擦洗背臀，热水泡脚，为女病人清洁会阴部。

（2）进行预防褥疮的护理，整理床单位，必要时协助排便，挂好蚊帐，将便器放于易取处，用物归位，做好护理记录。

附：协助病人使用便器法

当病人不能去厕所排便，需在床上排尿、排便时，正确使用便器，对方便病人生活与舒适安全起着重要作用。

（一）便盆　便盆有搪瓷、塑料和金属三种，使用方法如下：

1.便器必须清洁，气候寒冷时应先用热水冲洗（使之温热，盆内留少量水，使大便后易清洗，并可减少气味），将便盆外面擦干，携至床旁备用。

2.协助病人脱裤，能配合的病人，嘱其抬起背部，屈膝，双脚向下蹬在床上，同时抬起臀部，护士一手抬起病人臀部，另一手将便盆置于臀下。如病人不能配合，应先将病人转向一侧，把便盆对着病人臀部，护士一手紧按便盆，另一手帮助病人向回转身至便盆上。病情允许时，可抬床头，以减少病人背部之疲劳。

3.女病人可用手纸折成长方形，放于耻骨联合上方，以防尿液溅出污染被褥。给男病人递便盆时，应同时递给尿壶，禁用掉瓷便盆，以免损伤病人的皮肤。

4.将手纸及信号灯开关放在近旁易取处，护士可离开在门外等候片刻。

5.大便完毕，放平床头，嘱病人双脚蹬床，抬起臀部，擦净、取出便盆。协助病人穿裤，整理病床。必要时需观察排泄物性状、颜色、量及异常情况，留取标本送验，做好记录。

6.及时倒掉排泄物，用冷水洗净便器（热水清洗，可使蛋白质凝固，不易洗净便器），放回原处，协助病人洗手，开窗通风。

（二）尿壶　尿壶有搪瓷和塑料二种　专为卧床男病人准备（女病人可用广口女式尿壶），使用方法如下：

1.能自行排尿者，向其交代使用方法，取出尿壶时，要将壶颈向上倾斜，以防尿液溅出污染床单。

2.排尿后根据需要观察尿液情况，测量尿量，并记录在记录单上。使用后的尿壶处理与便盆相同。

3.对尿失禁病人，每2~3小时递送便器一次，帮助病人有意识地控制或引起排尿，并指导病人作会阴部肌肉锻炼，每日数次使其收缩及放松，以增强尿道括约肌收缩功能。

4.对未插留置导尿管的病人，采用合适的接尿器。如男病人可置便器于外阴部接尿，或采用阴茎套连接尿管引流至袋中，也可用一次性塑料袋接尿。女病人可采用橡胶奶头开口端固定于尿道口处，连接尿管将尿引流入贮水袋中。对此类病人每日应清洁、消毒外阴部每日更换接尿管。

第二节　褥疮的预防及处理

褥疮是局部组织长期受压、血液循环障碍、持续缺血缺氧、营养不良而形成组织坏死的压力性溃疡。

预防褥疮是临床护理中的一项重要工作。应经常对危重和长期卧床的病人进行认真细致的护理。严格交接班，以有效的方法预防和杜绝褥疮的发生。一旦发生褥疮，不仅给病人带来痛苦，加重病情，严重时可继发感染引起败血症而危及生命。

一、褥疮发生的原因

1.局部长期受压，经久不改变体位，导致血液循环障碍而发生组织营养不良。见于不正确的半坐卧位或坐位、瘫痪、昏迷、年老体弱、消瘦、水肿及手术后不能自己移动体位者。

2.皮肤经常受潮湿及摩擦等物理因素的刺激，如大量汗液、大小便失禁、分泌物、呕吐物、衣服不平整、床单皱折有碎屑、翻身时拖拉、使用脱漆便器等，可导致皮肤角质层受损。抵抗力降低。

3.使用石膏绷带、夹板时，衬垫不当，松紧不适，致使局部组织血液循环障碍。

4.全身营养不良或局部组织供血不足和防病能力降低，都易导致褥疮的发生，如长期发热及恶病质等病人。

二、褥疮的易发部位

多发生于无肌肉包裹或肌肉层较薄、缺乏脂肪组织保护又经常受压的骨隆突处。如枕部、耳郭、肩胛、肘部、脊椎体隆重突处、髋部、骶尾部、膝关节内外侧、内外踝，足跟部等处。俯卧时还可发生于髂前上棘、肋缘突出部、膝部等处。易发部位与病人卧位有关。

三、褥疮的预防

控制褥疮发生的关键是预防，措施落实即可避免褥疮的发生，减少病人的痛苦，提高疗效。因此要求做到六勤，即勤翻身、勤擦洗、勤按摩、勤整理、勤更换、勤交班。

(一) 避免局部组织长期受压

1.经常更换体位 使骨骼突出部位交替地减轻压迫。实验证明，毛细血管压如超过 2.13kPa (16mmHg)，即可阻断毛细管对组织的灌流 超过 2.67kP (20mmHg)，持续 2~34 小时即可引起褥疮。因此，应鼓励和协助长期卧床的病人常翻身，每 2~3 小时翻身一次，最长时间不超过 4 小时，必要时每小时翻身一次，建立床头翻身记录卡。翻身时尽量将病人身体抬起，避免拖、拉、推以防擦伤皮肤。

2.保护骨隆突处和支持身体空隙。病人体位安置妥当后，可在身体空隙处垫软枕或海绵垫，酌情在骨隆突处和易受压部位垫橡胶气圈、棉圈、水袋，使受压部位悬空，必要时可用护架抬高被毯。以避免局部受压。使用气圈时，应充气 1/2~2/3 满度，套上布套，布套应平整无折，气门向下放于两腿之间，以免压迫局部组织。水肿和肥胖者不宜使用气圈。因局部压力重，用气圈反而影响血液循环，妨碍汗液蒸发而刺激皮肤。可选其他支持物。有条件时，可使用喷气式气垫，其结构分气垫与气泵两部分，中间由导管相连。气垫经气泵充气后，支撑病人身体，可分散体重，减轻对局部表面的压迫，防止血循环障碍。使用时打开电源 15 分钟后，气垫膨胀，气垫表面有许多小孔，能自动喷出微风，使病人身体周围的床铺温度下降，保持皮肤干燥。流动的空气还可阻止化脓菌的繁殖，起到防止和治疗褥疮的作用。另外，也可使用交替充气式床垫、水褥、翻身床等。

3.使用石膏、夹板或其他矫形器械者，衬垫应松紧适度（松则易移动，起不到固定作用。则影响血液循环）尤其要注意骨骼突起部位垫，应仔细观察局部和肢端皮温的变化情况重视病人的主诉，经予及时调整。

（二）避免局部受刺激

1.保持床铺清洁、平整、无皱折，干燥、无碎屑。

2.有大小便失禁、呕吐、出汗者，应及时擦洗干净、衣服、被单随湿随换；伤口若有分泌物，要及时更换敷料，不可让病人直接卧于橡皮单上。

3.使用便器时，应选择无破损便器，抬起病人腰骶部，不要强塞硬拉。必要时在便器边缘垫上纸或布垫，以防擦伤皮肤。

（三）促进血液循环

经常进行温水擦浴，局部按摩，定时用 50% 酒精或红花油按摩全背或受压处，达到通经活络，促进血液循环，改善局部营养状况，增强皮肤抵抗力的作用。

1.手法按摩

（1）全背按摩 协助病人俯卧或侧卧，露出背部，先以热水进行擦洗，再将药液少许倒入手掌内作按摩。按摩者斜站病人右侧，左腿弯曲在前，右腿伸直在后，从病人臀部上方开始，沿脊柱旁向上按摩（力量要足够刺激肌肉组织）。至肩部时，手法稍轻，转向下至腰部止，此时左腿伸直，右腿弯曲，如此反复有节奏地按摩数次。再用拇指指腹由骶尾部开始沿脊柱按摩至第 5 颈椎处。

（2）局部按摩 蘸少许 50% 酒精，以手掌大小鱼际肌部分紧贴皮肤，作压力均匀的向心方向按摩，由轻到重，由重到轻，每次 3~5 分钟，如局部已出现褥疮的早期症状，按摩时不要在该处加重压力，可用拇指指腹以环形状动作由近褥疮处向外按摩。

2.电动按摩器按摩 电动按摩器是依靠电磁作用，引导治疗器按摩头振动，以代替各种手法按摩。操作者持按摩器，根据不同部位，选择适用的按摩头，紧贴皮肤，进行按摩。

（四）改善营养状况

长期卧床或病重者，应注意全身营养，根据病情给予高蛋白、高维生素膳食。不能进食者给予鼻饲，必要时需加支持疗法，如补液、输血、静脉滴注高营养物质等，以增强抵抗力及组织修复能力。

四、褥疮的分期及处理

根据褥疮的发展过程，轻重程度不同，可分为三期：

（一）淤血红润期

局部皮肤受压或受潮湿刺激后，出现红、肿、热、麻木或触痛，有的无肿热反应。

此期应采取积极措施，防止局部继续受压，使之悬空，避免摩擦潮湿等刺激，保持局部干燥，增加翻身次数。

（二）炎性浸润期

如果红肿部继续受压，血液循环得不到改善，受压表面皮色转为紫红，皮肤因水肿变薄而出现水疱，此时极易破溃，显露出潮湿红润的创面。

护理重点是保护皮肤，避免感染。除继续加强上述措施外，对未破的小水疱应减少摩擦，防感染，让其自行吸收；大水疱用无菌注射器抽出水疱内液体（不剪表面）后，表面涂以2%碘酒或用红外线照射，每次15分钟，保持创面干燥。

（三）溃疡期

静脉血液回流受到严重障碍，局部淤血致血栓形成，组织缺血缺氧。轻者浅层组织感染，脓液流出，溃疡形成；重者坏死组织发黑，脓性分泌物增多，有臭味。感染向周围及深部扩展，可达骨骼，甚至引起败血症。

此时应清洁创面，祛腐生新，促其愈合，根据伤口情况给予相应处理。

1.药物治疗

（1）碘酊 具有使组织脱水促进创面干燥、软化硬结构的作用。将碘酊涂于创面，加烤灯照射10分钟（或电吹风吹干），每日2次。

（2）多抗甲素 它能刺激机体的免疫细胞增强免疫功能，促进创面组织修复。对创面较大者，先用生理盐水清创，然后用红外线灯照射20分钟，创面干燥后用多抗甲素液湿敷，再用红外线灯照射10分钟，最后用灭菌紫草油纱布覆盖，对渗出液多者，每日换药3次。

（3）甲硝唑 对杀灭厌氧菌有特效，并能扩张血管，增强血液循环。用此药冲洗后，湿敷创面，加红外线灯照射20分钟，每日3~4次。

2.物理疗法

（1）鸡蛋内膜覆盖 新鲜鸡蛋内膜含有一种溶菌酶，能分解异种生物的细胞壁，杀灭活体，起消炎、杀菌的作用。将鸡蛋内膜平整紧贴于创面上，加红外线灯照射10分钟，每日更换1次。

（2）白糖覆盖 在高渗环境下可破坏细菌生长，减轻伤口水肿，有利于肉芽生长，促进伤口愈合。清创后，将食用白糖散于创面上，用无菌纱布敷盖。

（3）氧疗 利用纯氧抑制创面厌氧菌的生长，提高创面组织中氧的供应量，改善局部组织代谢。氧气流吹干创面后，形成薄痂，利于愈合。方法：用塑料袋罩住创面，固定牢靠，通过一小孔向袋内吹氧，氧流量为5~6L/分钟，每次15分钟，每日2次。治疗完毕，创面盖以无菌纱布或暴露均可。对分泌物较多的创面，可在湿化瓶内放75%酒精，使氧气通过湿化瓶时带出一部分酒精，起到抑制细菌生长，减少分泌物，加速创面愈合的作用。

3.中药 将桉树叶制成的烧伤粉，用生理盐水调成糊状，加地塞米松5mg涂于褥疮创面，每日2次。

4.外科手术 对大面积、深达骨质的褥疮，上述保守治疗不理想时，可采用外科治疗加速愈合，如手术修刮引流，清除坏死组织，植皮修补缺损等。外科手术修复亦适用于战伤并发大面积褥疮，因战伤病人失血多，机体抵抗力差，褥疮迁延不愈，易造成全身感染。采用手术修复可缩短褥疮的病程，减轻痛苦，提高治愈率。

五、节力翻身法

（一）目的

使病人安全、舒适，预防并发症。适用于不能自理的病人。

（二）操作方法

要领：托重心、用合力，不抓不捏找空隙；防撞碰、不擦皮，既轻又稳亦省力。

1.一人节力翻身法（平卧翻左侧卧位）

（1）护士立于病人右侧，两腿距离 10~15cm 以维持平衡，重心恒定。将病人左右手交叉置腹部。

（2）移上身（上身重心在肩背部）。右手将病人右肩稍托起，左手伸入肩部，用手掌及手指扶托颈项部；右手移至对侧左肩背部用合力抬起病人上身移向近侧。

（3）移下身（下身重心在臀部）。左手伸入病人腘窝，右手扶于足背，屈膝双下肢；右手沿腿下伸入达尾骶部，左手移至对侧左臀部用合力抬起病人下身移向近侧。

（4）调整体位。左手扶背，右手扶双膝，轻翻转病人，抬起病人右腿，拉平裤子，托膝使病人屈髋膝置于床旁；抬左腿拉平裤子放于床中。平整衣服，以软垫支持病人背部和双腿，取舒适卧位。

侧卧翻平卧，护士立于病人左侧，步骤同上，两手动作相互调整。

2.两人节力翻身法（平卧翻侧卧位）对于身体胖重且不能活动者，如截瘫、偏瘫、昏迷等病人则宜采用两人协助翻身。

两位护士站在病床的同侧，一个托病人两手放于腹部，托其颈肩和腰部，另一人托臀和腘窝部，两人同时将病人抬起移向床缘，分别扶托肩、背、腰、膝部位，轻推，使病人转向对侧。

对有导管者，应先将导管安置妥当，翻身后检查导管，保持通畅。严重烧伤者可采用翻身床。颈椎和颅骨牵引者，须使头、颈、躯干保持在同一水平翻动。

第三节　病人的卧位与安全护理

一、病人的卧位

卧位是病人卧床的姿势。卧位与论断、治疗和护理有密切的关系，正确的卧位对减轻症状、治疗疾病、预防并发症均起到良好的作用。

（一）卧位的性质

1.主动卧位　病人在床上自己采取最舒适的卧位。

2.被动卧位 病人自身无力变换卧位者，如意识丧失或极度衰弱的病人，必须由护士帮助更换卧位。

3.被迫卧位 由于疾病的影响或治疗的需要所采取被迫的卧位。

（二）常用的几种卧位

1.仰卧位

（1）去枕仰卧位 病人去枕仰卧，头偏向一侧，两臂放于身体两侧，双腿伸直，将枕横立置于床头。适用于昏迷或全麻未清醒病员，可防止呕吐物流入气管而引起窒息及吸入性肺炎等并发症；用于脊椎麻醉或脊髓腔穿刺后的病人，可预防脑压减低而引起的头痛。

（2）休克卧位 抬高头胸部约 10 度~20 度，抬高下肢约 20 度~30 度，适用于休克病人。抬高头胸部，有利于呼吸；抬高下肢，有利于静脉血回流。

（3）屈膝仰卧法 病人采取自然仰卧，头下垫一枕头，两臂放在身体两侧，双腿屈曲，使腹肌放松，适用于胸腹部检查。

2.侧卧位 病人侧卧，两臂屈肘，一手放于胸前，一手放于枕旁，下腿稍伸直，上腿弯曲；必要时两膝之间、背后、胸腹前可放置一软枕。

用于灌肠、肛门检查。侧卧与平卧交替可预防褥疮。

3.半坐卧位 病人卧床上，以髋关节为轴心，上半身抬高与床的水平成 40 度~50 度角（自动床、半自动床或手摇床），再摇起膝下支架。放平时，先摇平膝下支架，再摇平床头支架。若无摇床可在床头垫褥下放一靠背架，将病人上半身抬高，下肢屈膝，用中单包裹膝枕垫在膝下将两端带子固定于床两侧，以免病人下滑,放平时应先放平下肢，再放平床头。

半坐卧位适用于以下情况：

（1）用于心肺疾患所引起的呼吸困难的疾病。由于重力作用，部分血液滞留在下肢和盆腔脏器内，可使静脉回流量减少，从而减轻肺部瘀血和心脏负担；半坐卧位可使膈肌位置下降，有利于呼吸肌的活动，能增加肺活量，有利于气体交换，改善呼吸困难。

（2）腹腔、盆腔手术后或有炎症的病人，采取半坐卧位，可使腹腔渗出物流入盆腔、促使感染局限化。因盆腔腹膜抗感染性能较强而吸收性能较差，半坐卧位可减少炎症的扩散和毒素的吸收，减轻中毒反应，同时又可防止感染向上蔓延引起膈下脓肿。

（3）腹部手术后，采取半坐卧位能减轻腹部伤口缝合处的张力，避免疼痛，有利伤口愈合。

（4）端坐位 病人坐在床上，身体稍向前倾，床上放一小桌，桌上垫软枕，病员可伏桌休息，并用床头支架或靠背架抬高床头，使病人的背部也能向后依靠。

5.俯卧位 病人俯卧，头转向一侧两臂屈曲，放于头的两侧，两腿伸直，胸下、髋部及踝部各放一软枕。适用于腰背部检查及某些手术后病人。

6.头低脚高法 病人仰卧，头侧向一侧，将枕头横立于床头，以防碰伤头部，床尾用木墩或其他支托物垫高 15~30cm，适用于某些疾病的治疗和检查，以及下肢牵引、体位引流、产妇胎膜早破，防止脐带脱出。

7.头高脚低位 病人仰卧，床头用木墩或其他支托物垫高 15~30cm 或视病情而定，用于减轻颅内压，或作颅骨牵引时作为反牵引力。

8.膝胸卧法 病人跪姿，两小腿平放床上，大腿与床面垂直，两腿稍分开，胸及膝部紧贴床面，腹部悬空，臀部抬起，头转向一侧，两臂屈放于头的两侧。适用于肛门、直肠、乙状镜检查及治疗、矫正胎儿臀位及子宫后倾。

9.截石位 病人仰卧于检查台上，两腿分开放在支腿架上，臀部齐床边，两手放在胸部或身体两侧。常用于会阴、肛门部位的检查治疗或手术，分娩时也取此位。

二、病人的安全护理

对烦躁不安、高热、谵妄、昏迷及危重病人，要防止发生坠床、撞伤、抓伤等意外，必须及时、正确地应用保护具，以确保安全。

床档的应用 临床上有用帆布、木质或金属制成的床档，使用时须两侧 同时使用，一侧靠墙的可在外侧放置床档，床头及床尾用布带固定好，在进行治疗和护理时，可解开带子，操作完毕即将床档固定好。为便于护理操作，床档中间可安装活动门，使用时打开，用毕即关好活动门，使意识不清的患者或患儿的活动限制在床档范围内。

带床档的新式病床，不用时将床档插于床尾，使用时可插入两边床沿。多功能床档附加一木桌，以便病人在床上进餐，必要时还可插入患者的背部，作体外心脏按压时使用，也可按需要升降。

2.约束带的应用 需限制病人肢体活动时使用约束带，常用于固定手腕和踝部，防止发生意外。

（1）宽绷带约束 先用棉垫包裹手腕或踝部，再用宽绷带打成双套结，套在棉垫外稍拉紧，使不脱出（以不影响肢体血循环为度），然后将带子固定于床缘上。

（2）筒式约束带 需限制病人坐起时可用筒式约束带固定。筒式约束带用布制成，宽 8cm 长 12cm。操作时，将患者两侧肩部套进袖筒，腋窝衬棉垫，两袖筒上的细带子在胸前打结固定，将下面两条较宽的长带系于床头。

（3）膝部约束带 常用于固定膝部，限制患者下肢活动。膝部约束带宽 10cm 长 280cm，用布制成。操作时，两膝衬棉垫，将约束带横放于两膝上，宽带下的两头带各缚住一侧膝关节，然后将宽带两端系于床缘。

（4）尼龙搭扣约束带 操作简便、安全，便于洗涤和消毒，可以反复使用，临床已广泛应用。可用于固定手腕、上臂、踝部、膝部。约束带由尼龙搭扣和宽布带构成，操作时，将约束带置于关节处，被约束部位衬棉垫，松紧度要适宜，对合尼龙搭扣后将带子系于床缘。若无上述特制的约束带时，可用大单代替，固定双肩和膝关节。

（5）使用约束带的注意事项

①用前应先向病人及家属解释清楚，可用可不用时应尽量不用。

②保护性制动措施，只宜短期应用，同时须注意病人的卧位舒适，要经常更换

体位。

③被约束的部位，应放衬垫，约束带的松紧要适宜，并定时放松，按摩局部以促进血液循环。

④约束时应将病人的肢体置于功能位置。

3.支被架的使用主要用于病人的肢体瘫痪时，防止盖被压迫肢体而造成不适和足下垂等，也可用于灼伤病人使用暴露疗法时有助保暖。

(王昆 张红 李文慧 王婷)

第六章　病人营养与饮食护理

营养是指机体摄取、消化、吸收和利用食物中的营养物质以维持生命活动的综合过程。合理的营养能够保证人体正常发育，维持生命与健康，提高机体的抵抗力和免疫能力，适应各种环境条件下的机体需要，对疾病的预防和治疗起着重要作用。而对于医院的病人来说，由于疾病原因各异，病情轻重不同，病人的消化吸收功能有别于正常人，所以必须按不同病情和治疗需要供给不同的饮食，做到既符合病情需要，又满足机体康复对营养的要求以及符合食品卫生条件，这是病人营养与饮食管理的目标。

第一节　概述

一、人体的营养需要

人体为了维持生命与健康，保证正常的生长发育和从事劳动，每天必须从食物中获得营养物质。这些食物中能够被人体消化、吸收和利用的有机和无机物质称为营养素。营养素可分为碳水化合物、脂肪、蛋白质、无机盐、维生素和水等六类。这些营养素在体内的主要功用是供给能量，构成及修补组织，调节生理功能。人体对能量和营养素的数量和质量都有一定要求，许多国家对膳食中的营养素供给量都订有标准，即推荐的膳食供给量（RDA）。我国也订有膳食供给量标准。

现简单介绍正常人的营养需要

（一）热能

人体为维持生命活动和从事劳动，每天必须从食物中获得能量，以满足机体需要，人体热能的需要是与其热能的消耗相一致的，即：能量的需要=基础代谢+体力活动+食物特殊动力作用的能量消耗。对处在正常生长发育阶段的儿童，还要增加生长发育所需要的能量。成年男子 18~40 岁（体重 60kg），需能量 10.0MJ~16.7MJ/d；成年女子 18~40 岁（体重 53kg）需 9.24MJ~13.41MJ/d。在一日总热能摄入中，碳水化合物宜占 60%~70%，脂肪宜占 17%~25%，蛋白质宜占 12%~14%。

（二）碳水化合物

膳食中碳水化合物的供给量，主要决定于饮食习惯、生产生活水平和劳动强度。一般以占总热能的 65%~75% 为宜。膳食中碳水化合物的主要来源是谷类和根茎类食品，如各种粮食和薯类。蔬菜和水果除含少量单糖处，是纤维素和果胶的主要来源。

（三）蛋白质

蛋白质宜占总能量的 10%~14%。蛋白质供给量成人大约每人每日每千克体重为 1g。我国膳食以植物为主，蛋白质质量稍差，故定为 1.2g 上下。蛋白质的主要来源是肉类，蛋类和豆类。在膳食调配中，应注意发挥蛋白质的互补作用，可遵循三个原则搭配食物。其一是食物的生物学种属愈远愈好，其二是搭配的种类愈多愈好；其三是同时食用。

其主要生理作用为：①构成和修补身体组织；②调节生理功能；③构成有特殊生理作用的物质，如酶、激素、抗体等；④供给热能，但不甚经济。

（四）脂肪

脂肪的供给量易受饮食习惯、季节和气候的影响，变动范围较大。一般占总热能的 17%~25%，不宜超过 30%，以避免油脂食入过多。我国成年人每天摄取 50g 的脂肪就可以基本满足生理需要。其主要来源是各种植物油及炼过的动物脂肪。

其主要生理作用为：①提供必需脂肪酸；②携带脂溶性维生素类物质；③为机体提供高深度的热能和必要的热能储备；④使膳食具有饱腹感；⑤增加食物的风味和保护蔬菜等食物中的维生素等物质，免于与氧接触而氧化。

（五）无机盐

已知存在于生物体内的元素有几十种，除碳、氢、氧、氮外，其余各种元素，统称为无机盐。在体内含量较多的，如钙、镁、钾、钠、磷、氯、硫等，称为常量元素：铁、铜、碘、锌、锰、钴等在体内含量极少，甚至只有痕量，称为微量元素。无机盐在食物中分布很广，一般都能满足机体需要。比较容易缺乏的无机元素有钙、铁和碘，特别是对正在生长发育的儿童、青少年、孕妇和乳母，钙、铁、和碘的缺乏较为常见。

其主要生理作用为：①构成机体组织，如钙、磷、镁、是骨骼和牙齿的重要成分，磷、硫是构成组织蛋白的成分；②无机盐与蛋白质协同、维持组织细胞的渗透压；③酸性、碱性无机离子的适当配合，加上重碳酸盐和蛋白质的缓冲作用，维持着体液的酸碱平衡；④各种无机离子，特别是保持一定比例的钾、钠、钙、镁等离子是维持神经肌肉兴奋和细胞膜通透性的必要条件；⑤无机元素是机体某些具有特殊生理功能的重要物质成分，如血红蛋白和细胞色素酶系中的铁，甲状腺激素中的和谷胱甘肽过氧化物酶中的硒；⑥无机离子是很多酶系的激活剂或组成成分，如盐酸对胃蛋白酶元、氯离子对唾液淀粉酶等。

（六）维生素

维生素是人体所必需的一类有机营养素。根据溶解性，维生素可为二大类；其一是脂溶性维生素，如维生素 A、D、E、K 等；其二是水溶性维生素如维生素 B2、B6、B12、C 等。由于体内不能合成或合成量不足，虽然需要量很少，但必须由食物供给。其主要功用是调节生理功能，已知许多维生素参与辅酶的组成，在物质代谢中起重要作用。当膳食中长期缺乏某种维生素，最初表现为组织中维生素的储备量下降，继则出现生化缺陷和生理功能异常，进而引起组织学上的缺陷，最后出现各种临床症状。

（七）水

水是人体构成的重要成分，占体重的 60%~70%。

二、营养治疗的重要性

营养治疗是现代综合治疗中不可缺少的一个重要组成部分，营养治疗是根据疾病的病理生理特点，给予病人制订各种不同的膳食配方，以达至辅助治疗及辅助诊断的目的，借以增强机体的抵抗力，促进组织修复，纠正营养缺乏。

合理的营养饮食，不仅饮食中所含的营养成分齐全，配比恰当，色、香、味、形美观，且可增进病人的食欲，对病人在恢复健康中起到药物所起不到的作用。因此，利用营养治疗可达到以下目的：

（一）调整营养需要。依疾病治疗需要，利用营养素的补充或减少以达到辅助治疗作用。

（二）减轻体内某一脏器负荷，以利疾病的治疗。

（三）控制营养成分的摄入以达到控制疾病发展的目的。

（四）利用营养食品的选择应用和烹调方法来改变食物的性质，以利于疾病的治愈。

（五）供给特种治疗需要。

（六）利用试验膳食可辅助临床诊断..

三、营养治疗的基本原则

（一）膳食的配制

必须符合营养要求和治疗原则，以及食品卫生条件。全日膳食的分配比例要恰当，早餐占全日总热量 25%~30%，午餐 40%~50%，晚餐 30%~35%为宜。两餐间隔 4~5 小时。

（二）烹调方法

必须使饭、菜的色、香、味、形做到美味可口。品种宜多样化，能使食物促进食欲，有助消化吸收，注意季节的变换，夏季饭菜应清淡爽口，避免过于油腻，冬季饭菜以稍浓厚为宜。

（三）治疗膳食的要求

既要达到符合营养治疗原则，也不可忽视维持机体营养的需要。作好膳食指导，使患者自觉地配合营养治疗。

（五）特殊情况下的膳食要求

凡因治疗或检查需要严格控制热能时，饮食要称重，并嘱患者卧床休息，减少活动，避免发生低血糖等。

第二节 医院膳食

医院的膳食种类很多，通常可分三大类，即基本膳食、治疗膳食、和试验膳食。

一、基本膳食 基本膳食详见表 6~1

表 6~1　医院基本膳食

种类	适用范围	饮食原则	用法
普通膳食	病情较轻:无发热和无消化道疾患,疾病恢复期及不必限制饮食者	营养素平衡:美观可口、易消化无刺激性的一般食物均可采用。但油煎、胀气食物及强烈调味品应限制	每日三次,每日总热量 9.2 ~10.88MJ(2200~2600kcal)
软质膳食	消化不良:低热、咀嚼不便,老幼病员和术后恢复期阶段	同上:要求以软烂为主食,如软饭面条 菜肉均应切碎煮烂,易于咀嚼消化	同上
半流质膳食	发热、体弱、消化道疾患,口腔疾病,咀嚼不便,手术后和消化不良等病员	少食多餐,无刺激性易于咀嚼及吞咽纤维素含量少,营养丰富食物呈半流质状如粥、面条、馄饨、蒸鸡蛋、肉末、豆腐、碎菜叶等	每日 5 次,每日总热量 6.276 ~8.368MJ(1500~2000kcal)
流质膳食	病情严重、高热、吞咽困难、口腔疾患术后和急性消化道疾患等病员	用液状食物:如乳类、豆浆、米汤稀藕粉、肉汁、菜汁、果汁等。因所含热量及营养素不足,故只能短期使用。	每日 6~7 次每 2~3 小时一次,每日约200~300ml,每日总热量 5.02~5.86MJ(1200~1400kcal)

二、治疗膳食

治疗膳食详见表 6-2

三、试验膳食

(一) 潜血试验膳食 该膳食用于配合大便潜血试验,以了解消化道出血情况。

试验前 3 天禁食肉类、动物血、蛋黄、含铁剂药物及大量绿色蔬菜。可食蛋白、豆制品、菜花、面条、马铃薯等。

(二) 甲状腺摄碘 131 试验膳食 适用于甲状腺摄碘 131 测定及碘 131 治疗甲亢的病人。

检查或治疗前 1 个月,忌用海带、紫菜、海藻等含碘食物。

(三) 内生肌酐清除率试验膳食 该膳食用于测定肾小球的滤过功能的病人。

检查前 3 天均素食,禁食肉类、鱼类、鸡类等食物。试验期间不要饮茶和咖啡。

(四) 胆囊造影试验膳食 该膳食用于慢性胆囊炎、胆石症,怀疑有胆囊疾病者,配合检查胆囊及胆管功能。

表 6-2　医院治疗膳食

种类	适用范围	饮食原则
高热量膳食	甲亢、高热、烧伤、产妇、需增加体重者,恢复期病人	在基本膳食的基础上加餐两次如普通膳食者三餐之间可加牛奶、豆浆、鸡蛋、藕粉、蛋糕等,如半流质或流质饮食,可加浓缩食品如奶油,巧克力等。每日供给总热量 12.55MJ(3000kcal)左右
	营养不良、严重贫血,烧伤,肾病综合征,大手术后及癌症晚期等病人	在基本膳食基础上增加含蛋白质丰富的食物,如肉类、鱼类、蛋类、乳类、豆花等。蛋白质供应每日每公斤体重 2g,但总量不超过 120g,,总热量 10.46~12.552MJ(2500~3000kcal)
低蛋白膳食	限制蛋白质摄入者:如急性肾炎尿毒症、肝性昏迷等	应多补充蔬菜和含糖高的食物,维持正常热量,日蛋白质摄入量限于 40g 以下
低脂肪膳食	肝胆疾患:高脂血症,动脉硬化,肥胖症,腹泻病人	避免多用动物油,可用植物油,不用油煎及含脂肪高的食物。每日脂肪摄入量在 50g 以下
低盐膳食	心脏病、肾脏病、(急、慢性肾炎)、肝硬化、(有腹水)重度高血压但水肿较轻者等病员	低盐膳食,每日可用食盐不超过 2g(含钠0.8g)但不包括食物内自然存在的氯化钠
无盐低钠膳食	按低盐膳食适用范围,但水肿较重者	无盐膳食,除食物内含钠量外,不放食盐烹调。低钠膳食,除无盐外,还须控制摄入食物中自然存在的含钠量(每天控制在 0.5g 以下),慎用腌制食品,对无盐和低钠者,还应禁用含钠食物和药物,如发酵粉(油条挂面)汽水(含小苏打)和碳酸氢钠药物等
要素饮食 *	有超高代谢状态的病人,胃肠道瘘患者,手术前准备和术后营养不良,肠炎及其他腹泻患者,消化和吸收不良,肿瘤病人等	是将氨基酸、单糖、脂肪酸、多种维生素、无机盐及微量元素,按一定比例配制而成的一种平衡膳食。可口服,经鼻饲管胃内滴注,空肠造瘘置管滴注,口服温度 37℃左右,每小时 50ml,逐渐增至100ml 鼻饲及空肠造瘘温度宜 41~42℃,每小时由50ml 增加到 120ml,最快不宜超过 150ml,尽可能 24 小时保持恒定滴速。注意无菌,一切用具均须经高压消毒后使用

*要素饮食又称要素膳,它是一种含有人体必需的各种营养素,不需消化或轻微水解即可在小肠上端吸收的无渣膳食,通常状态为干粉状。应用时加水稀释即可,供口服或管饲的方法使用。

方法如下：

1.造影前一天行餐进高脂肪、高蛋白膳食，使胆汁排空。通常脂肪量不低于50g，临床上常用50g左右的油煎荷包蛋2只。

2.造影前一晚，进纯碳水化合物少渣饮食，目的是减少胆汁分泌。可选用粥、藕粉、面包、馒头、果酱、果汁等。

3.造影当日免早餐，定时拍片，观察胆囊的显影情况。如果显影满意可让病人进食上述的高脂肪、高蛋白膳食，拍片观察胆囊的收缩情况。

第三节　病人的膳食管理及护理

一、护士在膳食管理中的作用

对病人进行膳食管理是成功地实施整体护理计划的重要一环，护士在工作应了解患者的饮食习惯，结合病情对患者的饮食及营养需要做出评估；尊重患者对膳食的选择，特别要尊重、关注少数民族的饮食习惯和风俗。饮食护理贯穿于教与学的过程。护士要向患者讲解饮食与人体健康、疾病痊愈的关系。让患者理解治疗、试验膳食的必要性和重要性，使其能愉快地接受。积极配合。

二、影响消化吸收的几个因素

（一）食物的色、香、味　美味的食物能刺激消化液的分泌，增进食欲。因此，只要不违反医疗原则，尽量照顾病员的口味，调换食物的种类及烹调方法，做到食物多样化，色、香味俱全。

（二）病人的情绪　强烈的情绪，可抑制消化机能，如兴奋、忧虑、恐惧、疼痛等。医务人员应以满腔热情对待病员，消除其顾虑，解除心理压力，使病员以愉快的情绪进食。

（三）进食时的环境　病室清洁，空气流通，湿度适宜，无臭味，食具清洁，均可提高病员的食欲和增强消化机能。反之，污秽的环境，过高或过低的气温，不洁的食具均会影响病员的食欲，影响消化和吸收。

（四）进食的规律，无规律的进食会使消化机能失调。病区必须建立有规律的饮食制度，以利于食物的消化和吸收，一日三次餐是我国人民的饮食习惯，但流质饮食因每次量少且在胃内停留时间短，故进餐的次数应适当增多。

三、病人的膳食管理

患者入院后，由医生开出膳食医嘱，护士填写患者入院膳食通知单送交营养室。当患者因病情需要更改膳食、术前需要禁食或出院不再需要膳食时，应由医生及时开出医嘱，护士按医嘱填写更改或停止膳食通知单送交营养室。护士还应根据膳食医嘱的开出和更改写在病区膳食单上，作为分发膳食的依据。对需禁食者应告知原因，以取得配合,在病床上挂标记并作交班。为了合理地安排病员进食，应根据病情做好以下工作。

（一）进食前

1.环境的准备　进餐前注意病室卫生，清除一切污物，停止一切不必要的治疗和检查，保持安静清洁的环境，同时备好清洁的餐具，如安排在病区餐室进餐。要除去不良气味，不良的视觉映象，安排一个可以相互交流的轻松环境，使患者充分享受到集体进食的乐趣。

2.病员的准备　对卧床病人按需要给予便器，用后撤去，协助洗手，扶助老弱病员坐起或用床上小桌。

3.工作人员　衣帽应整洁，戴好口罩，操作前洗净双手。根据膳食单上的膳食种类配发，掌握当日需要禁食或限量以及延迟进食等要求，防止差错。检查探视者带来的食物是否符合该病人的治疗原则。

（二）进食时

1.护士应督促和协助配餐员，及时将热饭菜正确地送给每位患者，餐具要清洁，并放在患者易取到的位置。

2.护士要巡视观察患者的进餐情况，鼓励患者进食，检查督促治疗膳食和试验膳食的落实情况并观察效果，征求患者意见，与医生、营养室保持密切联系。

3.对不能自行进食者应耐心喂食，注意速度适中，湿度适宜。

喂食方法①用餐巾或病人的干毛巾围在病人颌下以保持衣被清洁。②协助病人取舒适的卧位，头偏向护士一侧。③喂食时要耐心，每匙量不可过多，待完全咽下后再喂第二口，食温有玻璃吸管，使用后必须冲洗干净，防止细菌污染，以备再用。

喂水方法：协助饮水或进流质膳食，可用饮水管让病人吸吮，采用一次塑料管为宜，若用玻璃吸管，使用后必须冲洗干净，防止细菌污染，以备再用。

（三）进食后

协助患者漱口或做口腔护理，除去餐巾，清理餐具，整理床单位，根据需要做好记录。

四、病人的膳食指导

1.定期进行营养饮食卫生的宣传指导，使病人了解良好的饮食习惯、合理的营养与人体健康的密切关系，改善不良的饮食习惯，维护合理营养。

2.安排食谱时　可向病人介绍食物中所含的各种营养素及其含量，以及有关营养素的生理功能，并根据其生理状况和疾病治疗对营养的需求，共同制定食谱，选择食物。

3.出院时进行饮食指导，病人出院后仍需继续进行营养治疗者，应向患者及家属交代出院后的饮食注意事项。纠正不正确的营养观念，例如有些人在选择食物时以物价的高低作为衡量的标准，认为只有价高的食品才是营养品，不惜以高价购买食用燕窝、鱼翅等，认为这是上好的营养佳品，其实不然，就拿鱼翅来说，它所含的蛋白质中缺少色氨酸，是一种不完全蛋白质；而廉价的黄豆及其制品却含有人体所需要的各种氨基酸，它与肉、蛋类相比也不逊色。因此，出院时应与病人共同制定康复饮食计划，根据合理营养的原则，要求经济、合理、有效地选择食物。

附：完全胃肠外营养

当病人完全不能从胃肠道进食而由静脉途径获得每日所需的全部营养物质的胃肠外营养时，称为完全胃肠外营养或全静脉营养（简称TPN）。

（一）适应证

1.胃肠道功能不良、肠瘘（尤其是高位高流量）、短肠综合征、克罗恩病、溃疡性结肠炎、严重腹部创伤、腹膜炎、麻痹性肠梗阻等。

2.超高代谢状态、严重创伤、广泛烧伤。

3.患其他各种病症时对病人的营养补充，如肿瘤、营养不良病人的术前准备和术后支持等。

（二）营养液的选择和配制原则

营养液必须含有全部人体所需的营养物质即水分、能量（碳水化合物和脂肪乳剂）、氨基酸、离子成分、维生素。配制原则如下：

1.配制必须严格遵守无菌技术操作。

2.所有的营养液必须当日制备，现配现用。

3.每日用量由药剂师在药房混合后装袋或在配药室内将葡萄糖和氨基酸溶液按定量在密封输液瓶内混合，再加入适量电解质、微量元素、维生素等，以上操作要求在层流通风橱内进行。

4.制备好的营养液如不立即使用应放4℃冰箱内。

（三）灌注部位 一般成人使用经皮肤进入锁骨下静脉，也可经皮肤从周围静脉插入长的导管至上腔静脉，婴儿则使用颈外静脉。

（四）并发症及预防 可能出现的并发症有：感染、栓塞（血栓、气栓）、代谢性骨病、氨基酸水平异常，肝功能低下等。

预防措施有：严格无菌操作；做好皮肤准备；给小剂量肝素防血栓形成，做好心理护理；定期血液监测等。

（李志丽 王昆 高娟娟 冯亚丽）

第七章 体温、脉搏、呼吸、血压的观察及测量

体温、脉搏、呼吸和血压是机体内在活动的客观反映，是判断机体健康状态的基本依据和指标，临床称之为生命体征。正常人的生命体征相互间有内在联系，并且呈比例、相对稳定在一定范围之内。当机体在致病菌因子作用下，一般是体温、脉搏、呼吸和血压首先出现不同程度的异常，反映出疾病发生、发展的动态变化。因此，监测并及时正确地记录生命体征，为临床正确诊断、及时治疗及护理提供第一手资料和依据，是护理工作的重要任务。

第一节 体温的观察及测量

一、正常体温的观察及生理性变化

人体内部的温度称体温。保持恒定的体温，是保证新陈代谢和生命活动正常进行的必要条件。体温是物质代谢的产物。三大营养物质在氧化过程中释放的能量，其中50%左右的能量变为体热以维持体温，并以热能的形式不断散发于体外；另有45%的能量转移到三磷腺苷（ATP）的高能磷酸键中，供机体利用。机体利用的最终结果仍转化为热能散出体外。这就是产生体温的由来。

正常人的体温相对恒定的，它通过大脑和丘脑下部的体温调节中枢调节和神经体液的作用，使产热和散热保持动态平衡。在正常生理状态下，体温升高时，机体通过减少产热和增加散热来维持体温相对恒定；反之，当体温下降时，则产热增加而散热减少，使体温仍维持在正常水平。

（一）正常体温 机体深部的体温较为恒定和均匀，称深部体温；而体表的温度受多种因素影响，变化和差异较大，称表层温度。临床上所指的体温是指平均深部温度。一般以口腔、直肠和腋窝的体温为代表，其中直肠体温最接近深部体温。正常值：口腔舌下温度为37℃（范围36.2~37.2℃），直肠温度37.5℃（比口腔温度高(0.3~0.5℃)）。所谓正常体温不是一个具体的温度点，而是一个温度范围。

（二）生理性变化体温并不是固定不变的，可随性别、年龄、昼夜、运动和情绪的变化等因素而有所波动，但这种改变经常在正常范围内。

1.性别因素一般女性较男性稍高，女性在月经前期和妊娠早期轻度升高，排卵期较低，这种波动主要与孕激素分泌周期有关。

2.年龄因素新生儿体温易受外界温度的影响而发生变化。因为新生儿中枢神经系统发育尚未完善，皮肤汗腺发育又不完全，从而体温调节功能较差，容易波动。

儿童代谢率高，体温可略高于成人。老年人由于代谢率低，故体温偏低。

3.昼夜因素 一般清晨 2~6 时体温最低，下 4~8 时体温最高，其变动范围约在 0.5~1℃之间。这种昼夜有规律的波动，是由于人们长期的生活方式如活动、代谢、血液循环等相应的周期性变化所形成的。而长期从事夜间工作者，周期性波动则出现夜间体温升高，日间体温下降的情况。

4.情绪与运动情绪激动时交感神经兴奋，运动时骨骼肌收缩，均可使体温略有升高。

此外，外界气温的变化，进食等均可使体温产生波动。

二、异常体温的观察和护理

疾病、药物与其他因素（高热或寒冷环境），使体温调节中枢功能受损时，产热和散热的平衡关系发生变化，出现异常体温。体温过高或过低都是异常现象。

（一）发热

病理性的体温升高超过一般人的正常范围称发热。由于致热源直接作用于体温调节中枢，使体温中枢功能紊乱及各种原因引起的产热过多或散热减少所致。发热是疾病的常见症状，也是机体对致病因子的一种防御反应，但长期发热可使体内能量物质大量消耗。引起重要器官功能发生障碍。

1.引起发热的原因

（1）感染性发热临床上最常见，包括生物性病原，如细菌、病毒、立克次氏体、原虫、寄生虫等感染引起。

（2）非感染性发热 中枢性发热，体温调节中枢功能紊乱所致（中暑、脑外伤）；吸收热（大面积烧伤、内出血）；变态反应性发热（风湿热、药物热、输液反应）；内分泌与代谢障碍所引起的发热（甲亢、失水）。

2.发热程度的划分（以口腔温度为计）

（1）低热 体温 37.5~37.9℃。如结核病，风湿热。

（2）中等热 体温 38~38.9℃。如一般性感染性疾病。

（3）高热 体温 39~40.9℃，如急性感染疾病。

（4）超高热 体温 41℃以上，如中暑。

3.发热的过程

（1）体温上升期 其特点为产热大于散热。临床表现病人自感畏寒、无汗、皮肤苍白。由于皮肤血管收缩，皮温下降所致。此期时间长短因素而异，有的几小时体温就上升到最高点，如肺炎双球菌性肺炎、疟疾等；也有在数日内上升到最高点，如伤寒疾病等。

（2）高热持续期其特点为产热和散热在较高水平趋于平衡，体温维持在较高状态。病人表现出颜面潮红，皮肤灼热，口唇干燥，呼吸和脉搏加快，此期可持续数小时、数天甚至数周。

（3）体温下降期（退热期）其特点为散热增加而产热减少，体温恢复至正常调节水平。病人表现为大量出汗和皮肤温度下降。退热的方式有骤退和渐退两种。骤退型体温急剧下降；渐退型为体温逐渐下降。体温下降时，由于大量出汗体液丧失，老年体弱及心血管病者，易出现血压下降、脉搏细速、四肢厥冷等虚脱休克现象，应密切观察、加强护理。如果体温突然下降，脉搏、呼吸增快，全身症状加重，则是病情恶化的表现。若是体温下降，症状减轻，则表示病情好转，趋向正常。

4.热型根据病人体温变化的特点分类，具有一定的临床意义。常见的热型有以下几种。

（1）稽留热 体温升高达 39℃以上，持续数天或数周，日差不超过 1℃。常见于大叶性肺炎、伤寒、副伤寒等。

（2）弛张热 体温在 39℃以上，24 小时内体温差达 1℃以上，最低体温仍超过正常。常见于风湿热、败血症、肝脓肿等。

（3）间歇热 发热期与无热期交替出现，发热时体温骤然上升达 39℃以上，且伴畏寒，持续数小时或更长时间后下降至正常，退热时常伴大汗淋漓，经数小时或数日后又再次发热。常见于疟疾、肾盂肾炎、淋巴瘤等。

（4）有规则热体温在一日内变化无规则，持续时间不定。常见于流行性感冒、肺结核、支气管肺炎等。

（二）对高热病人的观察及护理

1.卧床休息高热时，代谢增快，进食少，消耗大，体质虚弱，故应卧床休息，减少活动。

2.保暖发热早期，病人常伴畏寒，皮肤苍白，应调节室温，注意保暖，必要时给热饮料。

3.心理护理病人高热时易产生焦虑和恐惧心理。护士应体贴、安慰病人，及时有效地解除躯体痛苦，以消除其不安心理。

4.降温 较好的降温措施是物理降温。体温超过 39℃，可用冰袋冷敷头部，体温超过 39.5℃时，可用酒精擦浴、温水擦浴或作大动脉冷敷（见第十三章）。物理降温半小时后观测体温，并做好记录及交班。

5.密切观察 高热病人应每隔 4 小时测量体温一次，注意观察病人的面色、脉搏、呼吸、血压及出汗等体征。小儿高热易出现惊厥，如有异常应及时报告医生。体温恢复正常三天后，可递减为每日测两次体温。

6.营养和水分的补充给病人营养丰富易消化的流质或半流质饮食，鼓励少量多餐，多饮水。对不能进食者，遵医嘱予以静脉输液或鼻饲，以补充水分、电解质和营养物质。

7.口腔护理高热病人唾液分泌减少，口腔黏膜干燥，当机体抵抗力下降时，极易引起口腔炎、舌炎和黏膜溃疡，应在晨起、睡前的饭后协助病人漱口或用棉球揩擦，防止口腔感染，口唇干裂者应涂油保护。

8.保持清洁在退热过程中病人大量出汗，应及时擦干汗液，更换衣服及床单、被套，以防着凉。

（三）体温过低

体温在 35.5℃以下称体温过低。常于早产儿及全身营养衰竭的危重病人。前者由于体温调节中枢尚未发育成熟，对外界温度变化不能自行调节；后者则因末梢循环不良，特别是在低温环境中，如保暖措施不当，极易导致体温不升。

若发现上述情况，除及时报告医生外，应设法提高室温（24~26℃为宜），采取相应的保暖措施，如加盖被、足部放热水袋等，对老人、小儿及昏迷患者，应注意防烫伤，同时密切观察生命体征的变化。

三、测量体温方法

（一）体温

1.水银体温计的种类及结构

（1）种类①口表：盛水银的端较细长，可作口腔或腋下测量。②肛表：盛水银一端呈圆柱形，用于直肠测温。

（2）结构水银体温计是由一根有刻度的真空玻璃毛细管构成。其末端有贮液槽，内盛水银。当水银槽受热后，水银膨胀而沿着毛细管上升，其高度和受热程度成正比。体温表的毛细管下端和水银槽之间有一凹缩处，可使水银柱遇冷不致下降。

体温计和刻度为 35℃~42℃，每 1℃之间分成 10 小格，每一小格表示 0.1℃，在相当于 0.5℃和 1℃的地方用较粗且长的线标示。在 37℃处则染以红色。

2.电子体温计（充电式）采用电子感温探头来测量温度，测得的温度直接由数字显示，读数直观，测温准确，灵敏度高。使用时只需将探头放入外套内，外套使用后丢弃。注意探头须插入外套顶端，置探头于病人的测量部位，如舌下热窝处维持 60 秒，即可读数字。

3.化学点状体温计 此体温计内有若干化学单位，在 45 秒内能按特定的温度来改变体温表上点状的颜色。当颜色点从白色变成绿色或蓝色时，即为所测的体温。该体温表用后即丢弃，可避免交叉感染。

（二）测量方法

1.用物体温计放入盘内（垫纱布）或体温篮内，纱布，记录本，笔和手表。

2.操作方法测量前，先清点体温计总数，检查体温计有无破损，水银柱是否在 35℃以下。备好用物携至病床边，对初诊或新入院病人给予解释，以取得合作。

（1）口腔测温适用于成人，清醒、合作状态下，无口鼻疾患者。将口表水银端斜放于舌下热窝（舌系带两侧），嘱病人紧闭口唇，勿用牙咬，3 分钟后取出，用消毒纱布擦净，看明度数，将体温计甩至 35℃以下，放回容器内，记录结果。

（2）腋下测温常用于昏迷、口鼻手术、不能合作病人和肛门手术者、腹泻婴幼儿。消瘦者不宜使用。解开病人胸前衣扣，轻揩干腋窝汗液，将体温计水银端放于腋窝深处紧贴皮肤，屈臂过胸，必要时托扶病人手臂，10 分钟后取出，用消毒纱布擦净，看明度数体温计甩至 35℃以下，放回容器内记录结果。

（3）直肠测温常用于不能用口腔或腋下测温者。有心脏疾患者不宜使用，因肛表刺激肛门后，可使迷走神经兴奋，导致心动过缓。嘱病侧卧，屈膝仰卧或俯卧位，露出臀部，体温计水银端涂润滑油，将体温计轻轻插入肛门 3~4cm，3 分钟后取出，用卫生纸擦净肛表，看明度数，将体温计甩至35℃以下，放入消毒液内浸泡，协助病人取舒适体位，记录。

（三）注意事项

1.测量体温前后，应清点体温计数目，甩表时，勿触及他物，以防破碎。

2.凡给婴幼儿、精神异常、昏迷及危重病人测温时，应用手扶托体温计，防止失落或折断。病人睡眠时应唤醒后再测温。

3.病人进冷、热饮食、蒸汽吸入，面颊冷热敷等须隔30分钟后，方可口腔测温；沐浴、酒精擦浴应隔30分钟后，方可腋下测量；灌肠、坐浴后30分钟，方可直肠测温。

4.发现体温与病情不相符合，应守护在病人身旁重测，必要时可同时作口温和肛温对照。予以复查。

5.当病人不慎咬破体温计吞下水银时，应立即口服大量牛奶或蛋白，使汞和蛋白结合，以延缓汞的吸收，在不影响病情的情况下，可服大量精纤维食物（如韭菜）或吞服内装棉花的胶囊，使水银被包裹而减少吸收，并增进肠蠕动，加速汞的排出。

6.病人体温过高或过低，应及时报告医生，严密观察，及时处理。

四、体温计的清洁与消毒

（一）目的　保持体温计清洁，防止交叉感染。

（二）常用消毒液　1%过氧乙酸，3%碘伏，1%消毒灵等。

（三）用物　备3个内有擒攀夹层并带盖的容器（盛体温计和消毒液用）。

（四）方法

1.体温计先以肥皂水和清水冲洗干净，擦干后全部浸于消毒容器内，5分钟后取出，放入另一盛有消毒液容器内，30分钟后取出，用冷开水冲洗，再用消毒纱布擦干，存放于清洁的容器内备用。

2.肛表、腋表、口表要分别清洗与消毒。

3.切忌将体温计放在40℃以上的温水中清洗，以免爆破。

消毒液和冷开水须每日更换，体温计及盛放的容器应每周进行一次彻底清洁和消毒。

五、体温计的检查方法

体温计需定期检查其准确性。

方法：将所有体温计的水银柱甩至35℃以下，于同一时间放入测试过的40℃温水内，3分钟后取出检视。若读数相差0.2℃以上或玻璃管有裂隙的体温计不再使用。

第二节　脉搏的观察及测量

一、正常脉搏的观察及生理性变化

动脉有节律的搏动称为脉搏。由于心脏周期性活动，使动脉内压和容积发生节律变化，这种变化以波浪形式沿动脉壁向外周传播形成脉搏。

（一）正常脉搏

1.脉率即每分钟脉搏搏动的次数。成人在安静时，每分钟脉搏为 60~100 次。正常情况下，脉率和心率是一致的，当脉率微弱难以测得时，应测心率。

2.脉律即脉搏的节律性。正常脉搏的节律是有规则、均匀的搏动，间隔时间相等，在一定程度上反映了心脏的功能。

3.脉搏的强弱它取决于动脉的充盈程度、动脉管壁的弹性和脉压大小。正常时脉搏强弱一致。

4.动脉管壁的弹性 正常的动脉管壁光滑柔软，有一定的弹性。

（二）生理性变化

脉搏可随年龄、性别、情绪、运动等因素而变动。一般女性比男性稍快。幼儿比成人快，运动和情绪变化时可暂时增快，休息和睡眠时较慢。

二、异常脉搏的观察及护理

（一）频率异常

1.速脉 成人脉率每分钟超过 100 次，称为速脉。常见于发热、休克、大出血前期等病人。

2.缓脉 成人脉率每分钟低于 60 次，称为缓脉。常见于颅内压增高，房室传导阻滞、洋地黄中毒等病人。

（二）节律异常脉搏的速率、节律、强度发生不规则的变化。可分为：

1.间歇脉在一系列正常均匀的脉搏中，出现一次提前而较弱的搏动，其后有一较正常延长的间歇（即代偿性间歇），亦称期前收缩，发生机制：主要是由于窦房结以外的异位起搏点于下一次窦性搏动前发出冲动，使心脏搏动早出现。

间歇脉多见于心脏病或洋地黄中毒的病人，也可见于少数无心脏病的健康人。

2.二联律、三联律是有一定规律的不整脉。即每隔一个正常搏动出现一次期前收缩，称二联律。每隔两个正常搏动出现一次期前收缩，称三联搏。

3.脉搏短绌即在同一单位时间内，脉率少于心率。其特点为心律完全不规则，心率快慢不一，心音强弱不等。发生机制是由于心肌收缩力强弱不等，有些心输出量少的搏动只发生心间，但不能引起周围血管的搏动，因而，造成脉率低于心率，这种现象称为"脉搏短绌"或"绌脉"。见于心房纤维颤动的病人。脉搏短绌越多，心律失常越严重，当病情好转，"绌脉"可能消失。若遇此病人，应同时测心率与脉率。

（三）脉搏强弱的异常

1.洪脉 当心输出量增加，动脉充盈度和脉压较大时，脉搏大有力，称洪脉，见于高热病人。

2.丝脉 当心输出量减少，动脉充盈度降低，脉搏细弱无力，扪之如细丝、称丝脉。见于大出血、休克病人。

3.交替脉 节律正常而一强一弱交替改变的脉搏。这是由于心肌受损，心室收缩强弱交替所引起，见于高血压性心脏病、冠状动脉粥样硬化性心脏病、心肌炎等病人。

4.奇脉 吸气时脉搏显著减弱、甚至呈消失现象，称奇脉。奇脉是心包填塞的重要体征之一，主要是由于左心室搏出量减少之故。心包填塞时，吸气时胸腔负压增大使肺循环血容量增加，但因心脏舒张受限，体循环向右心室的回流量不能相应增加，使肺循环流入左心的血量减少，左心室搏出量则减少。见于心包积液和缩窄性心包炎。

（四）动脉管壁弹性的异常

动脉硬化时，管壁粗硬，失去弹性，且呈纡曲状，用手触摸时，有紧张条索感，如同按在琴弦上，中医称为弦脉.。见于动脉硬化病人。

（五）异常脉搏的护理

1.遵医嘱给药，做好心理护理，消除顾虑。

2.协助做各项检查，如心电图等。

三、测量脉搏的方法

（一）测量部位 凡身体浅表靠近骨骼的动脉，均可用以诊脉。常用的有桡动脉，其次有颞浅动脉、颈动脉、肱动脉、腘动脉、足背动脉、胫后动脉、股动脉等。

（二）用物 手表或秒表、笔和记录本。

（三）操作方法

1.触诊法

（1）诊脉前，病人情绪应稳定，避免过度活动及兴奋。

（2）病人手腕放于舒适位置。

（3）诊脉者以食、中、无名指（三指并拢），指端轻按于桡动脉处，压力的大小以清楚触到搏动为宜，一般病人计数半分钟，并将所测得数值乘2即为每分钟的脉搏数。异常脉搏（如心血管疾病、危重病人等）应测1分钟。当脉搏细弱而触不清时，可用听诊器听心率1分钟代替触诊。测后记录结果。

（4）脉搏短绌的病人，应由两人同时测量，一人听心率，另一人测脉率，两人同时开始，由听心率者发出"起"、"停"口令，测1分钟。以分数式记录。记录方法为心率/脉率，如心率为100次，脉率为76次则写成100/76次/分。

2.特殊仪器检测法

（1）脉搏描记仪检测法 用脉搏描记仪记录动脉搏动，称为脉搏曲线图。临床上利用观察脉搏波形，作为心血管疾病的诊断资料。

（2）血压、脉搏监护仪　一般用于危重病人，特别是对心脏病、手术期间与手术后病人的脉搏可起自动监护的作用。根据病人的具体情况设定脉搏的上、下限，越限时仪器会自动发出光、声报警。其测量结果较为迅速、准确、客观。脉搏数据均有数码显示。

（四）注意事项

1.活动或情绪激动时，应休息 20 分钟后再测。

2.不可用拇指诊脉，以免拇指小动脉搏动与病人脉搏相混淆。

3.偏瘫病人测脉应选择健侧肢体。

第三节　呼吸的观察及测量

一、正常呼吸的观察及生理性变化

机体在新陈代谢过程中，需要不断地从外界吸取氧气排出二氧化碳，这种机体和环境之间的气体交换，称为呼吸。呼吸的全过程有三个组成部分，即外呼吸、气体在血液中的运输和内呼吸。呼吸运动是外呼吸的一种综合表现，包括吸气与呼气两个过程。

（一）正常呼吸　正常呼吸表现为胸壁自动，频率和深度均匀平稳，有节律的起伏，一吸一呼为一次呼吸。成人在安静时每分钟 16~20 次，呼吸率与脉率之比约为 1∶4。

（二）生理性变化　呼吸可随年龄、运动、情绪等因素的影响而发生频率和深浅度的改变。年龄越小，呼吸越快；老年人稍慢；劳动和情绪激动时呼吸增快；休息和睡眠时较慢。此外，呼吸的频率和深浅度还可受意识控制。

二、异常呼吸的观察及护理

由于疾病、毒物或药物的影响，可使呼吸的频率、节律和深浅度发生变化。

（一）频率异常

1.呼吸增快　呼吸频率增快，成人每分钟超过 24 次，称呼吸增快或气促。见于高热、缺氧等病人。因血液中二氧化碳积聚，血氧不足，可刺激呼吸中枢，使呼吸加快。发热时体温每升高 1℃，呼吸每分钟增加约 4 次。

2.呼吸减慢　呼吸频率减少，成人每分钟少于 10 次，称呼吸减慢。见于颅内疾病、安眠药中毒等。这是由于呼吸中枢受抑制所致。

（二）节律异常

1.潮式呼吸　又称陈~施氏（Chyne-Stokes's）呼吸，是一种周期性的呼吸异常。

特点：开始呼吸浅慢，以后逐渐加快加深，达高潮后，又逐渐变浅变慢，而后呼吸暂停数秒（约 5~30 秒）后，再次出现上述状态的呼吸，如此周而复始，其呼吸运动呈潮水涨落般的状态，故称潮式呼吸。

发生机理：当呼吸中枢兴奋性减弱时，呼吸减弱至停，造成缺氧及血中二氧化碳潴留，通过颈动脉体和主动脉弓的化学感受器反射性地刺激呼吸中枢，引起呼吸由弱到强，随着呼吸的进行，二氧化碳排出，使二氧化碳分压降低，呼吸再次减弱至停止，从而形成周期性呼吸。见于脑溢血、颅内压增高病人。

2.间断呼吸 又称毕奥氏（Bior's）呼吸。其表现为呼吸和呼吸暂停现象交替出现。

特点：有规律的呼吸几次后，突然暂停呼吸，周期长短不同，随后又开始呼吸。如此反复交替出现。

发生机理：同潮式呼吸，为呼吸中枢兴奋性显著降低的表现，但比潮式呼吸更为严重，多在呼吸停止前出现。见于颅内病变、呼吸中枢衰竭病人。

（三）深浅度异常

1.深度呼吸 又称库斯莫氏（Kussmanl's）呼吸。是一种深而规则的大呼吸。见于尿毒症、糖尿病等引起的代谢性酸中毒。

2.浮浅性呼吸若呼吸浅而快，见于胸壁疾病或外伤；若呼吸表浅不规则，有时呈叹息样呼吸，见于濒死病人。

（四）音响异常

1.蝉鸣样呼吸即吸气时有一种高音调的音响，多由于声带附近阻塞，使空气进入发生困难所致，常见于喉头水肿、痉挛、喉头有异物等病人。

2.鼾声呼吸 由于气管或支气管有较多的分泌物蓄积，使呼气时发出粗糙的鼾声。多见于深昏迷病人。

（五）呼吸困难

病人主观上感到空气不足，呼吸费力；客观上可见呼吸用力，张口抬肩，鼻翼扇动，辅助呼吸肌也参加呼吸运动，呼吸频率、深度节律也有改变，可出现发绀。根据表现临床上可分为：

1.吸气性呼吸困难 吸气费力，吸气时间明显长于呼气时间，辅助呼吸肌收缩增强，出现三凹征（胸骨上窝、锁骨上窝、肋间隙凹陷）。见于喉头水肿、喉头有异物者。

2.呼气性呼吸困难 呼气费力，呼气时间明显长于吸气时间。多见于支气管哮喘、肺气肿。

3.混合性呼吸困难 吸气和呼气均费力，呼吸的频率增加而表浅。多见于肺部感染和肺水肿、胸膜炎、气胸、心功能不全。

（六）异常呼吸的护理

1.调节室内空气，调整体位，保持呼吸道通畅。

2.根据医嘱给药，酌情给予氧气吸入，必要时可用呼吸机辅助呼吸。

3.有针对性地做好病人的心理护理，消除其恐惧与不安。

三、测量呼吸的方法

（一）操作方法

1.在测量脉搏之前或之后，护士的手仍按在病人手腕处，以转移其注意力，避免因素紧张而影响检查结果。

2.观察病人胸部或腹部起伏次数，一吸一呼为一次，观察 1 分钟。

3.危重病人呼吸微弱不易观察时，用少许棉花置于病人鼻孔前，观察棉花被吹动的次数，一分钟后记数。

（二）注意事项

1.要在环境安静，病人情绪稳定时测量呼吸。

2.在测量呼吸次数的同时，应注意观察呼吸的节律、深浅度及气味等变化。

第四节　血压的观察及测量

一、正常血压的观察及生理性变化

血压是指在血管内流动的血液对血管壁的侧压力。临床上所谓的血压一般是指动脉血压。机体内各种不同的血管，其血压不同，动脉血压最高，其次为毛细血管压，静脉血压最低。由于心脏交替收缩和舒张，因而动脉压也随之波动。当血液射入主动脉，此时动脉的压力最高，称为收缩压；当心脏舒张时，动脉管壁弹性回缩，压力降至最低位，称为舒张压。收缩压与舒张压之间的压力差称为脉压。平均动脉压为舒张压加 1/3 脉压，它与各器官和组织的血流量直接相关。动脉血压与心输出量、血液粘稠度和外周阻力成正比，与血管壁的弹性成反比。

（一）血压正常值　血压通常以肱动脉血压为标准。正常成人安静时收缩压为 12~18kPa（90~140mmHg）舒张压为 8~12kPa（60~90mmHg），脉压为 4~5.3kPa（30~40mmHg）。

（二）生理性变化　正常人的动脉血压，经常在一个较小的范围内波动，保持相对恒定，但可因各种因素的影响而发生改变。

1.年龄和性别对血压的影响　动脉血压随年龄的增长而增高，新生儿血压最低，小儿血压比成人低。中年之前女性血压比男性偏低，中年以后差别较少。

2.时间和睡眠对血压的影响　一般傍晚血压高于清晨。过度劳累或睡眠不佳时，血压稍有升高。

3.环境对血压的影响　受寒冷刺激血压可上升，在高温环境中血压可下降。

4.精神状态对血压的影响　紧张、恐惧、害怕、兴奋及疼痛等精神状态的改变，易致收缩压升高，而舒张压无变化。此外，饮食、吸烟、饮酒等也会影响血压值。

5.其他，一般右上肢血压高于左上肢，因右侧肱动脉来自主动脉弓的第一大分支无名动脉，左侧肱动脉来自动脉弓的第三大分支左锁骨下动脉，由于能量稍有消耗，故测得压力稍低 0.3~0.5kPa（2~4mmHg）。下肢血压比上肢高 2.6~5.3kPa（20~

40mmHg），因股动脉的管径较肱动脉粗，血流量多，故在正常情况下，下肢血压比上肢高。

二、异常血压的观察及护理

（一）高血压　成人收缩压在 21.3kPa（160mmHg）以上舒张压在 12.7kPa（95mmHg）以上，即称为高血压。

（二）临界高血压　成人血压值在正常和高血压之间。收缩压高于 18.7kPa（140mmHg）而低于 21.3kPa（160mmHg），或舒张压高于 12kPa（90mmHg）而低于 12.7kPa（95mmHg），称为临界高血压。

（三）低血压　成人收缩压低于 12kPa（90mmHg），舒张压低于 6.6kPa（mmHg）称为低血压。

（四）脉压的变化　脉压增大，见于主动脉瓣关闭不全，主动脉硬化等；脉压减少，可见于心包积液、缩窄性心包炎等。

（五）异常血压的护理

1.发现血压异常时，勿流露出紧张表情，应与病人基础血压对照后，给予解释、安慰、并严密观察，做好记录。

2.病人血压过高，应卧床休息；血压过低者，应迅速取平卧位，或休克卧位，报告医生，做相应的处理。

三、血压计的各类及构造

（一）种类

1.示柱式血压计（台式、立式两种，立式血压计可任意调节高度）。

2.弹簧表式血压计。

3.电子血压计。

（二）构造　由三部分组成。

1.输气球及调节空气压力的活门。

2.袖带　为长方形扁平的橡皮袋，长 24cm，宽 12cm，外层布套长 60cm（小儿袖带宽度是上臂直径的 1/2~1/3），袋上有 2 根橡胶管，1 根接输气球，另一根和压力表相接。

3.血压计

（1）汞柱式血压计　在盒盖板壁上有一固定的玻璃管，管面刻度为 0~40kPa（0~300mmHg），每小格为 0.5 kPa。玻璃管上端和大气相通，其顶端盖以金属帽，帽内有软木垫，麂皮垫和金属网，可使空气自由出入。玻璃管下端和水银槽相通，内装 60g 水银，调节开关与水银相通，使用时，将开关打开，槽内水银可进入玻璃管，用毕，关紧开关，防止水银外溢。

（2）弹簧表式血压计　外形似表，呈圆盘状，盘面标有刻度，数字为 2.6~40kPa（20~300mmHg）中央有一指针，以指示血压数值。其优点为体积小，便于携带，但每年应和汞柱式血压计校对一次，以免仪器不准确。

（3）电子血压计 用探头输入，电子自动取样，取样后的讯号由模数转换器把模拟讯号转换为数字讯号，再经过数字运算后由液晶显示板直接显示舒张压、收缩压和脉搏三个参数。由于采用自动取样、数字运算和自动放气形式，所以仪器省略掉听筒和放气系统。数字能直接显示和贮存，这样完全排除人为测量误差，精确度较高。

（四）测量血压的方法

（1）用物 血压计、听诊器。

（2）测量部位 上肢肱动脉、下肢动脉是常测部位。

（3）操作方法。

1.上肢肱动脉测量法。

（1）测量前，嘱病人休息15分钟，以消除劳累或缓解紧张情绪，以免影响血压值。

（2）病人取坐位或仰卧位，露出上臂，将衣袖 卷至肩部，袖口不可太紧，防止影响血流，必要时脱袖，伸直肘部，手掌向上。

（3）放平血压计，打开盒盖呈90度垂直位置。取袖带，平整无折地缠于上臂，袖带下缘距肘窝2~3cm,松紧以能放入一指为宜。过紧致血管在袖带未充气前已受压，测得血压偏低；过松可使气袋呈气球状，导致有效测量面积变窄，测得血压偏高。打开水银槽开关。

（4）戴好听诊器，在肘窝内侧处摸到肱动脉搏动点，将听诊器胸件紧贴肱动脉处，不宜塞在袖带内，护士一手固定胸件，另一手关闭气门的螺旋帽，握住输气球向袖带内打气至肱动脉搏动音消失（此时袖带内的压力大于心脏收缩压，动脉血流被阻断，无血通过），再上升4kPa。然后以每秒0.5kPa的速度慢慢松开气门，使汞柱缓慢下降，并注视汞柱所指的刻度，当袖带内压力下降和心脏收缩力相等时，血液即能在心脏收缩时通过被压迫的血管，从听诊器中听到第一声搏动音，此时汞柱上所指刻度，即为收缩压，随后搏动声继续存在并增大，当袖带内压力逐渐降至与心脏舒张压力相等时，搏动音突然变弱或消失，此时汞柱所指刻度为舒张压。世界卫生组织统一规定，以动脉音消失为舒张压，但目前多数仍以动脉音变调为舒张压读数。当变音和消失音之间有差异时或危重病人，两个读数都应记录。

（5）测量完毕，排 带内余气，拧紧气门的螺旋帽，整理袖带放回盒内，将血压计向水银槽倾斜45度角时关闭水银槽开关（防止水银倒流）。

（6）将测得的数值记录在体温单的血压一栏内，记录方法为分数式，即收缩压/舒张压。若口述血压数值时，应先读收缩压，后读舒张压。

2.下肢腘 动脉测量法。腘动脉处测量血压的方法与上述相同。

（1）病人取平卧或俯卧位，暴露一侧下肢。

（2）血压计的袖带应比用于上肢的袖带宽2cm，将袖带下缘沿腘窝上3~5cm处平整缠妥。若肥胖者，袖带不够缠时，可在袖带外包一宽布带，缠于肢体上，将听诊器胸件放于腘动脉搏动处。

（3）如用测上肢的袖带来测量腘动脉血压时，收缩压比肱动脉血压高2.6~

5.3kPa，是由于股动脉的管径大于肱动脉，血流量也较多之故。舒张压无明显变化。记录时，应注明下肢血压，以免误解。

3.电子血压计测量法。

（1）接通电源，选择测量项目，接上打气插头。

（2）把换能器"⊙"放于肱动脉搏动处，扣好袖带。手动充气键至仪器发出蜂鸣声后，即为气压加足，10秒钟左右显示板上数字停止跳动，可显示三个数字（即收缩压、舒张压、脉搏读数）。

（四）注意事项

1.定期检查血压计。方法：关紧活门充气，若水银不能上升至顶部，则表示水银量不足或漏气，该血压计不得使用。

2.为了免受血液重力作用的影响，测血压时，心脏、肱动脉和血压计"0"点应在同一水平位上。

3.需要密切观察血压的病人，应尽量做到"四定"，即定时间，定部位，定体液，定血压计，以确保所测血压的准确。

4.当发现血压异常或听不清时，应重测。先将袖带内气体驱尽，汞柱降至"0"点，稍待片刻，再测量。

5.打气不可过猛，过高，以免水银溢出。水银柱出现气泡，应及时调节、检修。

6.为偏瘫病人测血压，应测量健侧，以防患侧血液循环障碍，不能真实地反映血压的动态变化。

附：kPa 与 mmHg 的换算，详见表 7-1

表 7-1 双刻度血压计 kPa 与 mmHg 换算

KPa	4	4.5	5	5.5	6	6.5	7	7.5	8	8.5	9	9.5
MmHg	30	33.75	37.5	41.25	45	48.75	52.5	56.25	60	63.75	67.5	71.25
KPa	10	10.5	11	11.5	12	12.5	13	13.5	14	14.5	15	15.5
MmHg	75	78.75	82.5	86.25	90	93.75	97.5	101.25	105	108.75	112.5	116.25
KPa	16	16.5	17	17.5	18	18.5	19	19.5	20	20.5	21	21.5
MmHg	120	123.75	127.5	131.25	135	138.75	142.5	146.25	150	153.75	157.5	161.25
KPa	22	22.5	23	23.5	24	24.5	25	25.5	26	26.5	27	27.5
MmHg	165	168.75	172.5	176.25	180	183.75	187.5	191.25	195	198.75	202.5	206.25
Kpa	28	28.5	29	29.5	30	30.5	31	31.5	32	32.5	33	33.5
MmHg	210	213.75	217.5	221.25	225	228.75	232.5	236.25	240	243.75	247.5	251.25
Kpa	34	34.5	35	35.5	36	36.5	37	37.5	38	38.5	39	39.5
MmHg	255	258.75	262.5	266.25	270	273.75	277.5	281.25	285	288.75	292.5	296.25

1kPa=7.5Hg，kPagn 与 mmHg 换算法：

1.末尾有 0 时，末尾去 0，除以 3，商与被除数相加。

例：90mmHg，相当于 9÷3=3，3+9=12kPa。

100mmHg，相当于 10÷3=3.3，3.3+10=13.3kPa.

2.末尾无 0 时，末尾数前加小数点，除以 3，商与被除数相加。

例：105mmHg，相当于 10.5÷3=3.5, 3.5+10.5=14kPa.

88mmHg，相当于 8.8÷3=2.9, 2.9+8.8=11.7kPa。

第五节 体温单的使用

测量体温、脉搏、呼吸和血压所获结果，按要求记录于体温单上。记录要求：数据正确，字迹清晰，一律用蓝黑墨水书写，圆点等大等圆，连线平直，达到准确、美观、整洁的目的。

一、体温单上各项目的记录法

1.眉栏用蓝笔填写下列各项：①姓名②入院日期③科别（病区）④床号⑤住院号（病案号）；⑥日期：每张体温单的第一日应写明年、月、日，如 95~9~30。中间换月份应注明，如 30，10~1、2、……

2.在 42~40℃横线之间，用蓝笔在相应日期与时间内记录下列各项；①入院时间；②手术（不写名称）；③分娩时间；④转科（注明科别）；⑤出院；⑥死亡时间；⑦外出；⑧拒试。

凡需写时间一律用中文书写×时×分

3.在 35~34℃横线之间，当体温<35℃时，则用蓝笔写"不升"。

4.自呼吸记录以下各项，用蓝笔以阿拉伯数字记录，免记计量单位。

(1) 呼吸次数 相邻两次呼吸次数应上下错开记录。

(2) 大便次数 每隔 24 小时填写前一日的大便次数，如无便记 0；灌肠后的大便次数应于次数后加短斜线写"E"，如 3/E 表示灌肠后大便 3 次，3/2E 表示灌肠两次后大便 3 次；1/2/E 表示自解一次，灌肠后解两次；人工肛门写大便失禁写"*"。

(3) 摄入、排出液量 记录前一日统计数字。

(4) 尿量 同上

(5) 空格做机动用，记录痰量、抽出液、腹围等数字。液体记 ml 数，长度记观 cm 数免记单位名称。

(6) 体重 以 kg 计数填入，凡因各种原因不能测体重者，记"卧床"。

(7) 血压 以分式表示。免加单位。

(8) 手术后日期一般记一周即止，如第二次手术的第一天则写"Ⅱ~1"，第二天写"Ⅱ~2"，依此类推，此格亦可用于记录急性传染病人患病日数或产妇分娩日数。

(9) 页码 用蓝笔填写

二、体温、脉搏记录法

1.体温 按实际测量读数记录，不得折算，体温单内每小格为 0.2℃，5 小格为 1℃。

（1）口腔温度以蓝点表示"●"。

（2）腋下温度以蓝叉表示"×"。

（3）直肠温度以蓝圈表示"○"

各点、叉、圈之间以蓝线相连。

（4）物理降温如温水或酒精擦浴、大动脉冰敷后的体温，以红圈表示，并用红色虚线与物理降温前的体温相连，一次体温亦应与物理降温前体温相连。

（5）遇拒试、外出、不升时，前后两次体温曲线应断开不连。

2.脉搏、体温单内每小格为 4 次、5 小格为 20 次。

（1）脉率以红点表示"●"，用红线相连。

（2）心率以红圈表示"○"，用红线相连。

（3）当体温与脉搏重叠时，先画体温，然后在体温外面一红圈表示脉搏，如肛表测温时，在蓝圈内画一红点表示脉搏如⊕

（4）若需记录脉搏短绌图表，则于心率与脉率之间以蓝笔涂满。

（王英香 王昆 何海萍 高娟娟 刘霞）

第八章　肿瘤科疾病护理

第一节　原发性肝癌患者的护理

【概述】

原发性肝癌（pzimary cal" cinoma of the liver）指原发于肝细胞和肝内胆管细胞的癌肿，为我国常见恶性肿瘤之一，其死亡率在消化系统恶性肿瘤中列第三位，仅次于胃癌和食管癌。肝癌在世界各地的发病率虽有所不同，但均有上升趋势。本病可发生于任何年龄，以40~49岁为最多，男女之比为2~5:1。

【临床表现】

起病常隐匿，早期缺乏典型症状。经甲胎蛋白（AFP）普查检出的早期病例无任何症状和体征，称为亚临床肝癌。一旦出现症状而就诊者病程大多已进入中晚期，其主要特征如下：

（一）症状

1.肝区疼痛半数以上患者有肝区疼痛，多呈持续性钝痛或胀痛，由于癌肿迅速生长使肝包膜绷紧所致。若肿瘤侵犯膈，疼痛可放射至右肩；如肿瘤生长缓慢，则无或仅有轻微钝痛。当肝表面癌结节包膜下出血或向腹腔破溃，腹痛突然加剧，可有急腹症的表现，如出血量大，则引起昏厥和休克。

2.消化道症状常有食欲减退、腹胀，也可有恶心、呕吐、腹泻等。

3.全身症状有乏力、进行性消瘦、发热、营养不良，晚期患者可呈恶病质等。少数患者由于癌肿本身代谢异常，进而对机体产生影响引起内分泌或代谢异常，可有自发性低血糖、红细胞增多症、高血钙、高血脂等伴癌综合征。对肝大伴有此类表现的患者，应警惕肝癌的存在。

4.转移灶症状肿瘤转移之处有相应症状。如转移至肺可引起胸痛和血性胸水；胸腔转移以右侧多见，可有胸水征；骨骼和脊柱转移，可引起局部压痛或神经受压症状；颅内转移可有相应的神经定位症状和体征。

（二）体征

1.肝大肝呈进行性肿大，质地坚硬，表面及边缘不规则，有大小不等的结节或巨块，常有不同程度的压痛。如癌肿突出于右肋弓下或剑突下，上腹可呈现局部隆起或饱满；如癌肿位于膈面，则主要表现为膈抬高而肝下缘可不大；如压迫血管，致动脉内径变窄，可在腹壁上听到吹风样血管杂音。

2.黄疸一般在晚期出现，由于肝细胞损害，或癌肿压迫、侵犯肝门附近的胆管，或癌组织和血块脱落引起胆道梗阻所致。

3.肝硬化征象肝癌伴肝硬化门脉高压者可有脾大、静脉侧支循环形成及腹水等表现。腹水一般为漏出液，也有血性腹水出现。

（三）并发症

1.肝性脑病常为肝癌终末期的并发症，约1/3的患者因此死亡。

2.上消化道出血约占肝癌死亡原因的15%。肝癌常因合并肝硬化或门静脉、肝静脉癌栓致门静脉高压，引起食管胃底静脉曲张破裂出血。也可因胃肠道黏膜糜烂、凝血功能障碍等而出血。

3.肝癌结节破裂出血约10%的肝癌患者因癌结节破裂出血致死。肝癌组织坏死、液化可致自发破裂，或因外力作用而破裂。如限于包膜下，可形成压痛性包块，破入腹腔可引起急性腹痛和腹膜刺激征。

4.继发感染本病患者在长期消耗或因放射、化学治疗而致白细胞减少的情况下，抵抗力减弱，加之长期卧床等因素，容易并发各种感染，如肺炎、败血症、肠道感染等。

（四）临床分型、分期　目前临床多采用1977年全国肝癌防治研究协会通过的将肝癌分3型、3期的方案。

1.分型①单纯型：临床和化验检查无明显肝硬化表现者；②硬化型：有明显肝硬化的临床和化验表现者；③炎症型：病情发展迅速，并伴有持续性癌性高热或丙氨酸氨基转移酶（ALT）升高一倍以上者。

2.分期Ⅰ期：无明显肝癌症状与体征者，亦称亚临床期；Ⅱ期：介于Ⅰ期与Ⅲ期之间者；Ⅲ期：有黄疸、腹水、远处转移或恶病质之一者。

【实验室及其他检查】

（一）癌肿标记物的检测

1.甲胎蛋白（AFP）　是诊断肝细胞癌最特异性的标志物，现已广泛用于肝癌的普查、诊断、判断治疗效果和预测复发。普查中阳性发现可早于症状出现8~11个月，肝癌AFP阳性率为70%~90%。AFP浓度通常与肝癌大小呈正相关。在排除妊娠和生殖腺胚胎瘤的基础上，AFP检查诊断肝细胞癌的标准为：①AFP大于500 g/L，持续4周；②AFP由低浓度逐渐升高不降；③AFP在200μg/L以上的中等水平持续8周。

2.γ-谷氨酰转移酶同工酶Ⅱ　在原发性和转移性肝癌的阳性率可达到90%，特异性达97.1%。在小肝癌中阳性率为78.6%。

3.其他异常凝血酶原（AP）、（AFu）等活性升高。

（二）超声显像可显示直径为2cm以上的肿瘤，对早期定位诊断有较大价值，结合AFP检测，已广泛用于普查肝癌，有利于早期诊断。近年发展的彩色多普勒血流成像可分析测量进出肿瘤的血液，根据病灶供血情况，鉴别病变良性抑或恶性。

（三）电子计算机X线体层显像（CT）　CT可显示2cm以上的肿瘤，阳性率在90%以上。如结合肝动脉造影，或注射碘油的肝动脉造影，对1cm以下肿瘤的检出率可达80%以上，是目前诊断小肝癌和微小肝癌的最佳方法。

（四）X 线肝血管造影选择性腹腔动脉和肝动脉造影能显示直径 1cm 以上的癌结节，阳性率可达 87% 以上，结合 AFP 检测的阳性结果，常用于小肝癌的诊断。

（五）放射性核素肝显像用趋肿瘤的放射性核素 67 镓或 169 镱，有助于肿瘤的导向诊断。

（六）磁共振显像（MRl）能清楚显示肝细胞癌内部结构特征，对显示子瘤和瘤栓有价值。

（七）肝穿刺活检近年来在超声或 CT 引导下用细针穿刺癌结节，吸取癌组织检查，癌细胞阳性者即可诊断。

（八）剖腹探查疑有肝癌的病例，经上述检查仍不能证实，如患者情况许可，应进行剖腹探查以争取早期诊断和手术治疗。

【护理】

（一）饮食护理向患者解释进食的意义，鼓励患者进食。安排良好的进食环境，保持患者口腔清洁，以增加患者的食欲。饮食以高蛋白、适当热量、高维生素为宜，避免摄入高脂、高热量和刺激性食物，使肝脏负担加重。如疼痛剧烈应暂停进食，待疼痛减轻再进食。有恶心、呕吐时，于服用止吐剂后进少量食物，增加餐次，尽量增加摄入量。如有肝性脑病倾向，应减少蛋白质摄入，以免诱发肝昏迷。对晚期肝癌患者，可根据医嘱静脉补充营养，维持机体代谢需要。应及时根据患者营养状况，调整饮食计划。

（二）疼痛的护理

1.观察疼痛特点 注意经常评估患者疼痛的程度、性质、部位及伴随症状，及时发现和处理异常情况。

2.指导并协助患者减轻疼痛具体措施参见"胃癌"一章。

（三）化疗药物护理根据医嘱给患者应用抗肿瘤的化学药物治疗，注意药物疗效及不良反应，护理措施参见"白血病"一章。鼓励患者保持积极心态，坚持完成化疗。

（四）肝动脉栓塞化疗的护理对实施肝动脉栓塞化疗的患者，应作好术前及术后护理。术前给患者及家属解释有关治疗的必要性、方法和效果，使其减轻对手术的疑虑，配合手术治疗。术后由于肝动脉血供突然减少，可产生栓塞后综合征，即出现腹痛、发热、恶心、呕吐、人血白蛋白降低、肝功能异常等改变，应作好相应护理。

1.术后禁食 2~3 天，逐渐过渡到流质饮食，并注意少量多餐，以减轻恶心、呕吐。

2.穿刺部位压迫止血 15rain 再加压包扎，沙袋压迫 6h，保持穿刺侧肢体伸直24h，并察穿刺部位有无血肿及渗血。

3.密切观察病情变化，多数患者于术后 4~8h 体温升高，持续 1 周左右，是机体对坏死肿瘤组织重吸收的反应。高热者应采取降温措施，避免机体大量消耗。注意有无肝性脑病前驱症状，一旦发现异常，及时配合医生进行处理。

4.鼓励患者深呼吸、有效排痰，必要时吸氧，以提高血氧分压，利于肝细胞的代谢。

5.栓塞术 1 周后，常因肝缺血影响肝糖原储存和蛋白质合成，应根据医嘱静脉输注白蛋白，适量补充葡萄糖液。准确记录出入量，以作为补液的依据。

（五）感染的护理观察患者感染征象：密切观察患者体温、脉搏、呼吸及血象改变，询问患者有无咽痛、咳嗽、尿痛等不适，及时发现感染迹象并协助医生进行处理；减少感染的机会病房应减少探视，定期空气、衣物消毒，保持室内空气新鲜；严格遵循无菌原则进行各项操作，防止交叉感染；指导并协助患者作好皮肤、口腔护理，注意会阴部及肛门的清洁，减少感染的机会。

第二节　胃癌患者的护理

【概述】

胃癌（gastric cancer）是我国最常见的恶性肿瘤之一，居消化道肿瘤死亡原因的首位。其发病率在不同年龄间、各国家地区和种族间有较大差异。一般而言，有色人种比白种人易患本病。日本、智利、俄罗斯和冰岛为高发区，而北美、西欧、澳大利亚和新西兰发病率较低。我国的发病率亦较高，尤以西北地区发病率最高，中南和西南地区则较低。全国平均每年死亡率约为 16/10 万。本病男性居多，男女之比约为 2~3：1，高发年龄为 40~60 岁。

【临床表现】

（一）症状

1.早期胃癌早期多无症状，部分患者可出现非特异性消化不良症状。

2.进展期胃癌上腹痛为最早出现的症状，可急可缓，开始仅有上腹饱胀不适，餐后加重。继之有隐痛不适，偶呈节律性溃疡样疼痛，最后逐渐加重而不能缓解。患者常同时有食欲不振、体重进行性下降。胃壁受累时可有易饱感；贲门癌累及食管下端时可出现吞咽困难；胃窦癌引起幽门梗阻时出现严重恶心、呕吐；黑便或呕血常见于溃疡型胃癌。转移至身体其他脏器可出现相应的症状，如转移至骨骼时，可有全身骨骼剧痛；胰腺转移则会出现持续性上腹痛并放射至背部等。

（二）体征早期胃癌多无明显体征。进展期胃癌主要体征为腹部肿块，多位于上腹部偏右，呈坚实可移动结节状，有压痛。肝脏转移可出现肝大，并扪及坚硬结节，常伴黄疸。腹膜转移时可发生腹水，出现移动性浊音。远处淋巴结转移时可在左锁骨上内侧触到质硬而固定的淋巴结，称为 Virchow 淋巴结。直肠指诊时在直肠膀胱间凹陷可触及一架板样肿块。此外，某些胃癌患者可出现伴癌综合征，包括反复发作性血栓性静脉炎、黑棘皮病（皮肤皱褶处有色素沉着，尤其在两侧腋部）和皮肌炎等，可有相应的体征，有时可在胃癌被察觉前出现。

（三）并发症可并发胃出血、贲门或幽门梗阻、穿孔等。

【实验室及其他检查】

（一）血常规检查多数患者有缺铁性贫血。

（二）大便隐血试验持续阳性。

（三）胃液分析进展期胃癌呈无酸或低胃酸分泌，但低胃酸分泌与正常人重叠，故已不列为常规检查。

（四）X线钡餐检查早期胃癌可表现为局限性表浅的充盈缺损；或呈边缘锯齿状不规则的龛影；或黏膜有灶性积钡，胃小区模糊不清等征象。进展期胃癌X线的诊断率可达90%以上。突人胃腔的肿块，表现为较大而不规则的充盈缺损；溃疡型胃癌表现为龛影位于胃轮廓之内，边缘不整齐，周围黏膜僵直，蠕动消失，并见皱襞中断现象；浸润型胃癌表现为胃壁僵直，蠕动消失，胃腔狭窄。

（五）胃镜检查内镜直视下可观察病变部位、性质，并取黏膜做活组织检查，是目前最可靠的诊断手段。早期胃癌可呈现一片变色的黏膜，或局部黏膜粗糙不平呈颗粒状，有时不易辨认；进展期胃癌可表现为凹凸不平、表面污秽的肿块，或不规则较大溃疡，常见渗血及溃烂。

【护理】

（一）疼痛的观察与护理

1.观察疼痛特点注意评估疼痛的性质、部位，是否伴有严重的恶心和呕吐、吞咽困难、呕血及黑便等症状。如出现剧烈腹痛和腹膜刺激征，应考虑发生穿孔的可能性，及时协助医师进行有关检查或手术治疗。

2.疼痛的护理

（1）药物止痛遵医嘱给予相应的止痛药，目前治疗癌性疼痛的主要药物有：①非麻醉性镇痛药（阿司匹林、吲哚美辛、对乙酰氨基酚等）；②弱麻醉性镇痛药（可待因、布桂嗪等）；③强麻醉性镇痛药（吗啡、哌替啶等）；④辅助匀性镇痛药（地西泮、异丙嗪、氯丙嗪等）。给药时应遵循wHO推荐的三阶梯疗法，即选用镇痛药必须从弱到强，先以非麻醉药为主，当其不能控制疼痛时依次加用弱麻醉性及强麻醉性镇痛药，并配以辅助用药，采取复合用药的方式达到镇痛效果。

（2）患者自控镇痛（patient COntml analgesia，PcA）该方法是用计算机化的注射泵，经由静脉、皮下或椎管内输注药物，以连续性输注止痛药，并且患者可自行间歇性给药。该方式用药灵活，可根据患者需要提供准确的止痛药物剂量、增减范围、间隔时间，从而做到个体化给药。可在连续性输注中间歇性增加止痛药，从而控制患者突发的疼痛，克服了用药的不及时性，减少了患者对止痛药的总需要量和对专业人员的依赖，增加了患者自我照顾和对疼痛的自主控制能力。

（二）饮食护理

1.让患者了解充足的营养支持对机体恢复有重要作用，对能进食者鼓励其尽可能进食易消化、营养丰富的流质或半流质饮食。提供清洁的进食环境，并注意变换食物的色、香、味，增进患者的食欲。

2.对贲门癌有吞咽困难者和中、晚期患者应按医嘱静脉输注高营养物质，以维持机体代谢需要。幽门梗阻时，可行胃肠减压，同时遵医嘱静脉补充液体。

3.营养监测定期测量体重、监测血清蛋白和血红蛋白等营养指标。

第三节 原发性支气管肺癌患者的护理

【概述】

原发性支气管肺癌（pmary bronchogenic carcinoma），简称肺癌（lung cancer）。起源于支气管黏膜或腺体，是目前为止世界各地最常见的肺部原发性恶性肿瘤。常有区域性淋田结转移和血行播散。该病早期以刺激性咳嗽、痰中带血等呼吸道症状多见，病情进展速度与细胞的生物学特性有关。发病年龄在 50 岁后迅速上升、70 岁达高峰、70 岁以后略有下降。据 wHO1999 年报告：肺癌是癌症患者第一位死亡原因。发病率在多数国家都有明显增高趋势，只在芬兰、英国、美国等吸烟率降低的国家，发病率趋于下降。近 20 年来，我国的肺癌发病率以每年 11% 的速度递增、死亡率增幅 111.85%。在癌症死亡病因中占第 3 位。尽管目前肺癌的早期诊断和综合治疗有了较大进展，但其 5 年生存率仍低于 15%。

【临床表现】

临床表现与肿瘤发生部位、大小、类型、发展的阶段、有无并发症或转移有密切关系。有 5%~15% 的患者在发现肺癌时无症状。主要症状包括以下几方面。

（一）由原发肿瘤引起的症状

1.咳嗽为早期最常见的症状，可为刺激性干咳或少量黏液痰，多见于中央型，肿瘤在气管内。当肿瘤增大引起支气管狭窄时，咳嗽加重，多为持续性，且呈高音调金属音。若继发感染，痰量增多，呈黏液脓性。

2.咯血以中央型肺癌多见，多为痰中带血或间断血痰。许多患者对此未引起重视而延误诊断。如癌组织侵蚀大血管，可引起大咯血。部分患者以咯血为首发症状。

3.呼吸困难肿瘤引起支气管狭窄或阻塞，特别是中央型肺癌；或肿瘤转移到肺门淋巴结，肿大的淋巴结压迫主支气管或隆突；或转移至胸膜，产生大量胸腔积液；或转移至心包，发生心包积液；或有肺部广泛受累等，均可影。向肺功能，引起胸闷、呼吸困难。

4.喘鸣肿瘤引起支气管部分阻塞，约 2% 患者出现局限性喘鸣。

5.体重下降肿瘤发展到晚期，由于肿瘤毒素和消耗的原因，加之感染、疼痛等所致的食欲减退，患者可表现消瘦或呈恶病质。

6.发热肿瘤坏死可引起发热，多为低热，但多数发热是由于肿瘤引起的继发性感染所致，抗生素药物治疗效果不佳。

（二）肿瘤局部扩展引起的症状

1.胸痛肿瘤侵犯胸膜或纵隔时，产生不规则的胸部钝痛或隐痛，于呼吸、咳嗽时加重。肋骨、胸壁、胸椎受累时，则有压痛点，固定部位呈持续性疼痛，并逐渐加重。与呼吸、咳嗽无关。

2.呼吸困难肿瘤压迫大气道，可出现吸气性呼吸困难。

3.咽下困难肿瘤侵及或压迫食管可引起咽下困难，亦可引起支气管一食管瘘，导致肺部感染。

4.声音嘶哑肿瘤或肿大的纵隔淋巴结使喉返神经受压或受累所致，多见左侧。

5.上腔静脉压迫综合征癌肿侵犯纵隔，压迫上腔静脉时，上腔静脉回流受阻，引起头面部、颈部和上肢水肿，胸前部淤血和静脉曲张，可有头痛、头昏或眩晕。

6.Homer 综合征位于肺尖部的肺癌称肺上沟癌。若压迫颈部交感神经，可引起病侧眼睑下垂、瞳孔缩小、眼球内陷，同侧额部与胸壁无汗或少汗，即 Homer 综合征。压迫臂丛神经，可引起以腋下为主、向上肢内侧放射的烧灼样剧痛或感觉异常，夜间加重。

（三）由癌远处转移引起的症状

1.肿瘤转移至脑、中枢神经系统调、偏瘫、颅内高压等。可表现为头痛、呕吐、眩晕、复视、共济失调。

2.转移至肝可有畏食、肝区疼痛、肝大、黄疸和腹水等。

3.转移至骨骼转移至肋骨、脊柱骨、骨盆时，则有局部疼痛和压痛。

4.转移至淋巴结、皮肤锁骨上淋巴结是肺癌转移的常见部位，多在前斜角肌区，触到固定而坚硬，逐渐增大、增多，或融合的结节，多无痛感。皮肤转移时可触及皮下结节。

（四）肿瘤作用于其他系统引起的肺外表现包括内分泌、神经肌肉、结缔组织、血液系统和血管的异常改变，又称副癌综合征。主要表现有肥大性骨关节病和杵状指（趾）；分泌促性激素引起的男性乳房发育；分泌促肾上腺皮质激素样物引起的肌力减弱、浮肿、高血压、血糖增高等，即 cushing 综合征；分泌抗利尿激素，引起稀释性低钠血症，表现为食欲不振、恶心、呕吐、嗜睡、定向障碍等水中毒症状，称抗利尿激素分泌失调综合征。此外，可出现神经肌肉综合征，包括小脑皮质变性、脊髓小脑变性，周围神经病变、重症肌无力和肌病等；肿瘤转移至骨可致骨骼破坏，或由于异生性甲状旁腺样激素作用，引起高钙血症。

【辅助检查】

（一）影像学检查是发现肺癌最主要的一种方法，包括胸透、正侧位胸片、体层摄影、胸部 CT、磁共振（MRl）、支气管或血管造影等检查。

（二）痰脱落细胞检查送检标本应为深部咳出的新鲜痰，连续送检 3~4 次为宜。痰细胞学检查的阳性率取决于标本是否符合要求、细胞学家的水平高低、肿瘤的类型以及送检标本次数等因素。非小细胞癌的阳性率可达 70%~80%。

（三）纤维支气管镜检查对明确肿瘤的存在和组织学诊断均具有重要意义。对位于近端气道内的肿瘤经纤支镜刷检结合钳夹活检阳性率为 90%~93%。对位于远端气道内而不能直接窥视的病变，可在荧光屏透视指导下经纤支镜肺活检。也可采用经支气管针刺吸引，对外周病灶可在多面荧光屏透视或 CT、B 超引导下采用经胸壁穿刺进行吸引，成功率可达 90%。

（四）其他方面如开胸肺活检、胸水癌细胞检查、淋巴结活检、放射性核素扫描检查等。

【护理措施】

（一）做好心理护理尽量减轻或消除患者恐惧

1.正确评估评估患者心理状态和对诊断及治疗的理解情况，是否有足够的支持力量，有无恐惧的表现，如血压高、失眠、沉思、紧张、烦躁不安、心悸等。

2.倾听与交流多与患者交谈，根据其年龄、职业、文化程度、性格等情况，鼓励患者表达自己的感受，耐心倾听患者诉说，尽量解答患者提出的问题和提供有益的信息，与患者建立良好的护患关系，鼓励患者之间的交流，调整患者的情绪，使患者以积极的心态面对疾病。

3.病情的告知确诊后根据患者的心理承受能力和家属的意见，决定是否告知病人病情真实情况。可在恰当的时机应用恰当的语言将诊断告知患者，以缩短患者期待诊断的焦虑期，引导患者面对现实，正确认识和对待疾病。有手术适应证者鼓励患者尽早手术。对于不愿或害怕知道诊断的患者，应协同家属采取保护性措施，合理隐瞒，以防患者精神崩溃，影响治疗。

4.心理与社会支持　当患者得知自己患肺癌时，会面临巨大的身心应激，而心理应对结果会对疾病产生明显的积极或消极影响，护士应通过多种途径给患者及家属提供心理与社会支持。在未明确诊断之前，应向患者解释各种诊断性检查的目的、意义和过程，劝说患者接受并配合检查；确诊后，帮助患者正确估计所面临的情况，鼓励患者及家属积极参与治疗和护理计划的决策过程，让患者了解肺癌及将接受的治疗。帮助患者建立起良好、有效的社会支持系统，安排家庭成员和亲朋好友定期看望患者，使患者感受到家庭、亲友的关爱，激发其珍惜。生命、热爱生活的热情，增强对治疗的信心。帮助患者和家属面对现实，积极应对癌症的挑战，让患者了解到癌症不是只等于痛苦和死亡，随着科学技术的发展，减轻痛苦，提高生存率已不是不可能的，从而使患者克服恐惧、绝望心理，保持积极、乐观情绪，充分调动机体的潜在力量，与疾病作斗争。

（二）尽量减轻患者疼痛

1.疼痛评估评估内容有：

（1）疼痛的部位、性质和程度。评估疼痛程度可用各种量表，如0~10数字评估量表，0为无疼痛，10为无法忍受的剧烈疼痛，让患者以数字描述疼痛的程度。

（2）疼痛加重或减轻的因素。

（3）影响患者表达疼痛的因素，如性别、年龄、文化背景、教育程度、性格等。

（4）疼痛持续、缓解、再发的时间等。

2.减少可诱发和加重疼痛的因素　采取各种护理措施减轻疼痛：

（1）提供安静的环境，调整舒适的体位，保证患者充分的休息。

（2）小心搬动患者，滚动式平缓地给患者变换体位，避免拖、拉动作。必要时，寻求协助，支撑患者各肢体，防止用力不当引起病变部位疼痛。告知患者不要突然扭曲或转动身体。

（3）指导、协助胸痛患者用手或枕头护住胸部，以减轻深呼吸、咳嗽、或变换体位所引起的胸痛。

3.控制疼痛：

（1）药物止痛嘱用药，根据患者疼痛再发时间，提前按时用药。用药期间应取得患者及家属的配合，以确定维持有效止痛作用的药物和最佳剂量。应用止痛药物后要注意观察用药的效果，有无药物不良反应等。一般非肠道给药者，应在用药后15~30min 开始评估，口服给药 1h 后开始评估，了解疼痛缓解程度和镇痛作用持续时间。当所制定的用药方案已不能有效止痛时，应及时通知医生并重新调整止痛方案。在应用镇痛药期间，注意预防药物的副作用，如阿片类药物有便秘、恶心、呕吐、镇静和精神紊乱等副作用，应嘱患者多进富含纤维素的蔬菜和水果，或饮服番泻叶冲剂等措施，缓解和预防便秘。

（2）物理治疗摩、针灸、经皮肤电刺激止痛穴位或局部冷敷等，以降低疼痛的敏感性。

（三）纠正低于机体需要量的营养失调 此与癌肿致机体过度消耗、压迫食管致吞咽困难、化疗反应致食欲下降、摄入量不足有关。

1.做好正确评估评估患者的身高、体重、饮食习惯，营养状态和饮食摄入情况，必要时与营养师一起评估患者所需要的营养，并制定饮食计划。

2.饮食护理 向患者及家属宣传增加营养与促进健康的关系，安排品种多样化饮食。根据患者的饮食习惯，给予高蛋白、高热量、高维生素、易消化饮食，动、植物蛋白应合理搭配，如蛋、鸡肉、大豆等，如患者喜爱，可多加些甜食。调配好食物的色、香、味，以刺激食欲。创造清洁、舒适、愉快的进餐环境，尽可能安排患者与他人共同进餐，以调整心情，促进食欲。有吞咽困难者应给予流质饮食，进食宜慢，取半卧位以免发生吸入性肺炎或呛咳，甚至窒息。病情危重者应采取喂食、鼻饲，或静脉输入脂肪乳剂、复方氨基酸和含电解质的液体。氨基酸的平衡有助于抑制癌肿的发展；锌和镁对癌细胞有直接抑制作用。高纤维膳食可刺激肠蠕动，有助消化、吸收和排泄功能。如病人易疲劳或食欲不佳，应少量多餐，进餐前休息片刻，尽量减少餐中疲劳。

3.其他支持疗法必要时酌情输血、血浆或清蛋白，以减少胸腔积液的产生，补充癌肿或大量抽取胸腔积液等因素所引起的蛋白丢失，增强机体抗病能力。

（四）潜在并发症与化疗药物毒性反应的护理

1.评估化疗反应应用化疗后，应评估机体对化疗药物是否产生毒性反应，有何反应，严重程度如何。

2.骨髓抑制反应的护理化疗药物不仅杀伤癌细胞，对机体正常的白细胞也有杀伤抑制作用。当白细胞总数降至 $3.5×10^9$/L 以下时应及时报告医生。当白细胞总数降至 $1×10^9$/L 时，遵医嘱输白细胞及使用抗生素以预防感染，并做好保护性隔离。

3.恶心、呕吐的护理在化疗期间，如患者出现恶心、呕吐，嘱其家属不要表现出惊慌失措的行为，防止增加患者思想负担而加重恶心、呕吐。减慢药物滴注速度，遵医嘱给予口服或肌内注射甲氧氯普胺 10~20mg，可减轻其反应。避免不良气味等刺激。恶心时，嘱患者做深而缓慢的呼吸，或饮少量碳酸饮料，吸吮硬而略带酸味的糖果，有助于抑制恶心反射。翻身时，勿突然大动作转动身体，以防恶心中枢受到刺激，引起呕吐。化疗期间饮食宜少量多餐，避免过热、粗糙、酸、辣刺激性食物，以防损伤胃肠黏膜。如有呕吐，可嘱患者进较干的食物，餐中少饮水，餐后休息片刻。化疗前、后 2h 内避免进餐。如化疗明显影响进食，出现口干、皮肤干燥等脱水表现，须静脉输液，补充水、电解质和机体所需要的营养。

4.口腔护理化疗后患者唾液腺分泌减少，常出现口干、口腔 pH 下降，易致牙周病和口腔真菌感染。要避免口腔黏膜损伤，不进硬食物，用软牙刷刷牙，并常用盐水或复方硼砂溶液漱口。

5.静脉血管的保护因化疗药物刺激性强，疗程长，要注意保护和合理使用静脉血管。

6.其他毒副反应的护理对由于药物毒性作用使皮肤干燥、色素沉着、脱发和甲床变形者，应做好解释和安慰，向患者说明停药后毛发可再生，以消除其思想顾虑。

（五）做好皮肤护理防治皮肤完整性受损接受放疗损伤皮肤组织或长期卧床导致局部循环障碍、皮肤的完整性受损。

1.皮肤评估评估照射后局部皮肤是否出现红斑、表皮脱屑、色素沉着、瘙痒感等，并注意监测其变化；评估身体受压部位或骨突处有无红、肿、破损。

2.照射部位皮肤的护理照射时协助患者取舒适体位，嘱其不要随便移动，以免损伤其他部位皮肤。对照射部位的皮肤，应采取措施预防或治疗皮肤破损。①嘱患者切勿擦去皮肤照射部位的标志；②局部禁涂凡士林等难以清洗的软膏、红汞、乙醇或碘酊等，忌贴胶布。洗澡时，不用肥皂或搓擦，亦不用化妆品涂擦，因其内含某些重金属物，可加重放疗皮肤的反应；③患者宜穿宽松柔软衣服，防止摩擦。局部避免搔抓、压迫。避免阳光照射或冷热刺激；④如有渗出性皮炎，除暴露外，局部可涂具有收敛、保护作用的鱼肝油软膏。

3.受压部位皮肤的护理长期卧床者，采取有效措施，防止压疮发生。

第四节 淋巴瘤患者的护理

【概述】

淋巴瘤（1ymphoma）是原发于淋巴结或其他淋巴组织的免疫系统的恶性肿瘤。淋巴瘤通常以实体瘤形式生长于淋巴组织丰富的组织器官中，以淋巴结、扁桃体、脾及骨髓等部位最易受累。组织病理学上将淋巴瘤分为霍奇金病（HD）和非霍奇金淋巴瘤（NHL）两大类。I临床上以无痛性淋巴结肿大为特征，可伴发热、消瘦、盗汗、瘙痒等全身症状，晚期常有肝脾大及各系统受浸润表现，最后可出现恶病质。在我国，以 20~40 岁多见，约占 50%，男性高于女性，城市高于农村。死亡率为 1.5/10 万，居恶性肿瘤死亡的第 11~13 位。

【临床表现】

HD 多见于青年，儿童少见。NHL 可见于各年龄组，随年龄的增长而发病增多，男性较多见。由于病变部位和范围不同，淋巴瘤的临床表现很不一致。原发部位可在淋巴结，也可在结外的淋巴组织，如扁桃体、鼻咽部、胃肠道、骨骼等。结外淋巴组织原发病变多见于 NHL。

（一）淋巴结肿大多以无痛性的颈部或锁骨上淋巴结肿大为首发症状，其次是腋下、腹股沟等处的淋巴结肿大，以 HD 多见。肿大的淋巴结可以活动，也可相互粘连，融合成块，触诊有软骨样的感觉。深部淋巴结，如纵隔、腹膜后、腹腔等淋巴结肿大可引起压迫邻近器官的症状，如纵隔淋巴结肿大可致咳嗽、胸闷、气促、肺不张及上腔静脉压迫综合征等；腹膜后淋巴结肿大可压迫输尿管，引起'肾盂积水等。

（二）全身症状 30%~50%的 HD 患者有不明原因的持续或周期性发热，发热后常有盗汗、疲乏及消瘦。在 NHL，这些症状仅见于晚期或病变弥散者。部分 HD 患者有局部或全身皮肤瘙痒，亦可发生带状疱疹。NHL 较常见皮下结节、浸润性斑块等。

（三）全身各组织器官受累脾大不常见。肝受累可引起肝大和肝区疼痛，少数可发生黄疸。胃肠道和肾损害以 NHL 为多见，出现腹痛、腹泻、肿块、肾肿大、高血压、尿素氮潴留等。还可见肺实质浸润，胸腔积液，脑膜脊髓浸润，骨髓（胸、腰椎常见）损害，骨髓浸润及口、鼻咽部等处受累。

【护理】

（一）向患者及家属讲述有关疾病的知识和治疗要点，化疗、放疗的不良反应等。说明近几年由于治疗方法的改进，使淋巴瘤缓解率大大提高，鼓励患者坚持来院放疗、化疗，并与医护人员积极配合，克服治疗中的不良反应。

（二）缓解期或全部疗程结束后，要保证充分休息、睡眠，加强营养，心情舒畅，适当参与室外锻炼，如散步、打太极拳、下象棋、体操、慢跑等，以提高机体免疫力。注意个人卫生和饮食卫生，勤洗澡更衣，防感染发生。冬天注意保暖，防止受凉感冒。

（三）身体不适，如疲乏无力、发热、盗汗、消瘦、咳嗽、气促、腹痛、腹泻、皮肤瘙痒以及口腔溃疡等，或发现肿块应及早就诊。

（四）局部皮肤护理照射区的皮肤在辐射作用下一般都有轻度损伤，对刺激的耐受性非常低，易发生二次皮肤损伤。故应避免局部皮肤受到热和冷的刺激，如不要使用热水袋、冰袋和用烫水洗澡；外出时避免阳光直接照射；不要用刺激性的化学物品，如肥皂、乙醇、油膏、胶布等。放疗期间应穿宽大、质软的纯棉或丝绸内衣，洗浴毛巾要柔软，洗澡时局部皮肤应轻擦，不可用力，减少对放射区皮肤的摩擦。保持局部皮肤的清洁干燥，防止皮肤破损。

（五）放射损伤皮肤的护理局部皮肤有发红、痒感时，应及早涂油膏以保护皮肤。如皮肤为干反应，表现为局部皮肤灼痛，可给予 0.2%薄荷淀粉或氢化可的松软膏外涂；如为湿反应，表现为局部皮肤刺痒、渗液、水疱，可用2%甲紫、冰片蛋清、氢化可的松软膏外涂，也可用硼酸软膏外敷后加压包扎1~2天，渗液吸收后暴露局部；如局部皮肤有溃疡坏死，应全身抗感染治疗，局部外科清创，植皮。第五节 造血干细胞移植患者的护理

造血干细胞移植（hematopoietic stem cell transplantation，HSCT）是指对患者进行全身照射、化疗和免疫抑制预处理后，将正常供体或自体的造血干细胞经血管输注给患者，使之重建正常的造血和免疫功能。

【护理】

（一）异体供者的心理护理 由于担心大量采集骨髓或提取外周造血干细胞时可能带来的痛苦和出现危险，以及其后对身体健康的影响，作为一向身体健康、少有重大疾病就医和治疗经历的异体供者，当详细了解提取骨髓或外周血造血干细胞的全过程后，常出现紧张、恐惧和矛盾等心理，需及时给予解释和疏导。首先要崇尚捐献造血干细胞以拯救他人生命的人道主义行为，结合既往异体供者的健康实例和成功救治的病例，说明捐献造血干细胞的安全性及其价值意义；不要只是单纯介绍造血干细胞的采集过程，还需针对每个步骤的操作方法、目的、意义、注意事项与配合要求、可能出现的并发症及其预防和处理的方法等给予必要的解释和指导。此外，还可通过介绍医院现有的医疗设备和安全措施、医务人员的素质水平等，以进一步提高异体供者的安全感和信任感，减轻顾虑。

（二）患者人无菌层流室前的护理

1.无菌层流室的准备无菌层流病房的设置与应用，是有效预防造血干细胞移植术后患者继发感染的重要保障之一。在粒细胞缺乏期间，严重感染主要来自细菌和真菌，将患者安置于loo级空气层流洁净室内进行严密的保护性隔离，能有效地减少感染机会。使用前室内一切物品及其空间均需经严格的清洁、消毒和灭菌处理，并要在室内不同空间位置采样进行空气细菌学监测，完全达标后方可允许患者进人。

2.患者的准备

（1）心理准备接受造血干细胞移植的患者需单独居住于无菌层流室内半个月至1个月，不但与外界隔离，而且多有较严重的治疗反应，患者极易产生各种负性情绪，如焦虑、恐惧、孤独、失望甚至绝望等。因此，需要帮助患者充分作好治疗前的心理准备。了解患者、家属对造血干细胞移植的目的、过程、可能的不良反应的了解程度，是否有充分的思想准备，患者的经济状况如何等；帮助患者提前熟悉环境：让患者提前熟悉医护小组成员，了解无菌层流室的基本环境、规章制度，有条件可在消毒灭菌前带患者进室观看，或对入室后的生活情景进行模拟训练，以解除其恐惧、陌生和神秘感；对自体造血干细胞移植的患者，应详细介绍骨髓或外周血干细胞采集的方法、过程、对身体的影响等方面的知识，消除患者的疑虑。

（2）身体准备①相关检查：心、肝、肾功能及人类巨细胞病毒检查；异体移植患者还需做组织配型、ABO血型配型等；②清除潜在感染灶：请口腔科、眼科、耳鼻喉科和外科（肛肠专科）会诊，彻底治疗或清除已有的感染灶，如龋齿、疖肿、

痔疮等；胸片排除肺内感染、结核；③灭菌饮食；④肠道及皮肤准备：入室前 3 天开始服用肠道不易吸收的抗生素；入室前 1 天剪指（趾）甲、剃毛发、洁脐；入室当天沐浴后用 0.05%氯己定药浴 30~40min，再给予眼、外耳道、口腔和脐部清洁后，一穿换无菌衣裤后进入层流室，即时针对患者皮肤进行多个部位（尤其是皱褶处）的细菌培养，以作移植前对照。

（三）患者人无菌层流室后的护理

患者经预处理后，全血细胞明显减少，免疫功能也受到抑制，极易发生严重感染、出血，而层流室是通过高效过滤器使空气净化，但无灭菌功能，必须加强全环境的保护及消毒隔离措施，最大限度地减少外源性感染。

1.无菌环境的保持及物品的消毒

（1）对工作人员入室的要求　医护人员入室前应淋浴，穿无菌衣裤，戴帽子、口罩，用快速皮肤消毒剂消毒双手，穿无菌袜套、换无菌拖鞋、穿无菌隔离衣、戴无菌手套后才可进入层流室，每进入 1 间室更换 1 次拖鞋。入室一般 1 次不超过 2人，避免不必要的进出，有呼吸道疾病者不能入室，以免增加感染的机会。医务人员入室应依患者病情和感染情况，先进极期无感染患者房间，最后进感染较重的房间，每进 1 间室必须更换无菌手套、隔离衣、袜套、拖鞋，以免引起交叉感染。

（2）对病室及物品的要求病室内桌面、墙壁、所有物品表面及地面每天用消毒液擦拭 2 次；患者被套、大单、枕套、衣裤隔天高压消毒；生活用品每天高压消毒。凡需递入层流室的所有物品、器材、药品等要根据物品的性状及耐受性，采用不同的方法进行消毒灭菌，无菌包均用双层包布，需要时打开外层，按无菌方法递人。

2.患者的护理

（1）生活护理各种食物（如饭菜、点心、汤类等）需经微波炉消毒后食用；水果需用 0.5%氯己定浸泡 15min 后削皮方可进食。口腔护理，每天 3~4；进食前后用 0.05%氯己定、3%碳酸氢钠交替漱口。用 0.05%氯己定或 0.05%碘伏擦拭鼻前庭和外耳道，0.5%庆大霉素或卡那霉素、0.1%利福平、阿昔洛韦眼药水交替滴眼，每天 2~3 次。便后用 0.05%氯己定擦洗肛周或坐盆；每晚用 0.05%氯己定全身擦浴 1次，女性患者每天冲洗会阴 1 次，以保持皮肤清洁。

（2）观察与记录严密观察患者的自觉症状和生命体征，注意口腔黏膜有无变化，皮肤黏膜及脏器有无出血倾向，有无并发症表现，准确记录 24h 出入量。

（3）成分输血的护理为促进 HSCT 的造血重建，必要时可根据病情遵医嘱输入全血、浓缩红细胞或血小板。为预防输血相关的 GVHD，全血及血制品在输入前必须先经 60CO 照射，以灭活具有免疫活性的 T 淋巴细胞。

（4）用药护理　入室后患者继续口服肠道不吸收抗生素，药物需用紫外线消毒后服用（每片每面各照射 15~30min）。在应用细胞刺激因子过程中要注意观察有无发热、皮疹、胸痛、全身肌肉、关节酸痛、头痛等表现，如有异常及时报告医生，给予对症处理。

（5）锁骨下静脉导管的应用与护理　每次应用前均应常规检查局部伤口情况，严格执行无菌操作和导管的使用原则，防止导管滑脱与堵塞。导管局部换药每周 2~

3 次。封管用肝素 30~100U/ml，血小板降低者禁用肝素，现临床上多采用正压接头，生理盐水封管。

（6）心理护理虽然患者及家属在治疗前已有一定的思想准备，但对治疗过程中可能出现的并发症仍有恐惧心理，常造成失眠、多虑等。另外，由于无菌层流室与外界基本隔绝，空间小，娱乐工具少，患者多有较强的孤独感。根据患者的兴趣和爱好提供经灭菌处理的书籍和音像设备，并利用对讲机让家属与患者适当对话，可以减轻患者的孤独感，提高对治疗的依从性。

（四）造血干细胞输注的护理

1.骨髓输注的护理包括异体骨髓输注和自体骨髓回输。

（1）异体骨髓输注异体骨髓在患者进行预处理后再采集供者的骨髓，采集后如果供受者 ABO 血型相合时，即可输入；如果 ABO 血型不合，要待处理后（如清除骨髓中的红细胞）方可输注。输注前应用抗过敏药物，如异丙嗪 25mg 肌注、地塞米松 3~5mg 静注、呋塞米 20mg 静注，以利尿、预防肺水肿。输注时用无滤网的输液器由中心静脉导管输入，速度要慢，观察 15~20min 无反应再调整滴速，约 100 滴/分左右，一般要求在 30min 内将 300ml 骨髓输完，但需余少量（约 5mL）骨髓弃去，以防发生脂肪栓塞。同时经另一静脉通道同步输入适量鱼精蛋白，以中和骨髓液内的肝素，或根据骨髓输完后所用肝素总量，准确计算中和肝素所需鱼精蛋白的用量，再予输注，但输注速度不宜过快，以免出现低血压、心动过速和呼吸困难等。在输注骨髓过程中，应密切观察患者的生命体征和各种反应，有无肺水肿征兆等，若出现皮疹、酱油色尿、腰部不适等溶血现象应立即停止输入，并配合医生做好有关的救治工作。

（2）自体骨髓的回输 自体骨髓液在患者进行预处理前采集，采集后加入保护液放入 4℃冰箱内液态保存，一般于 72h 内待预处理结束后，提前取出于室温下放置 0.5~1h，再回输给患者。方法同异体骨髓输注。

2.外周血造血干细胞输注的护理

（1）自体外周血造血干细胞的回输为减少因冷冻剂或细胞破坏所引起的过敏反应，回输前 15~20min 应用抗过敏药，冷冻保存的造血干细胞需在床旁以 38.5~40℃恒温水迅速复温融化。解冻融化后的干细胞应立即用无滤网输液器从静脉导管输入，同时另一路静脉输等量鱼精蛋白以中和肝素。回输过程中为防止 PBSC 中混有红细胞而引起的血红蛋白尿，需同时静滴 5%碳酸氢钠和生理盐水、速尿和甘露醇，以维持足够的尿量，直至血红蛋白尿消失。此外，在患者能够耐受的情况下，应在 15min 内回输 1 袋 PBSC，回输 2 袋 PB-SC 之间需用生理盐水冲管，以清洗输血管道。

（2）异体外周血造血干细胞输注异体外周血造血干细胞移植同异体骨髓移植一样，患者预处理后再采集供者的外周血造血干细胞，采集后可立即输注给受者。但输注前先将造血干细胞 50~100ml 加生理盐水稀释到 200ml。余与自体外周血造血干细胞回输相同。

3.脐带血造血干细胞输注脐带血回输量较少，一般为 100mi 左右，因此要十分注意回输过程中勿出现漏液现象，一般采用手推注或微量泵推注。同时密切注意患者的心率变化，随时调整推注速度。

（五）移植后并发症的观察与护理

1.感染的预防与护理 感染是 HSCT 最常见的并发症之一，也是移植成败的关键。感染率高达 60%~80%。感染可发生于任何部位，病原体可包括各种细菌、真菌与病毒。一般情况下，移植早期（移植后第 1 个月），多以单纯疱疹病毒、细菌（包括革兰阴性菌与阳性菌）和真菌感染较为常见；移植中期（移植后 2~3 个月），巨细胞病毒和卡氏肺囊虫为多；移植后期（移植 3 个月后），则要注意带状疱疹、水痘等病毒感染及移植后肝炎等。感染的主要原因有：①移植前预处理中使用大剂量化疗，造成了皮肤、黏膜和器官等正常组织损害，使机体的天然保护屏障破坏；②大剂量化疗和放疗破坏了机体的免疫细胞，此时中性粒细胞可降至零，机体免疫力极度低下；③移植中使用免疫抑制剂降低了移植物抗宿主反应的强度，但也进一步抑制了免疫系统对入侵微生物的识别和杀伤功能；④锁骨下静脉导管留置。

2.出血的预防与护理 预处理后血小板极度减少是导致患者出血的主要原因，且移植后血小板的恢复较慢。因此要每天监测血小板计数，观察有无出血倾向。

3.GVHD 的预防与护理 GVHD 是异基因 HSCT 后最严重的并发症，由供者 T 淋巴细胞攻击受者同种异型抗原所致。急性 GVHD 发生在移植后 100 天内，尤其是移植后第 1~2 周，又称超急性 GVHD。主要表现为突发广泛性斑丘疹（最早出现在手掌、足掌、耳后、面部与颈部）、持续性厌食、腹泻（每天数次甚至数十次水样便，严重者可出现血水样便）、黄疸与肝功能异常等。100 天后出现的则为慢性 GVHD，临床表现类似自身免疫性表现，如局限性或全身性硬皮病、皮肌炎、面部皮疹、干燥综合征、关节炎、闭塞性支气管炎、胆管变性和胆汁淤积等。发生 GVHD 后治疗常较困难，死亡率甚高。单独或联合应用免疫抑制剂和清除 T 淋巴细胞是目前预防 GVHD 最常用的两种方法。依 GVHD 发生的严重程度不同，可采取局部用药或大剂量甲泼尼龙冲击治疗。护理配合中要注意：①遵医嘱正确应用各种治疗药物，如环孢素、甲氨蝶呤、肾上腺糖皮质激素等，并要注意各种药物不良反应的观察；②输注各种血液制品时，必须在常规照射等处理后执行；③密切观察病情变化，如自觉症状、生命体征、皮肤黏膜、二便陸质及其排泄情况，及早发现 GVHD 并配合做好各种救治工作；④严格执行无菌操作。

4.化疗药不良反应的预防与护理 造血干细胞移植术后约有 50% 的受者出现肝损害，其主要并发症有：①肝静脉闭塞病：一般发生在移植后 7~12 天，肝静脉阻塞后血液不能回人血液循环，在血管内淤积并渗出血管壁，到达腹腔形成腹水，患者可出现腹胀、体重增加，肝静脉淤血可出现肝区胀痛、黄疸。因此，移植后 1 周内应注意观察患者有无上述改变，并协助医生进行有关检查，如肝功能和凝血功能的检查。②输血后肝炎和一过性肝损害。

（孙利 王英香）

第九章 呼吸系统疾病护理

第一节 支气管哮喘的护理

支气管哮喘（bronchial aSThma，简称哮喘）是由嗜酸性粒细胞、肥大细胞和 T 淋巴细胞等多种炎性细胞及其细胞组分参与的气道慢性炎症。这种炎症使易感者对各种激发因子具有气道反应性，并可引起气道缩窄，表现为反复发作性的喘息、呼吸困难、胸闷或咳嗽等症状。常在夜间或清晨发作、加剧，常常出现广泛多变的可逆性气流受限，多数患者经治疗可缓解或自行缓解。护理重点：脱离变应原，尽快缓解气道阻塞，控制哮喘症状，给予正确的药物吸入。脱离变应原是治疗哮喘的最有效的方法。高级责任护士应对应用平喘药的护理进行查房。

【急性发作期】

（一）护理评估路径

1.健康史评估

（1）目前健康状况：

①询问患者发作时的症状，如喘息、呼吸困难、胸闷或咳嗽的程度、持续时间、诱发或缓解因素。

典型表现：发作性呼气性呼吸困难或发作性胸闷或咳嗽，伴有哮鸣音。严重者呈强迫坐位或端坐呼吸，甚至出现发绀；十咳或咳大量白色泡沫样痰。部分患者仅以咳嗽为唯一症状（咳嗽变异性哮喘）。在夜间及凌晨发作和加重常是哮喘的特征之一。

急性发作期是指气促、咳嗽、胸闷等症状突然发生，常以呼吸网难及呼气流量降低为其特征。有些青少年的哮喘症状表现为运动时出现胸闷和呼吸困难（运动性哮喘）。

②有无接触变应原，如动物的皮毛和排泄物、花粉等?

③有无使用地毯、呢绒装饰品、空调等?室内是否采用密封门窗?冈可造成空气流通减少，尘螨滋生。

④有无主动吸烟或被动吸烟，吸入污染的空气，如臭氧、杀虫剂、油漆（新房装修）、工业废气等?

⑤有无进食虾蟹、鱼、牛奶、蛋类等食物?有无服用普萘洛尔、阿司匹林等药物史?

⑥有无受凉、气候变化、剧烈运动、妊娠等诱发哮喘的因素?

⑦是否接受过其他诊疗及护理?诊疗效果如何?

⑧有无易激动、紧张、烦躁不安、焦虑等精神因素?

⑨评估哮喘对患者日常生活和工作的影响程度。

（2）过去健康状况：

①过去的健康状况如何?是否经常感冒?

②有无支气管哮喘、肺炎、肺结核等疾病史?了解每年支气管哮喘发作的频次。

③有无药物过敏史?过敏药物是什么?有什么症状?

（3）家族史：

①家族中其他人是否有类似的症状?

②家族中其他人是否有支气管哮喘、肺炎、肺结核等疾病史?

（4）健康管理：

①吸烟或被动吸烟的情况。每天吸烟的数量是多少?吸烟或被动吸烟的历史有多长?是否已戒烟?

②喝酒的情况。每天喝酒的量是多少?喝酒的历史有多长?是否已戒酒?

③体育锻炼的情况。是否经常参加体育锻炼?何种运动?每次锻炼的时间有多长?

2.专科护理评估

（1）评估生命体征。

（2）面容：急性病容，慢性病容，正常。

（3）注意观察口唇、面颊、面廓等有无发绀。

（4）观察胸廓形状，胸廓是否饱满?有无鼻翼翕动、张口呼吸?有无三凹征?有无呼气延长、呼吸费力?有无呼吸节律异常?是否有端坐呼吸?

吸气性呼吸困难：表现为吸气显著困难。重者由于呼吸肌极度费力，胸腔负压

表 9-1 哮喘急性发作时病性严重度的分级

病情程度	临床表现	血气分析	血氧饱和度	支气管舒张剂
轻度	对日常生活影响不大,可平卧,说话连续成句,步行、上楼时有气短。呼吸频率轻度增加,呼气末期有散在哮鸣音,脉搏<100 次/min。可有焦虑	PaO_2 正常 $PaCO_2<$ 45mmHg	>95%	能被控制
中度	日常生活受限,稍事活动便有喘息,喜坐位,讲话常有中断。呼吸频率增加,哮鸣音响亮而弥漫。脉搏 100~120 次/min,焦虑和烦躁	$PaO_2$60~ 80mmHg $PaCO_2<60mmH$	91%~95%	仅有部分缓解
重度	日常生活受限,喘息持续发作,只能单字讲话,端坐呼吸,大汗淋漓。呼吸频率>30 次/min,哮喘音响亮而弥漫。脉搏>120 次/min,常有焦虑和烦躁	$PaO_2<60mmHg$ $PaCO_2>$ 45mmHg	<900A)	无效
危重	患者不能讲话,出现嗜睡、意识模糊,哮鸣音明显减弱或消失。脉搏>120 次/min 或变慢和不规则	$PaO_2<60mmHg$ $PaCO_2\leqslant$ 45mmHg	<90%	无效

增大，吸气时胸骨上窝、锁骨上窝和肋间隙明显凹陷，称为"三凹征"。

（5）患者的意识状态：嗜睡，意识模糊，昏睡，昏迷，瞻妄。

（6）观察有无心率增快、奇脉、胸腹反常运动、发绀、大汗淋漓；有无咳嗽，咳嗽的性质，干咳或咳出大量白色泡沫痰。注意有些患者仅仅表现为咳嗽，咳嗽是唯一的症状（咳嗽变异型哮喘）。心率增快、奇脉、胸腹反常运动、发绀、大汗淋漓等症状常出现在严重哮喘患者中。

（7）实验室检查方面有无异常？包括血常规检查、胸部 X 线、动脉血气分析、痰涂片、肺功能检查、生化等。特别注意胸部 X 线检查有无双肺透亮度增高，呈过度充气状态。血气分析有无低氧血症和高碳酸血症，是否有呼吸性酸中毒或合并代谢性酸中毒？

哮喘严重发作时可有缺氧，PaO_2 降低，由于过度通气可使 $PaCO_2$ 下降，pH 上升，表现为呼吸性碱中毒。如重症哮喘，病情进一步发展，气道阻塞严重，可有缺氧及 CO_2 潴留，$PaCO_2$ 上升，表现为呼吸性酸中毒。如缺氧明显，可合并代谢性酸中毒。

3.心理评估　观察患者的面部表情，有无出现痛苦、恐惧面容。

4.社会支持状况　患病后，家人是否能够给予足够的支持和帮助？

5.健康教育需求

（1）对哮喘的了解程度。

（2）急性发作时的处理。

（3）支气管舒张剂吸入器的使用方法。

（二）护理诊断/问题路径

症状体征(特征)	相关因素	判断标准	护理诊断/问题
1.痛苦面容、出汗、端坐呼吸	与支气管痉挛、气道炎症、黏液分泌物增加、气道阻塞有关与信息来源缺乏有关	符合 1 或 2 和 3	气体交换受损
2.口唇、面颊、耳郭等发绀			焦虑
3.呼吸频率异常		符合 4	
4.担心疾病影响家庭、学习、工作		符合 5	缺乏疾病及用药
5.诉说不了解病情、不能正确使用雾化吸入器		符合 1 或 2 和 3	相关知识

（三）护理计划与措施路径

1.治疗护理

（1）卧床休息，取舒适体位。如为端坐呼吸者提供床上小桌以作为支撑，减少体力消耗。

（2）遵医嘱给予支气管舒张剂、激素等药物，教给患者使用方法，注意观察其效果。

（3）给予氧气吸入，2~4L/min，或雾化吸入，注意呼吸道湿化。

（4）避免诱因：有明确过敏源者，尽快脱离变应原。提供安静、舒适、冷暖适宜的环境。保持空气流通，避免密封门窗、花草、地毯、皮毛等环境，整理床单位时避免尘埃飞扬。劝吸烟患者停止吸烟。防止情绪激动。

（5）随时观察患者病情，监测生命体征变化，如呼吸困难的程度、咳嗽的能力、痰的性状等。

（6）辅助进行有关检查，如 X 线、血常规、生化、血气分析、特异性变应原的检测等。

（7）做好口腔护理，促进患者食欲。提供清淡、高热量、丰富维生素、易消化食物。少量多餐。避免刺激性食物，忌烟、酒。鼓励患者每天保持足够的饮水量。

2.心理护理

（1）热情接待患者，安排床位，介绍病区环境、主管医生和主管护士。

（2）患者发作时，要有护理人员在旁边，通过暗示、诱导等方式，或适当允许家属陪伴，使患者身心放松，稳定患者的情绪，减轻恐惧感。

（3）保持周围环境安静，避免大声喧哗。在患者停止发作期间减少不必要的干扰。

3.健康教育

（1）向患者说明寻找变应原和脱离变应原的重要性。

（2）向患者介绍哮喘治疗现状及积极配合治疗的必要性和重要性。

（3）向患者及时讲解疾病诊疗计划、用药情况，取得患者及家属必要的配合。

【缓解期至出院】

（一）护理评估路径

（1）了解患者喘息、胸闷、呼吸困难等症状有无缓解，咳嗽、咳痰情况，观察痰的颜色、性质、量，是白色黏液痰还是脓痰。

（2）睡眠情况如何?睡眠有无受咳嗽的影响?

（3）了解患者对用药知识的了解情况。

（4）了解患者的食欲情况，每天摄入的水分是否足够。了解是否适应了医院生活。

（5）患者对用药知识、哮喘预防知识的了解情况，对健康教育新的需求。

（6）专科护理评估:

①评估生命体征。

②呼吸频率、脉率情况，听诊肺部是否还有哮鸣音?是否仍存在胸腹反常运动?

③实验室检查方面有无异常?包括血常规检查、胸片、动脉血气分析、痰涂片、肺功能检企、生化等。特别注意血和痰中的嗜酸性粒细胞有无增多。

（二）护理诊断/问题路径

症状体征(特征)	相关因素	判断标准	护理诊断/问题
1.活动后有喘息、呼吸困难、胸闷等不适	与支气管痉挛、气道炎症、黏液分泌物增加、气道阻塞、疲乏有关	符合1或2	气体交换受损
2.血常规/血气分析结果异常			
3.主诉难入睡	与患者角色适应不良有关	符合3	睡眠型态紊乱;难入睡
4.主诉捐心疾病预后、住院费用或学习、工作	与信息来源有限有关	符合4	焦虑
5.主诉想了解疾病有关知识及雾化吸入的方法	与信息来源有限有关	符合5	缺乏疾病及用药相关知识

（三）护理计划与措施路径

1.治疗护理

（1）注意休息，取舒适体位。

（2）随时观察患者病情，监测生命体征，观察患者呼吸型态、有无伴高碳酸血症或低氧血症的症状体征，定时听诊肺部呼吸音，估计哮鸣音变化的情况。有些哮喘多在夜间发作，因此夜间更应加强巡视。

（3）不宜在室内放置花草，不宜用羽毛枕头，避免房间内尘埃飞扬，或吸入刺激性物质而导致哮喘发作。

（4）教会患者掌握深呼吸和有效咳嗽的技巧，并鼓励患者每天饮水约2~3L，以利于痰液的稀释，促进痰液引流，改善通气功能。

（5）继续协助完善其他检查，监测各项检查结果。

（6）护理组长或高级责任护士查房，观察患者用药后的反应及副作用。

哮喘用药副作用及观察要点：

1.β$_2$受体兴奋剂的不良反应：头痛、头晕、心悸、手指震颤。药物用量过大可引起严重心律失常，甚至发生猝死。

2.茶碱类药主要不良反应是胃肠道、心脏及中枢神经系统的毒性反应。氨茶碱用量过大或静脉注射（滴注）速度过快可引起恶心、呕吐、头痛、失眠、心律失常，严重者可引起室性心动过速、癫痫样症状、昏迷，甚至心脏骤停等。

3.激素吸入的主要副作用为口咽部真菌感染、咳嗽和局部皮肤变薄等，应指导患者吸入激素后立即漱口、洗脸。静脉或口服激素时，应密切观察是否有消化道出血，观察血电解质，防止水、电解质紊乱。口服激素宜饭后服。

（7）做好饮食护理：鼓励患者少食多餐，注意摄入清淡、丰富维生素、高热量、易消化的食物。做好口腔护理，促进患者食欲。

（8）观察患者使用吸入器的情况。

使用吸入器的操作步骤：吸药前摇匀药液，缓慢呼气至不能再呼，然后立即将喷口放入口中，双唇含住喷口，经口缓慢吸气，在深吸气过程中按压驱动装置，至吸气末屏息5~10s，使较小的雾粒在更远的外周气道沉降，然后再缓慢呼气。休息3min后可再重复使用1次。

2.心理护理

（1）随时耐心解答患者问题，满足患者对疾病信息的需求。

（2）保持有规律的生活习惯和乐观的情绪，指导患者充分利用社会支持系统，动员与患者关系密切的家人或朋友参与对哮喘患者的管理。

3.健康教育（出院指导）

（1）向患者及时讲解哮喘进展及治疗护理、用药情况，取得患者及其家属必要的配合。

（2）和患者一起制订住院期间的活动计划，减少白天的睡眠时间和次数。

（3）教育患者出院后注意避免哮喘的诱发因素，如避免摄入引起过敏的事物；室内不种花草、不养宠物；经常打扫房间，清洗床上用品等。

（4）指导患者和家属认识长期防治哮喘的重要性，解释通过长期、适当、充分的治疗完全可以有效地控制哮喘发作。

（5）帮助患者学会在急性发作时能简单、及时地处理，掌握正确的药物吸入技术。与患者共同制订长期管理、防止复发的计划。鼓励患者坚持长期定期随访保健，正确使用药物，使药物副作用减至最小。

【相关知识链接】

（一）哮喘的食疗

1.南瓜、萝卜、食疗方调治哮喘

（1）南瓜：因产地不同而叫法各异，又名番瓜、麦瓜、倭瓜、金瓜和金冬瓜等。南瓜的适应性很强，南北各地都普遍栽培，为夏、秋季的主要蔬菜之一。南瓜的营养成分较全，营养价值也较高。嫩南瓜中维生素C及葡萄糖含量比老南瓜丰富。老南瓜则钙、铁、胡萝卜、素含量较高。这些对防治哮喘病均较有利。中医学认为：南瓜味甘，性温，具有补中益气、消痰止咳的功能，其食疗方有以下4个，可供选用：

①蜂蜜姜汁蒸南瓜：南瓜1个（约500g），冰糖、蜂蜜各50g，姜汁适量。南瓜外表洗净，切开顶盖，除去瓤及瓜子，放入姜汁、冰糖及蜂蜜，盖上顶盖，用竹签固定，隔水蒸2h即成。每次吃一半，每日分2次食用。能补肺肾，止咳喘，可辅助治疗肺肾两虚型哮喘。

②红枣红糖南瓜：红枣（去核）20枚，鲜南瓜约500g，红糖少许。南瓜去皮切块，与红枣加水煮烂，入红糖调味后即可取用。食用量可根据患者的具体情况而定。

③麦芽姜汁南瓜膏：南瓜1个，麦芽300g，姜汁15mL。南瓜去籽洗净切块，加水与麦芽同煮至烂熟，用纱布绞取其汁，再浓煎至一半，放入姜汁，以文火熬成膏状。每晚服50g。能温中、止咳、定喘，对寒性哮喘有一定的辅助治疗作用。

④南瓜皮煮牛肉：老南瓜皮200g，牛肉100~200g。共煮烂熟，吃肉、喝汤。每日2次，可常食用。能补脾胃，益气血，止咳定喘。

（2）萝卜：古称"莱菔"，是我国长城内外、大江南北广为种植的主要蔬菜之一。因萝卜价廉物美，药食皆宜，故深受人们的青睐，俗话说"冬吃萝卜、夏吃姜，不劳医生开药方"，就是对它的极好评价。萝卜、作为食物，有各种吃法。能化痰止咳，顺气消食，清理肠胃；可改善老人和儿童的食欲，开胃理气。对萝卜、的营养成分分析发现，其维生素C含量比一般水果还高，而维生素A原、维生素B及钙、磷、铁也较丰富，萝卜、中还含有多缩戊糖、氢化果胶、腺嘌呤、精氨酸等成分。中医学认为：萝卜味辛甘，性凉，熟者甘平。能清热生津，化痰止咳定喘，熟者能健脾和胃，消食下气。其食疗方有以下3个，可供选用：

①萝卜煮豆腐：生萝卜汁1杯，麦芽糖100g，豆腐500g。混合煮开，每日1剂，分2次服用。能润肺清热，化痰平喘和中。用于热性哮喘有效。

②萝卜、炖猪肺：鲜萝卜500~1 000g，猪肺1个。萝卜洗净切块，猪肺反复洗净切块，一起炖烂熟，调味食用。能补肺降逆，顺气化痰，可治虚性哮喘。

③萝卜、汁蜜：白萝卜、汁300mL，加蜂蜜30g，混合拌匀备用。每日3次，

每次用开水冲服 100mL。能润肺补中，润肠通便，化痰止咳平喘，可用于哮喘的辅助治疗。

2.核桃仁、山药的食疗方调治哮喘

（1）核桃仁：

①红糖拌核桃仁：核桃 5 枚，红糖适量。取核桃仁烤熟，与红糖拌匀服用，每日 1 剂。能补肺益肾，纳气平喘。

②白蜜炖核桃仁：核桃仁与白蜜等量，将核桃仁捣烂，加蜜拌匀，隔水炖熟。每次服 1 匙，用开水冲服。可补肺肾，平虚喘。

③核桃仁大米粥：核桃仁 15g，大米 100g。洗净，加水共煮成粥食用。可用于脾肾阳虚型哮喘的食疗。

（2）山药：又称淮山药、薯蓣，属薯蓣科植物。山药既可作为蔬菜食用，又可作为药物应用。以河南怀庆地区出产的山药为佳。山药是一种营养丰富的地下块茎。中医学认为：山药味甘，性温，能健脾、补肺、益肾。

山药泥兑甘蔗汁：鲜山药 120g，甘蔗汁 200mL。将山药去皮蒸熟，捣成泥状，兑入甘蔗汁和匀加热服用。1 剂分 4 次服，每日早、晚各服 1 次，2 日服完。能止咳平喘，用于哮喘的治疗。

（二）哮喘的教育与管理

1.患者应掌握的内容

对哮喘患者教育与管理的主要目的是提高疗效，减少复发，提高患者的生活质量。患者应该掌握：

（1）通过长期、适当、充分的治疗和护理，可以有效地控制哮喘的发作。

（2）了解哮喘的促（诱）发因素，结合每个人具体情况，找出各自的促（诱）发因素，以及避免诱因的方法。

（3）熟悉哮喘发作的先兆表现、相应处理办法，学会在家中自行监测病情变化，学会在哮喘发作时进行简单的紧急自我处理，并作好哮喘记录；做好哮喘日常测试。

（4）了解常用平喘药物的作用、正确用量、用法、副作用。

（5）吸入疗法是目前全球治疗哮喘的首选疗法，患者需掌握正确的吸入技术。

（6）知道什么情况下应去医院就诊。

（7）与医生共同制订防止复发、保持长期稳定的方案。

2.哮喘控制测试（ACT）方法

第一步，了解您的哮喘控制得分。将下面每个问题的得分写在右侧的框中。请尽可能如实回答，这有助于您与您的医生讨论您的哮喘。

（1）在过去 4 周内，在工作、学习或家中，有多少时候哮喘妨碍您进行日常活动？

①所有时间　②大多数时候③有些时候④很少时候⑤没有

（2）在过去 4 周内，您有多少次呼吸困难?口

①每天不止 1 次　②一天 1 次③每周 3~6 次　④每周 1~2 次　⑤完全没有

（3）在过去 4 周内，因为哮喘症状（喘息、咳嗽、呼吸困难、胸闷或疼痛），您

有多少次夜间醒来或早上比平时早醒?口

①每周 4 晚或更多 ②每周 2~3 晚 ③每周 1 次 ④1~2 次⑤没有

(4) 在过去 4 周内,您有多少次使用急救药物治疗 (如沙丁胺醇)?口

①每天 3 次以上 ②每天 1~2 次 ③每周 2~3 次 ④每周 1 次或更少 ⑤没有

(5) 您如何评估过去 4 周内您的哮喘控制情况?口

①没有控制 ②控制很差 ③有所控制 ④控制很好 ⑤完全控制

第二步:把每一题的分数相加得出您的总分。

第三步:了解得分意义。

得分:25。在过去 4 周,您的哮喘已得到完全控制。您没有哮喘症状,您的生活也不受哮喘影响。如果有变化,请联系您的医生。

得分:20~24。接近目标,在过去 4 周,您的哮喘已得到良好控制,但还没有完全控制。您的医生也许可以帮助您得到完全控制。

得分:低于 20。在过去 4 周,您的哮喘可能没有得到控制。您的医生可以帮您制订一个哮喘管理计划,帮助您改善哮喘控制。

3.医疗系统对患者的系统管理方法

(1) 鼓励哮喘患者与医护人员建立伙伴关系。

(2) 学会利用峰流速仪来监测最大呼气峰流速 (PEFR),客观地评价哮喘发作的程度,为疾病的预防和治疗提供参考资料。

(3) 避免和控制哮喘促 (诱) 发因素,减少复发。

(4) 制订哮喘长期管理的用药计划。

(5) 制订发作期处理方案。

(6) 长期定期随访保健。

第二节　慢性支气管炎患者的护理

【概述】

慢性支气管炎 (chronic bronchitis, 简称慢支),是指气管、支气管黏膜及其周围组织的慢性非特异性炎症。临床上以慢性咳嗽、咳痰或伴有喘息及反复发作为特征。是一种严重危害人民健康的常见病,多发生于中老年人。长期反复发作可发展为慢性阻塞性肺气肿和肺源性心脏病。

【临床表现】

(一) 症状起病缓慢,病程较长。咳嗽、咳痰、喘息为主要症状。早期症状轻微,常于吸烟、过度疲劳、受凉感冒、寒冷季节或接触有害气体后引起急性发作或加重,气候转暖时症状可自然缓解。炎症晚期时,症状可持续存在。

1.咳嗽一般以晨间咳嗽为主,白天咳嗽较轻,睡前有阵咳或排痰。

2.咳痰以清晨排痰较多,一般为白色黏液痰或浆液泡沫痰。有细菌感染时,可

出现黏液脓性痰。

3.喘息或气促有支气管痉挛者可出现喘息，症状反复发作。并发阻塞性肺气肿时，可出现劳累或活动后气促，晚期则喘息明显，生活难以自理。多于寒冷季节加重。

（二）体征早期无异常体征。急性发作期，多在背部和两肺下部闻及散在干、湿性啰音，咳嗽后可改变或消失。喘息型慢支者可闻及哮鸣音和呼气延长。

（三）临床分型、分期

1.临床分型可分为单纯型和喘息型两型。

（1）单纯型以咳嗽、咳痰为主要表现。

（2）喘息型　主要表现为咳嗽、咳痰和喘息症状，常伴有哮鸣音，喘鸣于睡眠时明显，阵咳时加剧。

2.临床分期

（1）急性发作期指患者1周内出现脓性或黏液脓性痰，痰量明显增多或伴有发热等炎症表现；或指1周内"咳""痰""喘"症状中任何一项明显加重者。

（2）慢性迁延期患者有不同程度的"咳""痰""喘"症状迁延达1个月以上。

（3）临床缓解期经治疗后症状基本消失，或症状自然缓解，或偶有轻微咳嗽，少量痰液，维持2个月以上者。

【护理】

（一）病情观察密切观察"咳""痰""喘"症状及诱发因素，尤其是痰液的性质和量。评估临床分型、分期，如单纯型或喘息型、急性发作期或慢性迁延期。

（二）保持呼吸道通畅指导痰多黏稠、难咳的患者多饮水，遵医嘱每天用生理盐水、硫酸庆大霉素、糜蛋白酶等药物雾化吸入，指导患者采取有效咳嗽方式，护理人员或家属协助患者翻身、胸部叩击和体位引流，有利于分泌物的排出。

（三）用药护理用药后观察药物疗效和副作用。

1.止咳药

（1）可待因有麻醉性中枢镇咳作用，适用于剧烈干咳者，有恶心、呕吐、便秘等副作用，可能会成瘾。

（2）喷托维林是非麻醉性中枢镇咳药，用于轻咳或少量痰液者，无成瘾性，副作用有口干、恶心、腹胀、头痛等。

2.祛痰药

（1）溴己新可使痰液中黏稠多糖纤维断裂，痰液黏稠度降低。偶见恶心、转氨酶增高，胃溃疡者慎用。

（2）盐酸氨溴索可促进肺表面活性物质分泌，增强呼吸道纤毛清除功能，是润滑性祛痰药，胃肠道不适等副作用较轻。对痰液较多或年老体弱、无力咳痰者，以祛痰为主，有利于排痰，保持呼吸道通畅。尽量避免使用可待因等强镇咳药，因其可抑制中枢和加重呼吸道阻塞。

（四）戒烟停止吸烟可改变自然病程，显著减慢病情的恶化速度。首先要戒烟，因为要打断生理成瘾环，需要患者的决心和配合。

具体措施

1.指导患者避免接触吸烟人群或环境，和戒烟成功者交流经验，清除工作场所、家中的储备烟。

2.告知患者戒烟第1周最困难，通常尼古丁完全撤离需2~4周。

3.提供以水果、蔬菜为主的低热量饮食，戒烟第1周多饮汤水以排除体内积蓄的尼古丁。合理安排生活、娱乐或外出旅游，以分散注意力。

4.有条件者可贴戒烟膏药（内含少量尼古丁），以减少戒烟痛苦，或把急性发病住院作为戒烟时机。

5.戒烟时可出现坐立不安、烦躁、头痛、腹泻和失眠等不适症状，需要家属的关心、理解和支持。可有计划地逐渐戒烟以减轻戒断症状。

【心理护理】

耐心倾听患者的诉说，鼓励患者和家属参与治疗护理计划。与患者探讨积极应对、配合治疗的方法，讲述其他成功的病例，可成立患者互助组，进行交流，提高患者战胜疾病的信心和自我护理能力。指导患者学会相关的应对技巧，如控制呼吸，散步，参加运动或劳动等。鼓励家庭成员承担为促进患者康复的责任，如改善环境（空气流通，适宜的温度、湿度）、改变饮食习惯、减少烟雾、花粉等过敏源的接触。

第三节　阻塞性肺气肿患者的护理

【概述】

阻塞I生肺气肿（obstruCTive pulmonary cmphyscma，简称肺气肿）是指终末细支气管远端（细支气管、肺泡管、肺泡囊和肺泡）气道弹性减退、过度膨胀、充气和肺容量增大，并伴有气道壁的破坏。由于大多数肺气肿患者伴有慢性咳嗽、咳痰史，很难同慢性支气管炎截然区分，故临床上将具有气道阻塞特征的慢性支气管炎和肺气肿，统称为慢性阻塞性肺疾病（即COPD简称慢阻肺）。由于吸烟、感染、大气污染等有害因素，近年来COPD有逐渐增加的趋势。

【临床表现】

（一）症状本病的主要症状是进行性加重的呼吸困难，且活动后加剧。慢性支气管炎并发肺气肿时，可在慢性咳嗽、咳痰的基础上逐渐出现呼吸困难。早期在劳累、上楼或登山时出现气促，逐渐发展至难以胜任原来的工作，甚至静息状态也感气促。感染时呼吸困难明显加重。全身症状有疲劳、食欲不振和体重减轻等。该病晚期可出现呼吸衰竭。

（二）体征早期体征无明显改变。随着病情的发展可见桶状胸，呼吸活动减弱，辅助呼吸肌活动增加；触诊语颤减弱或消失；叩诊过清音，心浊音界缩小，肝上界下移；听诊呼吸音减弱，呼气时间延长，心音遥远等。晚期患者因呼吸困难，颈、肩部辅助呼吸肌常参与呼吸运动，可表现为身体前倾。呼吸时常呈缩唇呼气，可伴有口唇发绀、右心衰竭等体征。

（三）临床分型根据患者临床表现和病理生理改变可分以下类型。

1.气肿型（PP型，A型，又称红喘型）。多见于明显瘦弱体形者和老年人。起病隐匿，病程较长，咳嗽、咳痰较轻，呼吸困难明显，多呈持续性。由于通气过度，动脉血氧分压可正常或稍低，呈喘息外貌，无发绀。主要病理改变为全小叶或小叶中央型肺气肿。晚期发生呼吸衰竭和右心衰竭。

2.支气管炎型（BB型，B型，又称紫肿型）。多见于肥胖体形者，发病年龄较早。以呼吸道反复感染为主，咳嗽较重，咳黏液脓性痰且量多，早期有发绀，但呼吸困难相对较轻。动脉血氧分压常明显降低。主要病理变化为严重慢性支气管炎伴小叶中央型肺气肿。较早出现呼吸衰竭和右心衰竭。

3.混合型同时存在上述两种类型的特征。

【护理】

（一）改善气体交换

1.环境和体位室内环境安静、舒适，空气洁净，保持合适的温湿度。冬季注意保暖，避免直接吸入冷空气。戒烟。.患者取舒适体位，晚期患者常采取身体前倾位，使辅助呼吸肌共同参与呼吸。

2.密切观察病情观察患者咳嗽、咳痰、呼吸困难进行性加重的程度，全身症状、体征和并发症情况。监测动脉血气分析和水、电解质、酸碱平衡状况。

3.观察用药反应遵医嘱应用抗炎、止咳、祛痰、平喘等药物，观察疗效和副作用。

4.呼吸肌功能锻炼其目的是改变浅而快呼吸为深而慢的有效呼吸。进行腹式呼吸、缩唇呼气、膈肌起搏（体外膈神经电刺激）、吸气阻力（阈值）器呼吸锻炼等，加强胸、膈呼吸肌肌力和耐力，改善呼吸功能。常用的方法有：

（1）腹式呼吸法（膈式呼吸锻炼）肺气肿患者呼气时，因气体排出困难，肺泡内残留气体过多而膨胀，引起呼吸幅度下降（呼吸短促）。增加膈肌和腹肌活动，改善呼吸功能。开始时，护理人员先作示范，然后给予具体的辅导指导和纠正。

方法：指导患者取立位、坐位或平卧位，初学时，以半卧位容易掌握。两膝半屈（或膝下垫小枕），使腹肌放松。两手分别放于前胸部和上腹部；用鼻缓慢吸气时，膈肌最大程度下降，腹肌松弛，腹部手感向上抬起，胸部手在原位不动，抑制胸廓运动；呼气时，腹肌收缩帮助膈肌松弛，膈肌随腹腔内压增加而上抬，增加呼气潮气量。同时可配合缩唇呼气法，每天进行锻炼，时间由短到长，逐渐习惯于平稳而缓慢的腹式呼吸。训练腹式呼吸有助于降低呼吸频率，增加潮气量肺泡通气量，减少功能残气量，并增加咳嗽、咳痰能力，缓解呼吸困难症状，改善换气功能。

（2）缩唇呼气法指导患者呼气时腹部内陷，胸部前倾，将口唇缩小（呈吹口哨样），尽量将气呼出，以延长呼气时间，同时口腔压力增加，传至末梢气道，避免小气道过早关闭，改善肺泡有效通气量。吸呼气时间比 1：2 或 1：3，尽量深吸气慢呼气。每分钟 7—8 次，10—20min/次，2 次/d。

5.体育锻炼根据病情制定多种多样行之有效的锻炼计划。锻炼方式如散步、太极拳、体操、上下楼、骑自行、车等。对病情较重者，鼓励患者进行床边活动，注意做好防护工作。锻炼应以患者不感到过度疲劳为宜，坚持锻炼有利于提高体力、耐力和抵抗力。

6.氧疗护理慢性低氧血症可引起患者运动受限，体重下降，精神神经改变等，长期持续低流量吸氧能改善缺氧，延长患者生存时间。一般采用鼻导管持续低流量吸氧，每日 10—15h，提高血氧分压。COPD 患者因长期二氧化碳潴留，主要通过缺氧刺激呼吸中枢，而持续低流量吸氧，维持 PaO_2 在 60mmHg 以上，既能改善组织缺氧，也可防止因缺氧状态解除而抑制呼吸中枢。氧疗有效的指标为：患者呼吸困难减轻、呼吸频率减慢、发绀减轻、心率减慢、活动耐力增加。

（二）保持呼吸道通畅指导痰多黏稠、难咳的患者多饮水，遵医嘱每天用生理盐水、硫酸庆大霉素、糜蛋白酶等药物雾化吸入，指导患者采取有效咳嗽方式，护理人员或家属协助患者翻身、胸部叩击和体位引流，以利于分泌物的排出。

（三）做好饮食指导、改善营养状况

1.评估营养状况动态监测患者的实际体重和理想体重的比值，可反映能量代谢的总体情况（营养不良时实际体重低于理想体重10%以上），测量三头肌皮褶厚度、上臂中部肌围（营养不良时均小于标准测量值的肋%），肌肉松弛无力程度；检查血清蛋白等实验室指标。营养不良可加重肌力受损，抵抗力下降，易继发感染。

2.做好饮食指导应结合患者的饮食习惯、经济状况、消化能力和宗教习惯等，和患者、家属共同进行科学、合理、切实可行的食谱设计和安排。向患者说明饮食治疗的重要性，保证每日足够的热量、蛋白质，补充适宜的水分、纤维素；避免易引起便秘的食物，如油煎食物、干果、坚果等，避免食用汽水、啤酒、豆类、马铃薯和胡萝卜等易产气食品，防止便秘、腹胀影响呼吸。指导患者少食多餐，细嚼慢咽，以进食后不产生饱胀感为宜，循序渐进地养成良好的个人饮食习惯。

3.增进食欲咳痰后及进餐前后漱口，保持口腔清洁；进餐前适当休息，减轻疲乏，避免不良刺激；提供舒适的进餐环境；采取煮、蒸、炖、烩等烹调方法，提供色、香、味、形俱全的饮食；餐后避免平卧，有利于消化吸收。

4.缓解患者焦虑

（1）增强患者信心帮助患者了解、适应医院生活和环境特点，了解目前的病情、程度及与疾病相关的知识，如症状、诱因、治疗和护理方法等。与患者共同制定和实施康复计划，使患者通过消除诱因、定期呼吸肌功能锻炼、合理用药等，减轻症状，增强患者战胜疾病的信心。

（2）缓解焦虑减轻焦虑的方法，如放慢思维、控制呼吸、眺望远处、外出散步，或听轻音乐、做游戏、放松训练、按摩、做手工活，或培养1~2种爱好，如养花种草、下棋、打牌等娱乐活动，以分散注意力，减少孤独感。帮助患者认识焦虑的危害性，学习解决问题的方法，逐渐提高自我护理的能力。

（3）家庭支持指导患者家属了解康复治疗（生活方式、营养支持、戒烟、体育锻炼、长期氧疗、呼吸锻炼等）的重要性，给予患者心理、经济支持。

第四节　肺源性心脏病患者的护理

【概述】　慢性肺源性心脏病（chronic pulmonary heart disease，简称肺心病）是由肺组织、肺动脉血管或胸廓慢性病变引起的肺组织结构和功能异常，肺血管阻力增加，肺动脉压力增高所致右心扩张、肥大，或伴有右心衰竭的心脏病。肺源性心脏病简称肺心病，是我国中老年人的常见病、多发病。农村患病率高于城市，随年龄增加而增高，吸烟者比不吸烟者高。冬春季节、气候骤变是肺心病急性发作的重要因素。

【临床表现】

病程缓慢，临床上除原有肺、胸疾病的症状和体征外，可逐渐出现肺、心功能衰竭及其他脏器的功能损害表现。可分为代偿期和失代偿期。

（一）肺、心功能代偿期（包括缓解期）　以慢阻肺为主要表现。慢性咳嗽、咳痰、气促，反复发作，活动后加重。逐渐出现心悸、胸闷、乏力、畏食、呼吸困难和劳动耐力下降。体检有明显肺气肿体征，可闻及干、湿啰音；心浊音界因肺气肿而不易叩出；肺动脉瓣区第二心音亢进，提示有肺动脉高压；三尖瓣区闻及收缩期杂音和剑突下心脏搏动，提示右心室肥大。部分患者因肺气肿引起胸膜腔内压升高，腔静脉回流受阻而出现颈静脉充盈。肝上、下界可因膈下降而明显下移，应与右心衰竭肝淤血相鉴别。下肢可有轻微浮肿，下午明显，次晨消失。常有营养不良的表现。

（二）肺、心功能失代偿期（包括急性加重期）　以呼吸衰竭为主要表现，或伴心力衰竭。

1.呼吸衰竭常见诱因为急性呼吸道感染。

2.心力衰竭主要为右心衰竭，如心悸、气急、腹胀、食欲下降，发绀、颈静脉怒张、肝大和压痛、肝颈静脉反流征阳性、下肢浮肿等。

【护理】

（一）改善气体交换参见本书第二节阻塞性肺气肿患者的护理措施中"改善气体交换"相关内容。

（二）保持呼吸道通畅指导患者和家属了解疾病发生、发展过程及防治原发病的重要性。指导痰多黏稠、咳痰困难的患者多饮水，遵医嘱每天用生理盐水、硫酸庆大霉素、糜蛋白酶等药物雾化吸入，指导患者采取有效咳嗽方式，护理人员或家属协助患者翻身、胸部叩击和体位引流，以利于分泌物的排出。

（三）适当活动与锻炼、增强体质

1.环境和休息 保持环境安静、空气新鲜，维持适当的室温和湿度。心肺功能失代偿期，患者应绝对卧床休息。限制探视，减少不良环境刺激，保证充足的睡眠和休息，有利于心肺功能的恢复。采取舒适体位，如半卧位或坐位等，减少机体耗氧量，有利于减轻呼吸困难和心脏负担。

2.体育锻炼 向患者说明活动的重要性，以量力而行、循序渐进为原则：

（1）协助长期卧床、重危患者定时改变体位、拍背，鼓励患者进行有效咳嗽，保持呼吸道通畅，减轻症状。

（2）指导较重患者在床上进行缓慢的肌肉松弛活动，如单侧上肢（轮流交替）前伸，握拳，使上肢肌肉保持紧张 5s 后，松弛平放床上；单侧下肢（轮流交替）抬离床面，肌肉保持紧张 5 秒后，平放床上等。

（3）鼓励患者进行呼吸肌功能锻炼，通过腹式呼吸、缩唇呼气等，加强胸、膈呼吸肌肌力和耐力，提高活动耐力。

（四）合理膳食

1.皮肤护理 右心衰竭患者常出现体循环淤血，评估和观察有无颈静脉怒张、肝大和下肢、骶尾部浮肿，以及下垂部位有无浮肿，有无并发压疮。因肺心病患者常有营养不良，若长期卧床，容易形成压疮。指导患者衣服宜宽松柔软，有条件可用气垫床，抬高下肢，定时变换体位，在受压部位垫气圈或海绵垫。

2.营养疗法 限制钠盐摄入，每天给予热量至少 12.54kJ/kg，其中蛋白质为 1.0~1.5g/（kg·d），因碳水化合物可增加 CO_2 生成量，增加呼吸负担，故碳水化合物一般≤60%。应给予高纤维素、易消化清淡饮食，防止便秘、腹胀而加重呼吸困难。避免含糖高的饮食，以免引起痰液黏稠。少食多餐，减少用餐时的疲劳，进食前后漱口，保持口腔清洁，促进食欲。必要时静脉补充维生素、脂肪乳剂、复方氨基酸、新鲜血或清蛋白等。

3.用药护理 观察药物的疗效和副作用：

（1）重症患者避免使用镇静药、麻醉药、催眠药，以免抑制呼吸功能和咳嗽反射。

（2）利尿剂有减少血容量、减轻右心负荷、消除浮肿的作用，应防止低钾、低氯性碱中毒而加重缺氧，避免过度脱水引起血液浓缩、痰液黏稠而致排痰不畅等副作用；尽可能白天使用利尿剂，避免夜间因排尿频繁而影响睡眠。

（3）患者因慢性缺氧和感染对洋地黄类药物耐受性很低，治疗效果差，易发生心律失常，应注意观察；缺氧和感染可使心率增快，故不宜以心率作为衡量洋地黄类药物的应用和疗效评价指标；用洋地黄类药前，遵医嘱注意纠正缺氧和低钾血症，以免引起药物毒性反应；监测水、电解质和酸碱平衡情况。

（4）应用血管扩张剂时，注意观察心率增快、血氧分压降低、二氧化碳分压升高等副作用。

（5）使用广谱抗菌药物时，注意观察可能继发的真菌感染。

（6）根据病情，严密控制输液量和输液速度，准确记录 24h 出入量。

（五）做好心理护理

1.心理护理由于反复发作、多次住院，常给患者造成很大的精神压力和经济负担，护士要进行适当引导和安慰。帮助患者了解充分的休息有助于心肺功能的恢复；协助患者了解疾病过程，适应医院环境和生活方式，减轻心理焦虑和压力。和患者共同制订康复计划，在活动和呼吸肌锻炼中，给予鼓励和赞扬，使患者认识到自己有所进斗，增强患者战胜疾病的信心。

2.改善睡眠

（1）保持安静、舒适的环境，避免强烈光线刺激和噪声。

（2）睡前不要运动，保持全身肌肉放松，进行缓慢深呼吸，或温水洗脚、温水浴或背部按摩等方法，有助于睡眠。

（3）限制夜间的液体摄入量，睡前排尿，以免夜间起床解尿。

（4）限制午后饮用含咖啡饮料，避免饮酒。生活要有规律，注意适当的娱乐和活动，尽可能调整白天睡眠时间和次数。

（5）必要时遵医嘱使用药物，以助休息。

（六）其他

1.去除病因和诱因鼓励患者戒烟，介绍戒烟成功的个案，指导戒烟方法。避免吸入尘埃、刺激性气体，避免进入空气污染、有传染源的公共场所及接触上呼吸道感染者。注意保暖，避免进出温差大的地方。

2.避免或减少急性发作预防感冒，可用核酸酪素注射液、疫苗预防。保持呼吸道通畅，坚持家庭氧疗。定期随访，合理使用治疗药物。如出现轻微的呼吸道感染症状，应及时就诊。指导患者及家属观察并发症。

3.增加抵抗力适当休息，保证足够的热量、营养、维生素和水分，保持口腔清洁。进行体育、呼吸锻炼，如腹式呼吸、缩唇呼气等，改善呼吸功能，提高机体免疫功能，延缓病情的发展。

【潜在并发症与护理】

（一）肺性脑病是本病的潜在并发症。

（二）护理

1.病情观察肺心病急性发作时，观察呼吸困难、发绀、心悸、胸闷或下肢水肿，定期监测和记录患者的体温、脉搏、呼吸、血压、尿量。如缺氧和 CO_2 潴留急骤变化，可引起失眠、精神错乱、狂躁或表情淡漠、神志恍惚、嗜睡、昏迷等肺性脑病的表现应及时报告医生并协助抢救。

2.休息和安全保护　患者绝对卧床休息，呼吸困难者取半卧位。对有肺性脑病先兆症状者，予床档或约束肢体，加以安全保护。必要时专人护理。

3.科学用氧一般持续低流量、低浓度给氧，氧流量 1~2L/min，浓度在 25%—29%。防止高浓度吸氧抑制呼吸，加重肺性脑病。

4.用药护理遵医嘱应用呼吸兴奋剂，观察药物疗效。注意保持气道通畅，如发现药物过量引起心悸、呕吐、震颤，甚至惊厥，应立即通知医生予对症治疗。

第五节　支气管扩张患者的护理

【概述】

支气管扩张（bronchieCTasis）是支气管慢性异常扩张所致的疾病。由于支气管及其周围的组织慢性炎症以及支气管阻塞，导致支气管组织结构较严重的病理性破坏而引起的支气管管腔的扩张和变形。临床特点为长期咳嗽、咳大量脓痰和/或者反复咯血。起病多见于儿童和青年人。

【临床表现】

（一）症状病程较长，多于青年、幼年期发病。常在童年有麻疹、百日咳或支气管肺炎病史，迁延不愈，以后伴有反复发作的下呼吸道感染。临床典型症状为慢性咳嗽伴大量脓痰和反复咯血。其表现轻重与支气管病变及感染程度有关。慢性咳嗽和咳脓痰，痰量与体位改变有关，晨起或夜间卧床转动体位时咳嗽、咳痰量增加。感染急性发作时，黄绿色脓痰明显增多，可达数百毫升。如有厌氧菌感染，痰与呼吸有臭味。感染时痰液静置于玻璃瓶内有分层特征：上层为泡沫，泡沫下为脓性成分，中层为黏液，底层为坏死组织沉淀物。半数以上患者有程度不等的反复咯血，从血痰到大量咯血，咯血量与病情严重程度、病变范围可不一致。部分患者仅有反复咯血，临床称之为"干性支气管扩张"，常见于结核性支气管扩张，病变多在引流良好的上叶支气管。反复肺部感染时，可出现间歇发热或高热、食欲下降、乏力、消瘦、贫血等全身症状，严重时伴气促、发绀。

（二）体征轻症或干性支气管扩张体征可不明显。病变典型者可于下胸部、背部的病变部位闻及固定、持久的粗湿啰音，呼吸音减低，严重者可伴哮鸣音，部分慢性患者伴有杵状指（趾）。

【辅助检查】

（一）胸部 X 线检查可见一侧或双侧下肺纹理增多或增粗，典型者可见多个不规则的蜂窝状透亮阴影或沿支气管的卷发状阴影，感染时阴影内可有液平面。体层摄片还可见不张肺内支气管扩张和变形的支气管充气征。CT 检查显示管壁增厚的柱状扩张或成串成簇的囊性改变。近年来高分辨率 CT 的临床应用，可显示次级肺小叶为基本单位的肺内细微结构，因此，能显示常规 CT 难以发现的支气管扩张病变影像，有逐渐取代支气管造影的趋势。

（二）纤维支气管镜检查有助于鉴别管腔内异物、肿瘤或其他阻塞性因素引起的支气管扩张，还可进行活检、局部灌洗等检查。支气管造影是诊断支气管扩张的主要依据，可明确扩张的部位、形态、范围和病变严重程度，也为考虑外科手术治疗提供重要依据。血清免疫球蛋白和补体检查有助于发现免疫缺陷病引起呼吸道反复感染所致的支气管扩张。

【护理 】

（一）注意休息合理饮食

1.急性感染或病情严重者应卧床休息。保持室内空气流通，维持适宜的温、湿度，注意保暖。使用防臭、除臭剂，消除室内异味。

2.提供高热量、高蛋白质、富含维生素饮食，避免冰冷食物诱发咳嗽，少食多餐。因咳大量脓痰，指导患者在咳痰后及进食前用清水或漱口剂漱口，保持口腔清洁，增加食欲。鼓励患者多饮水，每天1.500ml以上，充足的水分可稀释痰液，有利于排痰。

（二）密切观察病情

1.病情观察观察咳嗽、痰液的量、颜色和黏稠度，与体位的关系，痰液是否有臭味。观察咯血程度，及发热、消瘦、贫血等全身症状，出现气促、发绀常表示病情严重。

2.避免诱发因素如戒烟，避免到空气污染的公共场所和有烟雾的场所，避免接触呼吸道感染患者等。

（三）做好体位引流方法：

1.引流前准备向患者解释体位引流的目的、过程和注意事项，监测生命体征和肺部听诊，明确病变部位。

2.引流体位根据病变部位、患者经验（自觉有利于咳痰的体位），采取适当体位。原则上抬高患肺位置，引流支气管开口向下，有利于潴留的分泌物随重力作用流人大支气管和气管排出。病变位于上叶者，取坐位或健侧卧位。病变位于中叶者，取仰卧位稍向左侧。病变位于舌叶者，取仰卧位稍向右侧。病变位于下叶尖段者，取俯卧位。三种体位床脚均抬高30~50cm。病变位于下叶各底段者，床脚抬高30~50cm，如为前底段取仰卧位，外底段取侧卧位（患侧在上），后底段取俯卧位。

3.引流时间和观察根据病变部位、病情和患者体力，每天1~3次，每次15~20min。一般在餐前引流。引流时应有护士或家人协助，观察患者反应，如有脸色苍白、发绀、心悸、呼吸困难等异常，应立即停止。

4.促进痰液引流措施对痰液黏稠者，引流前15min先遵医嘱给予雾化吸入生理盐水，可加人硫酸庆大霉素、α-糜蛋白酶、β2受体激动剂等药物，以降低痰液黏稠度，避免支气管痉挛。引流时辅以胸部叩击等措施，指导患者进行有效咳嗽，以提高引流效果。

5.引流后护理患者休息，给予清水或漱口剂漱口，去除痰液气味，保持口腔清洁，减少呼吸道感染机会。观察痰液情况，复查生命体征和肺部呼吸音及哕音变化，观察治疗效果。

（四）用药护理按医嘱用抗生素、祛痰剂、支气管舒张药物，指导患者掌握药物的疗效、剂量、用法和副作用。

（五）确保呼吸道通畅严防窒息发生

1.病情观察密切观察患者有无胸闷、烦躁不安、气急、面色苍白、口唇发绀、大汗淋漓等窒息前症状，.定期监测体温、心率、呼吸、血压，记录咯血量、痰量及其性质。

2.保持呼吸道通畅痰液黏稠无力咳出者，可经鼻腔吸痰。重症患者在吸痰前后应适当提高吸氧浓度，以防吸痰引起低氧血症。

3.大咯血窒息的抢救出现窒息征象时，应立即取头低脚高俯卧位，脸侧向一边，避免血液吸入引起窒息。轻拍背部有利于血块排出，并迅速挖出或吸出口、咽、喉、鼻部血块。无效时行气管插管或气管切开，解除呼吸道阻塞。

4.心理支持 医护人员陪伴床边，安慰患者，防止患者屏气或声门痉挛，鼓励患者轻轻咳出积在气管内的痰液或血液，及时帮助患者去除污物。必要时遵医嘱给予镇静剂，解除紧张情绪。

5.抢救准备准备好吸引器、氧气、鼻导管、气管切开包、止血药、呼吸兴奋剂、升压药等抢救设备和药品。

第六节　肺炎患者的护理

【概述】

肺炎（pneumonia）是指肺实质（包括终末气道、肺泡腔和肺间质）等的炎症。是呼吸系统常见病，在我国发病率高，目前在各种死因中占第 5 位。

发病率和病死率高与下列因素有关：病原体变迁、病原学诊断困难、易感人群结构改变医院获得性肺炎发病率增高、不合理应用抗生素引起细菌耐药性增高、部分人群贫困化加剧等。老年人或免疫功能低下者（用免疫抑制剂、久病体衰、糖尿病、尿毒症等）并发肺炎时病死率高。

【护理】

（一）一般护理措施

1.注意休息、环境适宜患者卧床休息以减少氧耗量、缓解头痛、肌肉酸痛等症状。环境应保持安静、阳光充足、空气清新，室温为 18~20℃、湿度保持在 55%~60%。注意保暖，避免受凉。

2.合理膳食提供足够热量、蛋白质和维生素的流质或半流质，以补充高热引起的营养物质消耗。鼓励患者足量饮水（2~3L/d），轻症者无须静脉补液。失水者可遵医嘱补液，保持血钠<145mmol/L，尿比重<1.020，补充因发热而丢失的水和盐，加快毒素排泄和热量散发，尤其是食欲差或不能进食者。心脏病或老年人应注意补液速度，过快易导致急性肺水肿。有明显麻痹性肠梗阻或胃扩张时，应暂时禁食、禁水，给予胃肠减压，直至肠蠕动恢复。

3.口腔护理做好口腔护理，鼓励患者经常漱口，增加食欲；口唇疱疹者局部涂液状石蜡或抗病毒软膏，防止继发感染。

4.病情观察监测患者神志、体温、呼吸、脉搏、血压和尿量，做好记录，便于观察热型，有助于明确诊断。重症肺炎不一定有高热，应重点观察儿童、老年人、久病体弱者的病情变化。

5.高热护理寒战时注意保暖，及时添加被褥，给予热水袋时防止烫伤。高热时采用酒精擦浴、冰袋、冰帽进行物理降温，预防惊厥。以逐渐降温为宜，防止虚脱，不宜用阿司匹林或其他解热药，以免大汗、脱水和干扰热型观察。患者出汗时，及时协助擦汗、换衣，避免受凉。

6.用药护理遵医嘱及时使用抗生素，观察疗效和副作用。如头孢唑啉钠（先锋Ⅴ）可有发热、皮疹、胃肠道不适，偶见白细胞减少和丙氨酸氨基转移酶增高。喹诺酮类药（氧氟沙星、环丙沙星）偶见皮疹、恶心等，不宜用于儿童。注意氨基糖苷类抗生素有肾、耳毒性的副作用，老年人或肾功能减退者应慎用或适当减量。

（二）鼓励并协助患者排痰

1.痰液观察观察痰液颜色、性质、气味和量，如肺炎球菌肺炎呈铁锈色痰，克雷白杆菌肺炎典型痰液为砖红色胶冻状，厌氧菌感染者痰液多有恶臭味等。最好在用抗生素前留取痰标本，痰液采集后应在 10min 内接种培养。

2.排痰措施鼓励患者有效咳嗽，清除呼吸道分泌物。痰液黏稠不易咳出、年老体弱者，可给予翻身、拍背、雾化吸入、祛痰剂等协助排痰。

3.对症护理患者胸痛时，常随呼吸、咳嗽而加重，可采取侧卧位，或用宽胶布固定胸廓，减轻疼痛；必要时可用少量可待因。有低氧血症（$PaO_2<60mmHg$）或发绀者给予氧气吸入。

（三）密切观察病情积极防治感染性休克

1.密切观察病情发现患者神志模糊、烦躁、发绀、四肢厥冷、心动过速、尿量减少、血压降低等休克征象，应及时通知医师，准备药品，配合抢救。　2.感染性休克抢救配合　（1）体位和吸氧取仰卧中凹位，抬高头胸部 20°、抬高下肢约 30°，有利于呼吸和静脉血回流。高流量吸氧，维持动脉血氧分压在 60mmHg 以上，改善缺氧状况。按重症监护，注意保暖和安全。

（2）补充血容量尽快建立两条静脉通道，遵医嘱给予低分子右旋糖酐或平衡盐液，以维持有效血容量，降低血液黏滞度，防止 DIC 发生；应用 5%碳酸氢钠静滴时，因其配伍禁忌较多，宜单独输入。应随时观察患者全身情况、血压、尿量、尿比重、血细胞比容等，监测中心静脉压，作为调整补液速度的指标，以中心静脉压不超过 $10cmH_2O$，尿量在 30ml/h 以上为宜。

（3）血管活性药物在静脉输入多巴胺、间羟胺（阿拉明）等血管活性药物时，应根据血压随时调整滴速，维持收缩压在 90~100mmHg，保证重要器官的血液供应，改善微循环。注意防止液体溢出血管外，以免引起局部组织坏死。

（4）控制感染联合广谱抗生素使用时，注意观察药物疗效和副作用。

（5）纠正水、电解质和酸碱失衡监测和纠正钾、钠、氯和酸碱失衡。输液不宜过多过快，以免引起心力衰竭和肺水肿。如血容量已补足，尿量仍<400ml/d、比重<1.018，注意有无急性肾衰竭同时报告医生。

（王英香　孙利　龙金荣　高娟娟）

第十章　消化系统疾病患者的护理

第一节　肠结核患者的护理

肠结核（intestinal tuberculosis）是由于结核杆菌侵犯肠道引起的慢性特异性炎症。肠结核在发展中国家发病率较高，而西方发达国家少见。本病多见于青壮年，女性略多于男性。

【临床表现】

肠结核大多起病缓慢，病程较长。早期症状不明显，容易被忽视。

（一）症状

1.腹痛多位于右下腹，也可因回盲部病变引起上腹或脐周牵涉痛。疼痛性质一般为隐痛或钝痛，进食易诱发或加重，出现腹痛与排便。这与回盲部病变使胃—回肠反射或胃—结肠反射亢进，使病变肠曲痉挛或蠕动增强有关。排便后疼痛可有不同程度的缓解。增生型肠结核或并发肠梗阻时，有腹部绞痛，伴腹胀。

2.腹泻和便秘腹泻是溃疡型肠结核的主要表现之一。每日排便2—4次，粪便呈糊状或稀水状，不含黏液或脓血，如直肠未受累，无里急后重感。若病变严重而广泛时，腹泻次数可达每日十余次，粪便可有少量黏液、脓液。此外，可伴有便秘，大便呈羊粪状，隔数日再有腹泻。这种腹泻与便秘交替是由于肠结核引起胃肠功能紊乱所致。增生型肠结核多以便秘为主要表现。

3.全身症状和肠外结核表现溃疡型肠结核常有结核毒血症及肠外结核特别是活动性肺结核的临床表现，严重时可出现维生素缺乏、脂肪肝、营养不良性水肿等表现；增生型肠结核全身情况一般较好。

（二）体征患者呈慢性病容、消瘦、苍白。腹部肿块为增生型肠结核的主要体征，常位于右下腹，较固定，质地中等，伴有轻、中度压痛。可有肠鸣音亢进、肠型与蠕动波。当溃疡型肠结核合并有局限性腹膜炎、局部病变肠管与周围组织粘连或同时有肠系膜淋巴结结核时，也可出现腹部肿块。

（三）并发症见于晚期患者，常有肠梗阻、瘘管形成，肠出血少见，也可并发结核性腹膜炎，偶有急性肠穿孔。

【实验室及其他检查】

（一）血液检查血常规检查可有不同程度的贫血，无并发症的患者白细胞计数一般正常。红细胞沉降率多明显增快，可作为评估结核病活动程度的指标之一。

（二）粪便检查粪便多为糊状，一般不混有黏液脓血，显微镜下可见少量脓细胞和红细胞。粪便浓缩有时可查到结核杆菌，对痰菌阴性者有意义。

（三）X线检查X线钡餐造影或钡剂灌肠检查对肠结核的诊断具有重要意义。其X线表现主要是肠黏膜皱襞粗乱、增厚、溃疡形成。在溃疡型肠结核，钡剂在病变肠段排空很快，显示充盈不佳，呈激惹状态，而在病变的上、下肠段则钡剂充盈良好，称为X线钡影跳跃征象。此外，尚可见肠腔狭窄、肠段缩短变形、回肠盲肠正常角度丧失。

（四）结肠镜检查可直接观察全结肠和回肠末段，内镜下病变肠：黏膜充血、水肿、溃疡形成，可伴有大小及形态各异的炎性息肉、肠腔狭窄等。如果活检找到干酪样坏死性肉芽肿或结核杆菌，则可以确诊。

（五）其他结核菌素试验强阳性及聚合酶链反应（PCR）阳性也有辅助诊断的作用。

【护理】

由于结核病是一种慢性消耗性疾病，只有保证充足的营养供给，提高机体抵抗力，才能促进疾病的痊愈。因此，应向患者及家属解释营养对治疗肠结核的重要性，并与其共同制定饮食计划。给予高热量、高蛋白、高维生素易于消化的食物。腹泻明显的患者应少食乳制品、富含脂肪和粗纤维的食物，以免加快肠蠕动。肠梗阻的患者应禁食。对严重营养不良的患者，应协助医生进行静脉营养治疗，以满足机体代谢需要。每周测量患者的体重，监测有关营养指标，以评价其营养状况。

其他常见症状的护理措施参见有关章节。

第二节　溃疡性结肠炎患者的护理

【概述】

溃疡性结肠炎（uC）亦称非特异性溃疡性结肠炎，是一种病因不明的慢性直肠和结肠炎性疾病。病变主要位于结肠的黏膜与黏膜下层。主要症状有腹泻、黏液脓血便和腹痛，病程漫长，病情轻重不一，常反复发作。本病多见于20~40岁，男女发病率无明显差别。

【临床表现】

起病多数缓慢，少数急性起病。病程长，呈慢性经过，常有发作期与缓解期交替。

（一）症状

1.消化系统表现

（1）腹泻为最主要的症状，典型者呈黏液或黏液脓血便，为炎症渗出和黏膜糜烂及溃疡所致。大便次数和便血程度反映病情严重程度，轻者每日排便 2~4 次，粪便呈糊状，可混有黏液、脓血，便血轻或无；重者腹泻每日可达 10 次以上，大量脓血，甚至呈血水样粪便。大多伴有里急后重，为直肠炎症刺激所致。病变限于直肠和乙状结肠的患者，偶有腹泻与便秘交替的现象，与病变直肠排空功能障碍有关。

（2）腹痛轻者或缓解期患者多无腹痛或仅有腹部不适，活动期有轻或中度腹痛，为左下腹或下腹的阵痛，亦可涉及全腹。有疼痛一便意一便后缓解的规律。若并发中毒性结肠扩张或腹膜炎，则腹痛剧烈而持续。

（3）其他症状可有腹胀、食欲不振、恶心、呕吐等。

2.全身表现 中、重型患者活动期有低热或中等度发热，高热多提示有并发症或见于急性暴发型。重症患者可出现衰弱、低蛋白血症、水和电解质平衡紊乱等表现。

3.肠外表现本病可伴有一系列肠外表现，包括口腔黏膜溃疡、结节性红斑、外周关节炎、坏疽性脓皮病、虹膜睫状体炎等。

（二）体征患者呈慢性病容，精神状态差，重者呈消瘦贫血貌。轻者仅有左下腹轻压痛，有时可触及痉挛的降结肠和乙状结肠。重症者常有明显腹部压痛和鼓肠。若有反跳痛、腹肌紧张、肠鸣音减弱等应注意中毒性结肠扩张和肠穿孔等并发症。

（三）并发症可并发中毒性结肠扩张、直肠结肠癌变、大出血、急性肠穿孔、肠梗阻等。

（四）临床分型临床上根据本病的病程、严重程度、病变范围和病期进行综合分型。

1.根据病程经过分型①初发型：无既往史的首次发作；②慢性复发型：最多见，发作期与缓解期交替；③慢性持续型：病变范围广，症状持续半年以上；④急性暴发型：少见，病情严重，全身毒血症状明显，易发生大出血和其他并发症。上述后三型可相互转化。

2.根据病情严重程度分型参考 Edwards 和 Truaelove 综合分类法，可分为 3 型。①轻型：多见，腹泻每日 4 次以下，便血轻或无，无发热、脉速，贫血轻或无，血沉正常；②中型：介于轻型和重型之间，腹泻每日在 4 次及以上，仅伴有轻微全身表现；③重型：腹泻每日 6 次以上，有明显黏液血便，体温>37.7℃，至少持续 2 天以上，脉搏>90 次/min，血红蛋白≤75g/L，血沉加快，短期内体重明显减轻。

3.根据病变范围分型可分为直肠炎、直肠乙状结肠炎、左半结肠炎、全结肠炎以及区域性结肠炎。

4.根据病期分型可分为活动期和缓解期。

【实验室及其他检查】

（一）血液检查可有红细胞和血红蛋白减少。活动期白细胞计数增高，血沉增快和 c-反应蛋白增高是活动期的标志。重症患者可有血清蛋白下降、凝血酶原时间延长和电解质平衡紊乱。

（二）粪便检查粪便肉眼检查常见血、脓和黏液，显微镜检见多量红、白细胞或脓细胞，急性发作期可见巨噬细胞。

（三）结肠镜检查是本病诊断的最重要手段之一，可直接观察病变肠黏膜并取活检。内镜下可见病变黏膜充血和水肿，粗糙呈颗粒状，质脆易出血。黏膜上有多发性浅溃疡，散在分布，亦可融合，表面附有脓性分泌物。也可见假息肉形成，结肠袋变钝或消失。

（四）X线钡剂灌肠检查　可见黏膜粗乱或有细颗粒改变，也可呈多发性小龛影或小的充盈缺损，有时病变肠管缩短，结肠袋消失，肠壁变硬，可呈铅管状。重型或暴发型一般不宜作此检查，以免加重病情或诱发中毒性结肠扩张。

【护理】

（一）饮食护理指导患者食用质软、易消化、少纤维素又富含营养、有足够热量的食物，以利于吸收，减轻对肠黏膜的刺激，供给足够的热量，维持机体代谢的需要。避免食用冷饮、水果、多纤维的蔬菜及其他刺激性食物，忌食牛乳和乳制品。急性发作期患者，应进流质或半流质饮食，病情严重者应禁食，按医嘱给予静脉高营养，以改善全身状况。应注意给患者提供良好的进餐环境，避免不良刺激，以增进患者食欲。观察患者进食情况，定期测量体重，监测血红蛋白和清蛋白，了解营养状况的变化。

（二）病情观察严密观察腹痛的性质、部位以及生命体征的变化，以了解病情的进展情况。如腹痛性质突然改变，应注意是否发生大出血、肠梗阻、中毒性结肠扩张、肠穿孔等并发症。

（三）用药护理遵医嘱给予柳氮磺吡啶（SASP）和（或）糖皮质激素，以减轻炎症，使腹痛缓解。注意药物的疗效及不良反应，如应用SASP时，患者可出现恶心、呕吐、皮疹、粒细胞减少及再生障碍性贫血等，应嘱患者餐后服药，服药期间定期复查血象；应用糖皮质激素者，要注意激素的副作用，不可随意停药，防止反跳现象。

第三节　肝硬化患者的护理

【概述】

肝硬化（cirrhosis of liver）是一种由不同病因引起的慢性进行性弥漫性肝病。病理特点为广泛的肝细胞变性坏死、再生结节形成、结缔组织增生，致使正常肝小叶结构破坏和假小叶形成。临床可有多系统受累，主要表现为肝功能损害和门静脉高压，晚期出现消化道出血、肝性脑病、感染等严重并发症。

在我国，肝硬化是常见疾病和主要死因之一。本病占内科总住院人数的4.3%~14.2%。患者以青壮年男性多见，35~48岁为发病高峰年龄，男女比例约为3.6~8∶1。

【临床表现】

肝硬化的病程发展通常比较缓慢，可潜伏3~5年或更长时间。临床上分为肝功能代偿期和失代偿期，但两期的界限并不清晰，有时不易划分，现分述如下：

（一）代偿期

早期症状轻，以乏力、食欲不振为主要表现，可伴有恶心、厌油腻、腹胀、上腹隐痛及腹泻等。症状常因劳累或伴发病而出现，经休息或治疗可缓解。患者营养状况一般较消瘦，肝轻度大，质地偏硬，可有轻度压痛，脾轻至中度大。肝功能多在正常范围内或轻度异常。

（二）失代偿期

主要为肝功能减退和门静脉高压所致的全身多系统症状和体征。

1.肝功能减退的临床表现

（1）全身症状和体征一般状况与营养状况均较差，乏力、消瘦、不规则低热、面色灰暗黝黑（肝病面容）、皮肤干枯粗糙、浮肿、舌炎、口角炎等。

（2）消化道症状食欲减退甚至畏食、进食后上腹饱胀不适、恶心、呕吐、稍进油腻肉食易引起腹泻，因腹水和胃肠积气而腹胀不适。上述症状的出现与胃肠道淤血水肿、消化吸收功能紊乱和肠道菌群失调等因素有关。肝细胞有进行性或广泛性坏死时可出现黄疸。

（3）出血倾向和贫血常有鼻出血、牙龈出血、皮肤紫癜和胃肠出血等倾向，系肝合成凝血因子减少、脾功能亢进和毛细血管脆性增加所致。贫血可因缺铁、缺乏叶酸和维生素 B12、脾功能亢进等因素引起。

（4）内分泌失调：

①雌激素增多、雄激素和糖皮质激素减少肝对雌激素的灭活功能减退，故体内雌激素增多。雌激素增多时，通过负反馈抑制腺垂体分泌促性腺激素及促肾上腺皮质激素的功能，致雄激素和肾上腺糖皮质激素减少。雌激素与雄激素比例失调，男性患者常有性欲减退、睾丸萎缩、毛发脱落及乳房发育；女性患者可有月经失调、闭经、不孕等。部分患者出现蜘蛛痣，主要分布在面颈部、上胸、肩背和上肢等上腔静脉引流区域；手掌大小鱼际和指端腹侧部位皮肤发红称为肝掌。肾上腺皮质功能减退，表现为面部和其他暴露部位皮肤色素沉着。

②醛固酮和抗利尿激素增多肝功能减退时对醛固酮和抗利尿激素的灭活作用减弱，致体内醛固酮及抗利尿激素增多。醛固酮作用于远端肾小管，使钠重吸收增加；抗利尿激素作用于集合管，使水的重吸收增加。钠水潴留导致尿少、浮肿，并促进腹水形成。

2.门静脉高压的临床表现门静脉高压症的三大临床表现是脾大、侧支循环的建立和开放、腹水。

（1）脾大门静脉高压致脾静脉压力增高，脾淤血而肿大，一般为轻、中度大，有时可为巨脾。上消化道大量出血时，脾脏可暂时缩小，待出血停止并补足血容量后，脾脏再度增大。晚期脾大常伴有对血细胞破坏增加，使周围血中白细胞、红细胞和血小板减少，称为脾功能亢进。

（2）侧支循环的建立和开放正常情况下，门静脉系与腔静脉系之间的交通支很细小，血流量很少。门静脉高压形成后，来自消化器官和脾脏的回心血液流经肝脏受阻，使门腔静脉交通支充盈扩张，血流量增加，建立起侧支循环。临床上重要的侧支循环有：①食管下段和胃底静脉曲张，主要是门静脉系的胃冠状静脉和腔静脉系的食管静脉、奇静脉等沟通开放，常在恶心、呕吐、咳嗽、负重等使腹内压突然升高，或因粗糙食物机械损伤、胃酸反流腐蚀损伤时，导致曲张静脉破裂出血，出现呕血、黑便及休克等表现；②腹壁静脉曲张，由于脐静脉重新开放，与附脐静脉、腹壁静脉等连接，在脐周和腹壁可见迂曲静脉以脐为中心向上及下腹壁延伸；③痔核形成，为门静脉系的直肠上静脉与下腔静脉系的直肠中、下静脉吻合扩张形成，破裂时引起便血。

（3）腹水是肝硬化肝功能失代偿期最为显著的临床表现。腹水出现前，常有腹胀，以饭后明显。大量腹水时腹部隆起，腹壁绷紧发亮，患者行动困难，可发生脐疝，膈抬高，出现呼吸困难、心悸。部分患者伴有胸水。腹水形成的因素有：①门静脉压力增高：使腹腔脏器毛细血管床静水压增高，组织间液回吸收减少而漏入腹腔；②低白蛋白血症：系指血浆白蛋白低于 30g/L，肝功能减退使白蛋白合成减少及蛋白质摄入和吸收障碍，低白蛋白血症时血浆胶体渗透压降低，血管内液外渗；③肝淋巴液生成过多：肝静脉回流受阻时，肝内淋巴液生成增多，超过胸导管引流能力，淋巴管内压力增高，使大量淋巴液自肝包膜和肝门淋巴管渗出至腹腔；④抗利尿激素及继发性醛固酮增多，引起水钠重吸收增加；⑤肾脏因素：有效循环血容量不足致肾血流量减少，肾小球滤过率降低，排钠和排尿量减少。

3.肝脏情况　早期肝脏增大，表面尚平滑，质中等硬；晚期肝脏缩小，表面可呈结节状，质地坚硬；一般无压痛，但在肝细胞进行性坏死或并发肝炎和肝周围炎时可有压痛与叩击痛。

（三）并发症

1.上消化道出血为本病最常见的并发症。由于食管下段或胃底静脉曲张破裂，引起突然大量的呕血和黑便，常引起出血性休克或诱发肝性脑病，死亡率高。应注意鉴别的是，部分肝硬化患者上消化道出血的原因系并发急性胃黏膜糜烂或消化性溃疡。

2.感染　由于患者抵抗力低下、门腔静脉侧支循环开放等因素，增加细菌入侵繁殖机会，易并发感染如肺炎、胆道感染、大肠杆菌败血症、自发性腹膜炎等。自发性腹膜炎系指腹腔内无脏器穿孔的急性腹膜细菌性感染。其主要原因是肝硬化时单核-吞噬细胞的噬菌作用减弱，肠道内细菌异常繁殖并经由肠壁进入腹膜腔，以及带菌的淋巴液漏入腹腔引起感染，致病菌多为革兰阴性杆菌。患者可出现发热、腹痛、腹胀、腹膜刺激征、腹水迅速增长或持续不减，少数病例发生中毒性休克。

3.肝性脑病是晚期肝硬化的最严重并发症。详见本章"肝性脑病"一节。

4.原发性肝癌肝硬化患者短期内出现肝脏迅速增大、持续性肝区疼痛、腹水增多且为血性、不明原因的发热等，应考虑并发原发性肝癌，需作进一步检查。

5.功能性肾衰竭又称肝肾综合征。表现为少尿或无尿、氮质血症、稀释性低钠血症和低尿钠，但肾无明显器质性损害。主要由于肾血管收缩和肾内血液重新分布，导致肾皮质血流量和肾小球滤过率下降等因素引起。

6.电解质和酸碱平衡紊乱出现腹水和其他并发症后患者电解质紊乱趋于明显，常见的如：①低钠血症：长期低钠饮食致原发性低钠，长期利尿和大量放腹水等致钠丢失，抗利尿激素增多使水潴留超过钠潴留而致稀释性低钠；②低钾低氯血症与代谢性碱中毒：进食少、呕吐、腹泻、长期应用利尿剂或高渗葡萄糖液、继发性醛固酮增多等可引起低钾低氯，而低钾低氯血症可致代谢性碱中毒，诱发肝性脑病。

【实验室及其他检查】

（一）血常规

代偿期多正常，失代偿期常有不同程度的贫血。脾功能亢进时白细胞和血小板计数亦减少。

（二）尿常规

代偿期正常，失代偿期可有蛋白尿、血尿和管型尿。有黄疸时可有胆红素，尿胆原增加。

（三）肝功能试验

代偿期正常或轻度异常，失代偿期多有异常。重症患者血清胆红素增高，胆固醇酯低于常。转氨酶轻、中度增高，一般以 ALT（GPT）增高较显著，但肝细胞严重坏死时则 AST（130T）活力常高于 ALT。血清总蛋白正常、降低或增高，但白蛋白降低，球蛋白增高，白蛋白/球蛋白比例降低或倒置；在血清蛋白电泳中，白蛋白减少，T-球蛋白显著增高。凝血酶原时间有不同程度延长。因纤维组织增生，血清Ⅲ型前胶原肽（PⅢP）、透明质酸等常显著增高。肝储备功能试验如氨基比林、吲哚菁绿（1CG）清除试验示不同程度潴留。

（四）免疫功能检查

血清 IgG 显著增高，T 淋巴细胞数常低于正常；可出现抗核抗体、抗平滑肌抗体等非特异性自身抗体；病因为病毒性肝炎者，乙型、丙型或乙型加丁型肝炎病毒标记可呈阳性反应。

（五）腹水检查

一般为漏出液，并发自发性腹膜炎、结核性腹膜炎或癌变时腹水性质发生相应变化。

（六）影像学检查

X 线钡餐检查示食管静脉曲张者钡剂在黏膜上分布不均，显示虫蚀样或蚯蚓状充盈缺损，纵行黏膜皱襞增宽；胃底静脉曲张时钡剂呈菊花样充盈缺损。超声显像可显示肝大小和外形改变，脾大，门脉高压症时可见门静脉、脾静脉直径增宽，有腹水时可见液性暗区。CT 和 MRI 检查可显示肝脾形态改变、腹水。放射陛核素检查可见肝摄取核素稀疏，脾核素浓集等。

（七）纤维内镜检查

可直视静脉曲张及其分布和程度。

（八）腹腔镜检查

可直接观察肝脾情况，在直视下对病变明显处进行穿刺做活组织检查。

【护理 】

（一）饮食治疗的护理

既保证饮食营养又遵守必要的饮食限制是改善肝功能、延缓病情进展的基本措施。应向患者及家属说明导致营养状况下降的有关因素、饮食治疗的意义及原则，与患者共同制定符合治疗需要而又为其接受的饮食计划。饮食治疗原则：高热量、高蛋白质、高维生素、易消化饮食，并根据病情变化及时调整。

1.蛋白质是肝细胞修复和维持血浆清蛋白正常水平的重要物质基础，应保证其摄入量。蛋白质来源以豆制品、鸡蛋、牛奶、鱼、鸡肉、瘦猪肉为主。血氨升高时应限制或禁食蛋白质，待病情好转后再逐渐增加摄入量，并应选择植物蛋白，例如豆制品，因其含蛋氨酸、芳香氨基酸和产氨氨基酸较少。

2.维生素　新鲜蔬菜和水果贪有丰富的维生素，例如西红柿、柑橘等富含维生素C，日常食用可保证维生素的摄取。

3.限制水钠有腹水者应低盐或无盐饮食，钠限制在每日 500~800mg（氯化钠1.2~2.0g），进水量限制在每日 1 000ml 左右。应向患者介绍各种食物的成分，例如：高钠食物有咸肉、酱菜、酱油、罐头食品、含钠味精等，应尽量少食用；含钠较少的食物有粮谷类、瓜茄类、水果等；含钾多的食物有水果、硬壳果、马铃薯、干豆、肉类等。评估患者有无不恰当的饮食习惯而加重水钠潴留，切实控制钠和水的摄入量。限钠饮食常使患者感到食物淡而无味，可适量添加柠檬汁、食醋等，改善食品的调味，以增进食欲。

4.避免损伤曲张静脉食管胃底静脉曲张者应食菜泥、肉末、软食，进餐时细嚼慢咽，咽下的食团宜小且外表光滑，切勿混入糠皮、硬屑、鱼刺、甲壳等，药物应磨成粉末，以防损伤曲张的静脉导致出血。

5.营养支持必要时遵医嘱给予静脉补充足够的营养，如高渗葡萄糖液、复方氨基酸、白蛋白或新鲜血。

6.状况监测经常评估患者的饮食和营养状况，包括每日的食品和进食量、体重和实验室检查有关指标的变化。

（二）水肿的护理

1.休息和体位多卧床休息，卧床时尽量取平卧位，以增加肝、肾血流量，改善肝细胞的营养，提高肾小球滤过率。可抬高下肢，以减轻水肿。阴囊水肿者可用托带托起阴囊，以利水肿消退。大量腹水者卧床时可取半卧位，以使膈下降，有利于呼吸运动，减轻呼吸困难和心悸。

2.避免腹内压骤增大量腹水时，应避免腹内压突然剧增的因素，例如剧烈咳嗽、打喷嚏、用力排便等。

3.用药护理使用利尿剂时应特别注意维持水电解质和酸碱平衡。利尿速度不宜过快，以每日体重减轻不超过 0.5kg 为宜。

4.病情监测观察腹水和下肢水肿的消长，准确记录出入量，测量腹围、体重，并教会患者正确的测量和记录方法。进食量不足、呕吐、腹泻者，或遵医嘱应用利尿剂、放腹水后更应密切观察。监测血清电解质和酸碱度的变化，以及时发现并纠正水电解质、酸碱平衡紊乱，防止肝性脑病、功能性肾衰竭的发生。

（三）腹腔穿刺

放腹水的护理术前说明注意事项，测量体重、腹围、生命体征，排空膀胱以免误伤；术中及术后监测生命体征，观察有无不适反应；术毕用无菌敷料覆盖穿刺部位，如有溢液可用吸收性明胶海绵处置；术毕缚紧腹带，以免腹内压骤然下降；记录抽出腹水的量、性质和颜色，标本及时送检。

（四）肝硬化

患者的精神、体力状况随病情进展而减退，疲倦乏力、精神不振逐渐加重，严重时衰弱而卧床不起。应根据病情适当安排休息和活动。代偿期患者无明显的精神、体力减退，可参加轻工作，避免过度疲劳；失代偿期患者以卧床休息为主，但过多的躺卧易引起消化不良、情绪不佳，故应视病情安排适量的活动，活动量以不感到疲劳、不加重症状为度。

（五）皮肤护理

肝硬化患者因常有皮肤干燥、浮肿、有黄疸时可有皮肤瘙痒、长期卧床等因素，易发生皮肤破损和继发感染。除常规的皮肤护理、预防压疮措施外，应注意沐浴时避免水温过高，或使用有刺激性的皂类和沐浴液，沐浴后可使用性质柔和的润肤露，以减轻皮肤干燥和瘙痒；皮肤瘙痒者给予止痒处理，嘱患者勿用手抓搔，以免皮肤破损。

（李文慧 刘霞 张红 王英香）

第十一章　血液系统疾病患者的护理

第一节　贫血患者的护理

一、缺铁性贫血患者的护理

缺铁性贫血（iron deficiency ancmia，IDA）是体内贮存铁（包括骨髓、肝、脾及其他组织内）缺乏，不能满足正常红细胞生成的需要而发生的贫血，属于小细胞低色素性贫血。铁是机体必需的微量元素，除了参加血红蛋白的合成外，还参加体内的一些生物化学过程。故在缺铁是除了贫血外，还有一些非贫血的症状。缺铁性贫血是机体铁缺乏症的最终表现，也是各类贫血中最常见的一种，以婴幼儿和育龄妇女的发病率较高。全球有 6~7 亿人患有缺铁性贫血。在多数发展中国家，约 2/3 的儿童和育龄妇女缺铁，其中 1/3 患缺铁性贫血。在发达国家，亦有约 20% 的育龄妇女及 40% 的孕妇患缺铁性贫血，儿童的发病率高达 50%，而成年男性为 10%。

【临床表现】

本病多呈慢性经过，其临床表现是由贫血、组织缺铁以及发生缺铁的基础疾病所组成。

（一）缺铁原发病的表现如消化性溃疡、慢性胃炎、溃疡性结肠炎、功能性子宫出血、黏膜下子宫肌瘤等疾病相应的临床表现。

（二）一般贫血共有的表现早期没有症状或症状很轻，常见的症状有面色苍白、乏力、易倦、头晕、头痛、心悸、气促、耳鸣等。

（三）缺铁性贫血的特殊表现

1.组织缺铁表现如皮肤干燥、角化、萎缩、无光泽，毛发干枯易脱落，指（趾）甲扁平、不光整、脆薄易裂，甚至出现反甲或匙状甲；黏膜损害多表现为口角炎、舌炎、舌乳头萎缩，可有食欲不振，严重者可发生吞咽困难（Plummer—Vinson 综合征）。

2.神经、精神系统异常儿童较为明显，如过度兴奋、易激惹、好动、难以集中注意力、发育迟缓、体力下降等。少数患者可有异食癖，喜吃生米、冰块、泥土、石子等。约 1/3 的患者可发生末梢神经炎或神经痛，严重者可出现智能发育障碍等。

【实验室及其他检查】

（一）血象

外周血象是典型的小细胞低色素性贫血。网织红细胞正常或略升高。白细胞及血小板多正常，少数患者可出现轻度白细胞、血小板减少。失血所致贫血者，血小板计数可增高。血涂片可见红细胞体积较正常小，形态不一，中心淡染区扩大。

（二）骨髓象骨髓涂片呈现红细胞系增生活跃，以中、晚幼红细胞为主，细胞体积偏小、染色质颗粒致密、胞浆少，成熟红细胞中心淡染区扩大。粒细胞和巨核细胞常为正常。骨髓涂片铁染色示骨髓细胞外铁消失，亦可有细胞内铁减少，铁粒幼细胞极少或消失。

（三）生化检查血清铁及转铁蛋白饱和度测定。血清铁降低，血清总铁结合力增高，转铁蛋白饱和度下降（<15%）；血清铁蛋白作为早期诊断贮存铁缺乏的一个常用指标，准确性高，敏感性强。缺铁时血清铁蛋白降低，但易受多种因素的影响，如炎症、肿瘤或肝病等。此外，红细胞游离原卟啉会增高。近年来转铁蛋白受体（IER）作为一项新的铁代谢参数，是反映缺铁性红细胞生成的指标，具有较强的敏感性与特异性，可用于缺铁性贫血与慢性病性贫血的鉴别。

（四）其他如粪便常规（包括隐血试验与寄生虫卵检查）、尿常规、肝肾功能、出凝血检查、纤维胃镜或肠镜检查、妇科 B 超等。

【护理措施】

（一）饮食护理

1.纠正不良的饮食习惯食物是机体内铁的重要来源。不良的饮食习惯，如偏食或挑食，是导致铁摄入量不足的主要原因。无规律、无节制、刺激性过强的饮食容易造成胃肠黏膜的损害，也不利于食物铁的吸收。因此，应指导患者保持均衡饮食，避免偏食或挑食；养成良好的饮食习惯，定时、定量，必要时可少量多餐；尽可能避免进食刺激性过强食物。

2.增加含铁丰富食物的摄取鼓励患者多吃含铁丰富且吸收率较高的食物（如动物肉类、肝脏、血、蛋黄、海带与黑木耳等）或铁强化食物。

3.促进食物铁的吸收不合理的饮食结构或搭配往往不利于铁的吸收，如食物中蔬菜类过多而肉、蛋类不足，富含铁的食物与牛奶、浓茶、咖啡同服等。许多蔬菜富含铁剂，但多为高铁（Fe^{2+}），吸收率低；牛奶会改变胃内的酸性环境，浓茶与咖啡中的鞣酸可与食物铁结合而妨碍食物中铁的吸收。因此为增加食物铁的吸收，在提倡均衡饮食的同时，还应指导患者多吃富含维生素 C 的食物，也可加服维生素 C；尽可能避免同时进食或饮用可减少食物铁吸收的食物或饮料。

（二）铁剂治疗护理

1.口服铁剂护理发药时应向患者说明服用口服铁剂的目的，并给予必要的指导

（1）告知患者口服铁剂的常见不良反应恶心、呕吐、胃部不适和排黑便等胃肠道反应，严重者可致患者难以耐受而被迫停药。因此，为预防或减轻胃肠道反应，可建议患者饭后或餐中服用，反应过于强烈者宜减少剂量或从小剂量开始。

（2）应避免铁剂与牛奶、茶、咖啡同服，为促进铁的吸收，还应避免同时服用抗酸药（碳酸钙和硫酸镁）以及 H2 受体拮抗剂，可服用维生素 C、乳酸或稀盐酸等酸性药物或食物。口服液体铁剂时须使用吸管，避免牙染黑。

（3）服铁剂期间，粪便会变成黑色，此为铁与肠内硫化氢作用而生成黑色的硫化铁所致，应作好解释，以消除患者的顾虑。

（4）强调要按剂量、按疗程服药，定期复查相关实验室检查，以保证有效治疗、补足贮存铁，避免药物过量而引起中毒或相关病变的发生。

2.注射铁剂的护理注射用铁剂的不良反应主要有：注射局部肿痛、硬结形成、皮肤发黑和过敏反应。后者常表现为脸色潮红、头痛、肌肉关节痛和荨麻疹，严重者可出现过敏性休克。为减少或避免局部疼痛与硬结形成，注射铁剂应采用深部肌内注射法，并经常更换注射部位。首次用药须用 0.5ml 的试验剂量进行深部肌内注射，同时备好肾上腺素，作好急救的准备。若 1h 后无过敏反应，即可按医嘱给予常规剂量治疗。为了避免药液溢出而引起皮肤染色，可采取以下措施：①不在皮肤暴露部位注射；②抽取药液后，更换注射针头；③采用"z"形注射法或留空气注射法。

（三）原发病的治疗与护理原发病的治疗是有效根治缺铁性贫血的前提和基础，因此要积极治疗原发病。

（四）病情观察为了解患者治疗的依从性、治疗效果及药物的不良反应，要关注患者的自觉症状，特别是原发病及贫血的症状和体征、饮食疗法与药物应用的状况、红细胞计数及血红蛋白浓度、网织红细胞、铁代谢的有关实验指标的变化等。

【健康教育】

（一）疾病知识教育如缺铁性贫血的病因、临床表现、对机体的危害性、相关实验室检查的目的、意义、治疗及护理的配合与要求等，提高患者及其家属对疾病的认识、治疗及护理的依从性，积极而主动地参与疾病的治疗与康复。

（二）缺铁性贫血的预防

1.饮食指导提倡均衡饮食，荤素结合，以保证足够热量、蛋白质、维生素及相关营养素（尤其铁）的摄入。为增加食物铁的吸收，可同时服用弱酸类食物或药物，但应尽量避免与抑制铁吸收的食物、饮料或药物同服。家庭烹饪建议使用铁制器皿，从中也可得到一定量的无机铁。

2.高危人群食物铁或口服铁剂的预防性补充如婴幼儿要及时添加辅食，包括蛋黄、肝泥、肉末和菜泥等；生长发育期的青少年要注意补充含铁丰富的食物，避免挑食或偏食；月经期、妊娠期与哺乳期的女性，应增加食物铁的补充，必要时可考虑预防性补充铁剂，特别是妊娠期的妇女，每天可口服元素铁 10~20mg,

3.相关疾病的预防和治疗不仅是缺铁性贫血治疗的关键，也是预防缺铁性贫血的重点。特别是慢性胃炎、消化性溃疡、肠道寄生虫感染、长期腹泻、痔疮出血或月经量过多的患者。

（三）自我监测病情监测内容主要包括自觉症状（包括原发病的症状、贫血的一般症状及缺铁性贫血的特殊表现等）、静息状态下呼吸与心跳的频率变化、能否平卧、有无水肿及尿量变化等。一旦出现自觉症状加重，静息状态下呼吸、心跳频率加快、不能平卧、下肢水肿或尿量减少，多提示病情加重、重症贫血或并发贫血性心脏病，应及时就医。

二、再生障碍性贫血患者的护理

再生障碍性贫血（aplastic ancmia 简称再障），是由多种原因导致造血干细胞的数量减少和（或）功能异常而引起的一类贫血。外周血液中红细胞、中性粒细胞、血小板均明显减少。临床主要表现为进行性贫血、感染和出血。在我国 1986~1988 年再障发病率为 0.74/10 万人口，其中重型再障为 0.14/10 万人口，以青壮年居多，男性略高于女性。

【临床表现】

主要临床表现为进行性贫血、出血、感染，肝、脾、淋巴结多无肿大。依据临床表现的严重程度和发病缓急将再障分为急性型和慢性型。

（一）急性再障（重型再障 I 型）　较少见。起病急、发展快，早期主要表现为出血与感染。随着病程的延长出现进行性贫血，伴有明显的乏力、头晕、心悸等。除严重的皮肤、黏膜出血外，内脏出血也相当常见，如消化道出血（呕血或血便）、持续阴道出血或月经量明显增多等，多数病例有眼底出血，甚至可发生颅内出血，常为患者死亡的主要原因之一。皮肤、黏膜反复感染，常波及内脏，以肺炎、败血症常见，治疗困难，感染不易控制。若不经治疗，患者多在 6~12 个月内死亡。

（二）慢性再障较多见。起病缓慢，病程长，多以贫血为主要表现，感染、出血较轻，经恰当治疗病情可缓解或治愈，预后相对较好。少数病例病情恶化，表现同急性再障，预后极差。

【护理措施】

（一）心理护理首先要与患者及其家属建立信任关系，了解患者的想法，鼓励患者讲出关心的问题。向患者及家属讲解有关用药知识，说明雄激素类药物是治疗慢性再障较有效的药物，但需要 2~3 个月才见效；介绍有关不良反应，如面部痤疮、毛发增多、声音变粗、女性闭经、乳房缩小、性欲增加等，说明病情缓解后逐渐减药，不良反应会消失。帮助患者认识不良心理状态对身体康复不利，在病情允许的情况下，鼓励患者学会自我护理，适当进行户外活动，增加适应外界的能力。同时鼓励患者要与亲人、病友多交谈，争取社会支持系统的帮助，减少孤独感，增强康复的信心，积极配合治疗。

（二）用药护理丙酸睾酮为油剂，不易吸收，常可形成硬块，甚至发生无菌性坏死。故需深部缓慢分层肌内注射，并注意轮换注射部位，经常检查局部有无硬结，发现硬结及时理疗，以促进吸收和防止感染。嘱患者经常用温热水洗脸，不要用手抓痤疮，以预防感染。司坦唑、达那唑对肝脏有损害，治疗过程中应定期检查肝功能。ATC 和 ALC 治疗可出现超敏反应、出血加重和血清病（如猩红热样皮疹、发热、关节痛）等不良反应，用药期间应注意保护性隔离，预防出血和感染，密切观察患者有无药物的不良反应出现。定期监测血红蛋白、白细胞总数及网织红细胞计数，通常药物治疗 1 个月左右网织红细胞开始上升，接着血红蛋白升高，经 3 个月后红细胞开始上升，而血小板上升需要较长时间。

【健康教育】

（一）向患者及其家属说明该病治疗周期长，获效后也要坚持较长时期的维持巩固。故良好的生活护理极为重要，为患者创造一个清洁卫生、愉悦氛围的环境，有利于疾病的恢复。

（二）指导患者学会自我照顾，如注意个人卫生和饮食卫生，切忌在外购买不净熟食，瓜果宜洗净削皮后食用，饮食要清淡、营养；学会调理情绪，保持心情舒畅；适当参加户外活动，如散步、打太极拳，注意劳逸结合；注意保暖，避免受凉；按时服药；避免外伤，以及防治出血的简单方法等。

（三）介绍本病的常见原因，说明药物需在医生指导下使用，平日不可随便用药，特别是对造血系统有害的药物，如氯霉素、硝胺、保泰松、安乃近、阿司匹林等。坚持按医嘱治疗再障，定期门诊复查血象，以便了解病情变化。

（四）因职业关系长期接触毒物，如放射性物质、农药、苯及其衍生物的人员，应让他们对工作环境的危害有所认识，以便提高自我保护意识及能力，作好防护工作，严格遵守操作规程，加强营养，定期检查血象。

三、溶血性贫血患者的护理

溶血性贫血（hcmolytic ancmia，HA）是指红细胞寿命缩短、破坏加速而骨髓造血代偿功能不足时所发生的一组贫血。临床表现主要有：贫血、黄疸、脾大、网织红增高及骨髓中红系造血细胞代偿性增生。骨髓相当于正常造血能力 6~8 倍的代偿潜力。当红细胞破坏增加而骨髓造血功能足以代偿时，可以不出现贫血，称为溶血性疾病。我国溶血性贫血的发病率占贫血的 10%~15%，个别类型的溶血性贫血具有较强的民族或区域性分布的特点。

【临床表现】

溶血性贫血的临床表现主要与溶血过程持续的时间和溶血的严重程度有关。

（一）急性溶血起病急骤，突发寒战，随后出现高热、腰背与四肢酸痛、头痛、呕吐、酱油样尿（血红蛋白尿）和黄疸等。这是由于短期内大量血管内溶血，其分解代谢产物对机体的毒性作用所致。严重者还可发生周围循环衰竭、急性肾衰竭。见于异型输血时。

（二）慢性溶血起病缓慢，症状较轻，以贫血、黄疸、脾大为特征。由于长期高胆红素血症，可并发胆石症和肝功能损害。

溶血性黄疸主要与血中游离胆红素浓度增高有关，皮肤多呈柠檬黄色，不伴皮肤瘙痒。有无黄疸及其严重程度取决于溶血的速度与严重度，以及肝脏摄取、转换游离胆红素的能力。

【实验室检查】

（一）一般实验室检查可确定是否为溶血。

1.血象红细胞计数和血红蛋白浓度有不同程度的下降；网织红细胞比例明显增加，甚至可见有核红细胞。

2.尿液检查急性溶血的尿液颜色加深，可呈浓茶样或酱油样色；尿胆原呈强阳性而尿胆素呈阴性，这是溶血性黄疸的特殊表现，与体内单纯游离胆红素水平增高有关；血管内溶血的隐血试验可为阳性，甚至强阳性，但无镜下或肉眼血尿。

3.血清胆红素测定总胆红素水平增高，游离胆红素含量增高，结合胆红素/总胆红素<20%。

4.骨髓象骨髓增生活跃或极度活跃，以红系增生为主，可见大量幼稚红细胞，以中幼和晚幼细胞为主，形态多正常。

（二）其他检测

1.血浆血红蛋白检测正常血浆游离血红蛋白为 1~10mg/L，当大量溶血时，主要是急性血管内溶血，可高达 1000mg/L 以上。

2.血清结合珠蛋白降低血管内溶血时，结合珠蛋白与游离血红蛋白结合，使血清中结合珠蛋白降低。

3.含铁血黄素尿阳性多见于慢性血管内溶血。若为急性血管内溶血，需经几天后含铁血黄素尿测定才阳性，并可持续一段时间。

4.红细胞寿命测定红细胞寿命缩短是诊断溶血最可靠的指标。可用于一般检查未能确定的早期轻症患者、溶血严重程度的估计、溶血原因的鉴别等。正常值为 25~32 天，溶血性贫血患者常<15 天。

5.血红蛋白尿一般血浆中游离血红蛋白量超过 1300mg/L 时，可出现血红蛋白尿。

【护理措施】

（一）饮食护理避免进食一切可能加重溶血的食物或药物，鼓励患者多喝水、勤排尿，促进溶血后所产生的毒性物质排泄，同时也有助于减轻药物引起的不良反应，如环磷酰胺引起的出血性膀胱炎。

（二）用药护理遵医嘱正确用药，并注意药物不良反应的观察与预防，如应用糖皮质激素应注意预防感染；应用环孢素应定期检查肝、肾功能等。

（三）输液和输血的护理遵医嘱静脉输液，以稀释血液中因溶血而产生的毒物，增加尿量，促使毒物迅速排出体外。若需输血，血液取回后应立即输注，不宜久置或加温输入，因血液温度超过 37℃时会造成红细胞变形、破坏而致溶血。输血前，应认真核对配血单床号、姓名、血型、Rh 因子、血量及血液成分；输血时，必须严格执行操作规程；严密观察病情，及时发现各种不良反应，并协助医生处理。

（四）病情监测密切观察患者的生命体征、神志、自觉症状的变化，注意贫血、黄疸有无加重，尿量、尿色有无改变，记录 24h 出入量。及时了解实验室检查的结果，如血红蛋白浓度、网织红细胞计数、血清胆红素浓度等。一旦出现少尿甚至无尿，要及时通知医生，并做好相应的救治准备与配合。

【健康教育】

（一）疾病知识教育结合患者的具体情况，简介疾病的有关知识，如病因、主要表现、治疗与预防的方法等。告知患者及其家属，许多溶血性贫血病因未明或发病机制不清，尚无根治的方法，故预防发病很重要，使患者增强预防意识，减少或避免加重溶血的发作。

（二）预防溶血的发作或加重如已明确为化学毒物或药物引起的溶血，应避免再次接触或服用。加强输血管理，预防异型输血后溶血。阵发性睡眠性血红蛋白尿患者忌食酸性食物和药物，如维生素 C、阿司匹林、苯巴比妥、磺胺等，还应避免精神紧张、感染、过劳、妊娠、输血及外科手术等诱发因素。葡萄糖-6-磷酸脱氢酶缺乏者禁食蚕豆及其制品和氧化性药物，如奎宁、磺胺、呋喃类、氯霉素、维生素 K 等。对伴有脾功能亢进和白细胞减少者，应注意个人卫生，预防各种感染。

（三）生活指导适宜的体育锻炼有助于增强体质和抗病能力，但活动量以不感觉疲劳过度，保证充足的休息和睡眠。溶血发作期间应减少活动或卧床休息；注意保暖，避免受凉；多饮水、勤排尿；进食高蛋白、高维生素食物。

（四）自我监测病情主要是贫血、溶血及其相关症状或体征和药物不良反应的自我监测等，包括头晕、头痛、心悸、气促等症状、生命体征（特别是体温与脉搏），皮肤黏膜有无苍白与黄染，有无尿量减少和浓茶样或酱油样尿等。上述症状或体征的出现或加重，均提示有溶血发作或加重的可能，要留取尿液标本送检，及时向医生护士汇报或到医院就诊。

（五）疾病预防指导对相关疾病的高发区或好发人群或有相关遗传性疾病家族史者，如在我国葡萄糖-6-磷酸脱氢酶缺乏症多见于广西、海南、云南傣族和广东的客家人；地中海贫血则以华南与西南地区较为多见，男女双方婚前均应常规进行相关筛查性检查；建议有遗传性溶血性贫血或发病倾向的患者在婚前、婚后应进行与遗传学相关的婚育咨询，以避免或减少死胎及溶血性疾病患儿的出生。对蚕豆病高发区应广泛进行卫生宣传，做好指导预防工作。

第二节　血友病患者的护理

血友病（hcmophilia）是一组遗传性凝血功能障碍的出血性疾病，包括：①血友病 A：即因子Ⅷ（又称遗传性抗血友病球蛋白，AHG）缺乏症；②血友病 B：即因子Ⅸ（又称血浆凝血活酶成分，PTC）缺乏症；③遗传性 FⅪ（又称血浆凝血活酶前质，PTA）缺乏症。这一组疾病并不罕见，其发病率为 5~10/10 万，以血友病 A 较为常见。其共同特点为终身轻微损伤后有长时间出血的倾向。

【临床表现】

（一）出血是血友患者最主要的临床表现，其中以血友病 A 最为严重，血友病 B 次之，遗传性 FXI 缺乏症最轻。其特点为自发性或轻微创伤后出血不止。手术伤口的延迟出血，可危及患者的生命。出血部位以皮下软组织及肌肉出血最常见，关节腔内出血（主要是负重关节）次之，内脏出血较少见，一旦出现后果严重，颅内出血是患者死亡的主要原因。肌肉及关节腔内出血是血友患者的特征。前者以下肢、前臂和臀部肌肉出血常见，多伴有局部血肿形成；后者反复出现，可因关节腔内积血吸收不完全而机化或刺激滑膜增生，最终导致关节纤维化，表现为关节强直、僵硬、畸形而致残。

（二）血肿压迫的表现血肿形成造成周围组织受压，可出现局部肿痛、麻木、肌肉萎缩；颈部、咽喉部软组织出血及血肿形成，压迫或阻塞气道，可引起呼吸困难甚至窒息。

【实验室检查】

血友病甲、乙、丙实验室检查的共同特点是：①凝血时间延长（轻型者正常）；②凝血酶原消耗不良；③白陶土部分凝血活酶时间延长；④凝血活酶生成试验异常。出血时间、凝血酶原时间和血小板计数大致正常。

【护理措施】

（一）预防出血告诉患者不要过度负重或进行剧烈的接触性运动（拳击、足球、篮球）；不要穿硬底鞋或赤脚走路；使用刀、剪、锯等工具时，应小心操作，必要时佩戴防护性手套；尽量避免手术治疗，必须手术时，术前应根据手术规模大小常规补充足够量的凝血因子；尽量避免或减少各种不必要的穿刺或注射，必须时拔针后局部按压 5min 以上，直至出血停止；禁止使用静脉留置套管针，以免针刺点出血；注意口腔卫生，防龋齿；少食带骨刺的食物，以免刺伤口腔或消化道黏膜；遵医嘱用药，避免使用阿司匹林等有抑制凝血机制作用的药物。

（二）局部出血处理的配合按医嘱实施或配合止血处理，紧急情况下配合医师救治病人。对于咽喉部出血或血肿形成者，为避免血肿压迫呼吸道而引起窒息，应协助患者取侧卧位或头偏向一侧，必要时用吸引器将血吸出，并做好气管插管或切开的准备。一旦出现颅内出血，遵医嘱紧急输注凝血因子，配合做好其他抢救工作。

（三）正确输注各种凝血因子制品输全血者必须做好常规的核对工作.避免异型输血；凝血因子取回后，应立即输注。输注冷冻血浆或冷沉淀物者，输注前应将冷冻血浆或冷沉淀物置于 37℃温水（水浴箱）中解冻、融化，并以患者可耐受的速度快速输入。输注过程中密切观察有无输血反应。

（四）用药护理快速静注 DDAVP 可出现心率加快、颜面潮红、血压升高、少尿及头痛等不良反应，密切观察，必要时配合医生对症处理。

（五）病情观察监测患者出血情况的变化，判断疗效，及时发现急重症患者，为有效救治、挽救患者的生命赢得时间。观察内容包括患者的自觉症状、不同部位出血的主要表现等。

（六）评估关节腔出血与病变经常评估关节外形、局部有无压痛、关节活动能力有无异常等，以判断关节病变处于急性出血期、慢性炎症期还是已发生纤维强直。急性期局部可有红、肿、热、痛及功能障碍；慢性炎症期多与关节反复出血或积血吸收不完全，刺激局部产生持续性炎症反应有关，可表现为关节持续性肿胀及功能障碍；病情进一步发展可导致关节纤维强直、畸形以致功能丧失。

（七）关节康复训练针对病变关节进行科学合理的康复训练，是预防血友病患者发生关节失用的重要措施，应向患者及其家属解释康复训练的目的、意义、主要方法、注意事项与配合要求等。急性期为避免出血加重、促进关节腔内出血的吸收，应予局部制动并保持肢体功能位；在肿胀未完全消退、肌肉力量未恢复之前，切勿使患肢负重，适当增加卧床时间，避免过早行走，预防反复的关节腔出血；指导患者进行股四头肌收缩功能训练，以利局部肌力的恢复。在关节腔出血控制后，可帮助患者循序渐进地进行受累关节的被动或主动活动，可给予理疗以促进受累关节功能的康复。

【健康教育】

（一）疾病知识教育　目的在于充分调动患者及其家属的主观能动性，积极主动地配合治疗和康复。首先要向患者及其家属介绍疾病的原因、遗传特点、主要表现、诊断与治疗的主要方法与预防等。说明本病为遗传性疾病，需终身治疗，并应预防出血的发生，为患者提供有关血友病社会团体的信息，鼓励患者及其家属参与相关的社团及咨询活动，通过与医护人员或患者之间的信息交流，相互支持：共同应对这一慢性病给患者带来的困难与烦恼。预防出血的发生有效的预防是避免血友病患者出血或出血病情恶化的重要手段。详见本节有关内容。

（二）自我监测病情包括出血症状与体征的自我监测，如碰撞后出现关节腔出血的表现、外伤后伤口的渗血情况等。一旦发生出血，常规处理效果不好或出现严重出血，均应及时就医。预防出血的发生，有效的预防是避免血友病患者出血或出血病情恶化的重要手段。详见本节有关内容。

（三）出血的应急措施包括常见出血部位的止血方法，详见本节护理措施的有关内容。有条件者可教会患者注射凝血因子的方法，以在紧急情况下应急处理严重出血。告诉患者若需外出或远行，应携带写明血友病的病历卡，以备发生意外时可得到及时的处理。

（四）预防疾病指导重视遗传咨询、婚前检查和产前诊断，是减少血友病发病率的重要措施。对于有家族史的患者，婚前应常规进行血友病的遗传咨询。重视婚前检查，不但可发现血友病患者，更重要的是发现血友病基因的女性携带者。血友病患者及女性携带者不宜婚配，否则应避免生育，以减少本病的遗传。为了减少血友病患儿的诞生，女性携带者均应进行产前诊断，一般可于妊娠第13~16周进行羊水穿刺，确定胎儿性别及基因表型，以明确是否为胎儿血友病，决定是否终止妊娠。

第三节　白血病患者的护理

一、急性白血病患者的护理

急性白血病（acute leukcmia）是骨髓中异常的原始细胞（白血病细胞）大量增殖并浸润各器官、组织，使正常造血受抑制。主要表现为肝脾和淋巴结肿大、贫血、出血及继发感染等。

【临床表现】

起病急缓不一。急者可以是突然高热或明显出血倾向。缓者常为脸色苍白、疲乏或轻度出血。少数患者因皮肤紫癜、月经过多或拔牙后出血不止而就医才发现。本病主要表现为贫血、出血、发热和感染，以及各器官浸润等症状和体征。

（一）发热

发热为本病常见症状，多数患者以发热为早期表现，可低热，亦可高热达39℃~40℃，常伴有畏寒、出汗。白血病本身可以发热，但较高的发热往往提示有继发感染，常见有口腔炎、牙龈炎、咽峡炎以及肺部感染、肛周炎、肛旁脓肿，严重时可致菌血症或败血症。感染的主要原因是由于成熟粒细胞缺乏，其次是人体免疫力降低。患者免疫功能缺陷也可引起病毒感染，如带状疱疹等。

（二）出血

约40%的白血病患者以出血为早期表现。出血可发生在全身各部位，皮肤瘀点、瘀斑、鼻出血、牙龈出血、女患者月经过多、子宫出血常见。急性早幼粒白血病并发DIC而出现全身广泛出血。眼底出血可致视力障碍，严重时发生颅内出血，常导致死亡。

（三）贫血

常为首发症状，随病情发展贫血呈进行性发展。

（四）器官和组织浸润的表现

1.肝脾、淋巴结肿大白血病细胞浸润多发生在肝脾，以急淋白血病为多见，表现为轻到中度的肝脾大，表面光滑，偶伴轻度触痛。淋巴结轻到中度肿大，无压痛，尤以急淋白血病多见，纵隔淋巴结肿大常见于T细胞急淋白血病。

2.骨骼和关节胸骨下端局部压痛较为常见，提示骨髓腔内白血病细胞过度增生。常有明显骨痛和四肢关节疼痛，尤以儿童多见。

3.皮肤及黏膜浸润　白血病细胞浸润可使牙龈增生、肿胀，皮肤出现皮肤粒细胞肉瘤、弥漫性斑丘疹、皮下结节、多形红斑、结节性红斑等。

4.中枢神经系统白血病可发生在疾病的各个时期，但多数患者的症状出现较晚，常发生在缓解期，以急淋白血病最常见，儿童患者尤甚。其主要表现为头痛、头晕，重者有呕吐、颈项强直，甚至抽搐、昏迷，患者脑脊液压力增高，但不发热。

5.其他部位眼部常见白血病细胞浸润眼眶骨膜，可引起眼球突出、复视或失明。

睾丸受浸润时多表现为一侧无痛性肿大，常见于急淋白血病化疗缓解后的男性幼儿或青年。

【护理措施】

（一）饮食护理与休息给予高热量、高蛋白、高维生素饮食，保证足够的营养。食欲差者可少量多餐，嘱家属给患者准备爱吃的水果和饭菜，同时保证每日充足的饮水量。保证充足的睡眠，适当限制活动量，减少体力消耗。

（二）病情观察注意患者有无恶心、呕吐、头痛、心悸等，观察体温、脉搏，口鼻有否出血，肝脾大小及血象、骨髓象变化。记出入量。

（三）预防感染实行保护性隔离，化疗药物的作用不仅是杀伤白血病细胞，正常细胞同样要受到杀伤。因此患者在诱导缓解期间很容易发生感染，此时最好行保护性隔离，若无层流室则置患者于单人病房，保证室内空气新鲜，定时空气和地面消毒，谢绝探视以避免交叉感染。加强口腔、皮肤及肛周护理。若患者生命体征显示有感染征象，应协助医生做血液、咽部、尿液、粪便和伤口分泌物的培养。一旦有感染，遵医嘱用强有力的抗生素，常用头孢类第三代药物，如先锋必（头孢哌酮）、菌必治（头孢曲松）及复达欣（头孢他啶）等。

（四）心理护理

1.评估患者不同时期的心理反应护士应了解白血病患者不同时期的心理反应。未确诊的患者主要表现为由怀疑而引起的焦虑。一旦确诊，多数患者会背上不治之症的沉重包袱，由此产生强烈的恐惧、焦虑、忧伤、悲观失望等负性情绪，甚至企图轻生。随着治疗的进行，患者感觉好转，恐惧感逐渐消失，希望感增加，此时可较坦然地正视自己的疾病，但由于病情时好时坏，经常反复，患者情绪易激动，遇小事易发怒，常感孤独等。根据不同时期的心理反应，进行针对性的护理。

2.帮助患者认识不良的心理状态对身体的康复不利 说明长期情绪低落、焦虑、抑郁等可造成内环境的失衡，并引起食欲下降、失眠、免疫功能低下，反过来加重病情，对康复极为不利。

3.指导患者和家庭成员正确对待疾病护士应倾听患者诉说，了解其苦恼，采取多种形式因势利导，做好科普宣传。建立社会支持网，嘱家属亲友给患者物质和精神的，支持与鼓励，或组织病友之间进行养病经验的交流，向患者介绍已缓解的典型病例，并可请一些长期生存的患者进行现身说法，帮助患者克服恐惧心理。脱发对患者的心理影响很大，常常损伤患者的自尊和自信心，对易引起脱发的药物，化疗前给患者说明，可鼓励患者佩带假发，冬季外出时可戴帽。帮助患者建立良好生活方式，化疗间隙期坚持每天适当活动、散步、打太极拳，饮食起居规律，保证充足的休息、睡眠和营养，根据体力做些有益的事情，使患者感受到生命的价值，提高生存的信心。

（五）注意观察化疗药物的副作用

1.局部血管反应及护理某些化疗药物，如柔红霉素、氮芥、阿霉素、长春新碱等对组织刺激性大，多次注射常会引起静脉周围组织炎症，如注射的血管出现条索状的红斑、触之温度较高、有硬结或压痛，炎症消退后，注射的血管因内膜增生而狭窄，严重的可有血管闭锁。若注射时药液渗漏，会引起局部组织坏死。这不仅严重妨碍化疗药物的顺利输入，也为患者今后的治疗和抢救设置了障碍，故化疗时应注意。

（1）合理使用静脉血管，选择静脉应注意：先远端静脉后近端静脉，逐步向上移行，四肢静脉应有计划地交替使用，避免使用无弹性的静脉。若药物刺激性强、剂量大时，宜选用大血管注射。强调熟练的静脉穿刺技术，避免穿透血管，注毕轻压血管数分钟，以防药液外渗或发生血肿。

（2）静脉穿刺后先用生理盐水输注，确定针头在静脉内后方能注入药物，药物输完后再用生理盐水 10~20ml 冲洗后拔针，以减轻药物对局部组织的刺激。

（3）输注时疑有或发生外渗，立即停止注入，不要拔针，由外渗部位抽取 3~5ml 血液以除去一部分药液，局部滴入生理盐水以稀释药液后拔针，局部冷敷后再用 $25\%MgSO_2$ 湿敷或中药"六合丹"外敷，亦可用普鲁卡因局部封闭。发生静脉炎症时处理同药液外渗，伴有全身发热或条索状红线迅速蔓延时，可采用治疗紫外线灯照射，每日 1 次，每次 30min。

2.骨髓抑制的护理大剂量化疗药物的使用可引起严重的骨髓抑制，给患者带来不良后果。多数化疗药抑制骨髓至最低点的时间为 7~14 天，恢复时间为之后的 5~10 天，因此从化疗开始到停止化疗后 2 周内应加强预防感染和出血的措施。化疗中必须定期查血象，每次疗程结束必要时做骨髓穿刺，以便观察疗效及骨髓受抑制情况。无论肌注、口服或静脉给药的药物剂量必须反复核对。护理人员在操作时最好戴清洁的橡皮手套，以免不慎将药液沾染皮肤而影响自身健康。

3.消化道反应的护理许多化疗药物可引起恶心、呕吐、纳差等反应。消化道反应出现的时间和反应程度除与化疗药物的种类有关外，常有较大的个体差异。患者一般第一次用药时反应较重，以后逐渐减轻；用药后 1~3h 出现恶心、呕吐，症状持续数小时到 24h 不等；体质弱者症状出现较早，反应程度较重。消化道反应给患者带来的最大损害是体能的消耗，常在化疗后有明显的消瘦和体重下降，机体抵抗力减低。故化疗期间应给患者提供安静、舒适、通风良好的休息环境，避免不良刺激。饮食要清淡、可口，以半流食物为主，少量多餐，避免产气、辛辣和高脂食物，进食前后休息一段时间。当患者恶心、呕吐时不要让其进食，及时清除呕吐物，保持口腔清洁。必要时，遵医嘱在治疗前 1~2h 给予止吐药物，根据药物的药理作用每 6~8h 给药一次，维持 24h 血药浓度，可有效减轻恶心、呕吐反应。

4.肝肾功能损害的防护巯嘌呤、甲氨蝶呤、门冬酰胺酶对肝功能有损害作用，用药期间应观察患者有无黄疸，并定期监测肝功能。环磷酰胺可引起血尿，输注期间应保证输液量，鼓励患者多饮水，观察小便的量和颜色，一旦发生血尿，应停止使用，同时检查肾功能。

5.其他副作用的护理长春新碱可引起末梢神经炎而出现手足麻木感，停药后可逐渐消失。柔红霉素、阿霉素、三尖杉碱类药物可引起心肌及心脏传导损害，用药前、后要监测患者心率、心律及血压，药物要缓慢静滴，速度40滴/min，注意观察患者面色和心率，以患者无心悸为宜。某些化疗药物可引起脱发，如环磷酰胺、顺铂等，应加强心理护理。为减轻脱发，可在注射药物前 10min 戴冰帽，至药物注射完毕后 30~40min 脱下，以使头皮血管收缩，减少头皮血流灌注，有效控制药物对毛囊的作用。

6.鞘内注射化疗药物的护理推注药物宜慢，注毕去枕平卧 4~6h，注意观察有无头痛、发热等反应。

【健康教育】

（一）心理指导向患者及其家属说明白血病是骨髓造血系统肿瘤性疾病，虽然难治，但目前治疗进展快、效果好，应树立信心。家属应为白血病患者创造一个安全、安静、舒适和愉悦宽松的环境，使患者保持良好的情绪状态，有利于疾病的康复，说明坚持每月巩固强化治疗可延长急性白血病的缓解期和生存期。

（二）活动与饮食指导缓解期应保持良好的生活方式，生活要有规律，保证充足的休息和睡眠，每天睡眠时间保证 8~10h。适当进行健身活动，如散步、体操、慢跑、游泳、太极拳等，以提高抗病能力，减少复发。饮食应富含营养，清淡、少刺激、避免辛辣的食物。

（三）预防感染和出血的指导注意个人卫生，少去人群拥挤的地方，注意保暖，避免受凉，经常检查口腔、咽部有无感染，学会自测体温，勿用牙签剔牙、用手挖鼻孔，避免创伤等。定期门诊复查血象，发现出血、发热及骨、关节疼痛要及时去医院检查。

（四）用药指导指导患者按医嘱用药，不要使用对骨髓造血系统有损害的药物和含苯的染发剂等。

（五）长期接触放射性核素或苯类化学物质的工作人员，必须严格遵守劳动保护制度。

二、慢性白血病患者的护理

慢性白血病按细胞类型分为慢性粒细胞白血病、慢性淋巴细胞白血病、慢性单核细胞白血病 3 型。我国以慢性粒细胞白血病多见，慢性淋巴细胞白血病较少见，慢性单核细胞白血病罕见。

慢性粒细胞白血病 慢性粒细胞白血病（CML，简称慢粒）是一种造血干细胞恶性骨髓增殖性疾病。病程发展较缓慢，外周血粒细胞显著增多且不成熟，脾明显肿大，甚至可达巨脾。本病各年龄组均可发病，以中年最多见，男性略多于女性。整个病程可分为三期：慢性期（稳定期），加速期（增殖期）和急性变期。大多数患者因急性变而死亡。

【临床表现】

（一）慢性期起病缓，可持续 1~3 年，早期常无自觉症状，随病情发展可出现乏力、低热、多汗或盗汗、体重减轻等代谢亢进的表现。大多数患者可有胸骨中下段压痛。巨脾为最突出的体征，并可引起左上、中腹明显的坠胀感。初诊时脾大可达脐平面，甚至到盆腔，质硬，表面平滑，无压痛。但如发生脾梗死，则可突发局部剧烈疼痛和明显压痛。半数患者肝中度肿大，浅表淋巴结多无肿大。

（二）加速期起病后 1~4 年间 70% 的慢粒患者进入加速期，主要表现为原因不明的高热、虚弱、体重下降，脾迅速肿大，骨、关节痛以及连渐出现贫血、出血。白血病细胞对原来有效的药物发生耐药。

（三）急性变期加速期历时几个月到 1~2 年，即进入急变期，急变期表现与急性白血病类似，多数为急粒变。

【实验室检查】

（一）外周血象白细胞明显增高，常超过 $20×10^9/L$，疾病晚期可高达 $100×10^9/L$ 以上。血片中可见各阶段的中性粒细胞，以中性中幼、晚幼和杆状核粒细胞为主，且数量显著增多。疾病早期血小板多在正常水平，部分患者增多；晚期血小板逐渐减少，并出现贫血。

（二）骨髓象骨髓增生明显或极度活跃。以粒细胞为主，其中中性中幼、晚幼和杆状核细胞明显增多；原粒细胞<10%；嗜酸、嗜碱性粒细胞增多；红系细胞相对减少；巨核细胞正常或增多，晚期减少。

（三）染色体检查 90% 以上的慢粒白血病患者血细胞中出现 Ph 染色体。

（四）中性粒细胞碱性磷酸酶（NAP）活性减低或呈阴性反应。治疗有效时 NAP 活性可以恢复，疾病复发时又下降，并发细菌性感染时可略增高。

（五）血液生化血清及尿中尿酸浓度增高，与化疗后大量白细胞破坏有关。此外，血清维生素 B12 浓度及维生素 B2 结合力显著增加。

【护理措施】

（一）疼痛的护理

1.病情观察每天测量患者脾的大小、质地并做好记录。注意脾区有无压痛，观察有无脾栓塞或脾破裂的表现。脾栓塞或脾破裂时，患者突感脾区疼痛，发热、多汗以至休克，脾区拒按，有明显触痛，脾可进行性肿大，脾区可闻及摩擦音，甚至出现血性腹水。

2.缓解疼痛置患者于安静、舒适的环境中，减少活动，尽量卧床休息，并取左侧卧位，以减轻不适感。

3.饮食指导 患者进食宜少量多餐，以减轻腹胀，尽量避免弯腰和碰撞腹部，以避免脾破裂。

（二）预防尿酸性肾病

1.病情观察化疗期间观察患者尿量的变化或记录 24h 出入量；定期进行白细胞计数、血尿酸水平、尿常规和肾功能等检查。一旦出现少尿或无尿时及时报告医生，协助做好急性肾衰竭的救治。

2.保证足够的尿量鼓励患者多饮水，化疗期间每天饮水量 3000mL 以上，遵医嘱 24h 持续静脉补液，保证每小时尿量>150mL，以利于尿酸和化疗药降解产物的稀释和排泄，减少对下尿路的化学刺激。

3.用药护理遵医嘱预防性服用别嘌醇和碳酸氢钠，以抑制尿酸的生成和碱化尿液，减少尿酸结晶的析出。在化疗给药前后遵医嘱给予利尿剂，以促进尿酸的稀释与排泄。注射化疗药后，最好每半小时排尿 1 次，持续 5h，就寝前排尿 1 次。

（三）饮食护理　由于患者体内白血病细胞数量多，基础代谢率增加，每天所需的热量也相应增加。因此，应给患者提供高热量、高蛋白、高维生素、易消化吸收的饮食。

（四）休息与活动　慢性期病情稳定后，患者可工作和学习，适当锻炼，但不可过劳。生活要有规律，保证充足的休息和睡眠。

【健康教育】

（一）用药指导　慢性期的患者必须主动配合治疗，以延长慢性期，减少急性变的发生。对长期应用 a-干扰素和伊马替尼治疗的患者，应注意药物不良反应，干扰素的常见不良反应为畏寒、发热、疲劳、恶心、头痛、肌肉及骨骼疼痛、骨髓抑制以及肝、肾功能异常等，故应定期查肝、肾功能及血象。伊马替尼最常见的非血液学不良反应有恶心、呕吐、腹泻、肌肉痉挛、水肿、皮疹，但一般症状轻微；血象改变较常见，可出现粒细胞缺乏、血小板减少和贫血，故应定期查血象，严重者需减量或暂时停药。

（二）自我监测　出现贫血加重、发热、腹部剧烈疼痛，尤其是腹部受撞击可疑脾破裂时，应立即到医院检查。

慢性淋巴细胞白血病

慢性淋巴细胞白血病（chronic lymphoblastic leukcmia，cLL，简称慢淋）是由于单克隆性小淋巴细胞存活时间延长、蓄积浸润骨髓、血液、淋巴结和其他器官，最终导致正常造血功能衰竭的低度恶性疾病。这类细胞形态上类似成熟淋巴细胞，实质上是一种免疫学不成熟、功能不全的细胞。慢淋白血病细胞绝大多数为 B 细胞性，T 细胞性较少。在欧美国家较常见，本病在我国及亚洲地区较少见。90% 以上的患者在 50 岁以上发病，男性略多于女性。

【临床表现】

起病缓慢，多无自觉症状，淋巴结肿大常为就诊的首要原因，以颈部、腋下、腹股沟淋巴结肿大为主。肿大的淋巴结无压痛、较坚实、可移动。偶有纵隔淋巴结及腹膜后、肠系膜淋巴结肿大而引起相应的症状，50%~70% 患者有肝、脾轻至中度肿大。早期可出现疲乏、无力，随后出现食欲减退、消瘦、低热和盗汗等，晚期免疫功能减退，易发生贫血、出血、感染，尤其是呼吸道感染。T 细胞慢淋白血病可出现皮肤增厚、结节以至全身红皮病等。约 8% 患者可并发自身免疫性溶血性贫血。

【实验室检查】

（一）血象　外周血象淋巴细胞持续增多，白细胞计数 $>10\times10^9/L$，淋巴细胞占 50% 以上，晚期可达 90%，以小淋巴细胞为主。晚期血红蛋白、血小板减少，发生溶血时贫血明显加重。

（二）骨髓象　骨髓增生明显活跃。红系、粒系及巨核细胞均减少，淋巴细胞比例≥40%，以成熟淋巴细胞为主，可见幼稚淋巴细胞或不典型淋巴细胞，发生溶血时幼红细胞增多。

（三）免疫学检查约半数患者血清蛋白含量减少。淋巴细胞具有单克隆性。绝大多数病例的淋巴细胞为 B 淋巴细胞，20%患者抗人球蛋白试验阳性，晚期 T 细胞功能障碍。

（四）染色体细胞遗传学约 50%~80%患者出现染色体异常。部分患者出现基因突变或缺失。

【健康教育】

（一）休息和饮食指导见"慢性粒细胞白血病"的护理。

（二）用药指导向患者说明遵医嘱坚持治疗的必要性和重要性，长期应用干扰素者注意观察药物的不良反应，见"慢性粒细胞白血病"的健康指导。

（三）自我监测与随访的指导定期复查血象，出现出血、发热或其他感染迹象应及时就诊。预防感染和出血措施见"急性白血病"的护理。

第四节　淋巴瘤患者的护理

淋巴瘤（lymphoma）是原发于淋巴结或其他淋巴组织的免疫系统的恶性肿瘤。淋巴瘤通常以实体瘤形式生长于淋巴组织丰富的组织器官中，以淋巴结、扁桃体、脾及骨髓等部位最易受累。组织病理学上将淋巴瘤分为霍奇金病（HD）和非霍奇金淋巴瘤（NHL）两大类。临床上以无痛性淋巴结肿大为特征，可伴发热、消瘦、盗汗、瘙痒等全身症状，晚期常有肝脾大及各系统受浸润表现，最后可出现恶病质。在我国，以 20~40 岁多见，约占 50%，男性高于女性，城市高于农村。死亡率为 1.5/10 万，居恶性肿瘤死亡的第 11~13 位。

【临床表现】

HD 多见于青年，儿童少见。NHL 可见于各年龄组，随年龄的增长而发病增多，男性较多见。由于病变部位和范围不同，淋巴瘤的临床表现很不一致。原发部位可在淋巴结，也可在结外的淋巴组织，如扁桃体、鼻咽部、胃肠道、骨骼等。结外淋巴组织原发病变多见于 NHL。

（一）淋巴结肿大多以无痛性的颈部或锁骨上淋巴结肿大为首发症状，其次是腋下、腹股沟等处的淋巴结肿大，以 HD 多见。肿大的淋巴结可以活动，也可相互粘连，融合成块，触诊有软骨样的感觉。深部淋巴结，如纵隔、腹膜后、腹腔等淋巴结肿大可引起压迫邻近器官的症状，如纵隔淋巴结肿大可致咳嗽、胸闷、气促、肺不张及上腔静脉压迫综合征等；腹膜后淋巴结肿大可压迫输尿管，引起'肾盂积水等。

（二）全身症状 30%~50%的 HD 患者有不明原因的持续或周期性发热，发热后常有盗汗、疲乏及消瘦。在 NHL，这些症状仅见于晚期或病变弥散者。部分 HD 患者有局部或全身皮肤瘙痒，亦可发生带状疱疹。NHL 较常见皮下结节、浸润性斑块等。

（三）全身各组织器官受累脾大不常见。肝受累可引起肝大和肝区疼痛，少数可发生黄疸。胃肠道和肾损害以 NHL 为多见，出现腹痛、腹泻、肿块、肾肿大、高血压、尿素氮潴留等。还可见肺实质浸润，胸腔积液，脑膜脊髓浸润，骨髓（胸、腰椎常见）损害，骨髓浸润及口、鼻咽部等处受累。

【护理措施】

（一）向患者及家属讲述有关疾病的知识和治疗要点，化疗、放疗的不良反应等。说明近几年由于治疗方法的改进，使淋巴瘤缓解率大大提高，鼓励患者坚持来院放疗、化疗，并与医护人员积极配合，克服治疗中的不良反应。

（二）缓解期或全部疗程结束后，要保证充分休息、睡眠，加强营养，心情舒畅，适当参与室外锻炼，如散步、打太极拳、下象棋、体操、慢跑等，以提高机体免疫力。注意个人卫生和饮食卫生，勤洗澡更衣，防感染发生。冬天注意保暖，防止受凉感冒。

（三）身体不适，如疲乏无力、发热、盗汗、消瘦、咳嗽、气促、腹痛、腹泻、皮肤瘙痒以及口腔溃疡等，或发现肿块应及早就诊。

（四）局部皮肤护理照射区的皮肤在辐射作用下一般都有轻度损伤，对刺激的耐受性非常低，易发生二次皮肤损伤。故应避免局部皮肤受到热和冷的刺激，如不要使用热水袋、冰袋和用烫水洗澡；外出时避免阳光直接照射；不要用刺激性的化学物品，如肥皂、乙醇、油膏、胶布等。放疗期间应穿宽大、质软的纯棉或丝绸内衣，洗浴毛巾要柔软，洗澡时局部皮肤应轻擦，不可用力，减少对放射区皮肤的摩擦。保持局部皮肤的清洁干燥，防止皮肤破损。

（五）放射损伤皮肤的护理局部皮肤有发红、痒感时，应及早涂油膏以保护皮肤。如皮肤为干反应，表现为局部皮肤灼痛，可给予 0.2%薄荷淀粉或氢化可的松软膏外涂；如为湿反应，表现为局部皮肤刺痒、渗液、水疱，可用 2%甲紫、冰片蛋清、氢化可的松软膏外涂，也可用硼酸软膏外敷后加压包扎 1~2 天，渗液吸收后暴露局部；如局部皮肤有溃疡坏死，应全身抗感染治疗，局部外科清创，植皮。第五节 造血干细胞移植患者的护理

造血干细胞移植（hcmatopoietic stcm cell transplantation，HSCT）是指对患者进行全身照射、化疗和免疫抑制预处理后，将正常供体或白体的造血干细胞经血管输注给患者，使之重建正常的造血和免疫功能。

【护理】

（一）异体供者的心理护理 由于担心大量采集骨髓或提取外周造血干细胞时可能带来的痛苦和出现危险，以及其后对身体健康的影响，作为一向身体健康、少有重大疾病就医和治疗经历的异体供者，当详细了解提取骨髓或外周血造血干细胞的

全过程后，常出现紧张、恐惧和矛盾等心理，需及时给予解释和疏导。首先要崇尚捐献造血干细胞以拯救他人生命的人道主义行为，结合既往异体供者的健康实例和成功救治的病例，说明捐献造血干细胞的安全性及其价值意义；不要只是单纯介绍造血干细胞的采集过程，还需针对每个步骤的操作方法、目的、意义、注意事项与配合要求、可能出现的并发症及其预防和处理的方法等给予必要的解释和指导。此外，还可通过介绍医院现有的医疗设备和安全措施、医务人员的素质水平等，以进一步提高异体供者的安全感和信任感，减轻顾虑。

（二）患者人无菌层流室前的护理

1.无菌层流室的准备 无菌层流病房的设置与应用，是有效预防造血干细胞移植术后患者继发感染的重要保障之一。在粒细胞缺乏期间，严重感染主要来自细菌和真菌，将患者安置于100级空气层流洁净室内进行严密的保护性隔离，能有效地减少感染机会。使用前室内一切物品及其空间均需经严格的清洁、消毒和灭菌处理，并要在室内不同空间位置采样进行空气细菌学监测，完全达标后方可允许患者进入。

2.患者的准备

（1）心理准备 接受造血干细胞移植的患者需单独居住于无菌层流室内半个月至1个月，不但与外界隔离，而且多有较严重的治疗反应，患者极易产生各种负性情绪，如焦虑、恐惧、孤独、失望甚至绝望等。因此，需要帮助患者充分作好治疗前的心理准备。了解患者、家属对造血干细胞移植的目的、过程、可能的不良反应的了解程度，是否有充分的思想准备，患者的经济状况如何等；帮助患者提前熟悉环境：让患者提前熟悉医护小组成员，了解无菌层流室的基本环境、规章制度，有条件可在消毒灭菌前带患者进室观看，或对入室后的生活情景进行模拟训练，以解除其恐惧、陌生和神秘感；对自体造血干细胞移植的患者，应详细介绍骨髓或外周血干细胞采集的方法、过程、对身体的影响等方面的知识，消除患者的疑虑。

（2）身体准备 ①相关检查：心、肝、肾功能及人类巨细胞病毒检查；异体移植患者还需做组织配型、ABO血型配型等；②清除潜在感染灶：请口腔科、眼科、耳鼻喉科和外科（肛肠专科）会诊，彻底治疗或清除已有的感染灶，如龋齿、疖肿、痔疮等；胸片排除肺内感染、结核；③灭菌饮食；④肠道及皮肤准备：入室前3天开始服用肠道不易吸收的抗生素；入室前1天剪指（趾）甲、剃毛发、洁脐；入室当天沐浴后用0.05%氯己定药浴30~40min，再给予眼、外耳道、口腔和脐部清洁后，一穿换无菌衣裤后进入层流室，即时针对患者皮肤进行多个部位（尤其是皱褶处）的细菌培养，以作移植前对照。

（三）患者人无菌层流室后的护理

患者经预处理后，全血细胞明显减少，免疫功能也受到抑制，极易发生严重感染、出血，而层流室是通过高效过滤器使空气净化，但无灭菌功能，必须加强全环境的保护及消毒隔离措施，最大限度地减少外源性感染。

1.无菌环境的保持及物品的消毒

（1）对工作人员入室的要求 医护人员入室前应淋浴，穿无菌衣裤，戴帽子、口罩，用快速皮肤消毒剂消毒双手，穿无菌袜套、换无菌拖鞋、穿无菌隔离衣、戴无菌手套后才可进入层流室，每进入 1 间室更换 1 次拖鞋。入室一般 1 次不超过 2 人，避免不必要的进出，有呼吸道疾病者不能入室，以免增加感染的机会。医务人员入室应依患者病情和感染情况，先进极期无感染患者房间，最后进感染较重的房间，每进 1 间室必须更换无菌手套、隔离衣、袜套、拖鞋，以免引起交叉感染。

（2）对病室及物品的要求病室内桌面、墙壁、所有物品表面及地面每天用消毒液擦拭2次；患者被套、大单、枕套、衣裤隔天高压消毒；生活用品每天高压消毒。凡需递入层流室的所有物品、器材、药品等要根据物品的性状及耐受性，采用不同的方法进行消毒灭菌，无菌包均用双层包布，需要时打开外层，按无菌方法递入。

2.患者的护理

（1）生活护理各种食物（如饭菜、点心、汤类等）需经微波炉消毒后食用；水果需用 0.5%氯己定浸泡 15min 后削皮方可进食。口腔护理，每天 3~4 次；进食前后用 0.05%氯己定、3%碳酸氢钠交替漱口。用 0.05%氯己定或 0.05%碘伏擦拭鼻前庭和外耳道，0.5%庆大霉素或卡那霉素、0.1%利福平、阿昔洛韦眼药水交替滴眼，每天 2~3 次。便后用 0.05%氯己定擦洗肛周或坐盆；每晚用 0.05%氯己定全身擦浴 1 次，女性患者每天冲洗会阴 1 次，以保持皮肤清洁。

（2）观察与记录严密观察患者的自觉症状和生命体征，注意口腔黏膜有无变化，皮肤黏膜及脏器有无出血倾向，有无并发症表现，准确记录 24h 出入量。

（3）成分输血的护理为促进 HSCT 的造血重建，必要时可根据病情遵医嘱输入全血、浓缩红细胞或血小板。为预防输血相关的 GVHD，全血及血制品在输入前必须先经 60CO 照射，以灭活具有免疫活性的 T 淋巴细胞。

（4）用药护理　入室后患者继续口服肠道不吸收抗生素，药物需用紫外线消毒后服用（每片每面各照射 15~30min）。在应用细胞刺激因子过程中要注意观察有无发热、皮疹、胸痛、全身肌肉、关节酸痛、头痛等表现，如有异常及时报告医生，给予对症处理。

（5）锁骨下静脉导管的应用与护理　每次应用前均应常规检查局部伤口情况，严格执行无菌操作和导管的使用原则，防止导管滑脱与堵塞。导管局部换药每周 2~3 次。封管用肝素 30~100U/mL，血小板降低者禁用肝素，现临床上多采用正压接头，生理盐水封管。

（6）心理护理虽然患者及家属在治疗前已有一定的思想准备，但对治疗过程中可能出现的并发症仍有恐惧心理，常造成失眠、多虑等。另外，由于无菌层流室与外界基本隔绝，空间小，娱乐工具少，患者多有较强的孤独感。根据患者的兴趣和爱好提供经灭菌处理的书籍和音像设备，并利用对讲机让家属与患者适当对话，可以减轻患者的孤独感，提高对治疗的依从性。

（四）造血干细胞输注的护理

1.骨髓输注的护理包括异体骨髓输注和自体骨髓回输。

（1）异体骨髓输注异体骨髓在患者进行预处理后再采集供者的骨髓，采集后如果供受者 ABO 血型相合时，即可输入；如果 ABO 血型不合，要待处理后（如清除骨髓中的红细胞）方可输注。输注前应用抗过敏药物，如异丙嗪 25mg 肌注、地塞米松 3~5mg 静注、呋塞米 20mg 静注，以利尿、预防肺水肿。输注时用无滤网的输液器由中心静脉导管输入，速度要慢，观察 15~20min 无反应再调整滴速，约 100 滴/分左右，一般要求在 30min 内将 300mL 骨髓输完，但需余少量（约 5mL）骨髓弃去，以防发生脂肪栓塞。同时经另一静脉通道同步输入适量鱼精蛋白，以中和骨髓液内的肝素，或根据骨髓输完后所用肝素总量，准确计算中和肝素所需鱼精蛋白的用量，再予输注，但输注速度不宜过快，以免出现低血压、心动过速和呼吸困难等。在输注骨髓过程中，应密切观察患者的生命体征和各种反应，有无肺水肿征兆等，若出现皮疹、酱油色尿、腰部不适等溶血现象应立即停止输入，并配合医生做好有关的救治工作。

（2）自体骨髓的回输　自体骨髓液在患者进行预处理前采集，采集后加入保护液放入 4℃冰箱内液态保存，一般于 72h 内待预处理结束后，提前取出于室温下放置 0.5~1h，再回输给患者。方法同异体骨髓输注。

2.外周血造血干细胞输注的护理

（1）自体外周血造血干细胞的回输为减少因冷冻剂或细胞破坏所引起的过敏反应，回输前 15~20min 应用抗过敏药，冷冻保存的造血干细胞需在床旁以 38.5~40℃ 恒温水迅速复温融化。解冻融化后的干细胞应立即用无滤网输液器从静脉导管输入，同时另一路静脉输等量鱼精蛋白以中和肝素。回输过程中为防止 PBSC 中混有红细胞而引起的血红蛋白尿，需同时静滴 5%碳酸氢钠和生理盐水、速尿和甘露醇，以维持足够的尿量，直至血红蛋白尿消失。此外，在患者能够耐受的情况下，应在 15min 内回输 1 袋 PBSC，回输 2 袋 PB-SC 之间需用生理盐水冲管，以清洗输血管道。

（2）异体外周血造血干细胞输注异体外周血造血干细胞移植同异体骨髓移植一样，患者预处理后再采集供者的外周血造血干细胞，采集后可立即输注给受者。但输注前先将造血干细胞 50~100mL 加生理盐水稀释到 200mL。余与自体外周血造血干细胞回输相同。

3.脐带血造血干细胞输注脐带血回输量较少，一般为 100mi 左右，因此要十分注意回输过程中勿出现漏液现象，一般采用手推注或微量泵推注。同时密切注意患者的心率变化，随时调整推注速度。

（五）移植后并发症的观察与护理

1.感染的预防与护理感染是 HSCT 最常见的并发症之一，也是移植成败的关键。感染率高达 60%~80%。感染可发生于任何部位，病原体可包括各种细菌、真菌与病毒。一般情况下，移植早期（移植后第 1 个月），多以单纯疱疹病毒、细菌（包括革兰阴性菌与阳性菌）和真菌感染较为常见；移植中期（移植后 2~3 个月），巨细胞病毒和卡氏肺囊虫为多；移植后期（移植 3 个月后），则要注意带状疱疹、水痘等病毒感染及移植后肝炎等。感染的主要原因有：①移植前预处理中使用大剂量化疗，造成了皮肤、黏膜和器官等正常组织损害，使机体的天然保护屏障破坏；②大剂量化疗和放疗破坏了机体的免疫细胞，此时中性粒细胞可降至零，机体免疫力极度低下；③移植中使用免疫抑制剂降低了移植物抗宿主反应的强度，但也进一步抑制了免疫系统对入侵微生物的识别和杀伤功能；④锁骨下静脉导管留置。

2.出血的预防与护理预处理后血小板极度减少是导致患者出血的主要原因，且移植后血小板的恢复较慢。因此要每天监测血小板计数，观察有无出血倾向。

3.GVHD的预防与护理 GVHD是异基因HSCT后最严重的并发症，由供者T淋巴细胞攻击受者同种异型抗原所致。急性GVHD发生在移植后100天内，尤其是移植后第1~2周，又称超急性GVHD。主要表现为突发广泛性斑丘疹（最早出现在手掌、足掌、耳后、面部与颈部）、持续性厌食、腹泻（每天数次甚至数十次水样便，严重者可出现血水样便）、黄疸与肝功能异常等。100天后出现的则为慢性GVHD，临床表现类似自身免疫性表现，如局限性或全身性硬皮病、皮肌炎、面部皮疹、干燥综合征、关节炎、闭塞性支气管炎、胆管变性和胆汁淤积等。发生GVHD后治疗常较困难，死亡率甚高。单独或联合应用免疫抑制剂和清除T淋巴细胞是目前预防GVHD最常用的两种方法。依GVHD发生的严重程度不同，可采取局部用药或大剂量甲泼尼龙冲击治疗。护理配合中要注意：①遵医嘱正确应用各种治疗药物，如环孢素、甲氨蝶呤、肾上腺糖皮质激素等，并要注意各种药物不良反应的观察；②输注各种血液制品时，必须在常规照射等处理后执行；③密切观察病情变化，如自觉症状、生命体征、皮肤黏膜、二便陛质及其排泄情况，及早发现GVHD并配合做好各种救治工作；④严格执行无菌操作。

4.化疗药不良反应的预防与护理造血干细胞移植术后约有50%的受者出现肝损害，其主要并发症有：①肝静脉闭塞病：一般发生在移植后7~12天，肝静脉阻塞后血液不能回人血液循环，在血管内淤积并渗出血管壁，到达腹腔形成腹水，患者可出现腹胀、体重增加，肝静脉淤血可出现肝区胀痛、黄疸。因此，移植后1周内应注意观察患者有无上述改变，并协助医生进行有关检查，如肝功能和凝血功能的检查。②输血后肝炎和一过性肝损害。

（孙利 王英香 许纯纯 陈水莲）

第十二章 心血管内科疾病护理常规

第一节 一般护理常规

1.按内科一般病人护理常规。

2.保持病室安静、清洁和空气流通，病情较重者应减少探视。

3.活动原则：心功能Ⅰ级：避免重体力活动，一般体力活动不受限制；心功能Ⅱ级：避免较重体力活动，一般体力活动适当限制；心功能Ⅲ级：严格限制体力活动；心功能Ⅳ级：绝对卧床休息。随着病情的好转，逐渐增加活动量，以活动后不出现症状为宜。做好心理护理，避免病人激动和烦躁，保证足够的睡眠。

4.心功能不全，出现呼吸困难者，应予半卧位或坐位，两腿下垂，必要时给予氧气吸入。

5.饮食应清淡、易消化；适当控制钠盐及热量的摄入；少食多餐，进食不宜过饱；伴有水肿者适当限制水分摄入，禁烟酒、咖啡、浓茶等刺激性食物；多食蔬菜，以保持大便通畅，切勿用力排便，以防意外；凡三天未解大便者，应给予缓泻剂或开塞露等。

6.有水肿、心力衰竭或使用利尿剂时，应记录24小时出入液量。

7.每周测量体重1次（同一时间，穿相同衣物，同一体重计），必要时每天1次。原则上每日测量血压1次，可根据病情变化酌情增加。

8.使用洋地黄、奎尼丁等药物时，注意其毒性反应。每次给药前应了解上次用药后的反应并测量脉搏（房颤者应同时测心率）。如出现中毒症状或心率少于60次/分钟，应停止给药，并立即报告医生处理。静脉注射洋地黄制剂，应缓慢推注（10~20分钟注完），注射前及注射后30分钟~1小时均应测量脉搏，并做好记录。

9.使用抗心律失常的药物，如奎尼丁等，应严格遵照医嘱，要注意胃肠道反应及心律的变化，并做好交接班。

10.使用扩张血管药物如硝普钠（注意避光）等，应严密观察血压，严格控制滴速，有条件者应使用输液泵或微量泵控制滴速，并做好记录。

11.严密观察病情，注意心率、心律、呼吸及血压的变化；测量脉搏、心率时应计数1分钟；如脉搏短绌，应由2名护士同时测量脉搏与心率，并记录。

12.注意保暖，避免受凉；做好皮肤护理，以防压疮。

13.备齐及定期检查抢救物品及药品，必要时行胸外心脏按压术、人工呼吸、电击除颤等。

14.做好出院指导：嘱咐病人出院后按时服药，注意饮食，避免过劳，预防感冒，定期门诊复查等。

第二节　心力衰竭护理常规

1.按心血管内科疾病一般护理常规。

2.保证病人充分休息，轻度心衰病人可起床轻微活动，但需增加睡眠时间；中度心衰者，以卧床休息限制活动量为宜；严重心衰病人必须严格卧床休息。

3.有心慌、气短、呼吸困难病人取半坐卧位或坐位。

4.给予低钠、易消化饮食，慢性心衰者易出现消化道症状，应调节饮食的色、香、味，鼓励进食，但应避免过饱，遵医嘱给予调节胃肠道功能的药物。

5.严密观察病情变化，及时发现心律失常、电解质紊乱、洋地黄中毒、心搏骤停等先兆，以便及时抢救。

6.观察及处理急性左心衰：如发现病人突然极度呼吸困难、面色发绀、恐惧、极度烦躁、大汗淋漓、咳嗽伴哮鸣音、咳大量粉红色泡沫样痰时，提示出现急性左心衰，应迅速将病人取端坐卧位，双腿下垂，给予高流量吸氧，每分钟 6~8 升，严重者面罩加压吸氧，氧气经过 20%~30% 酒精湿化。必要时用四肢加压带（或用血压计袖带、止血带代替），进行四肢轮扎，每 15 分钟轮换放松其中一个，压力比舒张压略高即可，以减少静脉血液回流，减轻心脏前负荷，改善心衰。使用血管扩张剂时应专人观察，密切注意血压变化，调节输液滴速。如心率增快，在原有基础上超过 20 次/分钟；血压下降，在原有基础上下降超过 20mmHg 应立即报告医生进行处理。

7.长期使用利尿剂者，应注意低钠、低钾症状的出现，如全身无力，反应差，腹胀，尿潴留等，若出现低钠低钾征象，应按医嘱补充钾盐及放宽饮食中钠盐的限制。

8.严格控制输液量和输液速度，一般为每分钟 20~30 滴，以防加重心衰及诱发急性肺水肿发生。

9.伴有水肿时应加强皮肤护理，以防发生压疮及感染。

10.加强健康教育，做好心理护理，提高患者战胜疾病的信心；做好出院指导，避免情绪激动和过度劳累，合理调节饮食；保持大便通畅和充足睡眠；育龄妇女注意避孕，以防心衰复发。

第三节　心源性休克护理常规

1.按心血管内科疾病一般护理常规。

2.将头部与下肢分别抬高 30°，以防止膈肌及腹腔脏器上移，影响心肺功能。

3.做好心理护理，安慰病人，解除紧张及顾虑，必要时遵医嘱给予镇静剂。

4.给予氧气吸入（3~4升/分钟），改善组织器官缺氧。

5.迅速建立静脉通道，以便给予治疗抢救用药、采集血标本及血流动力学监测。

6.按医嘱给予血管活性药物（如间羟胺、多巴胺、去甲肾上腺素等），以提升血压，保证重要脏器的供血，使收缩压维持恒定，保持在 90~100mmHg，因此应根据血压随时调整药物浓度、滴速，滴速不宜超过 20~30 滴/分钟，以防心力衰竭加重或引起肺水肿。

7.严密观察病情，应将病人置于监护室内进行观察。注意神志、皮肤（湿冷、花斑、发绀）、心前区疼痛、血压、脉搏及呼吸、每小时尿量以及血流动力学等的变化，做好记录并及时通知医生。

8.注意保暖，避免受凉，按时翻身，做好口腔、皮肤护理，预防压疮及肺部并发症的发生。用热水袋保暖时注意避免将热水袋直接置于体表，以防造成局部血管扩张和烫伤。

第四节　心律失常护理常规

1.按心血管内科疾病一般护理常规。

2.有器质性心脏病或药物中毒，电解质紊乱引起的心律失常者需要卧床休息。

3.严密观察心率、心律、血压，观察有无胸闷、心悸、气促、昏厥、抽搐、心衰等症状，注意有无阿斯综合征的表现。一旦发现异常情况立即报告医生，并配合抢救。

4.测量脉搏时，应计数 1 分钟，并记录每分钟期前收缩的次数，必要时配合心电监护仪或动态心电图进行观察，心房纤颤患者测量脉搏时要同时听心音。

5.熟悉有关抗心律失常药物，观察各种药物的疗效和副作用。

6.如发现室性期前收缩成对出现，或连续三个以上（短阵性心动过速）或出现 R-on-T 等危险性较大的情况，应立即报告医生并配合治疗。

7.对室上性阵发性心动过速的病人，按压颈动脉窦、眼球时应配合医生，注意观察病情，查找引起室上速的原因。

8.必要时做好电复律及电击除颤的准备。

9.严密观察病情变化，定时观察心率、心律、呼吸、血压、尿量的变化，并做好记录。必要时行十二导联心电图检查。心室扑动和颤动是最严重的并发症，应协助医生行除颤、胸外心脏按压及人工呼吸等一系列抢救措施。

10.协助病人做好生活护理。

11.对功能性早搏的病人，要耐心解释期前收缩的无害性，消除其紧张和焦虑的心理。

12.给予易消化食物，少吃多餐，避免刺激性食物，禁烟酒，注意保持大便畅通。

第五节　风湿性心瓣膜病护理常规

1.按心血管内科疾病一般护理常规。

2.风湿活动期需绝对卧床休息，待体温、血沉、心率正常，症状基本消失后，方可逐渐增加活动量。如活动后心率明显增快，仍需卧床休息，必要时可给予镇静剂。

3.给予高蛋白、高维生素、低脂肪及易消化饮食；有心力衰竭者，须限制钠盐摄入。

4.有心力衰竭者，应根据病情给予氧气吸入，或间断吸氧。

5.做好心理护理，经常与病人沟通，进行解释和安慰鼓励，增强战胜疾病的信心。

6.严密观察体温、心率、脉搏、血压、呼吸、咳嗽、咳痰、皮肤病变及有无栓塞症状、肺部啰音及肺水肿等，应用洋地黄或奎尼丁时，应密切观察疗效及副作用。使用利尿剂时准确记录出入量，观察有无低钾或其他电解质紊乱症状。

7.对风湿活动期病人，应向病人及其家属说明应用青霉素治疗的重要性，以利病人配合治疗。病情稳定后可按医嘱改用长效青霉素，每月注射一次。

8.对应用阿司匹林或水杨酸治疗的病人，应严密观察因药物引起的副作用，如耳鸣、头晕、恶心、呕吐、出血倾向、凝血酶原时间延长等。为减少该药对胃肠道的刺激，应于餐后或与食物同服。

9.做好出院前卫生教育工作，注意预防感冒、避免情绪波动与过度疲劳，并按医嘱定时间服药、定期复查。对生育期女性病人，应劝其避免生育或在医生监测同意下才能妊娠。

第六节　冠心病心绞痛护理常规

一、按心血管内科疾病一般护理常规。

二、给予低脂、低热量、低胆固醇易消化饮食，多食蔬菜、水果等清淡食物，戒烟酒。

三、避免劳累、情绪波动、精神紧张、饱餐、感冒等诱发因素，做好心理护理和卫生宣教。

四、心绞痛的典型表现：突然发生的、短暂的（1~5分钟即可缓解）胸骨后或心前区疼痛，并可向左臂放射，伴四肢冰冷、面色苍白等。处理要点：

1.立即让病人静坐或卧床休息，停止一切活动。

2.使用作用快的血管扩张药，如硝酸甘油喷雾剂吸入，或硝酸甘油片0.3~0.6毫克舌下含化，但注意严格掌握剂量，每次不应超过0.6毫克，间隔5分钟后可再次用药，避免血压下降。

3.给予氧气吸入，3~4升/分钟。

4.对诊断尚未明确或对病情需作进一步估计者，应在心绞痛发作时记录心电图，并密切观察其神志、脉搏、血压的变化。

5.若病人疼痛持续 15 分钟以上或服药不缓解，要注意与心肌梗死前综合征相鉴别，立即报告医生，及时采取有效的措施。

6.做好心理护理。心绞痛发作时病人有濒死恐惧感，要关心安慰病人，解除思想顾虑。

7.教病人使用硝酸甘油及其保管方法，熟悉药物的副作用，并告知其随时携带。

第七节　急性心肌梗死护理常规

1.按心血管内科疾病一般护理常规。

2.常规开通静脉通道，补液滴速应控制在 20~30 滴/分钟。

3.及时缓解疼痛，按医嘱肌注哌替啶。辅以硝酸甘油或异山梨酯，行扩冠治疗。

4.绝对卧床休息，发病 24~72 小时内应持续进行心电监护，每 0.5~1 小时测血压、脉搏、心率、呼吸 1 次，每 6 小时测体温 1 次，病情较重者应持续心电监护至病情稳定为止。各项检查必须有完整和准确的记录。

5.吸氧 4~6 升/分钟，病情稳定后可改间歇吸氧。

6.在绝对卧床休息期，应协助翻身及在床上大小便，并做肢体被动运动，以防下肢血栓形成。如无并发症，第 2~3 周可在床上进行活动，第 4~5 周酌情增加活动量。

7.给予清淡易消化、低胆固醇流质饮食，三天后改为半流质饮食，逐渐过渡到普食。忌过饱或油腻食物，戒烟、酒、茶。保持大便通畅，必要时用缓泻剂或开塞露。

8.进行抗凝治疗时，要注意观察出血倾向，减少并尽量避免多次静脉注射。

9.严密观察有无心源性休克、心律失常、心力衰竭等并发症发生，如有症状出现立即报告医生并按有关常规进行抢救护理。

10.备好各种抢救药物、器材，经常检查并及时补充。

第八节　急性心包炎护理常规

1.按心血管内科疾病一般护理常规。

2.绝对卧床休息，伴有呼吸困难者给半卧位，并予吸氧。

3.给予高蛋白、高维生素、高热量饮食，有腹水和下肢浮肿者应限制钠盐。

4.胸痛或心前区痛明显应及时通知医生，按医嘱给予镇痛或镇静药。

5.严密观察病情变化，若病人出现呼吸困难、面色苍白、神情紧张、发绀、出汗、颈静脉怒张、肝大、奇脉明显等心包填塞症状，应立即报告医生。

6.做好安全护理。对烦躁不安的患者要加床栏。

7.加强皮肤清洁及口腔护理，预防感染。

8.需行心包穿刺时，应配合做好普鲁卡因、青霉素等过敏试验，准备好心电监护、电击除颤器及急救药物，穿刺术中要注意病人神志、脉搏、血压、积液性质、颜色及量，做好记录并及时送检标本。

第九节　高血压病护理常规

1.按心血管内科疾病一般护理常规。

2.一、二级高血压患者一般可参加工作，但不能做重体力劳动，休息、睡眠要充分。血压持续升高，伴有心、肾、脑并发症者，应卧床休息，避免精神刺激。

3.给予低脂、低热量、低胆固醇饮食，多吃蔬菜水果、低盐食物，戒烟、酒及刺激性食物。

4.病人入院后连续三天，每天测血压 2~4 次，以后视病情每日 1 次或数次，测量前嘱病人静卧 30 分钟，测量时间及部位要相对固定。

5.熟悉高血压药物治疗及药物副作用，严格执行医嘱，剂量及用药时间要准确，并向病人介绍常用药物的副作用及防治方法。

6.有合并心、脑、肾症状时，应按心血管病、脑血管病和尿毒症进行常规护理。

7.注意高血压危象和高血压脑病的出现。如血压突然显著升高，心跳加快、头晕、头痛、视力模糊、恶心、呕吐、甚至神志模糊、抽搐、昏迷、偏瘫等，即半坐卧位，有惊厥症状即加床栏，迅速配合医生用镇静、降压、脱水等进行处理。使用脱水剂时宜快速滴注。使用硝普钠时要现配现用，注意避光及控制滴速，严密观察血压的变化，每 10~15 分钟测血压一次。

8.做好卫生宣传工作，避免情绪波动，保持大便通畅，避免便秘时排便用力过度，必要时可用缓泻剂。

第十节　心肌病护理常规

1.按心血管内科疾病一般护理常规。

2.适当休息，如有心力衰竭、严重心律失常及栓塞症状，应绝对卧床休息。

3.给予高蛋白、高维生素、低盐饮食，少量多餐。高热者给予营养丰富流质或半流质饮食。

4.呼吸困难者，给予吸氧，必要时给予半卧位。

5.严密观察心率、心律、脉搏、血压、呼吸、体温、尿量等的变化，并注意有无浮肿以及浮肿的程度和栓塞症状等。如有异常，应及时报告医生一并配合处理。

6.遵医嘱给予强心、利尿、抗心律失常药及激素、升压药、抗生素、抗凝剂或溶栓剂、β受体阻滞剂、三磷腺苷、辅酶A、极化液、低分子右旋醣酐等，严密观察副作用及毒性反应。

7.心肌病病人对洋地黄较敏感，易中毒，如必要时应使用短作用制剂，并严格掌握剂量。

8.患者如果出现心绞痛，即按医嘱含服硝酸甘油。

9.若出现心律失常、心力衰竭、心源性休克等并发症，其护理可参阅有关章节。

10.出院前劝告病人，预防呼吸道感染，按时服药，注意休息，避免劳累，防止情绪波动，定期复查。

第十一节　感染性心内膜炎护理常规

1.按心血管内科疾病一般护理常规。

2.绝对卧床休息，限制活动，以免增加栓塞的机会。如发现各种栓塞症状时，应及时报告医师并协助处理。

3.加强营养，指导病人进高蛋白、高热量、高维生素、易消化的饮食。高热时给予流质或半流质。

4.认真观察体温的变化，每天测体温4次以上，待体温正常一周以后改为每天测1次。

5.每天观察皮肤、黏膜有无新出血点，并予以记录。

6.取血培养标本应在发热时和用抗生素前抽血，每次抽血应在10毫升以上，并注意严格遵守无菌操作。在股动脉穿刺采血可提高检查阳性率。

7.抗生素要现配现用，避免降低药效.注意控制好输液的速度，使抗生素在血中较长时间保持一定的浓度。

8.注意保护血管，因静滴抗生素的时间较长，应由远及近地选择血管，或者使用静脉留置针，使病人顺利完成滴注抗生素疗程。

第十二节　心脏介入手术护理常规

一、术前护理

1.详细采集病史资料，包括药物过敏史等。

2.配合医生完成术前检查，签署术前同意书。

3.皮肤准备：双侧腹股沟及会阴部备皮。

4.遵医嘱行抗生素及碘过敏试验，并做好记录。

5.指导患者练习呼气、屏气、咳嗽动作，练习床上排便、进食等活动。

6.保证患者手术前夜充分休息。

7.术前禁食 2 小时，禁饮 1 小时，排尽小便。

8.在左上肢建立静脉留置针通道。

9.心理护理：向病人及其家属介绍心导管手术的意义、方法、必要性和安全性，解除病人紧张恐惧心理，以取得配合。

二、术后护理

1.与导管室医护人员交接伤口以及术中情况。

2.监测生命体征，给予床边心电图检查，行心电监护观察有无心律失常。

3.体位：术肢制动平卧，弹力绷带加 1kg 沙袋或 8 字形压迫带压迫止血，观察术肢血运。

4.压迫及制动时间：术后常规沙袋压迫 4~6 小时，制动 6~12 小时；支架术后安装闭合器者使用压迫带压迫 4 小时制动 6 小时，压迫时间结束时更换伤口敷料。12 小时后若无渗血渗液情况，可鼓励病人逐渐下床活动。

5.严密观察伤口有无出血及血肿，发现有出血应及时手法压迫止血，观察足背动脉搏动情况。

6.遵医嘱给予抗炎、抗凝、补液治疗。

7.加强生活护理，协助床上进餐及大小便。

8.指导病人术后 24 小时内多喝水，将体内的造影剂尽快排出体外，术后 24 小时内咳嗽、打喷嚏时应轻轻压住腿部伤口，以免震动引起疼痛或出血。

9.如有腰痛、尿潴留、低血压、造影剂反应和血栓形成等并发症时应遵医嘱给予对症处理。

第十三节　安置人工心脏起搏器的护理常规

人工心脏起搏器是应用电子仪器模拟窦房结的功能按一定的频率直接刺激心脏，有节律地控制和调节心脏活动的自律性，维持必要的循环功能，安装人工心脏起搏器是某些心血管疾病有效的抢救措施和治疗手段。

一、起搏器植入术前护理

1.心理护理：首先向患者及其家属介绍起搏器的功能及临床应用效果和治疗意义。手术前一晚向患者家属及本人详细交代病情，并安慰患者，必要时睡前口服安定片，争取安静入睡，减轻患者的恐惧感。

2.根据安置起搏器所选的部位备皮，病情许可时洗澡更衣。

3.遵医嘱进行抗生素皮试。

4.训练病人床上排便，防止术后尿潴留。

5.术前可少量进食、饮水，以防止术中小便过多。

6.特别紧张的患者，术前遵医嘱肌注安定 10mg，防止术中病人烦躁不安及恐惧。

二、起搏器植入术后护理

1.与手术医生床边交接病人，测量生命体征，严密观察，检查伤口有无渗血、血肿，遵医嘱予以沙袋压迫 2~6 小时，记录床边心电图。

2.严密心电监护，观察起搏器发放信号是否正常，有无起搏和感知障碍，必要时重新测试、调整。

3.术后遵医嘱平卧 6~12 小时后，可将床头适当摇高，术后 3 天尽量保持平卧位或左侧卧位。术侧肢体不宜过度活动，防止电极脱位。

4.保持大小便通畅，卧床期间认真做好生活护理和心理护理。

5.术后遵医嘱使用抗生素 5~7 天，防止伤口感染。

6.给予高蛋白、高维生素饮食，促进伤口愈合。

三、出院宣教

1.安装起搏器后可正常工作，但必须注意休息，术肢避免提重物，避免高强度的活动或在人群中拥挤，避免撞击心前区。

2.淋浴时，避免用力搓揉植入起搏器的皮肤处。

3.远离强磁场、电场，不宜接近高压电线、电瓶车等。雷雨天不在户外活动或逗留，以免干扰起搏功能。

4.起搏器植入卡应随身携带，就医时应告知医生。

5.定期随访：出院后 1~3 个月随访一次，病情稳定后每半年一次，以便及时发现电极故障和电池耗竭，有异常情况时（如自测脉搏<60 次/分钟）应随时就诊。特别当出现呼吸困难、胸痛、头昏、黑蒙、手脚浮肿、不停打嗝或感到异常发热时应及时与负责医生联系并进行检查。

第十四节　静脉内溶栓的护理常规

一、治疗前的护理

1.病人的准备：多为起病急，病情重的病人，对疾病持恐惧心理，对治疗抱怀疑态度，我们应向病人解释用药的目的和重要性，使病人能密切配合治疗。

2.常规 18 导联心电图并定位。

3.建立静脉通道。

二、治疗过程中的病情观察

1.动态定位监测 12 或 18 导联心电图，给药后即刻、30 分钟、1 小时、1.5 小时、2 小时、4 小时、8 小时记录心电图，以后根据病情改为一周内每日一次，一周后根据病情而定，出院时一次。如有临床症状时随时记录。

2.遵医嘱采集血标本观察心肌标志物及出凝血时间变化。

3.持续心电监护三天，观察有无心律失常（再灌注性）。

4.询问病人的主诉，观察胸痛的变化情况。

5.观察药物的副作用，入院后 48 小时内密切观察注射部位及其他部位出血征象（如神志改变、皮肤黏膜出现瘀血瘀斑、便血等），应提醒医生停药，待恢复后再用。

6.冠脉再通的指标：

①上抬的 ST 段 2 小时内迅速回降 50%。

②胸痛 2 小时内缓解。

③CK~MB 峰值提前出现（14 小时以内）。

④2 小时内出现再灌注性心律失常。

二、治疗后护理

1.观察病人有无出血情况。

2.应选用清淡、低脂、低胆固醇和易消化的食物。

3.保持大便通畅。

4.注意防止并发症的发生。

第十五节　急性肺水肿的护理常规

一、体位

协助病人取坐位，两腿下垂，以减少静脉回流，必要时，可加止血带于四肢，轮流结扎三个肢体，每 5 分钟换一肢体，平均每肢体扎 15 分钟，放松 5 分钟，以保证肢体循环不受影响。

二、氧疗

高流量给氧每分钟 6~8 升，可流经 25%~30% 酒精后吸入，加压可减少肺泡内液体渗出，酒精能降低泡沫的表面张力使泡沫破裂，从而改善通气，也可使用有机硅消泡剂消除泡沫。

三、快速建立静脉通道

遵医嘱正确使用药物，同时观察其疗效和不良反应

1.镇静：皮下或肌肉注射吗啡 5~10mg 或哌替啶 50~100mg，使病人安静，扩张

外周血管，减少回心血量，减轻呼吸困难。对老年人、神志不清、已有呼吸抑制、休克或合并肺部感染者禁用。

2.利尿：静脉给予作用快而强的利尿剂如呋塞米 20~40mg 或利尿酸钠 25~40mg 加入葡萄糖内静脉注射，以减少血容量，减轻心脏负荷，应注意防止或纠正大量利尿时所伴发的低血钾症和低血容量。

3.血管扩张剂：静脉滴注硝普钠或酚妥拉明以降低肺循环压力，但应注意勿引起低血压，如有条件予以输液泵控制滴速和血压监护，根据血压调节输注速度。硝普钠应现配现用，避光滴注。

4.强心药：适用于快心室率房颤或已知有心脏增大伴左室收缩功能不全者，可静脉注射快速作用的洋地黄类制剂，如毛花苷 C、毒毛旋花子甙 K 等。急性心肌梗死病人 24 小时内不宜应用。

5.氨茶碱：对伴有支气管痉挛者可选用，氨茶碱 0.25g 加入 10%葡萄糖液 20ml 稀释后静脉缓慢注入，可减轻支气管痉挛，扩张冠状动脉和加强利尿。副作用：用药后会出现室性早搏或室性心动过速，故应慎用。

6.皮质激素：氢化可的松 100~200mg 或地塞米松 10mg 加入葡萄糖液中静滴亦有助肺水肿的控制。

四、原有疾病和诱发因素治疗：如有发作快速性心律失常，应迅速控制。

五、病情监测：严密监测血压、呼吸、血氧饱和度、心率、心电图，检查血电解质、血气分析等，对安置漂浮导管者应监测血流动力学指标的变化，记出入量。观察呼吸频率和深度、意识、精神状态、皮肤颜色及温度、肺部啰音的变化。

六、心理护理：医护人员在抢救时必须保持镇静、操作熟练、忙而不乱，使病人产生信任与安全感。避免在病人面前讨论病情，以减少误解，必要时留亲属陪伴。

第十六节　血流动力学监护的护理常规

一、监护对象

急性心肌梗死及合并有低血压者，各种疾病所引起的心力衰竭，心源性休克，心血管特殊检查，特殊的药物治疗等，均可在血流动力学监护下进行。

二、用物准备

血液动力学监护前需要做好病员及其家属的思想工作。

1.准备好急救车，漂浮导管和各种右心导管用物。

2.调节好仪器压力点，备制 1:500 的肝素生理盐水。冲洗好压力三通管，排空气泡（肝素生理盐水瓶内加压）。

三、病人的准备

1.常规双侧腹股沟备皮，清洁皮肤。

2.做好普鲁卡因及青霉素皮试。

3.常规心电监护。

四、术中观察

1.通过压力曲线判断导管的位置，到位后固定好导管，记录压力读数。

2.检查各连接处接头是否松动。

3.每隔 2 小时用含肝素的生理盐水冲洗导管一次（约 0.5~1mL）。

4.严密观察压力曲线变化，如压力曲线圆钝、短小，应即时冲洗导管（含肝素的生理盐水），以防导管堵塞。

5.做好压力读数的记录，如有变化随时记录。

五、拔管后护理

根据病情 1~3 天拔管，但最长时间不超过 3 天。

1.拔管时用 75%乙醇消毒穿刺点周围。

2.缓慢地撤出导管（右手），左手按压穿刺点上端 0.2cm 处，待导管全部拔出后，按压穿刺点 15 分钟，观察针眼处有无渗血。

3.用 2%碘酊消毒针眼处，并用无菌纱布加压包扎，另用 1kg 重沙袋压迫伤口处 6 小时。

4.如针眼处干燥，无分泌物，24 小时后可改为无菌包扎。如有分泌物，均需全身抗感染及局部涂擦抗炎药物。

5.严密观察病情，观察 T、P、R、BP 变化。

第十七节　同步电击复律的护理常规

一、术前准备

1.向病人及其家属解释电击复律的方法及注意事项，取得病人及家属配合。

2.备齐各种抢救器械及药品，检查各种仪器性能。

3.术前一晚保证良好的睡眠，术前 2 小时禁食。

二、电击复律术中的护理

1.将病人仰卧在硬板床上，解松衣领及裤带；给予心理护理。

2.吸氧，建立静脉通路，保证术中用药。

3.连接中心心电图监护及电复律仪的监护导联，监护电极应避开除颤电极的位置，并记录一段复律前心电图。

4.记录常规导联心电图。

5.根据医嘱给予安定静脉麻醉，观察病人神志变化。

6.清洁两电极板放置部位皮肤，一个在心尖部（相当于左锁骨中线第四间），一个在心底部（相当于胸骨右缘第二、三肋间），两电极板均匀涂上导电糊或在病人的心尖部和心底部分别均匀平整地铺上4~6层湿润的生理盐水纱布。

7.将除颤器调至同步电复律状态，将心尖部电极板（Apex）、心底部电极板（sternum）放置在相应部位，稍加压与胸壁皮肤紧密接触。根据医嘱选择能量，充电，告知工作人员稍离开床，避免与病人及病床接触，再次观察病人神志呈朦胧状，放电。

8.观察心电示波是否转为窦性心律并记录，如不成功可重复进行，但一般不超过三次。

9.再次记录常规导联心电图。

三、电击复律术后护理

1.密切观察生命体征等变化，注意观察有无并发症的发生，及时发现积极配合处理。

2.电击复律后继续心电监护2~4小时，必要时可适当延长监护时间。

3.拉起床栏，加强安全防护，待病人完全清醒后方可进食。

4.坚持按医嘱服药。

（王英香 高娟娟 杨又又 吕亭亭）

第十三章　颅脑损伤患者的护理

【概述】

脑损伤是指脑膜、脑组织、脑血管以及脑神经的损伤。

【分类】

（一）根据受伤后脑组织是否与外界相通分为开放性脑损伤和闭合性脑损伤。前者多为锐器或火器直接所致，常伴有头皮裂伤、颅骨骨折和硬脑膜破裂，有脑脊液漏；后者为头部接触钝性物体或间接暴力所致，脑膜完整，无脑脊液漏。

（二）根据脑损伤病理改变的先后又分为原发性脑损伤和继发性脑损伤。前者是指暴力作用于头部立即发生的脑损伤，主要有脑震荡、脑挫裂伤等；后者是指头部受伤一段时间后出现的脑受损病变，主要有脑水肿和颅内血肿等。

【损伤机制】

颅脑损伤通常是多种应力共同作用的结果，因此，其损伤的程度和类型也多种多样。引起脑损伤的外力除可直接导致颅骨变形外，还可使头颅产生加速或减速运动，从而使脑组织受到压迫、牵张、滑动或负压吸附等多种应力。由于暴力作用的部位不同，使脑在颅腔内产生的超常运动各异，运动方式可以是直线性也可以是旋转性。如人体坠落时，运动着的头颅撞击于地面，受伤瞬间头部产生减速运动，脑组织因惯性力作用撞击在受力侧的颅腔内壁上，造成减速性损伤；与此同时，着力点对侧的脑组织因负压吸附而产生对冲伤。此类脑损伤多见于额极、颞极及其底部。此外，由于脑组织在颅腔内急速移位，与颅底摩擦以及受大脑镰、小脑幕牵拉，更易导致多处或弥漫性脑损伤。当暴力过大并伴有旋转力时，可使脑组织在颅腔内产生旋转运动，不仅使脑组织表面在颅腔内摩擦、撞击引起损伤，而且在脑组织内不同结构间产生剪应力，引起更为严重的损伤。

此外，当胸部突然遭受巨大压力冲击时，胸腔内压力急剧增高，由于头部静脉无静脉瓣，致使上腔静脉血流逆行入颅内，脑淤血水肿，出现点状出血甚至小血管破裂，引起蛛网膜下腔出血、癫痫及昏迷等症状。

二、脑震荡

脑震荡（cerebral COncussion）是最常见的轻度原发性脑损伤。为一过性的脑功能障碍，无肉眼可见的神经病理改变，但在显微镜下可见神经组织结构紊乱。

【临床表现与诊断】

患者在伤后立即出现短暂的意识障碍，持续数秒或数分钟，一般不超过 30min。同时可以出现皮肤苍白、出汗、血压下降、心动徐缓、呼吸微弱、肌张力减低、各生理反射迟钝或消失。清醒后多不能回忆受伤前及当时的情况，称为逆行性遗忘（retrogradeamnesia）。常有头痛、头晕、恶心、呕吐等症状。神经系统检查无阳性体征，脑脊液中无红细胞，CT 检查也无阳性发现。

【处理原则】

通常无需特殊治疗。一般卧床休息 1~2 周，可完全恢复。镇痛、镇静对症处理，但禁用吗啡及哌替啶。少数症状迁延者，应加强心理护理。

三、脑挫裂伤

脑挫裂伤（cerebral COntusion and laceration）是常见的原发性脑损伤。包括脑挫伤及脑裂伤，前者指脑组织受到的破坏较轻，软脑膜完整；后者指软脑膜、血管和脑组织同时有破裂，伴有外伤性蛛网膜下腔出血。由于两者常同时存在，合称为脑挫裂伤。

【病理生理】

脑挫裂伤可单发、也可多发。好发于额极、颞极及其基底。挫伤时软脑膜下有散在的点状或片状出血灶。脑挫裂伤后早期的脑水肿多属血管源性，之后因脑组织缺血、缺氧，脑细胞直接受损，钙离子大量逆流进入细胞，造成脑磷脂代谢障碍，ATP 生成减少及脑细胞膜脂质过氧化反应增强等，最终使脑细胞肿胀、崩解，引起细胞毒性脑水肿。外伤性脑水肿反应多在伤后 3~7d 内，第 3~4d 为高峰。此期间易发生颅内压增高，甚至脑疝。伤情较轻者，脑水肿可逐渐消退，伤灶区日后可形成瘢痕、囊肿，并常与硬脑膜粘连，有发生外伤性癫痫的可能；如蛛网膜与软脑膜粘连可影响脑脊液循环，有形成外伤性脑积水的可能；广泛的脑缺氧及脑挫裂伤可导致弥漫性或局限性的外伤性脑萎缩。

【临床表现与诊断】

（一）意识障碍是脑挫裂伤最突出的临床表现。一般伤后立即出现意识障碍，意识障碍的程度和持续时间与损伤程度、损伤范围直接相关。多数患者超过 0.5h，严重者可长期持续昏迷。

（二）局灶症状和体征依据损伤的部位和程度而不同，若伤及脑皮质功能区，可在受伤当时立即出现与伤灶区功能相应的神经功能障碍或体征，如语言中枢损伤时出现失语，运动区损伤出现锥体束征、肢体抽搐、偏瘫等。若仅伤及"哑区"，可无神经系统受损的表现。

（三）头痛、呕吐与颅内压增高、自主神经功能紊乱或外伤性蛛网膜下腔出血有关。后者还可出现脑膜刺激征，脑脊液检查有红细胞。

（四）颅内压增高与脑疝是由于继发颅内血肿或脑水肿所致。可使早期的意识障碍或偏瘫程度加重，或意识障碍好转后又加重。脑干损伤是脑挫裂伤中最严重的特殊类型，常与弥散性脑损伤并存。患者常因脑干网状结构受损、上行激活系统功能障碍而持久昏迷。伤后早期常出现严重生命体征紊乱，表现为呼吸节律紊乱，心率及血压波动明显。双侧瞳孔时大时小，眼球位置歪斜或凝视。还可以出现四肢肌张力增高，呈"去大脑强直"发作、伴单侧或双侧锥体束征等。经常出现高热、消化道出血。

（五）CT 和 MRI 检查　可显示脑挫裂伤的部位、范围、脑水肿的程度及有无脑室受压及中线结构移位等。

【处理原则】
以非手术治疗为主，减轻脑损伤后的病理、生理反应，预防并发症的发生。
（一）非手术治疗
1.一般处理①静卧、休息，床头抬高 15°~30°，宜取侧卧位；②保持呼吸道通畅，必要时作气管切开或气管内插管辅助呼吸；③营养支持，维持水、电解质、酸碱平衡；④应用抗生素预防感染；⑤对症处理，如镇静、止痛、抗癫痫等；⑥严密观察病情变化。

2.防治脑水肿是治疗脑挫裂伤的关键。可采用脱水、激素或过度换气等治疗以对抗脑水肿，降低颅内压；吸氧、限制液体入量；冬眠低温疗法降低脑代谢率等。

3.促进脑功能恢复应用营养神经药物，如 ATP、辅酶 A、细胞色素 c 等，以供应能量，改善细胞代谢，促进脑细胞功能恢复。

（二）手术治疗重度脑挫裂伤经上述治疗无效，颅内压增高明显甚至出现脑疝迹象时，应作脑减压术或局部病灶清除术。

四、颅内血肿

颅内血肿（intracranial hcmatoma）是颅脑损伤中最多见、最危险、却又是可逆的继发性病变。由于血肿直接压迫脑组织，常引起局部脑功能障碍的占位性病变症状和体征以及颅内压增高的病理生理改变，若未及时处理，可导致脑疝危及生命，早期发现和及时处理可在很大程度上改善预后。根据血肿的来源和部位分为：硬脑膜外血肿、硬脑膜下血肿和脑内血肿。根据血肿引起颅内压增高及早期脑疝症状所需时间分为：①急性型，3d 内出现症状；②亚急性型，3d~3w 出现症状；③慢性型，3 周以上才出现症状。

硬脑膜外血肿（epidural hcmatoma，EDH）是指出血积聚于颅骨与硬脑膜之间。

【形成机制】
与颅骨损伤有密切关系，由于颅盖部的硬脑膜与颅骨附着较松，很容易分离，而颅底部硬脑膜附着紧密，所以硬膜外血肿多见于穹隆部线性骨折时，尤其多见于颞部。可因骨折或颅骨的短暂变形撕破位于骨管沟内的硬脑膜中动脉或静脉窦而引起出血，或骨折的板障出血。血液积聚使硬脑膜与颅骨分离过程中也可撕破一些小血管，使血肿增大。

【诊断要点】

颅内血肿的症状取决于血肿的部位及扩展的速度。

（一）意识障碍　因原发性脑损伤直接所致，也可因血肿导致颅内压增高、脑疝引起，后者常发生于伤后数 h 至 1~2d。典型的意识障碍是在原发性意识障碍之后、经过中间清醒期、再度出现意识障碍，并渐次加重。如果原发性脑损伤较严重或血肿形成较迅速，也可能不出现中间清醒期。少数患者可无原发性昏迷，而在血肿形成后出现昏迷。

（二）颅内压增高及脑疝　表现为头痛、恶心、剧烈呕吐，一般成人幕上血肿大于 20mL、幕下血肿大于 10mL 即可出现颅内压增高的症状。幕上血肿者大多先经历小脑幕切迹疝，然后合并枕骨大孔疝，故严重的呼吸循环障碍常发生在意识障碍和瞳孔改变之后。幕下血肿者可直接发生枕骨大孔疝，较早发生呼吸骤停。

（三）CT 检查表现为颅骨内板与脑表面之间有双凸镜形或弓形密度增高影，常伴有颅骨骨折和颅内积气。

【处理原则】

一经确诊，就要立即手术清除血肿。

（一）硬脑膜下血肿（subdural hcmatoma，SDH）　指出血积聚在硬脑膜下腔，是最常见的颅内血肿。

急性硬脑膜下血肿多见于额颞部，常继发于对冲性脑挫裂伤。出血多来自挫裂的脑实质血管。症状类似硬脑膜外血肿，脑实质损伤较重，原发性昏迷时间长，中间清醒期的表现不明显，颅内压增高与脑疝的其他征象多在 1~3d 内呈进行性加重。CT 检查示颅骨内板与脑组织表面之间有高密度、等密度或混合密度的新月形或半月形影。由于病情发展急且重，一经确诊，应尽早行手术治疗。

慢性硬脑膜下血肿的出血来源及发病机制尚不完全清楚。好发于老年人，大多有轻微的头部外伤史，有的患者伴有脑萎缩、血管性或出血性疾病。由于致伤外力小，出血缓慢，患者可有慢性颅内压增高表现，如头痛、恶心、呕吐和视神经盘水肿等，并有间歇性神经定位体征，有时可有智力下降、记忆力减退和精神失常。CT检查示颅骨内板下低密度的新月形、半月形或双凸镜形影。多采用颅骨钻孔冲洗引流术，术后引流 48~72h。

（二）脑内血肿（intracerebral hcmatoma，IcH）　有两种类型：①浅部血肿，出血均来自脑挫裂伤灶，多伴有颅骨凹陷性骨折或严重的脑挫裂伤，好发于额叶和颞叶，常与硬脑膜下血肿和硬膜外血肿并存；②深部血肿，多见于老年人，血肿位于白质深处，脑表面可无明显挫伤。临床表现以进行性加重的意识障碍为主，若血肿累及重要脑功能区，可出现偏瘫、失语、癫痫等局灶性症状。CT 检查在脑挫裂伤灶附近或脑深部白质内见到圆形或不规则的高密度血肿影，周围有低密度水肿区。一般应经手术清除血肿。　五、护理　脑损伤患者病情复杂多变，护理的目的是为脑功能的恢复创造最优良的条件，预防和治疗并发症，以保全生命，争取达到完全康复。

【护理评估】

（一）健康史详细了解受伤过程，如暴力大小、方向、性质、速度，患者当时有无意识障碍、意识障碍的程度和持续时间，有无中间清醒期、逆行性遗忘，受伤当时有无口鼻、外耳道出血或脑脊液漏发生，是否出现头痛、恶心、呕吐等情况。初步判断损伤程度，同时应了解现场急救情况和患者既往健康状况。

（二）身体状况全面检查并结合 X 线、CT 以及 MRI 检查结果判断损伤的严重程度及类型。评估患者损伤后的症状、体征，确定是开放性抑或闭合性损伤，了解有无神经系统病征及颅内压增高征象，根据所观察到的患者的生命体征、意识状态、瞳孔及神经系统体征的动态变化，来区分脑损伤是属于原发性还是继发性的，了解患者的营养状态、自理能力等。

（三）心理和社会支持情况　了解患者及家属对颅脑损伤及其后功能恢复的心理反应，常见心理反应有焦虑、恐惧等，了解家属对患者的支持能力和支持程度。

【预期目标】

（一）患者意识逐渐恢复，生命体征平稳，意识障碍期间生理需求得到满足。
（二）患者呼吸道保持通畅，呼吸平稳，无误吸发生。
（三）患者营养状态能够维持良好。
（四）患者未出现因不能活动引起的并发症。
（五）患者颅内压增高、脑疝的早期迹象及癫痫发作能够被及时发现和处理。

【护理措施】

（一）现场急救及时而有效的现场急救，不仅使当时的某些致命性威胁如窒息、大出血、休克等得到缓解，而且为进一步治疗创造有利条件，如预防或减少感染机会，提供确切的受伤经过。

1.保持呼吸道通畅颅脑损伤患者常有不同程度的意识障碍，丧失正常的咳嗽反射和吞咽功能，呼吸道分泌物不能有效排除，血液、脑脊液及呕吐物等可引起误吸；舌根后坠可引起严重呼吸道梗阻。因此，应尽快清除口腔和咽部血块或呕吐物，将患者侧卧或放置口咽通气管，必要时行气管切开。禁用吗啡止痛，以防呼吸抑制。

2.妥善处理伤口单纯头皮出血，可在清创后加压包扎止血；开放性颅脑损伤应剪短伤口周围头发，消毒时注意勿使酒精流入伤口；伤口局部不冲洗、不用药；外露的脑组织周围可用消毒纱布卷保护，外加干纱布适当包扎，避免局部受压。若伤情许可宜将头部抬高以减少出血。尽早进行全身抗感染治疗及破伤风预防注射。

3.治疗休克一旦出现休克征象，应协助医师查明有无颅外部位损伤，如多发性骨折、内脏破裂等。患者应平卧，注意保暖、补充血容量。

4.好护理记录准确记录受伤经过、初期检查发现、急救处理经过及生命体征、意识、瞳孔、肢体活动等病情演变，供进一步处理时参考。

（二）病情观察动态的病情观察是鉴别原发性与继发性脑损伤的主要手段。无论伤情轻重，急救时就应建立观察记录单，每15min至1h观察及记录一次，稳定后可适当延长。观察内容包括意识、瞳孔、生命体征、神经系统体征等。其中，对意识的观察最为重要。

1.意识障碍是脑损伤患者最常见的变化之一。意识障碍的程度可视为脑损伤的严重程度，意识障碍出现的迟早和有无继续加重，可作为区别原发性和继发性脑损伤的重要依据。观察患者意识状态，不仅应了解有无意识障碍，还应注意意识障碍程度及变化。目前临床对意识障碍的分级方法不一。

传统方法：分为清醒、意识模糊、浅昏迷、昏迷和深昏迷五级。

clasgow昏迷评分法：评定睁眼、语言及运动反应，三者得分相加表示意识障碍程度。最高15分，表示意识清醒，8分以下为昏迷，最低3分，分数越低表明意识障碍越严重（见表1）

表1 Glasgow 昏迷评分法

睁眼反应		语言反应		运动反应	
自动睁眼	4	回答正确	5	遵命动作	6
呼唤睁眼	3	回答错误	4	定痛动作	5
痛时睁眼	2	吐词不清	3	肢体回缩	4
不能睁眼	1	有音无语	1	异常屈曲	3
		不能发音	1	异常伸直	2
				无动作	1

注：*指痛刺激时的肢体运动反应

2.生命体征患者伤后可出现持续的生命体征紊乱。监测时，为避免患者躁动影响准确性，应先测呼吸、再测脉搏、最后测血压。伤后早期，由于组织的创伤反应，可出现中等程度的发热，若累及间脑或脑干，可导致体温调节紊乱，出现体温不升或中枢性高热，伤后即发生高热，多系丘脑下部或脑干损伤；伤后数日体温升高，常提示有感染性并发症的出现。注意其呼吸节律和深度、脉搏快慢和强弱以及血压和脉压的变化。若伤后血压上升、脉搏缓慢有力，呼吸深、慢，提示颅内压升高，应警惕颅内血肿或脑疝发生；枕骨大孔疝患者可突然发生呼吸停止；闭合性脑损伤呈现休克征象时，应检查有无内脏出血，如迟发性脾破裂、应激性溃疡出血等。

3.神经系统病征具有定位意义。原发性脑损伤引起的局灶症状，在受伤当时立即出现且不再继续加重，继发性脑损伤引起的则在伤后逐渐出现。神经系统病征有多种，其中以眼征及锥体束征最为重要。

（1）瞳孔变化可因动眼神经、视神经以及脑干部位的损伤引起。观察两侧睑裂大小是否相等，有无上睑下垂，注意对比两侧瞳孔的形状、大小及对光反应。正常瞳孔等大、等圆，在自然光线下直径 3—4mm，直接、间接对光反应灵敏。伤后一侧瞳孔进行性散大、对侧肢体瘫痪、意识障碍，提示脑受压或脑疝；双侧瞳孔散大、光反应消失、眼球固定伴深昏迷或去大脑强直，多为原发性脑干损伤或临终的表现；双侧瞳孔大小形状多变、光反应消失伴眼球分离或异位，多为中脑损伤；有无间接对光反射可以鉴别视神经损伤与动眼神经损伤。观察瞳孔时应注意某些药物、剧痛、惊骇等也会影响瞳孔的变化，如：吗啡、氯丙嗪可使瞳孔缩小，阿托品、麻黄碱可使瞳孔散大。眼球不能外展且有复视者，为外展神经受损；双眼同向凝视提示额中回后份损伤；眼球震颤见于小脑或脑干的损伤。

（2）锥体束征伤后立即出现的一侧上、下肢运动障碍且相对稳定，多系对侧大脑皮质运动区损伤所致。伤后一段时间才出现的一侧肢体运动障碍且进行性加重，多为幕上血肿引起的小脑幕切迹疝使中脑受压、锥体束受损所致。

4.其他观察有无脑脊液漏、有无呕吐及呕吐物的性质，有无剧烈头痛或烦躁不安等颅内压增高表现或脑疝先兆，注意 CT 和 MRI 扫描结果及颅内压监测情况。

（三）昏迷护理 中、重度颅脑损伤患者具有不同程度的意识障碍。护理需注意：

1.保持呼吸道通畅及时清除呼吸道分泌物及其他血污。呕吐时将头转向一侧以防误吸。深昏迷患者应抬起下颌或放置口咽通气管，以免舌根后坠阻碍患者的呼吸。患者在短期内不能清醒者，宜行气管插管或气管切开，必要时使用呼吸机辅助呼吸。定期作血气分析。加强气管插管、气管切开患者的护理。保持室内适宜的温度和湿度，湿化气道，避免呼吸道分泌物黏稠、不易排出。使用抗生素防治呼吸道感染。

2.保持正确体位床头抬高 15°~30°，以利脑静脉回流，减轻脑水肿。深昏迷患者应取侧卧位或侧俯卧位，以利于口腔内分泌物的排出。保持头与脊柱在同一直线上，头部过伸或过屈均会影响呼吸道通畅以及颈静脉回流，不利于降低颅内压。

3.营养创伤后的应激反应可产生严重分解代谢，使血糖增高、乳酸堆积，后者可加重脑水肿的发生。因此，必须及时而有效地补充能量和蛋白质以减轻机体损耗。早期可采用肠外营养，待肠蠕动恢复后逐步过渡到肠内营养支持。当患者肌张力增高或癫痫发作时，应防肠内营养液反流所致的呕吐和误吸。定期评估患者的体重、氮平衡、血浆蛋白、血糖、血电解质等营养状况，以便及时调整营养素供给量和营养配方。

4.预防并发症昏迷患者因意识不清、长期卧床可造成多种并发症，应认真做好以下情况的观察和护理。

（1）压疮保持皮肤清洁干燥，定时翻身，尤应注意骶尾部、足跟、耳郭等骨隆突部位，亦不可忽视敷料包裹部位。消瘦者伤后初期及高热者常需每小时翻身一次，长期昏迷、一般情况较好者可每 3—4h 翻身一次。

（2）泌尿系感染　昏迷患者常有排尿功能紊乱，短暂尿潴留后继以尿失禁，长期留置导尿管是引起泌尿系感染的主要原因。必须导尿时，应严格执行无菌操作，在留置尿管的过程中，要加强会阴部护理，并定时放尿以训练膀胱贮尿功能，尿管留置时间不宜超过 3—5d，需长期导尿者，可考虑行耻骨上膀胱造瘘术，以减少泌尿系感染发生的机会。

（3）肺部感染加强呼吸道护理，定期翻身拍背，保持呼吸道通畅，防止呕吐物误吸引起窒息和呼吸道感染。

（4）暴露性角膜炎眼睑闭合不全者，给予眼药膏保护，可用纱布遮盖上下眼睑。

（5）关节挛缩、肌萎缩保持肢体处于功能位，防止足下垂。每日 2~3 次做四肢关节被动活动及肌肉按摩，防止肢体挛缩和畸形。

（四）对抗脑水肿、降低颅内压在降低颅内压，如脱水、激素、过度换气或冬眠低温治疗期间，定时观察和记录患者意识、瞳孔和生命体征的变化，以掌握病情发展的动向。避免造成诸如呼吸道梗阻、高热、剧烈咳嗽、便秘、癫痫发作等颅内压骤然增高的因素。

（五）躁动护理颅内压增高、呼吸道不通畅导致缺氧、尿潴留导致的膀胱过度充盈，大便干硬导致的排便反射，冷、热、饥饿等不舒适均可引起躁动。寻找并解除引起躁动的原因，不盲目使用镇静剂或进行强制性约束，以免导致颅内压增高。适当加以保护以防外伤及意外。若躁动患者变安静或由原来安静变躁动，常提示病情变化。

【护理评价】
（一）患者意识状态是否逐渐恢复，日常生理需求是否得到满足。
（二）患者呼吸是否平稳，有无误吸发生。
（三）患者的营养状态如何，营养素供给是否得到保证。
（四）患者是否出现长期卧床造成的并发症。
（五）患者是否出现颅内压增高、脑疝以及癫痫发作等并发症，若出现是否得到及时发现和处理。

【健康教育】
（一）心理指导不论损伤轻重，患者及家属均对脑损伤的恢复存在一定忧虑，担心能否适应日后的工作、生活是否受到影响。对轻型脑损伤患者，应鼓励其尽早生活自理，对恢复过程中出现的头痛、耳鸣、记忆力减退者应给予适当解释和宽慰，使其树立起战胜疾病的信心。

（二）外伤性癫痫患者应定期服用抗癫痫药物，不能单独外出、登高、游泳等，以防出现意外情况。

（三）康复训练脑损伤遗留的语言、运动或智力障碍，在伤后 1~2 年内有部分恢复的可能，应提高患者自信心，同时制定康复训练计划，进行废损功能训练，如语言、记忆力等方面的训练，以提高患者的生活自理能力和社会适应能力。

第一节 普通外科疾病护理

一、甲状腺功能亢进症

甲状腺功能亢进症（简称甲亢）是由于甲状腺素分泌过多引起的内分泌疾病。临床以弥散性甲状腺肿大或结节性甲状腺肿大伴甲状腺功能亢进为多见。如内科治疗效果不佳，可行甲状腺大部切除手术。

甲状腺功能亢进症手术病人的护理如下：

1.术前护理

（1）测定基础代谢率：基础代谢率=脉率+脉压−111，正常值范围是±10%。测定基础代谢率可以了解甲状腺的功能状态，避免病人在基础代谢率高的情况下手术。护士应向病人解释测定基础代谢率的正确方式及重要性，以得到病人的理解和配合。嘱病人在清晨醒后空腹静卧，不要讲话，精神放松，护士为其测量血压及脉搏，以取得正确数值。

（2）术前用药：甲亢病人术前需服用碘剂，以减少甲状腺充血，使腺体缩小变硬，减少术中及术后出血。常用碘剂是复方碘化钾溶液（卢戈液）。一般于术前2}1t开始服用，每日3~5滴，每日3次，逐日每次增加1滴至每日每次16滴后维持此量。病人要严格按正确剂量服用，不可中断或减少次数。为了预防碘剂刺激口腔及胃黏膜，引起呕吐、食欲不振等胃肠道反应，可将药物稀释或滴在食物上在进餐时服用。服用中注意有无变态反应。

（3）手术体位训练：为了使病人适应手术需要，顺利通过手术，护士应指导病人进行手术体位训练：病人取仰卧位，用枕头垫高肩背，头后仰伸颈，每日练习1~2次，直至可保持此固定体位2~3小时。

2.术后护理

（1）体位：术后麻醉清醒后，给予半卧位，以利于呼吸及切口引流。24小时内限制颈项活动，减少出血。病人改变体位时，应用手扶持头部，以减轻疼痛。

（2）饮食：麻醉作用消失后.可选用冷流质饮食，利于病人吞咽，并防止局部出血。可食用冷果汁、冰淇淋、酸奶等。避免食入过热食物引起血管扩张。

（3）并发症观察：①出血：多发生于术后24~48小时。应观察血压、脉搏及伤口渗血情况。有时伤口渗血自颈侧面流出至颈后，常被忽视。如发现病人颈部迅速增大、烦躁及呼吸困难，应立即通知医生，剪开缝线，清除淤血，必要时入手术室止血。②呼吸困难或窒息：多发生于术后48小时，可由于出血、喉头水肿、气管软化及痰液阻滞等原因引起。应注意病人呼吸状况，床旁准备气管切开包。协助病人排痰，痰多不易咳出时，给予雾化吸入。注意听取病人的主诉，及时发现、处理和预防呼吸道梗阻的发生。③喉返神经损伤：术后病人出现声音嘶哑或失声，可考虑为不同程度的喉返神经损伤。暂时性的手术损伤或一侧损伤均可在术后 3~6 个月逐渐恢复正常。护士要耐心向病人讲解，解除病人的焦虑和心理负担。④喉上神经损伤–病人饮水或进流质食物时发生呛咳、误咽，可考虑为喉上神经损伤。一般可自行恢复，亦可采用理疗等方法促进康复。护士应协助病人坐起进食或用半流质及半固体食物，防止误吸。⑤手足搐搦：多发生于术后 2~3 日，大多由于术中误切或挫伤甲状旁腺引起甲状旁腺功能低下。病人出现口唇、四肢麻木，有针刺感或强直感，手足痉挛。急性发作时，应立即静脉注射 10%葡萄糖酸钙或氯化钙，并防止将药液漏入皮下引起组织坏死。要定期复查血钙及血磷。⑥甲亢危象：这是甲状腺术后特殊并发症，多发生于术后 12~36 小时。主要表现为高热、脉细数、烦躁、谵妄、大汗，常伴呕吐及腹泻，严重者可出现昏迷。如不及时处理，病人常很快死亡。故应密切观察病人意识、体温、脉搏、皮肤及排泄等情_况，及时发现问题，采取预防措施。

（4）健康指导：病人拆线后应适度练习颈项活动，防止手术瘢痕收缩。如需服用碘剂，应严格按医嘱要求，定时定量，确保疗效。

二、乳腺癌

乳腺癌是女性常见恶性肿瘤，多见于 40 岁以上妇女。乳腺癌病因至今尚不十分清楚，目前认为与内分泌、遗传及饮食等因素有关。

主要临床表现为乳房肿块，乳房~l,rd 隆起或凹陷，局部皮肤呈橘皮样变。某些病人有乳头异常溢液及乳房疼痛、腋下淋巴结肿大等症状。

治疗原则是早期乳腺癌病人应手术治疗，晚期病人可行放疗、化疗及激素治疗。

乳腺癌手术病人的护理如下：

1.术前护理

（1）心理护理：乳腺是女性重要的性器官，乳腺切除不但对女性形体产生一定的影响，而且使女性心理受到重大打击。护士应加强与病人的交流，了解病人对手术的心理承受力，帮助病人做好充分的思想准备，勇敢地接受现实，树立战胜疾病的信心。

（2）病人乳头有溢液或肿瘤局部破溃者，应及时给予更换敷料，保持局邵皮肤清洁。

2.术后护理

（1）伤口护理：术后伤口使用绷带加压包扎 48~72 小时，以防止皮下形成积液、血肿而影响伤口愈合。要随时观察伤 El 敷料有无渗血、绷带松紧度及加压包扎后患肢远端血运情况。如发现肢端肤色发绀、温度低，应及时放松绷带。

（2）负压引流管护理：伤口负压引流管一般放置 24~48 小时。指导病人床上活动时保护引流管，防止扭曲。妥善固定，防止滑脱。随时观察引流情况，发现血块堵塞及时清除，保持引流通畅，避免因创面积液导致皮瓣或所植皮片坏死；使用适当负压吸引力，避免因吸力过大引起伤口出血。

（3）患侧上肢护理：术后 3 日内患侧上肢制动，患侧上肢垫软枕，取抬高外展位。观察肢端血运、温度及有无肿胀。不要在患侧上肢测量血压及静脉输液，防止淋巴及血运障碍。术后 3~5 日，鼓励病人活动患侧上肢，进行功能锻炼。从握拳、屈腕、屈肘开始，逐步增加肩部活动，直到能将患侧上肢高举过头且可以做梳头的动作为止。

（4）健康指导：乳腺癌为浅表肿瘤，易发现。早期治疗效果好。应定期就医检查，并定期做自我检查。以预防为主，提高自我保健意识。乳腺检查应每月 1 次，选在月经后 1 周进行，此时乳房最松弛，容易检查。自我检查步骤如下：

第一步：双手下垂，观察乳房外形，有/无隆起、凹陷、橘皮样变，乳头有无回缩、溢液，乳晕有无湿疹。

第二步：两臂高举过头，看乳房外形，有无不规则凹陷或突起。

第三步：仰卧，肩下垫薄枕，一侧手臂高举过头，使同侧乳腺平铺于胸壁，用对侧手沿顺时针方向仔细检查乳房各部位有无肿物。

第四步：手臂放下，触摸腋窝有无肿大的淋巴结。

三、胃及十二指肠溃疡

胃及十二指肠溃疡是常见的消化道疾病。目前认为发病与胃酸分泌过多和精神神经因素有关。临床主要表现为腹上区节律性疼痛、恶心、呕吐及排柏油样便等。当胃及十二指肠溃疡反复发作，渐进性加重，内科治疗效果不佳或发生出血、穿孔及幽门梗阻时，可行胃大部切除手术治疗。

胃及十二指肠溃疡手术病人的护理如下：

1.术前护理

（1）饮食：胃及十二指肠溃疡病人往往长期受疾病困扰，体质较差，术前饮食要量少而精，选用高价营养食物，如鱼、蛋、乳、巧克力等，辅以维生素 C 含量高的水果、蔬菜。主食以软饭、面食为主，保持少食多餐，以增强病人机体对手术的耐受力。部分幽门梗阻者可选用少量流食。如并发出血、穿孔、完全幽门梗阻者要禁食。

（2）洗胃：伴有幽门梗阻的病人术前 3 日用生理盐水洗胃，以减轻胃壁水肿及炎症。每日洗胃 1 次，使用生理盐水 200mL~500mL，依具体情况而定。并注意观察胃液性质。

2.术后护理

（1）胃肠减压护理：调节适当的负压吸引力，若吸力过小，胃液滞留，加重对伤口的压力；若吸力过大，可引起胃黏膜出血。胃管要固定牢固，严防脱出。定时检查及冲洗胃管。保持胃肠减压通畅，4 小时冲洗 1 次，冲洗量不可超过 10mL。冲洗胃管时动作要轻柔，不可骤然用力，以免引起吻合口损伤。指导并协助病人排痰，嘱病人不要将分泌物咽下，以免阻塞胃管。观察胃液的颜色、性质及量，并准确记录引流量。由于胃管刺激，病人常感口咽干燥不适，护士应体谅病人，耐心安慰病人，并做好口腔护理。一般术后 3~4 日，病人肠蠕动恢复，可根据情况拔除胃管。

（2）症状观察及护理：①出血：术后 24 小时可从胃管抽出少量暗红或咖啡样胃液，一般不超过 300mL~600mL，并逐渐减少。如果胃管内引流出大量鲜红色胃液，病人出现头昏、脉快、呕吐、黑便及血压下降，应考虑为胃内出血。及时通知医生，给予凝血、止血药物。②倾倒综合征：由于胃大部切除后丧失了幽门括约肌，食物失去控制，未经与胃液充分混合、稀释即过快地进入空肠呈高渗浓度，因渗透作用将大量体液"吸入"到肠组织，使循环血量骤然减低，使病人在进食后出现上腹胀痛、心慌、头晕、出汗、呕吐、腹泻，甚至虚脱。应立即帮助病人平卧，数分钟后可缓解。'应向病人解释发生这种现象的原因。帮助病人调节饮食种类，多食易消化的蛋白、脂肪类食物，控制糖类的摄入。指导病人取半卧位缓慢进食，进餐时和进餐后不要饮水。多数病人在半年至 1 年内能逐渐自愈。

（3）饮食：术后拔除胃管后，可少量饮水，每次 4~5 汤匙，2 小时左右 1 次。如无不适反应，第 2 日可进半量流汁饮食，如糖水、橘汁，每次 50mL~80mL。第 3 日增加至全量，每次 100mL~150ral，并避免选用胀气的食物，以蛋汤、菜汤、藕粉等为宜。如果一切正常，第 4 日可食用稀粥等低脂肪半流食；逐渐食用软饭，10~14 日后可食干饭。主食与配菜都应软烂易于消化，每日 5~6 餐，忌食生冷、油炸、刺激性及易胀气的食物。

（4）健康指导：病人出院后，饮食要有规律，掌握好进餐时间。术后 1 个月内应每日 5~6 餐，以后视自身具体情况逐渐减少餐次，适应正常进餐时间。食用易消化饮食，应忌烟酒。同时，情绪要保持稳定，生活要有规律。

四、胆石症

胆石形成的原因目前尚不明确，某些学者认为可能与代谢失调或胆道感染有关。胆石分胆囊结石、胆总管结石与肝内胆管结石。胆石症常伴有炎症。临床表现为上腹痛、发热、恶心、呕吐，有时伴有黄疸等症状。根据结石生长的部位不同，可通过不同术式进行治疗。

胆石症手术病人的护理如下：

1.术前护理

（1）饮食：病人应选用低脂肪、高蛋白、高糖饮食。因为脂肪饮食可促进胆囊收缩排出消化液，会加剧疼痛。

（2）术前用药：严重的胆石症发作性疼痛可使用镇痛剂及解痉剂缓解，但应避免使用吗啡，因吗啡有收缩胆总管的作用，可加重病情。

（3）病情观察：对于急性胆石症病人应注意观察其体温、脉搏、血压、尿量及腹痛情况，及时发现有无感染性休克征兆。注意病人皮肤有无黄染、粪便颜色变化，以确定有无胆道梗阻。

2.术后护理

（1）症状观察及护理：定时观察病人生命体征变化，注意有无血压下降、体温升高及尿量减少等全身中毒症状，及时给病人补充液体，保持出入量平衡，保证水及电解质平衡。

（2）T形管护理：胆总管切开放置T形管的目的是为了引流胆汁，使胆管减压。T形管护理应注意以下几点：①保持管道在正常位置，固定牢固，防止扭曲及打折。嘱病人采取正确卧位及床上活动方式，同时注意保护管道，防止因早期脱落引起胆汁性腹膜炎。②保持T形管无菌。每日更换引流袋；病人下床活动时引流袋应置于胆囊水平面以下，避免胆汁回流。术后7日内不能加压冲洗T形管，防止污染的胆汁回流至腹腔。③观察并记录每日胆汁引流量、颜色及性质，并保持引流通畅，防止胆汁淤积引起感染。一般术后胆汁引流量为200mL~400mL，如无胆汁流出，应考虑是否有碎石、血块、泥沙样结石淤积，或蛔虫钻入胆管所致。可用注射器抽吸T形管，并观察病人有无寒战、发热及腹痛等症状，以及早发现有无胆汁性腹膜炎。

（3）拔管：如果T形管引流通畅，胆汁色淡黄、清亮、无沉渣且无腹痛、无发热等症状，术后10~14日可夹闭管道。开始每日夹2~3小时，无不适可逐渐延长时间，直至全日夹管。此过程要观察病人的耐受情况，有无体温增高、腹痛、恶心、呕吐及黄疸等不适。经T形管造影后如显示胆道通畅，则于造影后再引流2~3日，以及时排出造影剂。因为注射造影剂的压力可使细菌通过肝窦进入血液循环，同时造影剂的刺激可引起发冷、发热等症状，经过引流观察病人无特殊反应，可拔除T形管。

五、门静脉高压症

门静脉高压症是指门静脉系统中血流受阻，血液淤积，压力增高。我国门静脉高压症大多由肝硬化引起。临床主要表现为脾肿大、呕血或黑便，严重者伴腹水等症状。外科手术治疗可达到预防和治疗食管胃底静脉曲张出血、纠正脾功能亢进及减少腹水的目的。

门静脉高压症手术的病人护理如下：

1.术前护理

（1）饮食：帮助并指导病人进食高热能、低蛋白、多维生素及少渣饮食，这有助于减少氨的吸收及对肝功能的损伤；避免进食粗硬、油炸及有刺激性的食物，防止损伤食管胃底曲张静脉，引起大出血。

（2）肠道准备：碱性溶液可促进氨的吸收，加重病情，故肠道准备时禁用肥皂水灌肠。可口服50%硫酸镁或使用盐水灌肠清洁肠道。

（3）术前放置胃管时，应选用细管，多涂润滑油，动作要轻缓。

2.术后护理

（1）症状观察及护理：①出血：病人肝功能障碍，凝血机制差，极易引起出血。护士要注意观察术后病人的面色、皮肤、血压、脉搏、尿量及腹腔引流量，观察有无出血倾向。胃肠减压吸力不宜太大。注意保持病人情绪稳定，不宜在床上过度活动。术后24小时可半卧位。②血栓：观察病人有无急性腹痛、腹胀及腹膜刺激症状，及时发现有无肠系膜血管栓塞或血栓形成。③肝昏迷：门静脉高压分流术致使大部分门静脉血转流至腔静脉，来自肠道血液的代谢产物不经过肝脏解毒直接进入体循环，极易引起肝昏迷。因此，术后要观察病人意识变化；少用或不用吗啡类药物，慎用安眠药；监测体温变化。及时给予抗生素，预防感染。减少诱发肝昏迷的因素。

（2）正确记录出入量，注意水、电解质平衡：对使用利尿剂的病人，应监测血钾及血钠，防止发生低钠及低钾血症。观察病人尿量，以了解肾功能情况，预防肝肾综合征。

3.健康指导

（1）病人应牢记饮食原则，宜进食新鲜、易消化、多维生素、多糖饮食，适量食用蛋白质及脂肪类食物。禁忌饮酒及饱食。

（2）病人应继续坚持保肝治疗，不要服用对肝脏有害的药物。

（3）病人生活要有规律，劳逸结合，自我监测有无出血迹象，发现异常及时就诊。

六、胰腺癌

胰腺癌可发生于胰腺的任何部位，据国内报道，胰头癌约占70%以上，胰体尾癌约占25%，极少数为弥散性全胰癌。目前病因尚不明确。

主要临床表现为腹上区疼痛、食欲不振、恶心、呕吐、腹胀、进行性黄疸、明显消瘦及腹上区肿物。晚期可出现腹水、恶病质及肝肺转移等表现。

胰腺癌的治疗原则以手术治疗为主，可辅以化学药物治疗。

胰腺癌手术病人的护理如下：

1.术前护理

（1）改善营养状况：胰腺癌病人大多伴有明显营养缺乏、贫血、体重下降、血浆蛋白低及低血钾等，应建议病人食用高热能、高蛋白、高糖类饮食；如进食少或不能进食，可通过鼻饲给予要素饮食或及时为病人静脉滴注新鲜血浆及白蛋白等营养物质，以提高机体耐受力。

（2）皮肤护理：大多数胰头癌病人有不同程度的黄疸，由于胰液胆汁淤滞及胆盐沉积，胆盐进入血循环，作用于末梢神经，可致皮肤瘙痒。护士应同情病人，劝告病人不要搔抓，避免皮肤破溃引起感染。帮助病人剪短指甲。病人应使用柔软毛巾擦洗身体，保持皮肤清洁，不要使用肥皂等碱性较强的洗涤剂，应适当使用润肤剂。发现病人皮肤破溃或感染时，应及时抗炎处理。如果因瘙痒影响夜间睡眠，可适当服用镇静剂。卧床病人应保持床铺干燥、整洁，预防褥疮。

2.术后护理

（1）症状观察及护理：①出血：由于胰液消化、腐蚀手术区血管或病人凝血机制改变可导致大出血。术后要密切观察病人生命体征及伤口引流情况，及时发现有无内出血。②胰瘘：胰瘘是胰腺术后常见的并发症。发生胰瘘后，胰液引流量增加，少则每日50mL~100mL，多则可超过150mL以上，因此要保持胰液引流通畅。保护好引流管周围皮肤，经常换药，保持干燥，防止因胰液外渗引起皮肤糜烂。按时遵医嘱给病人输注抑制胰腺分泌的药物，以争取最佳疗效。

（2）引流管的护理：胰头癌术后常放置多根引流管，一般有胃管、空肠造瘘管、胰肠引流管、胆肠引流管、PTCD 管，腹腔引流管及导尿管等。病人能否顺利康复，引流管的护理至关重要。

护士应了解各种引流管的治疗作用，向病人讲解保护引流管的重要性，以取得病人的配合。定时冲洗胃管，如果引流不畅，应调整胃管位置，保证胃肠减压的有效性，避免胃酸通过体液因子刺激胰腺分泌，加重病情。观察引流液颜色、性质及量，及时发现有无出血、感染、胆瘘及胰瘘等并发症。在帮助病人活动及更换床单等护理中，应妥善固定引流管，防止脱落或污染。

为了便于识别，腹部的各种引流管应分别粘贴标记，标明管道名称。

（3）其他：由于各种引流较多，病人体液丢失较多，要保证静脉通路的通畅，及时补充营养物质，维持正常入量，保持水及电解质平衡。

七、腹部疝

腹部疝指内脏通过腹壁薄弱处向体表突出。临床常见腹股沟斜疝、腹股沟直疝、股疝、脐疝及切口疝。主要由先天性及后天性原因造成的腹壁强度降低和腹内压力增高引起。

临床表现为病人站立、行走、劳动或腹内压突然增高时疝内容物向体表突出，平卧、休息时可推送其回纳至腹腔，病人多无自觉症状。若疝内容物不能还纳入腹腔，可造成嵌顿或绞窄疝，产生剧烈疼痛、局部压痛和肠梗阻等症状。

治疗原则为手术治疗，常采用疝修补术和疝囊高位结扎术。

腹部疝手术病人的护理如下：

1.术前护理

（1）了解并观察病人有无感冒咳嗽、腹胀、便秘及排尿困难等可能引起腹压增高的病症，指导病人积极接受治疗，以免影响术后恢复。

（2）手术前应放置导尿管或排尿，使膀胱排空，避免手术中损伤膀胱。

（3）术前进行床上排尿训练，避免术后出现尿潴留。

2.术后护理

（1）体位：术后平卧，双腿屈曲，膝下垫枕，使腹部松弛，减少伤口的张力。1~2 日后可抬高床头 15°~30°。术后不宜过早下床活动，一般应卧床 1 周左右，老年病人、巨大疝及复发疝病人应适当增加卧床时间。

（2）预防血肿：术后一般需在病人伤口处压迫 1 000g 的沙袋 24 小时左右，以减少伤口出血。腹股沟疝修补术后的病人，可用绷带托起阴囊 2~3 日，以防止或减轻伤口渗血流入阴囊引起肿胀。

（3）饮食：手术中操作未触及肠管者，病人可于术后翌日开始进食，如涉及肠管，应在恢复肠蠕动（排气）后进食。应食用易消化、低渣、高营养食物，避免引起腹胀及便秘。

（4）减少增加腹内压的因素：指导病人多做床上活动，预防肺部并发症。在咳嗽、打喷嚏时，要按压伤口，必要时给病人服用镇咳剂；保持排便通畅。便秘时，不要骤然用力，应协助病人使用润肠剂或缓泻剂。

（5）病情观察：腹股沟疝手术有可能损伤膀胱而造成术后血尿。发现病人尿色有改变时，应及时留取尿标本送检并通知医生。

（6）健康指导：术后 3~6 个月病人不要从事重体力劳动；预防感冒及便秘；适当锻炼身体，加强肌肉功能，预防复发。

八、直肠癌

直肠癌病因至今尚不明确，可能与肠内息肉、炎症刺激、饮食习惯及遗传因素有关。

主要临床表现为便血、排便习惯改变、腹痛、腹胀及粪便变形变细，晚期可出现贫血及消瘦等症状。如侵犯膀胱可有排尿不畅，如肝转移则有肝大、腹水及黄疸等症状。治疗以手术治疗为主。

直肠癌手术病人的护理如下：

1.术前护理

（1）心理护理：大多数直肠癌根治术后病人腹部带有永久性人工肛门，病人往往对此顾虑重重，情绪低落。护士应关心病人，增加与病人的交流，向病人讲解手术及护理的有关知识，并鼓励病友间相互交流，使病人了解只要护理得当。人工肛门不会影响正常生活，消除病人思想顾虑，减轻其心理负担，树立信心，配合治疗。

（2）肠道准备：充分的肠道准备非常重要，可以增加手术的成功率和安全度。具体步骤为：①术前 3 日服用肠道准备药物——抗生素及泻剂：庆大霉素 8 万 U，每日 3 次，40%硫酸镁 40mL，每日 2 次（年老体弱者可口服液状石蜡 50mL，每日 2 次），以抑制肠道细菌、预防术后感染和保证有效地清洁肠道。应督促病人按时服药。

术前 1 日病人禁食，进行全消化道灌洗或清洁洗肠。全消化道灌洗液是由氯化钾、氯化钠及碳酸氢钠组成的平衡电解质溶液，通过胃管快速注入胃肠道后，刺激肠蠕动，使肠内容物从肛门排出，达到彻底清洁肠道的目的。灌铣液总量为 4 000mL~10 000mL 不等，应根据具体情况决定。灌洗液温度应保持在 37℃左右，每次灌注 1 000mL。灌洗前应给病人肌注甲氧氯普胺 10mg，防止恶心、呕吐。灌洗过程中要注意病人的反应及耐受情况，当病人感到腹胀又未排便时，要停止灌洗，协助病人走动，按摩腹部；如病人感到心慌、出汗，应立即让病人卧床，饮用糖水或静脉补充液体。

2.术后护理

（1）伤口护理：观察出血情况。因直肠癌根治术后创面大，出血较多，要注意术后伤口渗出及引流情况，结合定时测量血压及脉搏，及时发现出血迹象。

（2）骶前冲洗护理：术后骶前腔定时用无菌盐水加氟尿嘧啶滴注冲洗。要保持冲洗管及负压引流的通畅，防止血块及坏死组织阻塞管道。观察冲洗液的颜色及性质，准确记录冲洗出入量。

（3）防止伤口感染：要保持床铺衣物整洁，如有污染应及时更换；结肠造瘘口（人工肛门）与伤口之间，用塑料薄膜妥善隔开。根据病人情况，肛门部切口可于手术后 1 周左右用 1∶5 000 高锰酸钾溶液坐浴。

（4）人工肛门护理：人工肛门于手术后 2~3 日开放，要指导病人学会必要的自我护理：①皮肤护理：用清水洗净造口周围皮肤，涂抹适当氧化锌膏，防止皮肤红肿、破溃，保持皮肤的完整性。②人工肛门袋的使用：应准备几个人工肛门袋交替使用，袋内有粪便要及时清理更换，避免感染和臭气。如果是胶皮制品每次用后应洗净煮沸或浸泡于1‰新洁尔灭液中消毒后待用。亦可使用一次性人工肛门袋。③掌握适当的活动强度：避免增加腹压，引起肠黏膜脱出。④症状观察：人工肛门常见的并发症有瘘口狭窄、造瘘肠端坏死、瘘口肠管缩回及瘘口水肿。要注意观察粪便数量及形态、造口形态、颜色及变化，发现异常及时处理。

（5）导尿管护理：为了防止术中输尿管及膀胱损伤，防止直肠切除后膀胱后倾所致的尿潴留，术前应放置导尿管，术后要保留尿管 5~10 日。其间，应保持会阴部清洁，必要时做膀胱冲洗，预防尿路感染。拔管前，应先夹闭尿管，定时开放，以训练膀胱张力，膀胱功能恢复后，方可拔管。

（6）健康指导：①饮食：出院后进食要有规律。应选用易消化的少渣食物，避免过稀和粗纤维较多的食物。以豆制品、蛋类、鱼类为好。水果和蔬菜易使粪便变稀及次数增加，可食用菜汤和果汁。②排便：锻炼每日定时排便，逐渐养成有规律的排便习惯。③病人要自我监测，发现人工肛门狭窄或排便困难应及时就诊。

九、下肢静脉曲张

下肢静脉曲张是由于下肢静脉瓣功能减弱，使下肢静脉内血液淤积，血液回流受阻，引起大隐静脉及小隐静脉异常扩张。多见于长期体力劳动或站立工作者。

临床表现为病人久站或行走后感到患肢酸软乏力、肿胀及隐痛。患肢皮下可见浅静脉扩张，呈囊袋状隆起或蜷曲成团。严重者常并发血栓性静脉炎、湿疹性皮炎及小腿溃疡。

治疗为轻度下肢静脉曲张可使用弹力绷带或弹力袜，以缓解症状。重者需手术治疗。

下肢静脉曲张手术病人的护理如下：

1.术前护理按外科手术常规准备。

2.术后护理

（1）卧位：术后平卧 6 小时后改为半卧位。患肢垫软枕抬高30°，以促进血液回流，预防患肢肿胀。

（2）预防深静脉血栓：术后 24 小时后可下床活动，以促进血液循环，预防血栓形成。当发现患肢肿胀、腓肠肌张力增高、腓肠肌疼痛、霍曼（Homan）征阳性（快速足背背屈引起腓肠肌疼痛）时，可确诊为深静脉血栓。轻度可予肝素 6 250U皮下注射，间隔 12 小时注射 1 次。重者可进行溶栓治疗。

（3）功能锻炼：指导病人术后尽早进行足背伸屈动作，帮助下肢远端静脉血液回流，促进功能恢复。

（4）健康指导：由于曲张的静脉血管壁薄弱，下肢静脉曲张有可能在侧支静脉中复发。出院后病人应做好自我保健，应穿尺码适合的弹力袜。避免下肢负重，如久站或久坐等。宜经常散步，改善静脉回流。

（孙文 王昆 张伟）

第十四章 骨外科疾病护理常规

第一节 牵引病人护理常规

1.牵引的病人，密切观察患肢的血液循环的情况，术后三天内注意足背动脉搏动情况和活动功能，如有循环和运动障碍应及时处理，并报告医生。

2.牵引作用的完全发挥，不随意增减牵引重量，特别防止过度牵引以避免骨不连，指导病人保持正确卧位，根据治疗需要抬高床头或床尾约 25~30cm。

3.牵引的病人，应经常注意有否胶布脱落及绷带松散，及时处理，有胶布过敏者应更换牵引方法。

4.克氏针针眼感染，每天用 75%酒精点滴针眼 1~2 次，并盖无菌纱布，嘱病人不能用手触摸针眼处。

5.压疮：床褥要平整、柔软，骨突起处垫以橡皮圈或海绵垫。与牵引架有接触处垫棉垫，以减少摩擦；指导病人每日 2 次用温水擦洗全身，用红花酒精按摩骨突起处，1~2 次/日，勤翻身。

6.泌尿和呼吸道并发症：嘱病人多饮水，加强全身营养，鼓励病人定时抬起上身或坐起，每日多次做深呼吸运动，鼓励咳痰，增加肺活量。

7.功能锻炼：从牵引 24 小时后，开始做肌肉舒缩活动，再做关节活动，从小到大，由弱到强，避免垂足、肌肉萎缩、关节僵盲等并发症。

8.护理与健康教育：注意与病人及其家属的沟通工作，及时解释和说明病情，缓解病人及其家属的紧张和焦虑情绪，使其以愉快的心态配合治疗和护理。向病人及其家属说明疾病相关知识、治疗护理要点及相关注意事项，并做好住院指导。

第二节 石膏病人护理常规

1.上石膏的病人均应列入交班项目。

2.湎的石膏应正确搬动，保持正确体位，有恰当的衬垫，避免在石膏上造成压迫点而引起并发症。

3.可将石膏暴露在空气中，冬天可用烤灯促石膏早干。

4.干固后有脆性，通过杠杆作用在关节处易发生折断，应避免。

5.石膏的清洁，避免大小便污染，足部行走的石膏应穿木鞋、旧布鞋以保持清洁。

6.固定病人的观察

（1）体血运的观察：视石膏远端肢体的颜色、温度、感觉、运动，重视病人的主诉，有异常及时处理并报告。

（2）石膏内创面出血的观察：

1）石膏表面的颜色、血液渗透的范围和速度；

2）疑有动脉出血或严重渗透，应观察石膏边缘有无血液经低处引流出来；

3）结合血压、脉搏动态的观察及全身情况分析，有动脉出血或血压不稳定时，应采取紧急措施，并报告医生。

（3）疼痛的观察：看石膏是否包扎过紧或石膏内产生隆起、皱褶等，结合病人的主诉查找原因。

（4）石膏内感染的观察：看石膏内有无创面，有创面的石膏固定，应在该处开窗换药，并注意防止窗户水肿。注意有无局部热痛、体温升高，上肢有无腋窝淋巴结肿大，下肢有无腹股沟淋巴结肿大。化验有无白细胞增多或局部有异常臭味等，如有异常及时进引抗感染处理。

（5）躯干部石膏的病人腹部不适，可用热水袋敷，以少食多餐为宜，不宜过饱，适当更换体位。

（6）石膏病人寒冷季节应注意外露肢体的保暖，防止冻伤。盛夏季节巨大型石膏固定的病人，应防止因散热不良发生中暑。

（7）对解除石膏的病人，指导做有规律的肌肉收缩运动，抬高患肢，可减轻不适和体位性水肿，必要时用弹性绷带包扎患肢，改善静脉回流。

（8）功能锻炼：上肢锻炼手的功能，如握拳，没有固定的关节进行活动，下肢锻炼行走负重，如股四头肌舒缩等。

7.心理护理与健康教育：注意与病人及其家属的沟通工作，及时解释和说明病情，缓解病人及其家属的紧张和焦虑情绪，使其以愉快的心态配合治疗和护理。向病人及其家属说明疾病相关知识、治疗护理要点及相关注意事项，并做好住院指导。

第三节　外伤性截瘫护理常规

1.向病人及其家属说明相关病情和治疗、护理措施，取得其合作，促使疾病早日康复。

2.呼吸道并发症的预防及处理：鼓励病人咳嗽和深呼吸，措施因人而异，初期可适当给以镇静剂，定时翻身并叩其胸背部，帮助排痰，也可以用引水瓶的方法增进肺泡功能，必要时给以雾化吸入，对高位截瘫的病人可行气管切开，保护呼吸道通畅，降低肺部并发症及死亡率。

3.泌尿系统并发症的预防及处理

（1）截瘫早期，持续导尿，24小时开放引流，可防止膀胱机能损伤和尿路感染。

（2）留置尿管2周后定时放尿，每3~4小时放尿1次，晚上6小时放尿1次，有助于自律膀胱的建立。

（3）每周更换导尿管 1 次，更换前先排空膀胱，拔管后 4~6 小时再插入。

（4）长期使用尿管者多饮水，保持会阴部清洁、干燥，每日多巡视病人，防止尿管扭曲受压，保持通畅，每日换尿瓶 1 次，防止逆行感染。

（5）如有泌尿系统感染，应持续放尿，抬高床头 20~30cm，用抗生素液体做膀胱冲洗，每次量不超过 250mL，最后一次药液按需保留，以提高疗效。

4.压疮的预防及护理

（1）定时更换体位，保持皮肤清洁干燥，骨隆突处给予保护。

（2）保持床铺整洁、干燥。

（3）已发生压疮者，按压疮护理常规进行。

5.胃肠功能紊乱的护理

（1）定时进餐，多饮水，多食粗纤维食物。

（2）腹胀、便秘者，可行排气、导泄等处理。

（3）大便失禁者，应查明原因，对症处理（慎用收敛药）。

6.体温失调的护理

（1）高热的处理：以物理降温为宜，必要时行药物降温。

（2）低温的处理：采用保暖措施，物理升温。

7.心理护理与健康教育：注意与病人及其家属的沟通，及时解释和说明病情，缓解病人及其家属的紧张和焦虑情绪，使其以愉快的心态配合治疗和护理。向病人及其家属说明疾病相关知识、治疗护理要点及相关注意事项，并做好住院指导

第四节　腰椎间盘突出症的术前、术后护理常规

1.术前护理

（1）耐心细致地解释工作，解除病人担心手术而引起或加重瘫痪的恐惧心理。

（2）指导病人卧床休息，训练床上大、小便。

（3）按骨科手术前常规准备：备皮、备血，做好药物过敏试验。

2.术后护理

（1）常规生命体征的观察。

（2）按截瘫病人进行皮肤护理，协助病人翻身，防止压疮。

（3）观察双下肢感觉、运动及括约肌功能的变化，遵医嘱给予脱水剂以预防术后反应性脊髓水肿。

（4）注意观察切口渗血、渗液，防止术后所形成的血肿压迫脊髓神经而加重神经的损伤，应注意病人有无恶心、呕吐、头痛等症状，如出现以上症状，应考虑脊膜破裂脊髓液流出。

（5）观察术后体温变化，术后 5~7 天体温升高者，应检查手术切口有无感染。

（6）术后卧床休息，切口拆线后逐渐练习背肌，术后 3 个月下地行走，加强肢

体功能锻炼，定时做肌肉按摩，关节活动，术后 3 周内注意不要弯腰负重，谨防腰扭伤。

3.心理护理与健康教育：注意与病人及其家属的沟通，及时解释和说明病情，缓解病人及其家属的紧张和焦虑情绪，使其以愉快的心态配合治疗和护理。向病人及其家属说明疾病相关知识、治疗护理要点及相关注意事项，并做好住院指导。

第五节　　神经外科疾病护理

一、重型颅脑损伤

颅脑损伤是因暴力直接或间接作用于头部引起颅骨及脑组织的损伤。根据格拉斯哥昏迷记分法确定，当格拉斯哥昏迷记分≤8 分时，为重度颅脑损伤。

颅脑损伤临床表现为意识障碍、头痛、恶心、呕吐、癫痫发作、肢体瘫痪、感觉障碍、失语及偏盲等。颅底骨折可出现脑脊液耳漏、鼻漏。脑干损伤时可出现意识障碍、去大脑强直，严重时发生脑疝危及生命。

重型颅脑损伤以紧急抢救、纠正休克、清创、抗感染及手术为主要疗法。

重型颅脑损伤病人的护理如下：

1.急救护理

（1）症状观察及护理：首先了解病人受伤时间、原因及病情发展过程等。严密观察病人生命体征及意识、瞳孔、肢体活动情况，特别注意病人有无休克、颅内出血、脑疝、机体其他部位的并发症。迅速建立静脉通路，对脑疝病人立即静脉滴注脱水药；对疑有颅内血肿的病人做好术前准备工作。

（2）保持呼吸道通畅：重型颅脑损伤病人多伴有不同程度的意识障碍，故应采取侧卧位或半卧位，头偏向一侧，以利于呼吸道分泌物排出，防止呕吐物误吸引起窒息。舌后坠阻塞呼吸道时应放置导气管或用舌钳将舌拉出，必要时可行气管切开。

（3）纠正休克：开放型颅脑损伤时引起失血性休克，应使病人保持平卧，注意保暖，补充血容量。

（4）转送病人：当病人休克得到初步纠正，生命体征相对平稳后方可转运。当伴发其他脏器损伤和骨折时，应当初步处理后再转送。转送途中应备好急救物品，并严密监测生命体征、意识、瞳孔、肢体活动及伤口情况，保持呼吸道通畅。

2.一般护理

（1）卧位：术前术后均应抬高床头 15°~30°，以利静脉回流，减轻脑水肿。有脑脊液耳漏者，以头偏向患侧为宜，以便引流，防止脑脊液逆流造成颅内感染。

（2）预防颅内感染：开放性颅脑损伤应及时清创和常规应用抗生素。有脑脊液耳、鼻漏者，要注意保持耳、鼻孔及口腔的清洁，尽可能避免挖鼻孔、打喷嚏和咳嗽，严禁填塞或用水冲洗耳、鼻以及经鼻吸痰和插胃管，以免引起逆行感染。每日测体温 4 次，密切观察有无颅内感染征象。

（3）高热护理：感染或脑干损伤均可引起高热，应查明原因。体温高时应及时给予降温，保持体温在正常或接近正常范围内。可采用药物及物理降温两种方法。对中枢性高热多以物理降温为主。如酒精擦浴、冰水灌肠、冰水洗胃或冰毯；必要时行低温冬眠疗法。

（4）加强基础护理，防止并发症的发生：对于昏迷的病人要注意保暖，定时拍背排痰，清理呼吸道，预防坠积性肺炎。按时给予翻身，保持床单清洁干燥，每日按摩骨凸部位，做好皮肤护理，防止褥疮的发生。躁动病人谨慎使用镇静药，应设专人看护，给予适当约束，防止坠床及意外发生。

（5）冬眠的护理：冬眠疗法是采用冬眠药物和物理降温的方法使机体处于低温状态。广泛脑挫裂伤、脑干及丘脑下部损伤伴有中枢性高热者，采用此疗法，以达到镇静、安眠、降低脑组织新陈代谢、提高脑组织对缺氧的耐受力，以保护受伤脑组织，减低脑水肿。常用药物有冬眠 I 号、II 号、IV 号合剂。护理时应注意：①遵医嘱选用适当的冬眠合剂，待自主神经受到充分阻滞、机体御寒反应消除、病人进入昏睡状态后，再加用物理降温措施。因为如果没有冬眠药物的保护，36℃以下的体温可使机体产生寒战，从而增加机体耗氧，并消耗热能。降温以肛温 32℃~34℃为宜，冬眠时间一般为 3~5 日。②病人房间应保持安静，光线较暗，室温在 18℃~20℃。有专人看护，并备好急救药品及物品。病人应平卧，搬动病人或翻身时，动作要轻柔、缓慢，以防止发生体位性低血压。③治疗前观察并详细记录病人的生命体征、意识及瞳孔等，以比较治疗前后症状变化。治疗期间严密观察病情，特别是血压和体温的变化，发现异常及时采取措施。④冬眠药物最好经静脉滴注，以便通过滴速的调节控制冬眠深度，使体温稳定在治疗要求范围内。⑤保持呼吸道通畅，定时翻身、叩背、超声雾化吸入，以防止肺炎的发生；仔细观察皮肤及肢体末端的血液循环情况，并给予按摩以防止发生冻伤及褥疮等并发症。⑥停止冬眠治疗时，应首先停止物理降温，再停止冬眠药物。停止冬眠措施后，病人体温会自然升高，如因药物蓄积致使复温困难时，可使用热水袋等方法升温。

（6）营养支持：颅脑外伤或术后采用静脉输液补充热能，输液总量一般不宜超过 1 500mL，以防止脑水肿的发生或发展。以后可根据病人的意识状态和胃肠功能改为流食或鼻饲饮食。

（7）健康指导：重型颅脑损伤病人昏迷时间较长，其护理是一个漫长的过程，且病情常有波动，因此护士要做到主动、细致、认真、负责。要指导病人家属掌握必须的护理知识，取得家属的配合，促进病人早日康复。

二、颅内肿瘤

颅内肿瘤的病因目前尚不清楚，可能与先天性遗传因素、物理或化学因素有一定关系。颅内肿瘤包括神经胶质瘤、脑膜瘤、听神经鞘瘤、垂体腺瘤、颅咽管瘤及转移瘤等。

颅内肿瘤的主要症状为头痛、恶心、呕吐及视盘水肿。可伴有神经功能障碍，如肢体瘫痪、感觉障碍、视力减退、精神症状和语言障碍等，严重时可发生脑疝而危及生命。听神经鞘瘤早期可出现耳鸣、耳聋，随后出现三叉神经痛、面神经障碍和小脑病变症状。颅咽管瘤病人以生长发育缓慢、多尿等内分泌症状为主要特征。

治疗以手术治疗为主，可辅助以放射治疗、化学治疗等。

颅内肿瘤手术病人的护理如下：

1.术前护理

（1）颅内压增高的护理：颅内占位病变随着病情发展均会出现颅内高压症状。由于呼吸道梗阻、剧烈咳嗽、用力排便等还可导致颅内压骤然增高而发生脑疝。因此，病人应注意保暖，预防感冒；适当应用缓泻剂，保持大便通畅。另外，还可采取以下措施以降低颅内压：①使用脱水剂，以减轻脑水肿。②床头抬高15°~30°，以利颅内静脉回流，减轻脑水肿。③充分给氧改善脑缺氧，使脑血管收缩，降低脑血流量。④控制液体摄入量。⑤高热者立即降温，防止机体代谢增高，加重脑缺氧。

（2）注意保护病人：对出现神经系统症状的病人应视具体情况加以保护，如防止健忘病人走失；督促癫痫病人按时服药；运动障碍病人应卧床休息；躁动病人给予适当约束，放置床档，防止坠床摔伤和自伤。

（3）病情观察：严密观察病情变化，当病人出现意识障碍、瞳孔不等大、缓脉、血压升高等症状时，提示有发生脑疝的可能，应立即报告医生。保持呼吸道通畅，迅速静脉滴注脱水剂，并置保留导尿管，以了解脱水效果。迅速紧急做好术前特殊检查及手术准备。

2.术后护理

（1）卧位：病人清醒后抬高床头15°~30°，以利静脉回流，减轻脑水肿，降低颅内压。

（2）病情观察：严密观察生命体征，肢体活动，特别是意识及瞳孔的变化。术后24小时内易出现颅内出血及脑水肿引起脑疝等并发症，当病人意识由清醒转为嗜睡或躁动不安，瞳孔逐渐散大且不等大，对光反应迟钝或消失，伴对侧肢体活动障碍加重，同时脉缓、血压升高，要考虑颅内出血或脑水肿的可能，应及时报告医生，立即使用脱水剂进行救治。

（3）应用脱水剂注意事项：遵医嘱使用20%甘露醇液是临床常用脱水剂，应注意输入速度，一般20%甘露醇液250mL应在20~30分钟内输完，防止药液漏于血管外，以免造成皮下组织坏死；不可与其他药物混用；血压过低时禁止使用。

（4）脑室引流的护理：须脑室引流的病人按脑室引流护理常规进行护理。

（5）保持出入量平衡：术后常通过静脉补充营养及电解质，应注意补液速度不宜过快，一般根据出量决定补液量，以免入量过多，加重脑水肿。

（6）骨窗的护理：胶质瘤术后，为了起到减压的作用，一般将病人颅骨骨瓣去除或游离，成为骨窗或游离骨瓣。骨瓣去除后脑组织外只有头皮保护，易受伤，应加强保护。通过骨窗还可直接观察到颅内压变化情况，如骨窗处张力较大或脑组织膨出，说明颅内压增高，应采取措施降低颅内压。

（7）功能锻炼：术后病人常仍有偏瘫或失语，要加强病人肢体功能锻炼和语言训练。协助病人肢体被动活动，按摩肌肉，防止肌肉萎缩。耐心辅导病人进行语言训练，指导病人从简单发音开始，逐步发多个音，鼓励病人及家属建立信心，平时给病人听音乐、广播等，刺激其听觉中枢，及早恢复健康。

三、垂体腺瘤

垂体腺瘤系发生于垂体前叶组织的良性肿瘤，根据其分泌激素的特点分为：①功能型垂体腺瘤，包括生长激素腺瘤、催乳素腺瘤、促肾上腺皮质素腺瘤、混合型腺瘤等。②无功能型垂体腺瘤。

垂体腺瘤为内分泌腺瘤，不同类型垂体腺瘤可有不同临床症状，如生长激素腺瘤在成人表现为肢端肥大症，在青春期以前呈巨人症；催乳素腺瘤病人则表现为女性闭经、溢乳及不育，男性为乳房发育、溢乳及阳痿；促肾上腺皮质素腺瘤病人表现为库欣综合征，如向心性肥胖、满月脸、高血压、多毛、月经失调、痤疮及紫纹等。如果肿瘤增大，压迫周围组织，则出现头痛、视力减退、视野缺损、眼睑下垂及眼球运动功能障碍等压迫症状。

治疗原则以手术为主，也可行药物和放射治疗。

垂体腺瘤手术病人的护理如下：

1.手术前护理

（1）预防术后伤口感染：经蝶窦垂体腺瘤切除术病人，术前3日常规使用抗生素，复方硼砂液漱口，用0.25%氯霉素眼药水及新麻液滴鼻，每日4次，每次2~3滴，滴药时采用平卧仰头位，使药液充分进入鼻腔。

（2）皮肤准备：经蝶手术病人需剪鼻毛，操作时要精神集中，动作轻稳，防止损伤鼻黏膜而致鼻腔感染。观察有无口鼻疾患，如牙龈炎、鼻腔疖肿等。如有感染存在，须暂停手术。另外，行右股内侧备皮10~20cm²，以便手术中取皮下脂肪填塞蝶鞍。

2.经蝶手术后护理

（1）生命体征的监测：麻醉清醒前每30分钟测量生命体征1次，清醒后每小时测量1次，24小时后每2~4小时测量1次。

（2）卧位：麻醉清醒后均采取头抬高15°~30°的卧位，以利伤口引流，减轻头部水肿。如术中发现有脑脊液鼻漏者，术后需去枕平卧8~10日。

（3）伤口护理：术后3日鼻腔充填纱条取出后，用0.25%氯霉素眼药水及新麻液滴鼻，每日4次，每次2~3滴，防止感染。股内侧伤口隔日换药1次，10日后拆线。

（4）口腔护理：由于术后鼻腔用纱条填塞止血，病人只能张口呼吸，应加强口腔护理，并用湿纱布盖于口唇外，保持口腔湿润，减轻不适。

（5）术后并发症的观察及护理：①水及电解质紊乱：由于手术对垂体后叶及垂体柄的影响，术后尿崩症的发生率较高，故需监测每小时尿量，准确记录出入量，经口或静脉合理补液，保持出入量平衡。由于尿液大量排出，可造成低血钾，应进行血生化检查，及时纠正水、电解质紊乱。②脑脊液鼻漏：因手术中损伤鞍隔所致。脑脊液鼻漏常发生于术后 3~7 日，尤其是术后 3 日拔除鼻腔填塞纱条后，可见病人鼻腔中有清亮液体流出。因脑脊液内含有葡萄糖，可用尿糖试纸检测，如为阳性，即为脑脊液鼻漏。病人应绝对去枕平卧 2~3 周，禁止用棉球、纱条、卫生纸等填塞鼻腔，以防逆行感染。③垂体功能低下：由于机体不适应激素的变化而引起。常发生于术后 3~5 日，病人可出现头晕、恶心、呕吐及血压下降等症状。此时应检查血钾浓度，以便与低血钾相鉴别。一般给予氢化可的松 100mg 加入 5% 葡萄糖溶液中静脉滴注即可缓解。④颅内出血：常在术后 24 小时内发生。病人出现意识障碍、瞳孔及生命体征变化、视物不清及视野缺损等，均提示颅内出血的可能。应密切观察病情变化，及早发现，及时通知医生进行处理。

四、缺血性脑血管病

缺血性脑血管病的病因很多，以颅内外动脉粥样硬化为其主要原因之一。它可导致血管狭窄或闭塞而引起脑供血不足、脑组织坏死。

临床表现有一过性黑矇、病变对侧肢体麻木、感觉减退或异常、上下肢肌力减弱、面肌麻痹、语言障碍、偏盲、眩晕、共济失调、复视、构音及吞咽困难等。严重时可发生脑卒中，甚至遗留瘫痪等残疾。

治疗原则以内科治疗为主。目前，外科主要采取颈内动脉内膜剥脱修补术，并提倡手术应在未发生脑卒中前实施。

缺血性脑血管病手术病人的护理如下：

1.术前护理控制血压，预防病情恶化。缺血性脑血管病病人多伴有不同程度的高血压，而高血压常使动脉粥样硬化的发展加速加重，从而造成脑组织供血不足引起局部脑组织坏死，导致一系列临床症状。故应监测血压的变化，指导病人按时服降压药，做好心理护理，减少造成血压升高的紧张因素，防止病情进一步发展。

2.术后护理

（1）药物治疗和护理：手术后给予静脉滴注硝酸甘油，以降低血压。此时，应注意观察血压的变化，术后血压应控制在正常或偏高水平，以防止血压过低、血流缓慢使手术部位形成血栓。故应连续监测血压变化，并根据血压情况调节输液速度。

（2）注意伤口渗血情况，床旁备好气管切开包：因手术部位在颈部，术中及术后应用肝素抗凝治疗，伤口局部易形成血肿，压迫气管、食管及颈动脉、静脉，出现憋气、脑缺血缺氧等症状，所以，应随时观察伤口敷料有无渗血及病人呼吸有无异常，如发现有憋气等异常情况应及时报告医生，并给予吸氧和做好气管切开前的准备工作。

（3）抗凝治疗的护理要点：颈动脉内膜剥脱术后，为防止内膜切除部位血栓的发生，常于静脉或皮下给予肝素或口服华法林等抗凝药物治疗，剂量及疗程视病人具体情况而定。常规每日监测凝血酶原时间和活动度。凝血酶原时间维持在正常值的 2~2.5 倍，活动度在 0.20~0.40。在取血标本时应严格按 1:9（抗凝剂：全血）比例采取血标本，比例失调将影响其结果，对临床治疗造成影响。禁止反复穿刺、针灸及腰穿等，以避免组织损伤而引起出血。用药后应注意观察病人皮肤、黏膜、牙龈有无出血点及紫癜，穿刺部位有无出血，观察尿、便颜色并经常留取标本送实验室检查。观察意识、瞳孔及肢体活动情况以了解有无脑出血的发生。备好鱼精蛋白，如发生肝素过量，可立即用药以中和肝素。

（4）心理护理：脑血管意外常为突然发病，病人无思想准备，且发病后伴随而来的是肢体瘫痪、活动障碍及生活不能自理，且手术复杂，病人对此常有恐惧感，所以顾虑多、思想负担重。故护理人员在进行护理时应随时了解病人的心理活动，解除病人的心理负担。每日协助病人肢体活动 4~6 次，使病人及家属了解肢体锻炼的必要性，得到病人的积极配合，以利于早日康复。另外，护士应向病人介绍术后可能再度出现脑缺血或脑梗死的症状，使他们有思想准备，以防止再发作而出现意外。

（5）出院指导：①嘱病人遵医嘱按时服用抗凝药及血管扩张药，并要注意观察有无出血倾向，如皮肤有无出血点、紫斑及牙龈出血等现象。定期复查凝血酶原时间和活动度。②控制血压，生活上尽量保持安静，避免过度烦躁、疲劳。③禁止饮酒、吸烟。④保持饮食的摄入平衡，避免刺激性强的辛辣食物，养成良好的饮食习惯和生活规律。⑤出院后病人如有不适，及时到医院就诊。⑥定期到门诊复查随诊。

五、枕大孔区畸形

多因寰枕部先天性骨骼发育异常并伴有神经系统及周围软组织发育异常。

临床起病多缓慢，外观可见短颈，后发际低，面部不对称等。神经系统症状为头痛、头晕、枕颈部痛，可伴有共济失调、行动蹒跚及眼球震颤等。病情加重可出现感觉减退、肢体肌肉萎缩痉挛、手指痉挛如弹钢琴样，重者四肢瘫痪。

治疗原则以手术减压为主。

枕大孔区畸形手术病人的护理如下：

1.手术前护理

（1）加强保护，防止跌伤：枕大孔区畸形病人常有共济失调、走路不稳、手脚无力及麻木、痉挛等症状。故病人应卧床休息，减少活动防止跌倒而加重病情。

（2）注意观察呼吸：枕大孔区畸形病人常伴有小脑扁桃体疝，出现呼吸困难，手术后症状可立即改善。术前应注意观察并记录病人睡眠中呼吸的次数，以便术后了解手术效果。

2.手术后护理

（1）卧位：平卧或侧卧位，用马蹄形沙袋固定头颈部。头部不可随意扭转，以免压迫延髓，危及病人生命。

（2）密切观察生命体征：特别是呼吸变化，床旁备好气管切开包，当病人出现呼吸困难、口唇发绀及呼吸不规则时，应立即吸氧并报告医生，做好气管切开前的准备工作。

（3）脱水药物的使用：为防止脑干和上颈部脊髓水肿，影响呼吸，静脉快速滴注 20%甘露醇 250mL，6~8 小时 1 次。

（4）预防并发症，做好基础护理：病人痰多时应随时吸痰，黏稠不易咳出时可做雾化吸入，并注意保暖，避免着凉，以免发生肺炎。枕部放置海绵垫，防止压疮。两小时翻身 1 次，防止褥疮，翻身时必须保持轴形翻身，即头、颈、脊柱呈一条直线。

（5）功能锻炼：部分病人术前已出现肢体感觉、运动障碍，术后又须卧床 2 周，易发生肌无力和肌肉萎缩。护士应为病人进行功能锻炼，按摩肢体肌肉，维持肢体功能位，防止肌肉萎缩。2 周后病人可下床活动，颈部以颈托固定，有专人扶持，防止跌倒。活动要适量，循序渐进。

六、脊髓肿瘤

脊髓肿瘤分为原发性和转移性两种，目前病因尚不清楚。

临床表现按疾病的进程可分为 3 个阶段：①疾病初期：脊神经根受到肿瘤压迫与刺激，引起疼痛。②脊髓受压期：表现为病变段以下感觉、运动减退，对侧肢体疼痛、温觉丧失及尿便障碍。

治疗原则是手术切除肿瘤，恶性肿瘤辅以放射治疗。

脊髓肿瘤手术病人的护理如下：

1.术前护理

（1）预防褥疮：瘫痪病人足跟用软枕垫起，防止压疮，每 2 小时翻身 1 次，侧卧时背部垫以软枕。

（2）注意安全：病人有不同程度的肢体活动障碍或感觉异常，应卧床休息，防止跌倒。

（3）尿、便护理：尿、便失禁的病人应留置导尿管，为预防便秘可给缓泻剂，并保持会阴部清洁。

2.术后护理

（1）卧位：平卧或侧卧位，2 小时翻身 1 次，采取轴形翻身，即头、颈、脊柱呈一条直线。

（2）病情观察：①监测生命体征变化。高颈段肿瘤者，特别要注意呼吸情况，因手术中牵拉，易造成脊髓水肿，影响呼吸。②观察引流管内液体的颜色及引流量，保持引流管通畅，勿打折、脱出。③注意伤口有无渗血，每日更换外层敷料，渗血多时要检查伤口情况。

（3）疼痛护理：遵医嘱适当给予止痛药，以缓解手术后牵拉神经引起神经痛或切口痛。

（4）尿、便护理：马尾部肿瘤病人常伴有直肠膀胱括约肌功能障碍，术后应留置导尿管，1 周后将尿管夹闭，4 小时开放 1 次，以刺激膀胱括约肌功能恢复。如有便秘可给予缓泻剂，并保持会阴部清洁。

（5）加强功能锻炼：脊髓肿瘤病人术前有不同程度的感觉运动障碍，因手术牵拉造成脊髓水肿，术后症状可能加重，且手术后卧床时间长。因此，应协助并指导病人进行功能锻炼，按摩四肢，保持肢体功能位，防止肌肉萎缩，促进早日恢复。卧床2周后，根据病人病情可下床活动，要有专人保护，防止跌倒。根据身体情况逐渐增加活动量，促进康复。

七、脑室引流术

脑室引流术是在侧脑室内放置引流管，连接于脑室引流装置上进行持续或间断脑脊液引流，以降低颅内压。

1.适应证

（1）脑脊液循环通路受阻所致的颅内高压危急状态，主要是枕骨大孔疝。

（2）自引流管注入碘剂进行脑室系统的造影，以明确诊断和定位。

（3）手术中行脑室穿刺引流脑脊液，使手术术野清晰显露，便于手术操作。

（4）开颅术后放置引流管，引流脑脊液，减少脑膜刺激征，预防颅内压再次增高。

（5）高血压脑出血、破入脑室系统者。

2.术后护理

（1）维持正常引流：手术后将引流瓶悬挂于床头，脑室引流瓶入口处高于侧脑室10cm~15cm为宜，以维持正常的颅内压。搬运病人时引流管夹闭，以防因引流瓶高度变化，造成短时间内引流过量或脑脊液逆流，并注意保护引流管，以防脱出。禁忌引流速度过快，以防骤然减压发生脑出血或脑疝。脑脊液引流量每日不超过500mL为宜。如有颅内感染，脑脊液量可相应增多，此时，应注意观察，保持电解质平衡，并可将引流瓶抬高距侧脑室20cm，即维持颅内压于正常范围。随时观察记录引流液的性质。正常脑脊液为无色透明、无沉淀的液体。术后1~2日脑脊液可略带血性，以后转为橙黄色。如果为浑浊液体，可能有感染；如有大量鲜红色液体，可能有出血。

（2）严格无菌操作：倾倒引流液时，要严格遵守无菌原则，接头处用碘酒、酒精消毒后用无菌纱布包裹，以保持无菌。

（3）保持引流管通畅：注意不可受压、扭曲、打折。当病人意识不清或有躁动时，应加以约束、固定，防止引流管脱出。

（4）拔管护理：脑室引流管一般5~7日拔除，拔管前1日可试行抬高引流瓶或夹闭引流管，以便了解脑脊液循环是否通畅，颅内压是否再次升高。夹管后应密切观察病情，如病人出现头痛、呕吐等颅内压增高症状，应放开夹闭的引流管并通知医生。如果病人无颅内压增高症状，即可拔管。

（孙文 王昆 杨春丽）

第十五章　胸部损伤患者的护理

第一节　气胸患者的护理

胸膜腔内积气称为气胸（pneumothorax）。在胸部损伤中，气胸的发生率仅次于肋骨骨折居胸部损伤的第二位。发生气胸的原因是因利器或肋骨断端刺破胸膜、肺及支气管后，空气进入胸膜腔所至。一般分为闭合性、开放性和张力性气胸三类。

一、闭合性气胸

闭合性气胸（closed pneumothorax）多为肋骨骨折的并发症，系肋骨断端刺破肺表面，空气漏入胸膜腔所致。空气经肺或胸壁的伤道进入胸膜腔，伤道立即闭合，不再有气体进入胸膜腔，此类气胸抵消胸膜腔内负压，使伤侧肺部分萎陷。

【临床表现和诊断】

（一）症状和体征肺萎陷在30%以下者，多无明显症状。大量气胸者，可出现胸闷、胸痛和气促等，气管向健侧移位，伤侧胸部叩诊呈鼓音，听诊呼吸音减弱或消失。

（二）胸部X线检查可显示不同程度的肺萎陷和胸膜腔积气，有时可伴有少量积液。

【处理原则】

少量气胸可于1~2周内自行吸收，无须治疗。大量气胸需行胸膜腔穿刺抽气以减轻肺萎陷，必要时行胸膜腔闭式引流术，以排除积气促进肺及早膨胀，适当应用抗生素预防感染。

二、开放性气胸

开放性气胸（open pneumothorax）是由刀刃锐器或弹片、火器造成胸部穿透伤，胸膜腔经胸壁伤口与外界大气相通，以至于空气可随呼吸自由出入胸膜腔。

【病理生理】

开放性气胸时，因患侧胸膜腔和大气直接相通，伤侧胸膜腔负压消失，肺被压缩而萎陷；因两侧胸膜腔压力不等使纵隔移位、健侧肺受压。吸气时，健侧胸膜腔负压升高，与伤侧压力差增大，纵隔向健侧进一步移位；呼气时，两侧胸膜腔压力差减小，纵隔移回伤侧，导致纵隔位置随呼吸运动而左右摆动，称为纵隔扑动

(mediastinal flutter)。纵隔扑动影响静脉回流，导致循环功能严重障碍。此外，吸气时健侧肺扩张，吸入的气体不仅来自从气管进入的空气，还来自伤侧肺排出的含氧量低的气体；呼气时健侧的气体不仅排出体外，也排至伤侧的支气管及肺内，含氧量低的气体在两侧肺内重复交换而造成严重缺氧。

【临床表现和诊断】

（一）症状和体征常有气促、发绀、呼吸困难、休克等症状和体征。胸部检查时可见伤侧胸壁的受伤道，呼吸时可听到空气进入胸膜腔伤口的响声。胸部及颈部皮下可触及捻发音，伤侧胸部叩诊呈鼓音，听诊呼吸音减弱或消失，气管、心脏均向健侧移位。

（二）胸部 X 线检查示伤侧肺明显萎缩、气胸、气管和心脏等纵隔明显移位。

【处理原则】

（一）紧急封闭伤口是开放性气胸首选的治疗原则。用无菌敷料如凡士林纱布加棉垫封盖伤口，再用胶布或绷带包扎固定，使开放性气胸变为闭合性气胸。

（二）抽气减压行胸膜腔穿刺，减轻肺受压，暂时解除呼吸困难。

（三）进一步清创、缝合胸壁伤口，并作胸膜腔闭式引流术。

（四）剖胸探查适用于疑有胸腔内脏器损伤或活动性出血者，予以止血、修复损伤或清除异物。

（五）预防及处理并发症吸氧、纠正休克，应用抗生素预防感染等。

三、张力性气胸

张力性气胸（tension pneumothorax）又称高压性气胸（highpressure pneumothorax），常见于较大肺泡的破裂或较大、较深的肺裂伤或支气管破裂，其裂口与胸膜腔相通，且形成活瓣，致吸气时空气从裂口进入胸膜腔内，呼气时活瓣关闭，空气只能进入不能排出，使胸膜腔内积气不断增多，压力不断升高。胸膜腔内的高压迫使伤侧肺逐渐萎缩，并将纵隔推向健侧，挤压健侧肺，导致呼吸、循环功能严重障碍；有时胸膜腔处于高压下，积气被挤入纵隔并扩散至皮下组织，形成颈部、面部、胸部等处皮下气肿。

【临床表现和诊断】

（一）症状患者主要表现为极度呼吸困难、大汗淋漓、发绀、烦躁不安、昏迷、休克，甚至窒息。

（二）体征可见气管向健侧偏移；伤侧胸部饱胀，肋间隙增宽，呼吸幅度减小，可见明显皮下气肿。叩诊呈鼓音，听诊呼吸音消失。

（三）胸部 X 线检查示胸膜腔大量积气、肺萎缩，气管和心影偏移至健侧。

（四）胸膜腔穿刺有高压气体向外冲出，抽气后症状好转，但很快加重，如此反复有助于诊断。

【处理原则】

（一）立即排气减压在危急状况下可用一粗针头在伤侧第 2 肋间锁骨中点连线处刺入胸膜腔排气，以降低胸膜腔内压力。

（二）胸腔闭式引流术在积气最高部位放置胸腔闭式引流管（通常在第 2 肋间锁骨中线处），连接水封瓶。一般肺裂口多在 3~7d 内闭合，待漏气停止 24h，经 X 线检查证实肺已膨胀后才能拔除引流管。

（三）剖胸探查若胸腔闭式引流管内不断有大量气体溢出、患者呼吸困难未见好转，提示可能有肺及支气管严重损伤，应行剖胸探查并修补裂口。

（四）应用抗生素，预防感染。第二节血胸患者的护理

胸部损伤引起胸膜腔积血称为血胸（hcmothorax）。血胸可与气胸同时存在。

【病因、病理生理】

利器损伤胸部或肋骨断端均可刺破肺、心脏和大血管或胸壁血管引起胸膜腔积血。肺组织裂伤出血，由于循环压力低，一般出血量少而缓慢，可自行停止；若肋间血管、胸廓内血管损伤出血或伤及压力较高的动脉，出血量多，不易自行停止；心脏和大血管受损破裂，出血量多而急，可致有效循环血容量减少而导致循环障碍，甚至在短期内因失血性休克而死亡。

胸膜腔内积血时，随着血液的积聚和压力的增高，迫使肺萎陷，并将纵隔推向健侧，因而严重影响呼吸和循环功能，由于心、肺和膈肌的运动有去纤维蛋白的作用，故胸膜腔内的积血不易凝固。但若短期内大量积血，去纤维蛋白的作用不完善，即可凝固成血块。血块机化后形成纤维组织，束缚肺和胸廓，限制呼吸运动并影响呼吸功能。从伤口或肺破裂处进入的细菌，在积血中很快滋生繁殖，容易并发感染，形成脓胸。

【临床表现和诊断】

伤者受伤后的出血速度、出血量和患者体质的不同，临床表现也不相同。

（一）小量血胸（成人 0.5L 以下）　可无明显症状，胸部 X 线检查仅示肋膈角消失。

（二）中量（0.5~1L）和大量（>1L）出血尤其急性失血患者，可出现脉搏快而弱、四肢冷、血压下降、气促等低血容量性休克的症状。同时可伴有如肋间隙饱满，气管向健侧移位，伤侧胸部叩诊浊音，心界移向　健侧，呼吸音减弱或消失等胸膜腔积液征象。

（三）血胸并发感染有高热、寒战、疲乏、出汗、血白细胞计数升高等表现。

（四）胸部 X 线检查胸膜腔有大片积液阴影，纵隔可向健侧移位。如合并气胸则显示液平面。

（五）胸膜穿刺抽得血液即可确诊。

【处理原则】

（一）非进行性血胸小量积血可自行吸收，不必穿刺抽吸积血。积血量较多者，早

期即行胸腔穿刺，抽出积血，需要时置胸腔闭式引流，以促进肺膨胀，改善呼吸功能。

（二）进行性血胸应立即剖胸止血，及时补充血容量，以防治低血容量性休克的发生。

（三）凝固性血胸在出血停止后数日内剖胸清除积血和血块，以防感染或机化。对机化血块可在伤情稳定后尽早行血块和纤维组织剥除术。对已感染的血胸按照脓胸进行处理。

【护理评估】

（一）健康史

1.一般资料年龄、性别、经济状况、社会、文化背景等。

2.受伤史患者受伤的经过、暴力大小、受伤部位与时间，有无昏迷史和恶心呕吐史等。

（二）身体状况

1.生命体征是否平稳，有无呼吸困难、发绀、休克，有无意识障碍，有无肢体活动障碍等。

2.疼痛的部位与性质，骨折的部位与性质，有无开放性伤口，气管位置有无偏移，有无反常呼吸运动等。

3.有无咳嗽、咳痰、咯血、痰量与性质，咯血量与次数等。

4.辅助检查了解胸部 X 线、B 超、血生化等检查结果，以评估血、气胸的来源与程度，气胸的性质，有无胸腔内器官的损伤等。

（三）心理和社会支持状况患者有无焦虑或恐惧，程度如何。患者和家属对损伤及预后的认知程度如何。

【预期目标】

（一）患者能维持正常的呼吸功能。

（二）患者能维持有效循环血量。

（三）患者自述疼痛减轻。

（四）患者无感染等并发症的发生。

（五）患者恐惧减轻。

【护理措施】

（一）现场急救胸部损伤患者若遇有危及生命的现象时，护士应协同医师采取紧急措施，积极进行 急救。

1.连枷胸用厚敷料加压包扎患处胸壁，以消除反常呼吸。

2.开放性气胸立即用敷料（最好为凡士林纱布）封闭胸壁伤口，变开放性气胸为闭合性气胸，阻止气 体继续进、出胸膜腔。

3.积气量多的闭合性气胸或张力性气胸应立即行穿刺抽气或胸腔闭式引流术。

（二）维持呼吸功能

1.保持呼吸道通畅，预防窒息。鼓励和协助患者有效咳嗽、排痰，及时清除口腔、呼吸道内的血液、痰液 及呕吐物。

2.痰液黏稠不易咳出时，应用祛痰药及超声雾化或氧雾化吸入，以稀释痰液并促使痰液排出。必要时 经鼻导管吸痰。

3.病情稳定者取半坐卧位。每小时协助患者咳嗽，做深呼吸运动，给予氧气吸入。

4.协助患者翻身、拍背，以减少肺不张等肺部并发症的发生。

5.必要时行气管切开，应用呼吸机辅助呼吸。

（三）病情观察

1.严密观察生命体征，注意神志、瞳孔、胸部、腹部和肢体活动等情况，疑有复合伤时应立即报告医师。

2.患者是否有气促、发绀、呼吸困难等症状，注意呼吸频率、节律、幅度及缺氧症状；有无气管移位，皮下气肿等。

3.必要时测定中心静脉压和尿量等，注意观察有无心脏压塞征象。若出现心脏压塞征立即通知医师予以处理。

（四）补充血容量，维持正常心输出量

1.迅速建立静脉输液通路。

2.在监测中心静脉压的前提下，补充液体量，以维持水、电解质及酸碱平衡。

3.剖胸止血术的指征通过补充血容量或抗休克处理，病情无明显好转且出现胸膜腔内活动性出血者，需迅速作好剖胸止血术的准备。胸膜腔内活动性出血的征象为：①脉搏逐渐增快，血压持续下降；②血压虽有短暂回升，又迅速下降；③血红蛋白、红细胞计数、红细胞压积持续降低；④胸腔闭式引流血量≥200mL/h，并持续2—3h以上；⑤胸腔穿刺抽血很快凝固或因血凝固抽不出，且胸部X线示胸膜腔阴影继续增大者。

（五）减轻疼痛与不适对肋骨骨折患者可采用胸带固定，也可用1%普鲁卡因作肋间神经封闭。对连枷胸患者可协助医师采用中钳夹住浮游离段肋骨的中央处，将其悬吊牵引或采用手术进行肋骨内固定。当患者咳嗽或咳痰时，协助或指导患者及家属用双手按压患侧胸壁，以减轻疼痛。遵医嘱应用止痛剂。

（六）预防感染

1.密切观察体温的变化，每4h测1次体温，若有异常，报告医师后协助处理。

2.配合医师及时清创、缝合、包扎伤口，注意无菌操作。

3.鼓励患者深呼吸，有效咳嗽、排痰以促进肺扩张。

4.保持胸膜腔闭式引流管通畅，及时引流出积血、积气，预防胸腔感染的发生。

5.遵医嘱合理应用抗生素。有开放性伤口者，应注射破伤风抗毒素。

（七）床旁急救对疑有心脏压塞者，应迅速配合医师施行剑突下心包穿刺或心包开窗探查术，以解除急性心脏压塞，并尽快作好剖胸探查术的准备。术前以快速输血为主，其他抗休克措施为辅。若发生心脏骤停，须配合医师行床旁开胸挤压心脏，解除心脏压塞，指压控制出血，并迅速送人手术室继续抢救。

（八）心理护理护士应加强与患者的沟通，做好心理护理及病情介绍，说明各项诊疗、护理操作及手术的必要性和安全性，解释各种症状和不适的原因、持续的时间及预后，关心、体贴患者，帮助患者树立信心、配合治疗。

【护理评价】

（一）患者呼吸功能是否恢复正常，有无气促、发绀、呼吸困难等症状。

（二）患者的生命体征是否平稳，皮肤色泽和肢体温度及尿量是否正常等。

（三）患者疼痛有无减轻或消失，有无疼痛的症状与体征。

（四）患者的体温有无异常升高或低于正常。

（五）患者是否安静，有无紧张不安、失眠、烦躁等症状。

【健康教育】

（一）急救知识

1.急诊手术前指导　当胸部损伤出现大出血、休克、昏迷、极度呼吸困难、急性心力衰竭等危及患者生命的征象时，须急行开胸手术探查抢救。术前应向家属说明，使其做好充分的思想准备，积极配合医护人员，以达到赢得抢救时间、挽救患者生命的目的。

2.变开放性损伤为闭合性损伤在胸腔开放性损伤的紧急情况下，应立即使用无菌或干净的敷料加压包扎，以阻止外界空气通过伤口不断进入胸膜腔内、压迫心肺及胸腔内大血管而危及生命。

3.若刺入心脏的致伤物尚留存在胸壁，不宜急于拔除。患者送入医院时，患者家属应详细向医护人员叙述受伤时的情况，以利伤情判断。

（二）相关检查、治疗、护理知识

1.向患者及家属讲解吸氧、胸腔穿刺、心包穿刺、胸腔闭式引流的意义和注意事项。如这些操作的意义：改善缺氧，明确诊断，排除积血、积气，缓解症状，预防感染。

2.体位指导胸部损伤合并休克、昏迷者应取平卧位；剖胸探查术后 6h，若无异常，取半坐卧位，有利于咳嗽、排痰、呼吸、引流和减轻伤口疼痛。

3.指导患者操练腹式深呼吸及有效咳嗽排痰腹式深呼吸方法：患者仰卧，腹部安置 3—5kg 重沙袋，吸气时保持胸部不动，腹部上升鼓起，呼气时尽量将腹壁下降呈舟状；呼吸动作缓慢、均匀。8~12 次/min 或更少。

（三）出院指导

1.注意安全，防止意外事故的发生。

2.肋骨骨折患者 3 个月后复查 x 片，以了解骨折愈合情况。

3.根据损伤的程度注意合理休息和营养素的摄入。

（孙文）

第十六章　妇产科疾病护理

第一节　子宫颈癌的护理

子宫颈癌是妇女最常见的恶性肿瘤之一。

一、病　因

本病发病原闪目前尚不清楚，但是大量的资料表明其发病和早婚，性生活紊乱、早育有着密切关系。另外，也有认为和包皮垢有关。根据目前的研究材料，宫颈癌的发生、发展和病毒感染有关，如人乳头瘤病毒，人类疱疹病毒、人类巨细胞病毒感染等。

二、病理变化

1.鳞状细胞癌

子宫颈癌以鳞状上皮细胞癌为主，约占 90%~95%，腺癌占 5%~10%。子宫颈原位癌、早期浸润癌和浸润癌系指鳞状上皮细胞癌的不同病变，但鳞癌与腺癌在外观上并无特殊差别，且两者均可发生在宫颈阴道部或颈管内。

（1）目检在发展为浸润癌前，肉眼观察无特殊异常，或类似一般宫颈糜烂。随着浸润癌的出现，宫颈可表现以下 4 种不同类型：

①糜烂型：环绕宫颈外口有较粗糙的颗粒状糜烂区，或有不规则的溃破面，触之易出血。

②外生型：又称增生型或菜花型。癌组织向外生长，最初呈息肉样或乳头状隆起，继而发展为向阴道内突出的大小不等菜花状赘生物，质脆易出血。

③内生型：义称浸润型。癌组织向宫颈深部组织浸润，宫颈肥大而硬，甚至整个宫颈段膨大似桶状，但宫颈表面尚光滑或仅有浅表溃疡。

④溃疡型：不论外生型或内生型进一步发展时，肿瘤组织坏死脱落，可形成凹陷性溃疡。有时整个子宫颈为空洞所代替，形如火山口。

（2）镜检：

①不典型增生：不典型增生表现为底层细胞增生，即底层细胞增至多层，甚至可占据上皮的大部分，且有细胞排列紊乱及细胞核增大、浓染、染色质分布不均等核异质改变。

②原位癌：原位癌又称上皮内癌。上皮全层极性消失，细胞显著异型、核大、

深染、染色质分布不均，有核分裂象。但病变仍尚限于上皮层内，但未穿透基底膜，无间质浸润。

③镜下早期浸润癌：在原位癌基础上，如在镜下发现有癌细胞穿透基底膜，且浸润深度不超过 5 mm，宽度不超过 7 mm。

④鳞状上皮浸润癌：当癌细胞穿透上皮基底膜，侵犯间质深度超过 5 mm，称为鳞状上皮浸润癌。在间质内可出现树枝状、条索状、弥漫状或团块状癌巢。

2.腺 癌

腺癌来源于被覆宫颈管表面和颈管内腺体的柱状上皮。

三、扩散途径

子宫颈癌以直接侵犯邻近组织和淋巴转移为主，血行转移极少。

（1）直接蔓延：①向下沿阴道黏膜蔓延，最为常见；②向上至子宫下段肌壁（尤以来自颈管内肿瘤）；③向两旁至主韧带、阴道旁组织，甚至延伸到骨盆壁，晚期可导致输尿管闭塞；④向前、后可侵犯膀胱或直肠，甚至出现膀胱阴道瘘或直肠阴道瘘。

（2）淋巴转移：淋巴结转移的发生率与临床期别直接有关。期别越早，淋巴转移率就越低，期别越晚，淋巴转移率就越高。

（3）血行转移：发生在晚期，癌组织破坏小静脉后，可经体循环转移至肺、肾或脊柱等。

四、分 期

目前广泛采用的分期体系是国际妇产科联盟（FIGO）1985 年的分期：

浸润前癌：

O 期原位癌。

浸润癌：

Ⅰ期癌瘤局限于宫颈。

Ⅱ期癌侵犯阴道，但未达下 1/3，侵犯宫旁组织但未达盆壁。

Ⅲ期癌侵犯阴道下 1/3 或延及盆壁。

Ⅳ期癌已扩散至骨盆外，或临床上膀胱或直肠黏膜已波及，但泡状水肿不属于Ⅳ期。

五、临床表现

（1）阴道出血：当癌肿侵及间质内血管时开始出现流血。最早表现为性交后或双合诊后有少量出血，称为接触性出血。以后则可能有经间期或绝经后少量断续不规则出血，晚期流血增多，甚至因较大血管被侵蚀而引起致命的大出血。一般外生型癌出血较早，血量也多；内生型癌出血较晚。

（2）阴道排液：一般多发生在阴道出血之后，最初量不多，无臭。随着癌组织溃破，可产生浆液性分泌物，晚期癌组织坏死，感染则出现大量脓性或米汤样恶臭白带。

（3）疼痛：为晚期癌症状，当宫颈旁组织明显浸润，并已累及盆壁、闭孔神经、腰骶神经等，可以出现严重的腰骶部或坐骨神经痛。盆腔病变严重时，可以导致下肢静脉回流受阻，引起下肢肿胀和疼痛。

六、辅助检查

一般来讲，子宫颈癌的诊断主要依靠临床资料，但是，最终的定性诊断仍然以病理诊断为准，它是确诊的重要方法。

（1）子宫颈刮片细胞学检查：是发现宫颈癌前期病变和早期宫颈癌的主要方法。

（2）碘试验：正常宫颈或阴道鳞状上皮含有丰富糖原，可被碘液染为棕色，而宫颈管柱状上皮、宫颈糜烂及异常鳞状上皮区均无糖原存在，故不着色。临床上用阴道窥器暴露宫颈后，擦去其表面黏液，以碘液涂抹宫颈及穹窿部，称为碘试验。在碘试验不着色区进行宫颈活组织检查，既可提高宫颈癌前期病变和宫颈癌的诊断准确率，还可了解癌肿蔓延至穹窿部的范围。

（3）阴道镜检查及宫颈搔刮：可协助诊断早期宫颈癌。

（4）宫颈和宫颈管活体组织检查：是确诊宫颈癌前期病变和宫颈癌的最可靠和不可缺少的方法。一般应在宫颈鳞柱交界部的3、6、9、12点处取四点活检，或在碘试验不着色区、阴道镜指导下，或肉眼观察到的可疑癌变部位，取多处组织，并进行切片检查。

（5）宫颈锥形切除术：当宫颈刮片细胞学多次检查为阳性，而宫颈活检为阴性；或活检为原位癌，但不能完全排除浸润癌时，均应该做宫颈锥形切除术，并将切除之组织进行连续病理切片检查以明确诊断和范围。

当宫颈癌诊断确立后，根据具体情况，可进行肺片、静脉肾盂造影、淋巴造影、膀胱镜、直肠镜检查等，以确定宫颈癌临床分期。

七、护　理

1.可能的护理诊断

（1）知识缺乏：缺乏治疗过程相关知识。

（2）焦虑：与恶性肿瘤的诊断有关。

（3）疼痛：与手术后组织损伤有关。

（4）清理呼吸道低效：与腹部伤口疼痛无法正常咳嗽有关。

（5）有皮肤完整性受损的危险：与卧床、外照射有关。

（6）有损伤的危险：与放疗不良反应有关。

（7）有性功能改变的危险：与手术造成性器官缺失有关。

2.护理目标

（1）病人住院期间口头表达对现患疾病、拟行治疗的理解。

（2）病人口头表达对诊断治疗的担忧。

（3）病人能用语言表达疼痛的性质、促成因素，并列举缓解疼痛的有效措施。

（4）病人能陈述有效咳嗽的重要性，以最小痛苦完成有效咳嗽的练习。

（5）病人保持皮肤完好。

（6）放疗期间，病人能够尽可能避免或减轻身体损害，保证治疗进行。

（7）病人与丈夫对性生活满意。

3.护理措施

（1）手术护理手术护理同腹部手术前后护理，其特殊情况如下：

①晚期病人由于癌组织坏死感染，可能出现大量米汤样或脓性恶臭白带，术前每天冲洗外阴1~2次，保持外阴清洁。

②晚期病人可出现下腹、腹股沟、大腿及骶部疼痛，当癌瘤侵及膀胱时可出现泌尿道症状，需对症处理。

③对宫颈癌，应注意预防发生阴道大出血，一旦出血应立即用纱条填塞止血。

④手术范围大，时间长，出血多，故术后12 h内每1/2~1 h测量血压、脉搏、呼吸一次，平稳后每4h测量一次。

⑤手术创面大，广泛的宫旁组织盆腔淋巴结被切除，术后阴道放置引流管，注意观察引流液的性状及量，并保持会阴部清洁。

⑥术后留置尿管7~14d，加强尿管的护理，拔管前3 d开始训练膀胱功能。

（2）放疗护理：放射线治疗（简称放疗）是女性生殖器官恶性肿瘤的主要治疗方法之一。放射线可直接作用于细胞的蛋白质分子，使之电离，并产生凝结现象，破坏其原有的形态和生理功能，造成细胞死亡，放射线也可使组织产生不正常的氧化过程，破坏细胞的主要生理功能。因此，放射线的作用主要在于使体内蛋白质合成受阻，酶系统受干扰，造成细胞功能障碍，导致其死亡。放射线在抑制和破坏肿瘤细胞的同时，也对正常组织产生不良影响。人体各个器官对放射线的敏感度不一样，卵巢属高度敏感，阴道与子宫颈中度敏感。

常用的放射源有放射性钴60、放射性铱192、镭226、放射性核素、X射线等。

常用的照射方式有体外照射、腔内照射。照射时间随病情变化。

①放疗病人的心理支持：病人对放疗不了解，常误认为放疗是不治之症的姑息治疗。在放疗期间由于局部和全身的反应，往往难以完成疗程。护士在病人放疗期间除耐心细致地做好护理工作外，还要给病人以精神的支持，解除病人的思想顾虑。详细叙述放疗的原理和疗效，使病人明白放疗绝不是癌症晚期的姑息治疗，某些肿瘤经过几个疗程的疗程是可以治愈的，并要讲清放疗的效果与病人的身体和心理状态有关，放疗的一些不良反应是可以通过治疗和护理来预防和减轻的，说服病人坚持治疗。护士要与家属密切配合，向家属说明，接受外放射的病人本身并无放射性，以增加家庭的安全感。

②腔内治疗的护理：腔内治疗是利用自然腔道，将放射源靠近肿瘤组织进行照射，主要控制宫颈癌的原发区。放射源以往用镭226，现多采用后装治疗机放置铱192进行治疗。所谓后装治疗是指先把不带放射源的容器置入治疗部位，再与后装治疗机传送管道接通，然后在防护良好的控制室内远距离操作，将放射源送入治疗容器，治疗结束时放射源也自动返回。整个治疗过程中工作人员避免受线。

照射前的护理：认真做好心理支持，检查各项化验是否齐全，会阴部备皮，1：

5 高锰酸钾溶液阴道冲洗一次。准备好窥阴器、宫颈钳、阴道盒、宫腔管、纱布等。病人取膀胱截石位，协助医生放置阴道盒与宫腔管，将病人推入治疗间，连接好阴道盒与宫腔管和后装治疗机。

照射后的观察与护理：照射后取出填塞纱布并核对数目，观察阴道有无渗血和出血，如有出血应以无菌纱布填塞止血。如无出血可做阴道冲洗，每日一次。因阴道黏膜受照射治疗的刺激，可出现充血、水肿、溃疡，其表面被含有纤维素和白细胞形成的白色假膜所覆盖，一般 3 个月后假膜消失，创面由周边逐渐愈合，如有炎症存在则易形成阴道壁粘连。为控制炎症，防止发生粘连，需每日冲洗阴道至创面愈合。

注意血象变化：造血系统反应与疾病的严重程度，接受的剂量与照射面有关。最常见的反应是白细胞下降，因射线可抑制造血功能，情况严重者，血小板也下降，出、凝血时间延长，导致大出血。嘱病人注意个人卫生，进行保护性隔离，避免交叉感染，防止外伤引起皮下或脏器出血。如白细胞低于 $3000/mm^3$，血小板低于 5 万~10 万$/mm^3$，血红蛋白低于 7 g/dl 应暂停照射，同时遵医嘱给予升血象药物如维生素 B4、鲨肝醇等，必要时小量输血。

观察膀胱功能：如膀胱黏膜受损，可出现充血、水肿，毛细血管扩张可有出血倾向，病人主诉尿频、尿痛，甚至血尿、排尿困难、尿潴留。应鼓励病人多饮水每日达 3000mL，口服维生素 C、维生素 K，使用尿路抑菌药预防感染。

放射性直肠炎是腔内放疗时常见的反应，主要发生在直肠前壁，相于宫颈与后穹隆的位置，此处射线集中，阴道狭窄的病人更易发生。最早表现为黏膜充血、水肿，肠蠕动增加而发生腹痛、腹泻、黏液便、里急后重感，应暂停治疗，注意观察大便的性状，及时送检。提醒病人注意饮食，严禁粗纤维食物，防止对直肠的刺激与损伤。按医嘱给 10%复方樟脑酊 3~5 mL，每日 2 次口服，碱式碳酸铋每日 1 g，连用 3 d 保护肠黏膜。

体外照射的护理：体外照射常用钴 60。对体外照射的病人，主要是皮肤护理。被照射皮肤经放射线对组织细胞的侵袭可出现皮肤反应，多在照射 8~10 d 出现。急性皮肤反应时，首先在照射区出现界限分明的红斑，然后进展为干性脱屑，病人主诉疼痒，以后进展为较严重的湿性脱屑，皮肤损害如严重灼伤，可出现水泡溃烂和组织表层丧失，此种为可逆性。数月数年后，照射部位组织纤维化，毛细血管扩张或淋巴引流障碍，使局部皮肤增生变厚。

护士要随时观察病人皮肤颜色、结构和皮肤完整度。重视病人的主诉如干燥、瘙痒或疼痛，告诉病人勿搔抓皮肤，可用手轻拍或涂维生素 AD 软膏以减轻干燥和痒感。注意皮肤的清洁、干燥，内衣及用物应柔软，吸湿性好，避免日晒、摩擦、热敷、粘贴胶布及使用含刺激性的肥皂和化妆品等。如表皮出现水泡可在消毒条件下，用无菌注射器抽出泡内液体，并涂 2%甲紫溶液，一般 2 周后自愈。

4.评 价

（1）病人住院数日后能陈述病情及所期待的治疗效果。

（2）病人对宫颈癌的诊断及治疗表示接受与配合。

（3）病人术后使用止痛剂少于 3 次。

（4）病人在放疗期间，组织脏器反应轻，通过治疗全过程。

（5）病人与丈夫表示性生活满意。

第二节　子宫肌瘤的护理

子宫肌瘤是子宫平滑肌组织增生而形成的良性肿瘤，其中含有少量的纤维结缔组织。子宫肌瘤是人体最常见的肿瘤之一，也是女性生殖器最常见的肿瘤。

一、病　因

子宫肌瘤的确切病因目前尚不清楚，多数观点认为子宫肌瘤的发生与长期和过度的雌激素刺激有关。

二、分　类

（1）根据肌瘤生长部位可分为宫颈和宫体部的肌瘤，前者少见，绝大多数为宫体肌瘤。

（2）根据肌瘤与子宫肌层的关系，将子宫肌瘤分为肌壁间肌瘤、浆膜下肌瘤及黏膜下肌瘤。

三、病理变化

肌瘤周围有纤维组成的假包膜，其与肌瘤间有疏松结缔组织。肌瘤质地较子宫硬，切面为灰白色呈编织状；当肌瘤生长较快，因血运不足可发生继发变性，常见为玻璃样变、囊性变，妊娠期非常容易发生红色变性。肌瘤恶变率极低（仅占肌瘤的 0.4%~0.8%）称为肉瘤变。

四、临床表现

（1）子宫出血：月经量多、经期延长，以黏膜下肌瘤表现突出，而浆膜下肌瘤则很少引起子宫出血。

（2）盆腔包块：于膀胱充盈时较明显。有时在清晨时较易自己摸到。

（3）下腹疼痛：尤其经期明显，多见于黏膜下肌瘤。

（4）不孕和流产：由于肌瘤引起宫腔变形可影响受精卵着床或因宫颈肌瘤影响孕卵受精而导致不孕或流产。

（5）压迫症状：随着肌瘤的增大，以及生长的部位的不同，可以引起相应的症状。如生长于子宫前壁的肌瘤常可以引起泌尿系的症状；对于子宫后壁的肌瘤，由于压迫直肠，可以引起排便困难等症状；生长于侧面的肌瘤，尤其是阔韧带肌瘤，由于肿瘤可以压迫神经，因此，可导致腿痛、腰骶部痛等症状。

五、辅助检查

对于子宫肌瘤来讲，通过较准确的盆腔检查即可明确诊断。

（1）B超：B超对于子宫肌瘤的诊断十分有效，在大多数的情况下，通过本检查即可诊断，很多患者就是在体检时进行B超检查而得以诊断。

（2）子宫碘化油造影：有黏膜下肌瘤时可自X光片上发现充盈缺损。

（3）宫腔镜检查：对于有些诊断较困难的病例，有时可以通过宫腔镜检查明确黏膜下肌瘤的诊断。

六、护　理

1.可能的护理诊断

（1）焦虑：与未明确诊断，担心恶性肿瘤有关。

（2）疼痛：与平滑肌瘤有关。

（3）组织灌注量异常：与阴道出血多有关。

（4）潜在的排泄形态改变：与肌瘤压迫有关。

（5）潜在的性功能障碍：与性交困难有关。

（6）潜在的自我概念改变：与子宫切除有关。

2.护理目标

（1）病人能找出引起焦虑的因素并演示减轻焦虑的方法。

（2）病人自诉疼痛减轻。

（3）病人维持正常的血压，m色素接近正常值。

（4）病人大小便顺利。

（5）病人汇报没有因治疗而损害性功能。

（6）病人能恢复女性良好的心态。

3.护理措施

（1）心理护理：帮助病人对疾病有正确认识，告知子宫肌瘤是良性肿瘤，恶变率极低，因此如肌瘤小于妊娠10周大小，症状不明显，近绝经期可不需治疗，每3~6个月随访观察一次，一般在绝经后肌瘤可逐渐萎缩。如月经量稍多可考虑雄激素治疗，常用甲睾酮5 mg口服或丙酸睾酮25 mg肌注，每月不超过300 mg，以免引起男性化。

（2）阴道出血多时，应密切观察病人的生命体征及阴道流血情况，保留会阴垫估计出血量，立即静脉输液，必要时遵医嘱输血。注意外阴清洁卫生，预防宫腔感染。

（3）肌瘤较大出现压迫症状的病人，应注意观察病人大小便情况，出现尿潴留者，应立即导尿。'压迫直肠引起便秘者，可适当给予轻泻剂，如番泻叶2~4g泡水口服，解除病人痛苦。

（4）浆膜下肌瘤扭转，出现剧烈腹痛时，应立即报告医生处理，并做经腹手术的准备。

（5）黏膜下肌瘤如脱出至阴道者，应注意保护外阴清洁，防止感染。出血多时，应立即准备外阴皮肤，行经阴道黏膜下肌瘤摘除术，术后除按阴道手术护理外，应注意观察有无阴道出血。

（6）对年轻要求保留生育能力的病人，可行腹腔镜或经腹肌瘤剥除术。对肌瘤较大，超过 10 周妊娠大小，症状严重者，或生长迅速，可行全子宫切除术，按照妇科经腹手术前后护理。

4.评　价

（1）病人焦虑情绪逐渐减轻，表示对肌瘤能坦然接受。

（2）病人自诉疼痛减轻。

（3）病人血压、血色素维持在正常范同。

（4）病人大小便顺利。

（5）病人和丈夫性生活满意。

（6）病人恢复女性自信。

第三节　子宫内膜癌的护理

子宫内膜上皮发生的癌称为子宫内膜癌，又称宫体癌，是老年妇女的疾病。80%以上的病例发生在 50 岁以上的妇女，40 岁以下的妇女较少见。子宫内膜癌的发病率约占女性生殖器官恶性肿瘤的第三位，但近年来有上升趋势。

一、病　因

子宫内膜癌的确切发病原因尚不明，但可能与下列因素有关：

1.肥胖、绝经延迟、心血管疾患等高危因素

子宫内膜癌易发生在未育或生育少或家属中有癌症的妇女。患者多肥胖，常伴绝经延迟、高血压、糖尿病及其他心血管疾病，因此认为上述因素是子宫内膜癌的高危因素，称为宫体癌综合征。

2.雌激素的长期刺激

（1）内源性的雌激素：主要来自性腺即卵巢分泌的雌激素。子宫内膜癌常与无排卵型功血、多囊卵巢综合征、功能性卵巢瘤等合并存在，另一种内源性的雌激素是来自性腺外的雌激素，即肾上腺分泌的雄烯二酮，经芳香化而产生的雌酮。

（2）外源性的雌激素：是指替代疗法时使用的雌激素。更年期妇女如使用雌激素者，其发生于宫内膜癌的相对危险性 5 倍于不使用者。随着使用外源性雌激素药物剂量的增加和使用时间的延长，其危险性逐步增加。

3.子宫内膜增生过长

长期以来已公认子宫内膜癌的发生可能与子宫内膜增生过长有关。究竟那一类型的子宫内膜增生过长与子宫内膜癌的发生关系最密切，也是长期以来研究的课题。现已证实子宫内膜癌的发生与子宫内膜腺囊型增生过长关系不大，而与子宫内膜腺型增生过长密切有关，尤其是伴细胞不典型者关系更为密切。

二、病理变化

1.大体所见

病变多发生在子宫底部的内膜，以子宫两角附近为多见，其次为子宫后壁，就病变的形态和范围而言，可分为两种：

（1）弥漫型：起病时子宫内膜大部或全部为癌组织侵犯，肿瘤组织表现为不规则菜花样物，充满宫腔，甚至脱出于子宫颈口外。组织呈灰白色或淡黄色，表面有出血、坏死，有时形成溃疡。累及内膜广泛，但一般浸润肌层较少。

（2）局限型：癌灶局限于宫腔的一小部分，呈息肉或小菜花状，表面有溃疡，易出血。极早期病例，病变很小，诊刮时即可将癌灶刮净。但本型易侵犯肌层。

2.镜下所见

显微镜下可见以下几种常见的类型：

子宫内膜样癌：这一大类约占子宫内膜癌的 75%~80%。

子宫乳头状浆液性癌（UPSC）：占整个子宫内膜癌的 10%。临床生物学行为极度恶劣。

子宫内膜透明细胞癌：约占子宫内膜癌的 2%~5%左右，除病变局限于内膜时预后与宫内膜样癌相仿外，其余期别均较内膜样癌明显恶劣。

子宫内膜鳞状上皮癌：罕见，此类型的子宫内膜癌预后也不良，Ⅰ期的患者生存率约 36%。

三、扩散途径

子宫内膜癌的扩散途径以直接蔓延和淋巴转移为主，血行转移较少见。

四、分 期

目前采用的分期是 FIGO 的分期体系（1988）：

Ⅰ期：

Ⅰa（G1，2，3）病变局限于子宫内膜。

Ⅰb（G1，2，3）病变浸润<l/2肌层。

Ⅰc（G1，2，3）病变浸润>l/2肌层。

Ⅱ期：

Ⅱa（G1，2，3）病变只浸润到宫颈腺体。

Ⅱb（G1，2，3）病变浸及宫颈间质。

Ⅲ期：

Ⅲa（G1，2，3）病变侵犯子宫浆膜和（或）附件和（或）腹腔细胞学阳性。

Ⅲb（G1，2，3）阴道转移。

Ⅲc（G1，2，3）转移至盆腔和（或）腹主动脉旁淋巴结。

Ⅳ期：

Ⅳa（G1，2，3）病变累及膀胱和（或）肠黏膜。

Ⅳb（G1，2，3）远处转移包括腹腔外和（或）腹股沟淋巴结。

注：组织病理学分级根据以下标准来划分：G1：非鳞状或非桑葚状实性生长类型≤5%；G2：非鳞状或非桑葚状实性生长类型为 6%~50%；G1：非鳞状或非桑葚

状实性生长类型>50%。

五、临床表现

子宫内膜癌虽可发生于任何年龄，但基本上是一种老年妇女的肿瘤，一般认为，子宫内膜癌之好发年龄约比子宫颈癌推迟 10 年。平均年龄在 55 岁上下。

（1）子宫出血：是本病最突出的症状，由于 50%~70% 患者发病于绝经之后，故绝经后出血就成为患者最重要的主诉之一。

（2）异常分泌：阴道异常分泌常为瘤体渗出或继发感染之结果，可表现为血性液体或降液性分泌物，有时可有恶臭，但远不如宫颈癌之显著。

（3）疼痛：在内膜癌病人并不多见。

（4）盆腔检查：内膜癌阳性体征不多，约半数以上有子宫增大，但这种增大多属轻度，宫体一般稍软而均匀，如检查发现子宫特殊增大或表面有异常突起，则往往是并发肌瘤或肌腺病的表现，但必须考虑到癌组织穿出浆膜，在子宫表面形成肿瘤的可能。

六、辅助检查

（1）子宫内膜检查：内膜的组织学检查为诊断的最后依据。为了弄清病变是否累及颈管，应行"分段刮宫"。刮出的组织应注明部位，分别送病理检查，以免互相污染或混淆。

（2）细胞学检查：这种办法作为普查的手段。

（3）宫腔镜检：在过去的 20 余年里，宫腔镜检及操作得到了广泛的应用，对于宫腔内膜病变的诊断有帮助。

（4）阴道 B 超声检查：阴道 B 超对子宫内膜的厚度及形态可显示清楚，有助于子宫内膜癌的诊断。

（5）淋巴造影：用以术前发现淋巴结转移。

（6）电子计算机断层扫描（CT）及磁共振（MRI）：主要用于观察宫腔、宫颈病变、特别是肌层浸润的深度，以及淋巴结转移等。但小于 2 cm 直径的淋巴结难以确认。

（7）肿瘤标志物：子宫内膜癌无特异敏感之标志物，近年发现子宫内膜癌病人血清癌胚抗原（CA125）水平可升高，但阳性范围较大。

七、治疗原则

目前，对于子宫内膜癌的临床处理原则是以手术治疗为主，辅以放疗、化疗和激素等综合治疗，并结合患者的年龄、全身状况和有无内科合并症等，综合评价，选择和制定治疗方案。

（1）手术治疗：子宫内膜癌的手术治疗有 3 种选择。其中应用最广的是常规的全子宫切除；第二种方式是次广泛式子宫切除或称扩大的全子宫切除；第三种手术方式为广泛式子宫切除，手术范围包括子宫、全部宫旁组织、3~4cm 长的阴道上段和盆腔淋巴。

（2）放射治疗：主要有腔内和体外照射两种方法。

（3）手术合并放射治疗：手术可以全部切除肿瘤，但操作本身有引起扩散的危险，放射治疗虽有时不能全部消灭肿瘤，却可使瘤细胞活力降低。从而起到预防或制止扩散的作用，两者相辅相成，取长补短。手术与放射合用可有以下 4 种配合方式：术前宫腔内照射、术后阴道内照射、术前体外照射和术后体外照射。

（4）化疗：子宫内膜癌患者的绝大多数是无须化疗的，化疗主要是应用于某些特殊的病理类型，肿瘤组织分化较差，雌、孕激素受体的表达阴性者，或某些晚期或复发的患者。化疗方法分为单一药物治疗、联合药物化疗和腹腔化疗。

（5）孕激素治疗：用于内膜癌治疗的激素类药物，主要是孕激素类药物。

八、护 理

1.可能的护理诊断

（1）知识缺乏：缺乏关于治疗过程的知识。

（2）焦虑：与恶性肿瘤的诊断有关。

（3）疼痛：与术后组织损伤有关。

（4）清理呼吸道低效：与腹部伤口疼痛影响咳嗽有关。

（5）有皮肤完整性受损的危险：与卧床、外照射对皮肤损伤有关。

（6）有损伤的危险：与放疗不良反应有关。

（7）有性功能改变的危险：与术后性器官残缺有关。

2.护理目标

（1）病人住院期间口头表达对所患疾病拟行治疗的理解。

（2）病人口头表达对诊断治疗的担忧。

（3）病人能用语言表达疼痛的性质，促成因素并列举缓解疼痛的有效措施。

（4）病人能陈述有效咳嗽的重要性，以最小痛苦完成有效咳嗽的练习。

（5）病人保持皮肤完好。

（6）放疗期间，病人能够尽可能避免或减轻身体损害，保证治疗进行。

（7）病人与丈夫对性生活满意。

3.护理措施

（1）手术护理：应告诉病人手术是首选的治疗方法，尤其对早期病例，只要病人全身情况能耐受，无手术禁忌证，均应做剖腹探查。一期病人可行扩大子宫全切术及双侧附件切除术，二期病人可行次广泛式子宫切除术或广泛式子宫切除术。按照妇科经腹手术前后护理。

（2）放疗护理：一期病人腹水中找到癌细胞或深肌层已有浸润，淋巴结可疑或已有转移，手术后均需加放疗，钴 60 外照射。二期三期根据病灶大小，可在术前加用内或外照射，放疗结束后 1~2 周内手术。年老或有严重合并症，不能耐受手术，三期四期病例不宜手术者均可放疗，包括腔内和体外放疗。

（3）激素及其他药物治疗：

①对于晚期癌，癌复发者，不能手术切除或年轻早期病人要求保留生育能力者，均可考虑孕激素治疗。一般用药剂量要大，如醋酸甲羟孕酮200~400mg/d，己酸孕酮500 mg/d，至少10~12周才能初步评价有无疗效。在治疗过程中需注意观察不良反应，一般不良反应轻，可引起水钠潴留，出现浮肿，药物性肝炎。应告诉病人停药后会逐渐好转。

②对他莫昔芬治疗的病人，应注意观察药物的不良反应，潮热、畏寒类似更年期综合征的反应，以及骨髓抑制反应。少数病人可出现阴道流血，恶心，呕吐。如出现不良反应应向医生汇报。他莫昔芬是一种非甾体的抗雌激素药物，一般剂量为20~40mg/d口服。可长期应用或分疗程应用。

（4）化疗药物治疗护理，按化疗常规护理。

4.评 价

（1）病人住院数日后能陈述病情及所期待的治疗效果。

（2）病人对子宫内膜癌的诊断及治疗表示接受与配合。

（3）病人术后使用止痛剂少于3次。

（4）病人在放疗期间，组织脏器反应轻，通过治疗全过程。

（5）病人与丈夫表示性生活满意。

第四节　卵巢肿瘤的护理

卵巢肿瘤是妇科非常常见的肿瘤，其中恶性肿瘤占生殖器恶性肿瘤的第三位，目前卵巢恶性肿瘤是对妇女生命威胁最大的妇科恶性肿瘤。

一、分 类

根据WHO的标准，将卵巢肿瘤分为六大类：上皮性肿瘤、性索间质肿瘤、生殖细胞肿瘤、其他罕见的原发肿瘤、转移瘤和瘤样病变世界卫生组织卵巢肿瘤的组织学分类。

1.上皮性肿瘤

浆液性瘤

黏液性瘤

子宫内膜样瘤

透明细胞瘤

纤维上皮瘤

混合性上皮癌

勃勒纳瘤

未分类上皮肿瘤

未分化癌

2.生殖细胞瘤

畸胎瘤

（1）成熟畸胎瘤

（2）未成熟畸胎瘤

无性细胞瘤

内胚窦瘤

绒毛膜上皮癌

混合型

3.性索间质肿瘤

颗粒—间质细胞瘤

睾丸母细胞瘤，支持细胞—间质细胞瘤

两性母细胞瘤

未分类肿瘤（环管状性索瘤）

4.其他罕见原发肿瘤、脂质（类脂质）

肿瘤、血管平滑肌瘤、肉瘤、淋巴肉瘤

5.转移性肿瘤

6.瘤样病变

滤泡囊肿

黄体囊肿

卵泡膜—黄素囊肿

子宫内膜异位囊肿

二、良性卵巢肿瘤

1.常见良性卵巢肿瘤

（1）浆液性囊腺瘤：占良性卵巢肿瘤的 25%，分单纯性、乳头状囊腺瘤两种。单纯性常为单房，囊壁光滑，囊内液稀薄无色或浅黄色浆液；乳头性常为多房，囊壁内可见多处乳头样突起（或镜下乳头），若外生乳头可有盆腹腔转移并伴腹水。

（2）黏液性囊腺瘤：占良性卵巢肿瘤的 20%，常见为多房单侧性，囊内含胶冻状黏液，有时囊内有乳头生长，当其穿透囊壁后可引起腹腔种植而形成黏液腹膜瘤。

（3）成熟畸胎瘤：占卵巢肿瘤的 10%~20%。双侧性发生率占 8%~24%，肿瘤常呈圆或椭圆形，包膜光滑，囊内含毛发或皮脂样物有时有骨片或牙齿。

2.临床表现

良性肿瘤一般生长较慢，早期常无症状。肿瘤长至较大时可有压迫症状，当肿瘤发生扭转或破裂时可出现腹痛，有时伴腹肌紧张。

3.辅助检查

最为简单可靠的检查方法为盆腔检查，辅助检查方法包括 B 超声、下腹平片，不能确诊的病例可考虑腹腔镜检。

三、恶性卵巢肿瘤

1.病　因

卵巢癌的病因到目前为止不清楚。个别的患者有家族倾向，但尚需要进一步研究。

2.扩散途径

多为直接种植和淋巴扩散，此外有局部蔓延、血行播散和多源性化生等方式。

3.临床表现

卵巢恶性肿瘤早期常无症状，一旦出现症状往往已到晚期。腹胀、腹痛及食欲减退、消瘦常为患者就诊的主诉，经妇科检查往往可以扪及盆腔包块，多为实性或囊实性；有些患者伴有腹水时腹胀更为明显甚至影响呼吸。一般晚期患者常表现全身衰竭的症状。

4.辅助检查方法

盆腔检查是诊断的重要手段。

（1）B超：B超对于盆腔内肿瘤的价值很大，尤其是阴道超声问世以后。

（2）血清癌胚抗原测定：对于卵巢上皮性肿瘤定期测量血清癌胚抗原（CA125），对于病情进行监测，临床上十分重要。

（3）胃肠道检查（胃镜、钡灌肠检查）：目的在于排除消化道疾患、卵巢恶性肿瘤。

（4）腹腔镜检：是诊断最可靠的方法，检查中可同时确定临床分期，以利拟定处理方案。

5.护　理

（1）可能的护理诊断：

①焦虑：与未确诊，担心恶性肿瘤有关。

②知识缺乏：缺乏术前常规准备及术后注意事项等知识。

③疼痛：与卵巢肿瘤并发症，瘤蒂扭转，腹部手术造成组织损伤有关。

④躯体移动障碍：与术后伤口痛，留置胃管，引流管限制活动有关。

⑤有感染的危险：与全麻手术，腹部切口，留置尿管与外界直接接触有关。

⑥自我形象紊乱：与术后身体残缺有关。

⑦有性功能障碍的危险：与术后身体形象改变及雌激素水平低，担心配偶的看法有关。

（2）护理目标：

①病人入院24h自诉对诊断及治疗方案的焦虑程度减轻。

②病人术前能说出对手术常规的理解，会正确咳嗽、深呼吸及腿部锻炼。

③病人在主诉1h内疼痛症状及体征缓解。

④病人术后第一天能在床上翻身，第二天能在床旁坐起，第三天可在床边活动。

⑤病人术后3d内体温低于38.5℃，3d后体温呈下降趋势并日趋稳定。

⑥病人接受身体残缺及由于失去生殖器官而引起的功能改变。

⑦病人适应术后的性生活。

（3）护理措施：

①饮食护理：恶性肿瘤病程长，长期消耗，病人营养状况极差，给予高蛋白、高维生素饮食。并注意病人的进食情况，进食不足或全身营养状况极差应给予静脉补液。

②肿瘤过大或腹部过度膨隆的病人，不能平卧，应给予半卧位，注意观察血压，脉搏，呼吸的变化。需放腹水者，备好腹腔穿刺包，并协助医生操作。在放腹水过程中，密切观察血压，脉搏，呼吸变化及腹水性状。根据病人情况，可放 3000 mL 左右，不宜过多，以免发生虚脱，速度不宜过快，放后腹部用腹带包扎，并记录腹水量，观察有无不良反应。

③手术护理：良性肿瘤一旦确诊立即手术，年轻妇女只需切除肿瘤，保留对侧或部分卵巢组织，绝经前后妇女可根据病情行全子宫切除及双附件切除。恶性肿瘤行肿瘤减灭术，要切除原发瘤、全子宫、双附件、大网膜、阑尾，卵巢动静脉高位结扎，腹膜后淋巴结清扫。

除按照妇科经腹手术护理外，特殊护理如下：

术前肠道准备：恶性卵巢肿瘤可能发生肠道转移，为方便术中及时切除转移灶并行肠吻合术，肠道准备要充分。术前 4 d 开始限制饮食，半流食 2d，流食 1 d，术前 1 d 禁食，静脉补液。术前 3 d 开始口服肠道杀菌剂，术前 2d 口服缓泻剂，术前 1 d 清洁灌肠。

术前阴道准备：术前 1 d 冲洗阴道两次，术日晨在宫颈及阴道前后穹隆涂 1%甲紫，起到消毒和术中标记的作用。

术后体位：恶性卵巢肿瘤手术时间长，范围大，常用全身麻醉，术后 6 h 内去枕平卧头偏向一侧，血压平稳后改为半卧位以利于盆腔引流，局限炎症反应，并减轻腹部张力。

术后饮食：术后拔除胃肠减压管后可逐步进流食，少渣半流及普食，注意进高蛋白、低脂少渣易消化饮食。

术后性生活的指导：建议病人与丈夫采用握手、抚摸亲吻等来表达爱意，可进行正常的性生活但要注意夫妻互相沟通与理解。

④化疗护理：目前应用化疗药物是治疗恶性卵巢肿瘤的主要手段，卵巢肿瘤对化疗比较敏感，即使广泛的转移也能取得一定的疗效。手术切除肿瘤后可用化疗预防复发，不能全部切除者，化疗后可暂时缓解，对某些晚期病人肿瘤无法切除，化疗也可使肿瘤变小，为以后手术创造了条件。

目前常用的化疗药有顺铂、环磷酰胺、表柔比星、博来霉素、氟尿嘧啶，长春新碱等。化疗方法有单一化疗和联合化疗，全身化疗和区域性化疗。腹腔联合化疗是近 10 年研究最多的区域性化疗。因为恶性卵巢肿瘤转移虽广，但基本在腹腔内，腹腔内化疗可使药物以更高的浓度和肿瘤接触，腹腔内的药物浓度可高于全身用药，而肝肾等脏器的浓度则远远低于全身用药，不致对身体其他正常器官和组织造成很大的危害，而且不良反应小。恶性肿瘤根治手术时即放置两根塑料管，一放置于肝表面横膈下，一放置于盆腔，从腹壁引出固定。术后肠道功能恢复后，既可从此塑料管灌注化疗药。如果手术时未放置导管，则可行腹腔穿刺放入。

化疗的护理同一般化疗病人的护理，腹腔化疗时注意以下几点：

为减轻顺铂对肾脏的不良反应，化疗期间要"水化"，即大量静脉输液，一定要在尿量大于 200mL，后才能给予顺铂。

协助医生进行腹腔穿刺，穿刺成功后先输入大量液体（温生理盐水或 5% 葡萄糖溶液），及时询问病人有无腹胀便意，如果病人便意重并排出水样便，高度怀疑穿刺针进入肠管，应立即通知医生。

为防止呕吐，给化疗药前半小时及化疗结束后给予止吐药。

腹腔化疗期间严密观察病人，必要时给予心电监护。化疗结束后拔针，按压针眼处数分钟防止液体外溢，根据病人体力可协助其翻身，采取头低足高位以利于化疗药在腹腔内分布。

⑤放疗护理：卵巢恶性肿瘤因组织类型不同对放疗有不同程度的敏感度。无性细胞瘤对放疗极为敏感，上皮性癌对放疗也有一定敏感性。放疗护理同一般放疗病人的护理。

⑥并发症的护理：

蒂扭转及破裂：肿瘤扭转多发生于中等大小，蒂长，活动度大的肿瘤，扭转后，血液循环发生障碍，可使肿瘤肿胀，出血，坏死，破裂，感染。当出现蒂扭转或破裂时，病人突然下腹剧烈疼痛，伴恶心呕吐，检查时常有下腹肌紧张，因此对卵巢肿瘤病人，应严密观察，当发现病人出现以上变化时应配合医师作好手术准备。

感染：应观察体温、腹痛及血细胞计数等，当卵巢肿瘤病人出现高热、腹痛及白细胞计数增高时，检查腹部肿块出现压痛应考虑有感染存在，应给予大量抗生素治疗，物理降温，纠正脱水和酸中毒，同时做好手术准备。

⑦妊娠合并卵巢肿瘤的护理：妊娠期卵巢肿瘤容易发生蒂扭转和破裂，故应密切观察有无扭转，破裂及恶变现象。如妊娠早期发现，一般可于妊娠 3 个月后进行手术，此时手术引起流产的可能性较小，妊娠晚期发现，可观察至足月后手术。临产时，如肿瘤不阻碍产道，应严密观察，待分娩后手术。如阻碍产道。应剖宫产同时切除肿瘤。产褥期须密切观察，一旦出现并发症，立即处理，否则仍可待产褥期后再进行手术切除。

6.护理评价

（1）病人自诉焦虑情绪减轻或消失。

（2）病人能说出手术常规。

（3）病人自诉疼痛减轻。

（4）病人无感染的症状与体征。

（5）病人能按照计划进行肢体活动。

（6）病人能维持正常的女性形象。

（7）病人自诉能适应术后性生活，夫妻关系和谐。

第五节　葡萄胎的护理

葡萄胎是一种良性滋养细胞肿瘤，故称良性葡萄胎。在我国公元前即有某女产子六百的记载，当时称之为"畸胎"或"鬼胎"。

一、发病率

葡萄胎在欧美国家均较少见，而在亚洲，尤其是东南亚各国则较多见。我国曾进行过葡萄胎发病率的普查，结果每千次妊娠发病 0.81。另外，葡萄胎均发生于生育年龄妇女，且 40 岁以上的高龄孕妇中的葡萄胎发病率明显升高。

二、病　因

葡萄胎的发病原因迄今为止不完全清楚，存在着很多的假说，但是没有一种假说能够完整地解释本病的发生。

三、病理变化

（1）大体所见根据葡萄胎的大体所见可将其分为完全性和不完全性两种，前者宫腔全部为大小不等的水泡所填充，水泡间有细蒂相连成串，形状类似未成熟的葡萄，故称葡萄胎；后者为除不等量的水泡外，还有正常的绒毛，此外，还可见到胚胎组织。

（2）镜下所见葡萄胎的镜下特点为：①绒毛间质水肿；②间质血管稀少或消失；③滋养细胞有不同程度的增生。　四、临床表现　（1）阴道出血：患者常有 1~2 个月的闭经，迟至 2~3 个月开始阴道不规则出血，常被误诊为先兆流产，而行保胎治疗，出血时间长且多时会发生贫血，大出血时可以发生休克，甚至死亡。若在排出的血液中发现小葡萄，诊断即可成立。

（2）妊娠剧吐和妊娠高血压综合征：常出现妊娠剧吐，早期即可出现妊娠高血压综合征，甚至发生急性心力衰竭和子痫。

（3）子宫增长速度：由于葡萄胎的迅速增长以及宫腔内出血，子宫体增长速度较快，因此，半数以上在体检时发现子宫大于停经月份。

（4）黄素化囊肿：由于滋养细胞的过度增生而产生大量的刺激，使得双侧或单侧卵巢呈多发性囊性改变，囊肿小则仅在显微镜下才能见到，大则可达儿头大。一般在葡萄胎排出后数周或数月，黄素化囊肿可以逐渐萎缩、消失，卵巢则恢复正常大小。偶尔可见到黄素化囊肿扭转或破裂的病例，这多属于急诊情况，需要急诊手术。

五、辅助检查

根据典型的临床表现，结合必要的辅助检查，多数情况下本病不难诊断。其主要的辅助检查包括有以下几个：

（1）HCG 测定：由于葡萄胎可以产生大量的 HCG（绒毛膜促性腺激素），故 HCG 的测定对于葡萄胎的诊断十分重要。目前主要测定 m 中的 HCG，常用的测定方法是放射免疫法和免疫酶标法，尿中的 HCG 测定目前已经不太常用了。

（2）B 超检查：首先 B 超检查不能发现完整的胚胎及胎儿，不能发现胎心搏动，同时还表现为"暴风雪"样的改变，这是超声下较特异的征象。

六、护理

1.护理评估

评估病人的一般情况，有无阴道出血、出血量、颜色及气味，腹痛情况及伴随症状，化验检查包括白细胞、血小板、血 HCG、肝功台旨、肾功能。

2.可能的护理诊断

（1）潜在的并发症：出血，与葡萄胎清宫前后随时有可能大出血有关。

（2）自理能力缺陷：与长期的阴道出血、化疗及手术有关。

（3）有感染的危险：与长期的阴道出血、化疗或手术，机体抵抗力降低有关。

（4）知识缺乏：缺乏了解疾病及其防护知识。

（5）营养失调，低于机体需要量：与反复阴道出血易造成贫血及由于葡萄胎引起病人恶心、呕吐，摄入量不足有关。

3.护理目标

（1）及时发现出血情况，防止发生出血性休克。

（2）病人不出现感染症状，表现为生命体征正常，血白细胞正常。

（3）满足病人的基本生活需要。

（4）病人掌握疾病有关的知识及防护措。

4.护理措施

（1）入院护理：患者入院后，护士应主动热情接待，向其介绍有关知识及治疗方法和疗效，消除患者紧张焦虑心理，使其能主动配合治疗。

（2）阴道出血的护理：阴道出血的病人要绝对卧床休息，保留会阴垫，随时观察出血量及性质，异常情况时及时通知医生。

（3）预防感染：患者阴道出血期间，保持局部的清洁干燥，每日冲洗会阴一次，监测体温，及时发现感染征兆。

（4）生活护理：患者卧床期间，护士应经常巡视。做好生活护理，满足病人的基本生活需要。

（5）清宫术的护理：葡萄胎一经诊断应立即行清宫术，为防止术中大出血，术前建立有效的静脉通路，备血，准备好抢救措施。术前协助病人排空膀胱，术中严密观察病人一般情况，注意有无面色苍白、出冷汗、口唇发绀的表现，及时测量血压，脉搏，防止出血性休克发生。术后注意观察阴道出血及腹痛情况。

（6）化疗的护理：部分病人需要进行预防性化疗，按化疗病人护理。

（7）出院宣教避孕：宜选用阴茎套及阴道隔膜。

随诊：葡萄胎病人有 10%～20%恶变可能，因此病人要定期随访。尤其是随访尿或血内 HCG 的变化，可早期发现恶变倾向，对疾病预后尤为重要。葡萄胎清宫术后必须每周查尿、次，直到尿妊娠实验阴性，以后每月一次，半年以后每 3 个月一次，至少随访 2 年。随访期间坚持避孕，并注意观察自身症状.如出现不规则阴道出血、咯血时及时就诊。

第六节　功能失调性子宫出血病的护理

功能失调性子宫出血病（简称功血）。是由于内分泌调节系统的功能失常所导致的月经周期不规律、经繁多少不等、经期长短不定的子宫出血。内外生殖器无明显器质性病变，无全身出血性疾病及妊娠并发症。

临床分类：按卵巢功能发生障碍的时期，临床上分为无排卵型功血和有排卵型功血两种类型。

一、无排卵型功血

1.病　因

无排卵型功血最常见于青春期和更年期。月经初潮后 1~2 年常因下丘脑—垂体—卵巢轴调节功能尚未完全成熟，它们与卵巢问尚未建立稳定的周期性调节和反馈反应，促卵泡激素（FSH）和促黄体激素（LH）虽引起卵泡的发育而分泌雌激素，但尚未形成正常月经周期中 FSH 和 LH 的峰状分泌，因此卵巢中发育卵泡无排卵，也无黄体形成，更年期的妇女卵巢开始衰萎，卵泡减少，存留的卵泡对垂体促性腺激素的反应下降，雌激素的分泌量减少，因此对垂体的负反馈减弱，于是促性腺激素的分泌增加，但无排卵前高峰，卵泡虽有发育，但不排卵。

2.临床表现

（1）月经周期和经期异常：可先有数周或数月停经，继之以大量流血，流血常持续 2~3 周或更长时间，不易自止。流血量多少不等。

（2）流血期多无腹痛。

（3）出血过多常伴贫血甚至休克。

（4）患者多为青春期或更年期妇女。

（5）妇科盆腔检查，子宫正常大小、质稍软，双侧附件无异常。

3.辅助检查

（1）宫颈黏液涂片干燥后持续可见羊齿叶状结晶。

（2）阴道黏膜的脱落上皮细胞反映有雌激素的作用。

（3）基础体温呈单相型。

（4）子宫内膜切片检验：在周期的任何时候都呈现增生期内膜。亦可见萎缩型内膜、囊腺型增生过长或腺瘤型增生过长，如为腺瘤型增生过长，则需警惕以后有发生癌变可能，青春期应严密随访并给积极治疗，更年期妇女可考虑行子宫切除。

二、有排卵型功血

有排卵型功血多发生于生育年龄之妇女。患者虽然有排卵，但黄体功能异常。可分黄体功能不全和子宫内膜脱落不全两类：

1.黄体功能不全

（1）病因：①卵泡期中 FSH 的作用不足，影响卵泡的发育，引起黄体的轻度缺陷；②排卵前雌激素分泌量不足，有排卵但黄体不健全；③排卵后体内的激素比例失常，孕激素的不足，从而子宫内膜分泌功能欠缺；④血中生乳激素偏高。

（2）临床表现：①月经周期缩短，因而月经频发；②有不孕或妊娠早期流产；③辅助检查：基础体温呈双相，但扫 F 卵后体温上升慢或上升幅度降低，上升的时间持续不长，9~10d 即下降，子宫内膜病检显示分泌反应不足。

2.子宫内膜脱落不全

（1）病因：黄体发育良好，但萎缩过程延长。

（2）临床表现：①月经周期正常，但月经期长达 9~10d，流血量偏多；②多发生在产后或流产后；③辅助检查，基础体温双相，但下降缓慢，历时较长。

内膜组织切片检查，正常的月经期第 3~4d 时，分泌性内膜已脱落殆尽而仅能见到再生的增生性内膜，而该病患者的内膜于第 5~6d，尚能见到分泌性内膜，故切片中增生性及分泌性内膜混杂共存，称之为内膜脱落不全。

三、护 理

1.可能的护理诊断

（1）液体量不足：与功能性子宫出血有关。

（2）有感染的危险：与出血抵抗力下降有关。

（3）恐惧：与长期子宫出血、不明确诊断有关。

2.预期目标

（1）液体量保持正常。

（2）不发生感染。

（3）诉说与疾病诊断、治疗相关的想法。

3.护理措施

（1）一般护理：

①患者应卧床休息，防止消耗体力，减少出血量。

②做好局部清洁卫生，勤换勤洗会阴垫和衬裤。大便后外阴应冲洗，或病人自己用 1：5000 高锰酸钾液由外阴前方向肛门部清洗。 ③禁止盆浴，可淋浴或擦浴。 ④禁止用不消毒器械或手套进入阴道内做检查或治疗操作。告诫病人禁止性生活。

⑤使病人有充足的睡眠，鼓励多食高蛋白及含铁高的饮食。

⑥减轻患者不安心理，说明病情，让病人了解此病系可治愈之症，给予精神鼓励，同时与家属取得联系，使病人积极配合治疗。

⑦按医嘱准确给药。有药物不良反应者及时与主管医师联系。

（2）大出血的护理：

①绝对卧床休息，取平卧或仰卧位。

②观察血压、脉搏、呼吸及意识状态，注意有无冷汗、发绀、恶心、呕吐等。准确记录出血量。

③给氧，做好输液及输血准备。

④做好手术止血准备，如刮宫止血、子宫切除手术的皮肤及手术器械的准备。

⑤及时与家属及单位联系，让他（她）们了解真实病情，并取得他（她）们的配合和理解。

第七节　闭经的护理

闭经是妇科疾病中的一种症状，而不是疾病名称。引起闭经有各种不同的原因。凡年满18岁仍未行经者称为原发性闭经；在已建立周期性月经以后，正常绝经期以前的任何时间内（妊娠或哺乳期除外），月经停止达到或超过3个月者称为继发性闭经。

一、病因及分类

正常月经周期的建立有赖于丘脑下部—脑垂体—卵巢轴的神经内分泌调节，以及靶器官子宫内膜对性激素的反应而出现的周期性子宫出血，其中任何一个环节发生病变，都可以导致闭经。常见闭经原因按病变部位分为：

（1）子宫性闭经子宫发育不良，先天性无子宫，子宫内膜对性激素反应不良，子宫内膜损坏或子宫切除。

（2）卵巢性闭经：先天性无卵巢或卵巢发育不良，卵巢损坏或切除，卵巢肿瘤、卵巢功能早衰。

（3）垂体性闭经：脑垂体损坏，脑垂体肿瘤，原发性脑垂体促性腺分泌功能低下。

（4）丘脑下部性闭经精神、神经因素比如恐惧、忧虑、环境的改变，慢性消耗性疾病，肥胖生殖无能性营养不良症。

（5）其他原因或内分泌功能异常：甲状腺、肾上腺功能亢进或不足，药物抑制如避孕药、某些抗高血压药、抑制精神失常药物等。

二、临床表现

闭经是病人就诊时主要症状。应通过一系列检查来寻找引起闭经的原因所在。

（1）病史闭经发生的时间、治疗及检查情况，其他并存的症状，妊娠、分娩史等。

（2）全身检查：注意发育、营养、胖瘦及智力情况；第二性征发育，毛发多少及分布，有无泌乳，测量身高、体重等。

（3）妇科检查：注意下腹及腹股沟部有无包块；内外生殖器发育情况及畸形；子宫卵巢是否增生，附件有无包块。

三、辅助检查

通过询问病史体检，除外妊娠、处女膜闭锁、阴道闭锁所致的假性闭经。再采用下列步骤进行检查，有助于了解病变所在部位，找出闭经原因。

1.了解体内雌激素水平

在进行试验前至少 6 周内未用过性激素药物。

（1）孕激素试验：用黄体酮 20 mg 肌注，每日 1 次，连续 5 d。停药后 2~7 d，出现子宫出血者为阳性，表示患者有功能性子宫内膜，且已受足够的雌激素影响，外源性孕酮使其产生分泌期改变，停药后内膜剥落而导致出血。估计闭经部位在下丘脑—垂体，从而引起排卵障碍。常见于青春期下丘脑—垂体—卵巢轴不成熟。

（2）阴道脱落上皮细胞及宫颈黏液检查：间接了解雌激素水平及卵巢内卵泡有无周期变化。

2.雌激素试验

目的是了解闭经是南于体内缺乏雌激素或子宫内膜缺陷。常口服己烯雌酚每日 1 mg 或炔雌醇每日 0.05 mg，连服 20d，在服药的第 16 d 开始每日肌注黄体酮 20 mg 共 5 d，停药后 2~7 d 有子宫出血者为阳性。表示患者具有正常功能的子宫内膜，对外源性雌孕激素有反应，闭经是由于体内缺乏雌激素之故。如停药后没有撤药性出血，可重复 1~2 次雌激素试验，如仍无出血，提示子宫内膜缺陷或遭受破坏。闭经原因在子宫，称子宫性闭经。

3.促性腺激素及其他甾体激素测定

对雌激素试验阳性患者，须了解缺乏雌激素的原因，区别是由于卵巢已丧失分泌雌激素的功能，还是由于缺乏促性腺激素而致卵巢不分泌性激素。目前均采用放射免疫法测定雌二醇（E2）、促卵泡激素（FSH）及黄体生成激素（LH）。正常血清 FSH 值为 5~40 U/L，LH 值为 5~25 U/L。在排卵期 LH 高峰值为基础值 3 倍。在临床上，FSH 增高意义较大，如 FSH 高于 40 U/L，E2 值低提示卵巢功能衰退。LH 低于 5 U/L，提示促性腺激素分泌不足。FSH 和 LH 值均低，提示垂体或更高中枢功能低落。测定催乳素（PRL）排除有无垂体腺瘤。

4.垂体兴奋试验阳性

在 FSH 及 LH 均低落时，做垂体兴奋试验以了解病变在垂体，还是下丘脑。垂体兴奋试验阳性病变在下丘脑。兴奋试验阴性则病变在垂体。

5.其他检查

（1）宫腔镜检查同时做诊断性刮宫：临床疑有子宫内膜结核、宫腔粘连者。宫腔镜直视下观察到宫腔内变化，并取子宫内膜送病理检验。

（2）腹腔镜检查：可直视子宫、输卵管和卵巢形态，并可做卵巢活检，对诊断卵巢早衰及多囊卵巢综合征有帮助。

（3）蝶鞍多向断层摄片：对有泌乳或血清泌乳素（PRL）增高者，可早期发现垂体腺瘤。

（4）甲状腺或肾上腺功能检查：按病情需要查 T3；及 T4，尿 l 7 酮和 17 羟测定。

（5）外周 m 染色体组型检查，适用于原发闭经、身材矮小、发育迟缓、乳房不发育或外生殖器发育畸形者。

四、护　理

1.可能的护理诊断

（1）自我形象紊乱：与担心闭经而出现性别改变有关。

（2）焦虑：与诊断、治疗时间长，不能尽快治愈有关。

2.预期目标

（1）了解有关诊断、治疗知识。

（2）配合诊断与治疗。

3.护理措施

（1）对闭经患者做必要的解释工作，如讲述发生闭经的原因很多，需要耐心地、按时、按规定接受有关检查，取得准确的检查结果，才能有满意的治疗效果。

（2）指导患者正确按医嘱用药或其他治疗措施。闭经的治疗主要针对病因采取不同方法。如宫腔粘连者需接受宫腔分离术；子宫内膜结核者需用抗结核药物。卵巢功能衰退者需用雌、孕激素做人工周期替代治疗；垂体功能不全者，需给促性腺激素（HMG）及绒毛膜促性腺激素（HCG）联合治疗。下丘脑功能不足者，给促黄体素释放激素（LHRH），或氯底酚胺治疗。以上所述的药物治疗，护理工作者均应告诉患者必须按医嘱用药和复诊。如患者文化水平较低一时未搞清楚者，应对患者耐心解释，直到正确掌握其用药方法，如为住院患者，应按医嘱准时给药。

第八节　更年期综合征的护理

更年期是妇女卵巢功能逐渐衰退至完全消失的过渡时期，在更年期过程中月经停止来潮，即为绝经。绝经是妇女的一个生理过程。但有些妇女在绝经前后可出现一系列因性激素减少所致的症候群，称为更年期综合征。在更年期前如正常卵巢遭受破坏或手术切除，也可出现更年期综合征。

一、临床表现

1.由于卵巢功能减退及雌激素不足引起的变化

（1）月经紊乱：①月经周期延长，经量减少；②周期缩短，经量增加；③月经周期及经量不规则；④闭经。

（2）阵发性潮热：卵巢功能减退后，阵发性面部潮热常为最早出现的症状。潮热多发生在绝经前后数年内，这是雌激素缺乏的一种表现，但其机制尚不清楚。潮热是突然发生，开始于面部，然后扩到颈、胸，伴皮肤潮红、出汗。热感可持续数秒钟至数十分钟。发作次数每日数次至数十次，皮肤温度可升高，因而患者感到难以忍耐的不舒服和烦躁，头痛、眩晕、心悸和恶心等。以上现象夜间更明显，常称为"夜汗"，影响睡眠。

（3）外阴及阴道干燥不适：由于阴道上皮细胞因雌激素不足而萎缩，含糖原的细胞消失，故阴道液量减少，润滑作用差，阴道伸展性差，皱褶变平，此时出现外阴瘙痒，性交时疼痛，使患者感到痛苦与不安。甚至影响家庭的和睦。

（4）泌尿系统症状：雌激素缺乏时，膀胱及尿道黏膜萎缩，引起萎缩性膀胱炎、尿道炎、尿道口外翻，出现尿频、尿急现象。

（5）骨质疏松：可使脊椎间隙变狭，身高变矮，驼背或脊椎侧弯，腰部或胸椎下段疼痛及关节疼痛。

（6）心血管系统症状：血压升高且波动明显，阵发性心动过速或过缓，自诉心慌，心前区紧缩感，称之为"假性心绞痛"。

（7）皮肤萎缩：额部、眼角、唇周及全身皮肤的弹性逐渐消失，出现皱纹，面部色素沉着。

2.因家庭及社会环境变化而出现的异常

因家庭和社会环境改变而加重身体和精神负担。如子女长大成家而另立家庭，父母年老或病故，丈夫工作地位的改变，自己健康与面貌的变化，工作负担加重或在竞争中力不从心。这些都可引起心情不愉快，忧虑、多疑，加上生理上衰老构成更年期综合征的症状。

3.个性与精神因素所致

在更年期前有过精神状态不稳定，更年期更易激动，多虑、抑郁、失眠等，严重者可表现喜怒无常，被邻居或同事们误认为精神病，更加重了对患者的刺激。

二、辅助检查

更年期综合征患者出现的症状常涉及多个系统，必要时应做全面系统的检查，其中包括心血管系统、神经系统、泌尿系统及骨骼的检查，排除了器质性疾病，才能按更年期综合征进行治疗。更年期妇女每隔半年至1年应该进行一次盆腔检查，其中包括子宫颈刮片的防癌检查，阴道有排液者做阴道滴虫霉菌检查，少量阴道流血者需做分段诊刮及子宫内膜活检，以便早期发现病变，早期治疗。X光片、m 雌孕激素及 FSH、LH 水平以了解卵巢功能，协助诊断。

三、护 理

1.可能的护理诊断

（1）自我形象紊乱：与更年期卵巢功能变化引起的一系列生理改变有关。

（2）焦虑：与缺乏更年期有关知识及心理社会改变有关。

2.预期目标

（1）识别由于更年期一系列不适的原因。

（2）寻找摆脱不适的方法及途径。

3.护理措施

（1）约有 75%~85% 的更年期妇女出现更年期综合征中的某些症状。因症状严重而就医的只有 15%。如精神症状严重者求助于精神病科医生。尿频、尿急者求助于肾科医生。血压高、心悸、失眠、头昏多求助于内科医生。唯外阴瘙痒、月经不调、阴道灼痛才求助于妇产科医生。把一种全身性病态表现，分割成多种专科诊治，效果只能是短暂的。更年期综合征是一个全身各系统各器官逐步由生理状态发展到病理生理状态的演变过程，同时有可能有其他疾病参与其中，因此更年期综合征是一个复杂的、一时不易查明的一系列症状，需多方面进行观察和关心，耐心地做好生理和心理上的指导和疏导工作。

（2）提供健康教育：经常向患者介绍有关的医学知识，提高妇女对更年期这一生理过程的了解，做好思想上准备，解除不必要的忧虑和猜疑。

（3）协助病人增加适应能力：协助患者安排好有规律的生活和工作日程。争取做好劳逸结合，有充足的休息与睡眠。取得家庭成员和同事们的配合与关心。让患者有一个良好的生活和工作环境，顺利度过更年期。尽量保持患者情绪稳定，心情舒畅。劝告患者不要观看情节激动、刺激性强或忧伤的影视片。多到环境安静、空气新鲜的宽广地方散步和锻炼。

（4）指导患者正确服药：如服少量雌激素，常用药有雌三醇、炔雌醇、尼尔雌醇等，剂量因人而异，原则上是以能控制症状又不引起子宫出血为其适合量。配合适量的孕激素以拮抗雌激素长期对子宫内膜的刺激。

（5）补充营养：更年期易出现骨质疏松，应坚持户外运动，补充蛋白质，多食用含钙量高的食品，必要时补充钙剂。

第九节　妊娠期营养

一、妊娠期营养需求

孕妇不仅要维持自身的营养需求，还要保证使受精卵在 40 周内发育成为体重约 3000 g 的胎儿，加上子宫、胎盘、乳房的发育，并为分娩和泌乳等做好准备，因此妊娠期的营养需求比非孕时有所增加。

1.热　能

妊娠早期孕妇每日需增加热量 209 kJ（50 kcal）或与未孕时相同，妊娠中晚期，由于基础代谢率上升，胎儿的生长发育和母体组织迅速增长，每日需增热量 836~1 672 kJ（200~400 kcal）。我国营养学会推荐中、晚期孕妇每日热能摄入应增加 830 kJ（200kcal）。孕妇应根据体重增长控制热能的摄入。

糖和脂肪是热能的主要来源。糖的供给量应是总热能的 55%~60%，比正常人稍低，以提高蛋白质的供给量和其他营养素的补充。对有早孕反应的孕妇，糖的摄入量每日不应低于150~200g，以防止酮症酸中毒。脂肪的供给量应占总热能的25%~30%。

2.蛋白质

蛋白质是人体细胞生长发育和修复所必需的物质基础之一。如供给不足，将影响胎儿中枢神经系统的发育和功能。我国营养学会建议：妊娠中期比非妊娠期每天增加15 g，相当于100g（约2个）鸡蛋的含量；妊娠末期，每天增加25 g，相当于50g瘦肉和2个鸡蛋的含量；动物类和大豆类等优质蛋白质的摄入不应少于总蛋白质摄入量的1/3。

3.维生素

维生素可分为脂肪性和水溶性维生素。

（1）脂溶性维生素：维生素A的需求量高于非孕期，一是要满足胎儿的生长发育和储存的需要；二是要满足母体自身和泌乳的需要。但也不可过多地摄取维生素A，否则会导致胎儿畸形。维生素A在蛋黄、动物肝脏及深色蔬菜中含量较多。维生素D能促进体内钙与磷的吸收，利于牙齿和骨骼的发育。鱼肝油中含量较多，孕妇每日应有1~2 h的户外活动，多晒太阳，可以增加维生素D的摄入。

（2）水溶性维生素：维生素B。能增进食欲，维持良好的消化功能，多存在于种子胚芽及外皮中，黄豆和瘦肉中含量亦较高，如缺乏则可导致便秘、呕吐、倦怠以致分娩困难。维生素B2参与体内热功代谢，动物肝脏、绿叶菜、干果、菌藻类和蛋黄中含量较多，如缺乏则可引起口角溃疡、舌炎、外阴炎等。维生素B。2可利于防止孕妇和新生儿贫血，瘦肉和发酵制品中含量较多。叶酸缺乏时可引起孕妇巨幼红细胞贫血而导致流产和新生儿死亡，同时叶酸缺乏还易引起神经管畸形，故妊娠早期每日应补充叶酸400μg。维生素C能促进体内蛋白合成及伤口愈合，促进铁的吸收，防止贫血，各种新鲜水果和蔬菜中均含有。

4.无机盐、钙、铁、碘

妊娠妇女无机盐、钙、铁、碘的需要量比非妊娠妇女要增加。

（1）钙：是构成胎儿骨骼、牙齿的主要成分。胎儿骨骼、牙齿的发育需由母体吸取大量的钙。孕妇每日需钙1 500 mg，磷2000 mg。孕妇如缺钙，轻的可感腰腿痛、牙痛、肌肉痉挛，重者可致骨软化症及牙齿松动，胎儿也会广大缺钙出现先天性骨软化症。食物中奶、蛋、豆类、绿叶蔬菜、海带、紫菜、虾皮、木耳及芝麻酱等，含钙量均丰富。

（2）铁：是造血的主要物质。妊娠期，胎儿与胎盘的发育、子宫的长大均需要大量铁，分娩失血及产后哺乳所耗损铁也需预先储备，孕妇每日约需铁15 mg。缺铁将导致贫血，除能影响孕妇体质，使抗病力低及易发生出血倾向外，严重时可引起胎儿宫内生长迟缓。含铁多的食物如动物肝脏、瘦肉、海带、紫菜、木耳、黄豆制品、芝麻酱、芹菜等。

（3）碘：是甲状腺素的组成成分。甲状腺素能促进蛋白质合成，促进胎儿生长发育。若碘供给不足，孕妇易发生甲状腺肿大，并影响胎儿的生长发育，海产品中碘的含量较高，应经常食用。

二、妊娠期体重的变化

妊娠期体重的改变一般个体差异较大，整妊娠期平均体重增加 12.5 kg，包括胎儿、胎盘、羊水、子宫、乳腺、母体血容量等，此外还有脂肪沉积积作为能源储备。早期妊娠体重共增加 1~2 kg，妊娠中期至末期，每周增加不少于 0.3 kg，不大于 0.5 kg。如大于 0.5 kg，应注意有无妊娠水肿，羊水过多和热能摄入过多等情况；如小于 0.3 kg 则需注意胎儿宫内生长情况，有无胎儿宫内发育迟缓（IUGR）的发生。

三、妊娠期营养需求的护理

1.评 估

（1）病史：

①饮食习惯，近期的食物摄入量。

②有无影响饮食的其他因素，如：素食、宗教文化对饮食的特殊要求等。

③吸烟（包括被动吸烟）、饮酒及服用含咖啡因饮料史等。

④对于体重增加的态度。

⑤由于妊娠所引起的情绪反应。

⑥前次妊娠饮食、营养状况的变化。

⑦婴儿出生后如何喂养。

（2）实验室检查：

①日常规特别是血红蛋白不应低于 100g/L。

②血糖。

（3）体格检查：

①测体重，妊娠前测体重作为比较的基线，每次产前检查均测体重，以了解是否在正常的增长范围。注意应保证所穿着的衣服基本一致。

②测宫高、腹围，以了解胎儿的生长情况。

③B 型超声。

2.可能的护理诊断

（1）营养失调：低于机体需要量。

（2）营养失调：高于机体需要量。

（3）营养失调：高于机体需要量的危险。

以上护理诊断提出的原因：

①孕妇缺乏关于妊娠期营养需求知识和体重增加知识。

②孕妇有不健康的饮食习惯。

③缺乏适当的锻炼。

④妊娠引起的不适，如恶心、呕吐、胃灼热感、便秘等。

（4）预期的护理目标

①孕妇的体重增加在正常范围内，胎儿宫内生长与妊娠月份相符。

②孕妇能说出有关妊娠期营养需求增加的知识和体重增加的正常范围。

③孕妇能根据自己的习惯，选择适当的食物。

（5）护理措施：

①对孕妇进行有关妊娠营养知识的教育：为孕妇讲解妊娠期营养需求的特点，增加营养的意义、作用以及妊娠期适当饮食的特点。根据孕妇个人习惯、经济状况、文化背景和健康状况，帮助其选择合理的膳食。帮助孕妇合理、正确地使用各种妊娠期营养补充药物，如补铁剂、补钙、补充维生素等。并与孕妇探讨母乳喂养和其他喂养方式的优缺点，鼓励母乳喂养。为孕妇提供咨询服务。

②适当锻炼（见妊娠期健康指导）。

③帮助孕妇选择合适的方法应对与营养有关的不适，如恶心、呕吐、胃灼热、便秘、腿部痉挛（见妊娠期健康指导）等。

第十节　妊娠期健康指导

对于妊娠期妇女，护理人员作为健康教育者，应指导孕妇顺利度过妊娠期，保证自身健康我们应针对不同时期的孕妇，提供相应的妊娠早期的健康指导

一、妊娠早期的健康指导

是指开始于妊娠早期的对孕妇及其家庭成员的健康指导，其中大部分需要孕妇在整个妊娠期都要掌握并运用。

1.自我护理指导

（1）个人卫生：个人卫生包括沐浴、口腔卫生和外阴清洁。

①沐浴：妊娠期新陈代谢旺盛，应经常洗澡，具体次数可依季节和个人习惯而定，应尽量淋浴，以减少阴道逆行感染的机会。

②口腔卫生：妊娠期由于激素水平的改变，而造成齿龈肿胀及出血，孕妇应保持良好的口腔卫生。饭后及临睡前应仔细刷牙。如有牙病，应及早就医，以免因口腔及牙齿疾患影响进展而导致营养不良，或细菌经 m 循环感染至身体其他部位而引起疾病。

③外阴清洁：妊娠期由于激素的作用，阴道分泌物增加，因 pH 值有所变化，外阴部会感到不舒适，并容易发生泌尿系感染，所以孕妇应注意外阴清洁，勤换内裤，以清水洗即可，每日 1~2 次，便后应使用清洁卫生纸，并从前向后擦干净。

（2）工作：健康孕妇可胜任一般工作，但会危及孕妇本身及胎儿健康发育的工作，应暂时调离，如：需接触化学物质及放射物质、需长时间站立或必须保持身体平衡等工作。多数孕妇一般可工作至怀孕 7 个月，也有工作至分娩。孕妇在工作时应注意工作强度，避免超过身体负荷，不提过重物品。对于孕期继续工作的妇女，要指导她们如何自我保护，抓紧时间休息。

（3）安全：妊娠早期的安全应注意避免接触有害物质，如有毒的化学物质、放射性物质等。

吸烟（包括被动吸烟）和饮酒已被证明对怀孕的妇女有害。孕期吸烟可引起流产、早产、死胎及低出生体重儿增加。因烟草可产生一氧化碳、烟碱，可使血管收缩，从而减低了胎盘循环血量，使胎儿，胎盘缺氧而导致胎盘异常胎儿发育异常。饮酒可致胎儿颅囟、四肢及心血管缺陷，并可致低出生体重、身材短小、智力低下等。

孕妇也应避免噪音刺激，长期的噪声刺激可导致流产、胎儿畸形及使低出生体重儿发生率增高。孕妇应尽量避免到人员密集的公共场所，勿接触传染病患者，以防止交叉感染。

（4）孕期用药：孕期用药应注意两方面的问题：

①孕期用药要慎重，特别是妊娠前两个月，是胚胎器官形成时期，更应注意。有些药物可以通过胎盘而影响胚胎及胎儿发育，对胚胎或胎儿产生毒害，表现为致胎儿畸形和致癌作用。

致胎儿畸形的药物取决于药物的毒性，胎儿体内的血药浓度和用药时间，此外，用药方法不当、剂量过大、时间过长也可给胎儿带来危害。孕妇用药应慎重，在医师的指导之下合理用药。计划妊娠的妇女在停经后应尽早检查，以确定是否怀孕，并决定以后用药。

②不应拒绝所有用药：目前有一种倾向：孕期避免所有用药，甚至有并发症、合并症时，也拒绝用药，以致病情加重，影响母儿健康。故孕妇应权衡利弊，在医生的指导下用药；以免贻误治疗，给母子带来不良后果。

（5）妊娠合并症的征兆妊娠早期最常见的征兆是阴道出血。妊娠早期出血最主要的原因是先兆流产。

2.妊娠期性生活指导

妊娠早期由于早孕反应和乳房胀疼，以及雌激素分泌减少，使孕妇的性冲动下降，但由于子宫供血量增加使得骨盆充血、阴部感觉增加，所以有些妇女在怀孕期间才首次体验到高潮。随着妊娠的进展，早孕反应逐渐消失，又不必担心妊娠，有些夫妻在妊娠中期的性生活会比非孕期和谐.但随着腹部的膨隆，性交姿势需要改变。有人指出在妊娠12周以内和32周以后应避免性生活，以免因兴奋和机械性刺激引起盆腔充血、子宫收缩而造成流产、早破水或早产，并避免将细菌带入阴道而导致的产前、产时和产后的感染。妊娠期的性生活问题应与夫妻二人共同讨论，解答双方的疑问，以使妊娠期顺利度过。

3.早期妊娠的不适及应对措施

（1）恶心、呕吐：约有半数以上的孕妇在妊娠早期有不同程度的恶心现象，少数发生呕吐，以晨起为明显，亦有全天频发者。发生原因尚不明了，较多的说法是与妊娠时体内绒毛膜促性腺激素增加有关，另有人认为与妊娠时糖代谢改变，使血糖降低所致。

护士应评估恶心和呕吐程度，轻者不需处理可自行缓解，对恶心明显者，应建议孕妇只摄取无异味的饮食，避免其诱发因素，可以解除。如恶心常常发作，可建议晨起吃些饼干，采取少量多餐，多吃些蔬菜、水果，避免高脂肪、高浓度食物，可能改善。有些药物，如维生素 B1、B6、小量苯巴比妥等，可以选用。护士多给精神上的鼓励和安慰，有助于缓解症状。

（2）尿频、尿急：由于妊娠子宫增大，压迫膀胱所致，妊娠 12 周后子宫超出盆腔，压迫症状会消除；至妊娠后期，胎儿头入盆，尿频义重复出现，甚至在孕妇咳嗽、打喷嚏时，可能有尿液外溢。此症状一般无任何办法可以解除，只有等待其自然恢复，护士应提醒孕妇切勿以减少液体入量来解除，以免影响机体代谢；并可教给孕妇做提肛运动，训练盆底肌肉的收缩功能，可以控制排尿；增加腹压时尿液外溢在妊娠结束后会消失，如会阴肌肉过度松弛，产后仍会存在，应就医于泌尿科治疗。

（3）白带增多：怀孕时阴道分泌物增加是常见的，这种分泌物应为白色、含有黏液及脱落的阴道上皮细胞。因妊娠期间阴道黏膜增生，宫颈黏液分泌旺盛所致。阴道酸度减低，易导致微生物滋生。

对阴道分泌物过多的孕妇，应检查排除滴虫、霉菌及其他感染，并针对原因给予处理。如系生理性分泌增加，应每日 1~2 次清洗外阴并更换内裤，避免用尼龙料的内裤及裤袜，因其影响散热及吸水，反而会加重症状。如分泌物刺激会阴部皮肤，引起损害及不适时，在清洗后可以外涂氧化锌油，会很快改善。

二、妊娠中、晚期的健康指导

妊娠中、晚期，由于胎儿的生长发育，母体的负担逐渐加重，孕妇应注意休息、活动及采取相适应的姿势。同时，妊娠期的各种并发症在妊娠中、晚期的发生较多。胎儿的各器官逐渐发育，也应注意监测胎儿的发育情况有无并发症的发生。妊娠期妇女的自我监护是早期发现妊娠期合并症的重要手段之一。

1.妊娠中、晚期自我监护

妊娠中、晚期自我监护，主要包括两方面：胎儿的监护和母体的监护，其中母体的自我监护主要是早期发现各种合并症的征兆，胎儿方面的自我监护主要是胎动的自我监护。

（1）胎动计数：胎动是胎儿身体在子宫内的运动，是表示子宫内生命存在的象征。数胎动是自我监护胎儿情况变化的一种手段。妊娠 18~20 周孕妇开始自感有胎动。正常情况下，每小时约 3~5 次，如有宫内窒息，可出现胎动异常。胎儿在缺氧的早期躁动不安，常表现为胎动活跃、胎动次数增加。当缺氧严重时，胎动则逐渐减弱。次数也减少。孕妇可自妊娠 30 周开始，每天早、午、晚各数 1h 胎动，每小时胎动不低于 4 次，反映胎儿情况良好。将 3 次胎动次数的总和乘 4，即 12h 的胎动次数。如 12 h 的胎动数在 30 次或以上，反映胎儿的情况良好，如下降至 30 次以下，多数胎儿有子宫内缺氧，需及时到医院就医，进一步诊断并采取措施。数胎动时思想应集中，静坐或卧，以免遗漏胎动感觉，每次均应做记录。

（2）妊娠中、晚期合并症的征象

①体重：妊娠中、晚期体重增加每周应不少于 0.3 kg，不大于 0.5 kg，孕妇应注意监测体重，如体重增加过快，应考虑有无水肿和羊水过多，如增加过慢，应考虑

有无胎儿宫内发育迟缓发生。

②头晕、眼花：妊娠中、晚期可发生妊娠高血压综合征，头晕、眼花是妊高征的自觉症状，如有发生，孕妇应注意休息，并及时到医院就诊。

③阴道出血：妊娠中、晚期阴道出血的主要元凶是前置胎盘和胎盘早剥，如孕妇有阴道出血，不论量多量少，就应给予高度警惕，并应及时到医院就诊，进一步明确原因，给予相应的治疗和护理措施。

④胎膜早破：临产前胎膜自然破裂、孕妇感觉羊水自阴道流出，称为胎膜早破。胎膜早破的原因有：子宫张力过大，常见于多胎妊娠或羊水过多；胎位异常，如横位；腹压急骤增大，如咳嗽。便秘等；机械性创伤，如性交；或其他如宫内感染等。一旦发生胎膜早破，孕妇应立即平卧，如可能应听胎心，并及时到医院就诊。

⑤寒战、发热：寒战、发热是感染的症状，如有发生可能是宫内感染，宫内感染是对母体及胎儿都很严重的合并症，应引起注意，但可能是肠胃炎的症状，所以孕妇不能自作主张地判断和用药，应及时就诊和治疗。

2.活　动

妊娠期由松弛素的作用，关节、韧带连接都较松，因子宫增大，身体前倾，保持平衡较非孕期困难。孕妇应避免关节过度屈曲和伸张，不要进行任何需要跳跃、旋转或迅速改变方向的行动。

妊娠期应进行适当的运动，可以增加舒适感并为分娩做好准备，孕妇进行运动首先要征求健康服务人员的意见，健康孕妇运动时间以每周 3 次为宜，每次运动时间不宜过长，每运动 10~15 min 后应休息 2~3 min，再进行下一个 10~15 min 的运动，运动后心率超过 140 次/分，应休息至心率在 90 次/分以下，如心率不能迅速恢复，则应降低运动强度。运动后应注意补充水分和增加热量的摄入。运动时应选择合适的乳罩支托乳房，如果一旦发生下列情况之一，应立即停止运动：呼吸短促、头晕、麻木、任何形式的疼痛、每小时宫缩超过 4 次、胎动减少和阴道出血。

3.正确的体位

随着妊娠的进展，孕妇的腹部逐渐膨隆，孕妇本身会努力地去适应这一变化，好的体位可以帮助孕妇适应并减少不适感，正确的体位应是：

（1）站立时，将身体重心放到脚跟，两脚分开约 30 cm，以保持身体平衡。

（2）坐时，椅子应稍矮，以使双脚能着地，最好膝关节能高于髋关节。

（3）尽量避免长时间站立，如不可避免。应将一只脚下垫一矮脚蹬，并不断更换。

（4）当取地面上或近于地面的物品时，应弯屈膝部以代替腰部的弯曲，去取物品。

4.衣　着

孕妇衣着应宽大，腰部不要束得过紧，以免影响血液循环及妨碍胎儿活动。天暖时，应着短衣裙，使较大面积的皮肤晒到太阳，吸收紫外线，促进体内维生素的生成，有助于钙的吸收。孕妇应选择特制的腹带以支撑腹部，妊娠期不宜穿高跟鞋，以免引起身体重心前移、腰椎过度前凸而导致腰背疼痛，应选择轻便、宽头、软底的低跟鞋，行动时也更安全舒适。

5.乳房的护理

妊娠后为婴儿哺乳做准备，应锻炼乳头的皮肤韧性，经常用温水清洗，并涂以油脂，除去污垢，每日以手指轻轻揉捏乳头数分钟，以防哺喂婴儿吸吮时发生皲裂，造成感染，引起乳腺炎。乳头凹陷者，应经常向外牵拉，以免喂奶时吸吮困难。妊娠期乳房增大，应用合适的乳罩兜起，防止下垂，上衣不宜过紧。每次产前检查时应检查乳房护理执行情况，必要时反复示教，直至其熟练掌握，认真执行。

休息与放松孕妇身体负担较重，易于疲劳，每晚应有 8~9 h 睡眠，中午应有 1~2h 午休。孕妇卧床休息和睡眠时.应取左侧卧位，右腿屈曲，下垫软枕，这样可以避免增大的子宫压迫腹主动脉和下腔静脉，以保证子宫胎盘的 m 流灌注，为胎儿创造较好的宫内生长环境，同时下腔静脉血回流通畅，减轻下肢水肿，这种姿势还利于减轻疲劳，睡眠时室内空气应清新流通。

6.妊娠中、晚期不适及应对措施

（1）足部水肿：在妊娠后期由于下肢静脉回流不畅，大多数孕妇易发生足踝部水肿，长期站立或坐位会加剧水肿，长期水肿可能会导致静脉曲张。如水肿合并有高血压、蛋白尿，则属于病态。

护士对足踝部水肿的孕妇，应做较全面体格检查，排除妊娠高血压综合征。嘱其避免长久站立或坐位，指导她们做足背屈曲运动，以收缩肌肉，促使血液回流；在休息及卧床时，抬高下肢。

（2）便秘：便秘是常见症状，与孕期肠蠕动减缓、液体入量少及缺乏户外运动有关。预防便秘发生至为重要，应指导孕妇增加纤维素食品及水果、蔬菜食物的入量，养成每日定时排便的习惯。有人认为晨起饮一杯冷开水是有益的。必要时给缓泻剂及开塞露，但要告诫孕妇切勿养成依赖药物的习惯。

（3）痔：妊娠期盆腔内血管分布增多，南于增大的子宫的压迫阻碍静脉回流，静脉内压力增高引起曲张，故妊娠期痔的发生、发展及症状均明显，疼痛及出血较为常见，痔静脉血栓形成将更严重。妊娠后要预防痔的发生和加重，除注意调节饮食、养成良好的排便习惯外，孕中后期多卧床休息，取侧卧位以减轻对盆腔静脉的压迫。如痔已形成，应服缓泻药剂软化大便，局部热敷后涂 20%鞣酸软膏或痔疮膏，将其轻轻送回肛门内。如发生血栓疼痛剧烈时，可用肛门栓剂，治疗无效时应手术切开清除栓子。分娩后痔常可缩小，症状消失，如分娩后痔症状仍严重，或有长期出血，可致失血性贫血。应给予手术治疗。

（4）下肢及外阴静脉曲张约有 20%的孕妇患静脉曲张，以经产妇多见。长期站立可使病情加重，有的孕妇在妊娠 2 个月时即可发病。有人认为与遗传因素有关。妊娠后期子宫增大，压迫下腔静脉，下肢及会阴静脉回流缓慢，血液淤积，对静脉壁造成压力，而使静脉曲张。发生静脉曲张后，可能出现下肢肿胀不适或疼痛，易于疲劳，下午症状加重。

护士应指导孕妇养成坐、卧时抬高下肢的习惯，或平卧于床上，抬腿成90°。抵于墙壁，或侧卧。孕妇勿坐立过久，或于坐时一腿交叉搭于另一腿上；穿弹性裤或支持性裤袜，外阴用泡沫橡皮垫支托，有助于改善症状，严重者应完全休息，分娩时应防止曲张静脉破裂。

（5）腰背痛：孕妇常感腰背疼痛。这是由于妊娠子宫增大，向前凸出，孕妇为保持平衡的而重心后移，脊柱过度前曲，骨盆倾斜，背肌持续紧张；又因妊娠期分泌松弛素使骨关节韧带松弛的影响，以致下腰部、腰骶部疲劳疼痛。孕妇体质虚弱者尤甚，有人会发生骶髂关节及耻骨联合隐痛或压痛，行走活动时加重，严重者障碍活动。预防腰背痛的发生，其主要方法是指导孕妇保持正确的姿势，并做骨盆倾斜运动。严重者应卧床休息，适当增加钙入量，腰骶部热敷，有助于缓解症状。必要时可使用止痛药物。

（6）小腿痉挛：妊娠后期孕妇常发生腓肠肌挛缩，夜间发作较重。可能因血液钙离子浓度降低，钙与磷比例失调引起神经系统应激功能过强，也可能因维生素 D 缺乏，影响钙离子吸收所致。肌肉痉挛发作时，可做腓肠肌按摩，或让孕妇仰卧、屈膝，护士或家属一手自足底握足，一手扶住膝部，突然使其伸膝，同时使足背屈，即可缓解；做腓肠肌热敷，也可使症状缓解。预防腿部痉挛的发生，应注意增加饮食中钙，维生素 D 的摄入量，局部保暖，或口服复合维生素 B 也有效果。

（7）胃部灼热感：孕妇在妊娠后 2 个月常有胃部灼热感，俗称"烧心"。主要因子宫底升高，胃内压力增加，胃内容反流至食管下段，引起胃液性食管炎所致。预防方法是勿过饱，饭后勿立即卧床、避免摄取过多脂肪、油炸食物及辛辣食品，进餐时勿饮大量液体，采取少量多餐。如有发生可服用氢氧化铝、三硅酸镁等制酸药物。

（8）仰卧位低血压：妊娠末期孕妇取仰卧位，增大的子宫压迫下腔静脉，使回心血量减少、心排出量亦减少，出现血压降低，心率加快，面色苍白等症状。嘱孕妇勿长时间仰卧，可避免仰卧位低血压综合征发生。一旦出现，立即改为侧卧位，解除对下腔静脉压迫，回心血量增加，症状即会解除。

第十一节　产褥期护理

一、可能的护理诊断

（1）疼痛：与会阴侧切伤口、乳房胀痛、产后宫缩痛等因素有关。

（2）活动无耐力：与产后贫血、产程延长、产后虚弱有关。

（3）尿潴留：与会阴伤口疼痛、不习惯床上小便、膀胱肌麻痹等因素有关。

（4）便秘：与产后活动少、饮食不合理、肠蠕动减少、腹压降低等因素有关。

（5）睡眠形态紊乱：与婴儿哭闹、哺乳及照料婴儿有关。

（6）知识缺乏：缺乏产后自我保健及婴儿护理技能知识。

（7）母乳喂养无效：与缺乏母乳喂养知识，母亲产后疲劳及缺乏自信心有关。

（8）焦虑：与担心婴儿健康有关。

（9）有感染的危险：与产道的损伤、贫血、营养不良等因素有关。

（10）有产后出血的危险：与子宫收缩不全、胎盘和胎膜残留、软产道损伤等有关。

二、预期目标

（1）维持身心的舒适。

（2）保持适当的休息与劳动。

（3）获得合理的营养。

（4）学习正常的心理、生理变化。

（5）获得正确的产褥期健康生活指导。

三、护理措施

1.一般护理

（1）环境：产后应有一温湿度适宜、安静舒适的修养环境。室温保持 18~20℃左右，湿度为 55%~60% 为宜，空气新鲜，经常通风换气，保证室内有充足的光线。通风时避免对流风直吹产妇，夏季要注意防暑。

（2）个人卫生：产褥期应每天梳头刷牙，保持整洁及口腔卫生。产褥期早期，皮肤排泄功能旺盛，排出大量汗液，尤以睡眠和初醒时最明显，这是正常生理现象，称为产褥期汗。一般产后 1 周左右自行好转。因此，产后衣着薄厚要适当，要勤用热水擦身或淋浴，可以洗发，但须注意保暖勿受凉，勤换衣裤及床单等。

（3）生命体征：产后 24 h 内应密切观察血压、脉搏、体温、呼吸的变化，以便及时发现产后出血及其他变化。由于分娩的疲劳可使体温在产后 24h 内略有升高，如≥38℃应及时通知医生。产后应每日测量体温、脉搏、血压及呼吸 2 次。

（4）活动：产后 24h 内以卧床休息为主，以后逐渐增加活动量。第一次下床活动要在床边适应片刻再活动，且身边必须有护士陪伴，以防发生意外。产后要鼓励产妇早期下床活动，以增强血液循环、促进子宫收缩、恶露排出、会阴伤口愈合，促进大小便排泄通畅，并可预防盆腔或下肢静脉血栓形成。产后睡眠要充足，2 周后可从事家务活动。避免蹲或站立太久，预防子宫脱垂。

（5）营养：正常分娩后稍事休息，孕产妇可进食易消化的半流质饮食，以后可根据产妇具体情况进普食。产后的饮食应营养丰富，易于消化，少食多餐，汤汁类可促进乳汁分泌。

乳母较正常妇女每日增加热能 3 347J（800cal），增加蛋白 25 g，注意多食优质蛋白，如蛋、奶、鱼、瘦肉及大豆制品，脂肪量略高于正常人，但过高会使乳汁中高脂肪而导致婴儿腹泻。每日保证供给钙 2000 mg，铁 18 mg，维生素 A 400U，维生素 C 100 mg，维生素 B。与维生素 B2 各为 1.8 mg，烟酸 18 mg，维生素 D 的供给与正常妇女相同。乳母应限制辛辣、刺激食品及酒类。乳母不可随意用药，需经医生准许方可使用，因药物可通过乳汁在婴儿体内发挥反作用。

2.生殖器官的观察与护理

（1）子宫收缩：胎盘娩出后，子宫收缩呈硬球形，宫底约低于脐部居中或偏右侧。回休养室后，严密观察宫缩及恶露情况，每 30 min 至 1 h 检查 1 次，共 4 次。如宫底上升，宫体变软，可能有宫腔积 m，应按摩子宫排除血块、促使收缩。每日应在同一时间测量子宫底高度，观察子宫复旧情况。检查前先排空膀胱，仰卧床1L，测量由耻骨联合上缘至宫底的距离（或测脐部至宫底的距离），称耻上几厘米或脐下几厘米，并记录。产后第一天，宫底平脐不 11 脐下 1 cm，以后每日下降 1~2 cm。产后 1 周缩小为如孕 12 周大小，仅在耻骨联合上方触及；产后 10d 左右经腹部检查已触不到子宫底，检查宫底高度的同时注意子宫及双侧附件有无压痛。

（2）恶露：恶露是分娩后经阴道排出的子宫内液体，其中含有血液、坏死蜕膜组织及黏液，共分 3 个阶段。

①红色恶露：含有大量血液。量多，有时有小 m 块、脱落的蜕膜组织，有 m 腥味，持续 3~7 d。

②浆性恶露：色淡红似浆液。内含少量血液，有较多的坏死蜕膜组织，宫颈黏液，且有细菌。一般持续 2 周。

③白色恶露：黏稠、色泽较白。内含大量白细胞、坏死退化蜕膜组织、表皮细胞及细菌。一般持续约 2~3 周。

若产后子宫复旧欠佳。血性恶露可增多，持续时间长，若有臭味，可能有残留胎盘、胎膜或感染，应仔细观察，及时处理。阴道有组织物掉出时，应保留送病理检查。疑有感染时，应查白细胞及中性分类计数，做阴拭子细菌培养及药物敏感试验，同时应注意体温和脉搏的变化。

（3）会阴护理：外阴是生殖道的门户，肠道细菌可经肛门感染阴道。分娩后，外阴及阴道可能有伤口，加之宫颈尚未闭合，子宫腔内有较大创面，均可因细菌逆行而造成感染，因此必须做好外阴的清洁卫生。

每日用温水（45℃）或 1∶40 络合碘溶液冲洗外阴两次，大便后亦应冲洗，掌握由上至下的清洗原则，最后洗到肛门的镊子和海绵块不可再用，勿使冲洗水流进阴道。产妇能自理或会阴无伤口者，护士应指导自我护理会阴部。冲洗会阴时，应观察伤口愈合情况，水肿严重者局部可用红外线照射，或用 50%硫酸镁溶液湿热敷，95%乙醇溶液湿敷。每日 2~3 次，每次 20 min，可退肿消炎促进伤口愈合。伤口疼痛时应适当服止痛剂，若疼痛剧烈或肛门坠胀感应通知医生检查，以便发现外阴及阴道壁深部血肿并及时处理。平时应尽量保持会阴部清洁干燥。如有侧切伤口，应嘱产妇健侧卧位，勤换会阴垫，以减少恶露流浸会阴伤口。一般于产后 3~4d拆线，拆线后一周内避免下蹲，以防伤口裂开。若伤口感染，应提前拆线引流或行扩创处理。伤口局部有硬结或分泌物，于分娩后 7~100 可温水坐浴。

每次会阴护理时，应观察恶露的量、性质和气味。

3.尿潴留和便秘的处理

产后产妇尿量增多，充盈的膀胱可影响子宫收缩。护士应于产后 4~6 h 内主动送便器并协助排尿，但产妇常因产后会阴伤口疼痛、卧床小便不习惯、产后疲乏以及分娩过程中膀胱受压肌张力减低等原因影响顺利排尿，此时护士应讲明排尿的意义，解除思想顾虑并采取以下方法协助排尿，如协助产妇坐起或下床小便、用温开水冲洗外阴、听流水声音诱导排尿反射。若有尿潴留发生时，可按摩膀胱或针刺三阴交、关元、气海等穴位刺激膀胱肌收缩排尿。肌注新斯的明 0.5 mg 可使平滑肌收缩有助排尿，但效果不显著。用上述方法无效时，应在严格无菌操作下留置导尿管，开放引流 24~48 h，使膀胱肌休息并逐渐恢复其张力。

产后产妇因卧床时间长，减少运动，肠蠕动减弱，腹肌松弛等因素均易发生便秘。产后应鼓励产妇多饮水，多食蔬菜类及水果，尽早下床运动，以防便秘发生。必要时给缓泻剂。因痔疮痛影响排便时，可用栓剂颠茄（安那素栓）置肛门内起到止痛作用。肛门洗净后可涂 20% 鞣酸软膏，有收敛止痛作用。

4.乳房护理

产妇应穿大小适宜的胸罩，以支持增大的乳房、减轻不适感，每次哺乳前，产妇应洗净双手，用湿毛巾擦净乳房。哺乳时护士应进行喂养方面知识和技能的指导，预防乳房肿胀或乳头皲裂（详见第三节母乳喂养）。哺乳后，应将婴儿竖直抱起，轻拍背 1~2 min，排出胃内空气以防溢奶。

产妇因病或其他原因不能哺乳者，应及时退奶。分娩第二天肌注己烯雌酚 4mg，每日 2 次，共 3 d，已泌乳者可外敷皮硝，将皮硝碾碎放薄布袋中敷于乳房，每乳 200g，用乳罩托住，皮硝结块时应更换，直至无乳汁分泌。焦麦芽 60g 水煎当茶饮效果亦好。

5.产后锻炼

产后第二天开始可进行产后锻炼，以恢复腹肌及盆底肌肉张力，保持健美体型。产后运动量应逐渐加强。

（1）腹式深呼吸，每日 2 次，每次 20 min。

（2）缩肛动作，每日数次，每次 10 下。

（3）抬腿动作，平卧，举一腿与身体垂直，然后慢慢放下，再举另一腿，再放下，如此交换举腿 5 次，每日锻炼 1~2 次。

（4）膝胸卧位，每日 2 次，每次 10min。

（5）抬臀动作，平卧，臂放两侧，屈腿，有规律地抬高臀部离开床面，然后放下，每日 2 次，每次连续动作 10 次左右。

6.性生活指导

产褥期生殖器官尚未完全复原，不宜性生活，以免引起感染。排卵可在月经未复潮前即先恢复，故应采取避孕措施，如哺乳母亲不宜口服避孕药。正常分娩者产后 3 个月，剖宫产者产后 6 个月可放宫内节育环，此前应选用其他方法避孕。

7.产后复查

分娩后 6 周进行产后复查，以了解产妇全身及生殖器官恢复的情况，乳房情况，对婴儿进行全身检查，了解喂养及发育状况，进行保健咨询。对有并发症的产妇应及时给予治疗处理，有合并内外科疾患者，督促去内外科随诊，继续治疗。

8.产后健康指导

产妇住院期间，护理人员应根据产后母体生理、心理变化，适时地在日常护理工作中随时进行健康指导，以使产妇能顺利地度过产褥期并适应角色的转变，承担起母亲的重任。产后健康教育的形式应多样化，如个体指导、小组指导等。组织产妇讲课、看录像、听录音、阅读书刊等方式进行讲解及示范。健康教育的内容包括：母乳喂养指导、新生儿护理知识及技能、新生儿常见症状及处理、预防接种、产褥期护理的注意事项等，指导产妇要讲科学，摒陋习，以保障母婴的健康。

第十二节　母乳喂养

一、可能的护理诊断

（1）母乳喂养无效：与母亲缺乏哺喂的技巧，自信心不足，母亲疲劳等因素有关。

（2）知识缺乏：缺乏母乳喂养的有关知识及技能。

（3）乳胀：与婴儿含接姿势不正确，未做到按需哺乳有关。

（4）疼痛：与婴儿含接姿势不正确引起有关。

（5）感染的危险：与乳头皲裂，致病菌侵入有关。

二、预期目标

（1）掌握母乳喂养的知识和技巧。

（2）新生儿喂养满意。

（3）促进亲子关系建立。

三、护理措施

1.母乳的优点

母乳含有婴儿所需的全部营养。母乳中含乳清蛋白较多，约占蛋白质总量的2/3，可在胃内形成较细小的凝块，容易消化。脂肪中亚油酸含量较高，并含有较多的脂肪酸，脂肪颗粒较小，易于消化、吸收。乳糖完全溶于乳汁中，乳糖分解产酸，使新生儿粪便pH值较低，不利于大肠杆菌等病菌生存，而使不致病的双歧杆菌大量繁殖，从而减少新生儿患腹泻及被大肠杆菌感染的机会。母乳中钙磷比例合适，含铁量甚微，但易吸收，各种维生素含量与乳母所进食物有密切关系。

母乳中大部分乳清蛋白是由抗感染蛋白组成，主要为分泌性IgA。此外母乳中含有乳铁蛋白、转铁蛋白、溶菌酶、补体和巨噬细胞以及其他酶类，故母乳有较强抗感染作用。在初乳中免疫物质更丰实，含蛋白较高，脂肪及糖较少，能满足出生婴儿的需要。初乳具有轻泻的作用能促进胎粪的排出，减轻新生儿黄疸的发生。

母乳喂养可增进母子感情，有利婴儿的生长发育，促进子宫收缩，预防产后出血，并可减低母亲患乳腺癌、卵巢癌的发病率，延长排卵时间，减少家庭经济上的开支。

2.纯母乳喂养

纯母乳喂养指婴儿从出生至产后 4~6 个月，除给母乳外不给婴儿其他食品及饮料包括水（药品、维生素、矿物质滴剂除外），称为纯母乳喂养。

3.乳母的心理准备

（1）产后清除紧张心理。因为婴儿是伴着水、葡萄糖不 11 脂肪储存而诞生的，头几天少量初乳完全能满足婴儿需要。只要让婴儿勤吸吮，注意饮食及休息，母乳会分泌很快。

（2）出生最初几天婴儿体重呈生理性下降的趋势，只要坚持频繁吸吮，婴儿体重会很快恢复。但婴儿体重下降不应超过出生体重的 10%。

（3）坚持按需哺乳，早期频繁吸吮，有助于尽早下奶，并让婴儿吸吮到营养和免疫价值极高的初乳，以促进胎粪排泄。

（4）注意休息，母婴同室打乱了产妇以往的睡眠习惯，常感到疲劳，产妇应与婴儿同步休息，以保证充足的体力和精力。

4.母乳喂养的技巧

（1）母亲的体位：母亲可采取坐位或卧位，全身肌肉放松抱好婴儿。母亲的手指贴靠在乳房下的胸壁上，拇指轻压乳房上部，这可改善乳房形态，使婴儿容易含接。注意托乳房的手不要太靠近乳头处，食指支撑着乳房基底部。婴儿的头与身体呈一直线，脸对着乳房，鼻子对着乳头，婴儿身体紧贴母亲，若是新生儿，应托着臀部。

（2）婴儿含接姿势：婴儿的下颌接触到乳房，嘴张得够大，下唇外翻，婴儿嘴下方露的乳晕比上方少。

5.乳头皲裂的护理

由于婴儿含接姿势不良可造成乳头皲裂，母亲常感到乳头疼痛。发生皲裂后，若症状较轻，可先喂健侧乳房，再喂患侧。如果母亲因疼痛拒绝哺乳时，应将乳汁挤出在一消毒容器内，用小勺喂哺婴儿，每 3 h 一次，直至好转。每次哺乳后，再挤出数滴后奶涂皲裂的乳头、乳晕上，并将乳房暴露在新鲜的空气中，有利于伤口愈合。

6.乳房肿胀的护理

（1）原因：开奶晚，婴儿含接不良，限定喂奶时间，不能经常排空乳房。

（2）预防：首先于分娩后马上开奶，确保正确的含接姿势，做到充分有效的吸吮，鼓励按需哺乳（只要婴儿想吃或母亲乳胀时）。

（3）处理：如果婴儿能吸吮应采取正确的含接姿势频繁喂养，若因乳房过度肿胀，婴儿无法吸吮时应将乳汁挤出喂哺婴儿，挤奶前先刺激射乳反射。可采用热敷、按摩、拍打等方法，母亲应精神放松，然后再用手或吸奶器将乳汁挤出，每次挤奶时间一般为 20~30min。

（4）手工挤奶方法：护士要教会母亲自己做。让母亲把双手彻底洗净，将已消毒的挤奶容器靠近乳房。拇指及食指放在乳晕上，二指相对，其他手指托着乳房。用拇指及食指向胸壁方向轻轻下压，不可压得太深，否则将引起乳导管阻塞。压力应作用于乳晕下方的乳窦上，反复一压一放。第一次挤压可能无奶水滴出，如果射乳反射活跃，奶水还会流出甚至喷出。挤压乳晕的手指不能滑动或摩擦动作，应依各个方向挤压乳晕，使每个乳窦的乳汁都被挤出。一侧乳房至少挤压 3~5 min，待乳汁少了，就可挤另一侧乳房，如此反复数次持续 20~30min。

第十三节　妊娠早期出血性疾病妇女的护理

一、流　产

流产指妊娠 28 周前终止，胎儿体重在 1000g 以下。流产分为自然流产与人工流产。自然流产发生率 10%~18%。流产根据发生的时间，分为早期流产与晚期流产。发生在 12 周之前为早期流产，12 周以后则称为晚期流产。此处所讲流产是指自然流产。

1.病　因

(1) 遗传因素发生流产的原因较多，染色体异常占 50%~60%，可表现为数目异常和结构异常。染色体异常的胚胎多数会发生流产。流产可表现为胚胎发育不全、枯萎，即便极少数发育胎儿，出生后也都发生某些功能异常或合并畸形。

(2) 母体因素全身性疾病：如孕妇患急性传染病，可使胎儿死亡流产或者细菌毒素及病毒感染经过胎盘进入胎儿 m 循环，使胎儿死亡而发生流产。另外，还有肺炎、伤寒、肾炎，严重心脏病及高血压均可危害胎儿导致流产。孕妇患有内分泌疾病。如黄体功能不全、甲亢及甲低、糖尿病等都可影响胎盘、胎儿而导致流产。

生殖器疾患：如子宫畸形（双角子宫、子宫纵隔、子宫发育不良）、盆腔肿瘤（子宫肌瘤、卵巢肿瘤）及宫颈机能不全，均可影响胎儿生长发育导致流产。

另外，如在妊期，尤其是早期做腹部手术易刺激子宫收缩而引起流产。

(3) 外界因素由于妊娠接触有毒物质，镉、铅、有机汞、DDT 及放射物质，可直接通过胎盘影响胎儿。

(4) 母儿血型不合父母血型不合即可引起晚期流产，如 Rh 血型不合及 ABO 溶血者。

2.病　理

流产的病理变化多数是胚胎及胎儿先死亡，然后底蜕膜出血或者胎盘剥离后血窦出血形成血肿，刺激引起宫缩排出胚胎及胎儿。早期妊娠时绒毛发育不成熟，未紧密种植在子宫蜕膜，故流产时妊娠胚胎容易从宫壁完整排出。而妊娠 8~12 周时，绒毛发育良好与蜕膜密切连接，所以发生流产时常不安全。妊娠物在蜕膜层较深不易剥离。妊娠 12 周以后胎盘完全形成，流产症状明显，先腹痛后，然后排出胎儿胎盘。

3.临床表现

根据症状及体征流产分为 7 种类型。

(1) 先兆流产：子宫大小与停经相符，轻腹痛，少量阴道流血，宫颈口未开，尿 HCG 阳性，血 HCG 水平仍较高。

（2）不全流产：部分妊娠物已排出子宫，部分残留于宫腔。子宫收缩不好，血窦开放，阴道出血多，严重可发生休克，患者腹痛重，检查时发现宫颈口有组织物堵塞。

（3）完全流产：全部妊娠胚胎从子宫排出，腹痛好转，阴道出血停止，检查子宫不大，颈口已闭。

（4）难免流产阴道出血增加，腹痛加重，宫颈口已开大，或破水，子宫小于停经月份，尿或血 HCG 由阳性转为阴性，流产已不可避免。

（5）感染流产：反复阴道出血，妊娠物未排出，发热，宫腔内发生感染，妊娠产物尚未排出。查体，宫旁子宫有压痛，反跳痛。阴道分泌物有臭味，白细胞总数及中性分类增高。

（6）稽留流产：胚胎或胎儿已死宫内达两个月以上，为稽留流产，阴道常有小量出血，子宫变小，妊娠试验阴性。

（7）习惯性流产：连续自然流产 3 次或 3 次以上。早期流产可为黄体功能不足，染色体异常。晚期流产可能为宫颈内口机能不全，子宫畸形或母儿血型不合。

4.辅助检查

（1）B 超广泛用于临床，能确定妊娠囊的大小、着床部位、有否胎心搏动，判断胚胎是否存活。宫颈内口机能不全者，B 超见宫颈内口直径大于 2cm。

（2）测血 HCG：观察其下降情况，流产时血 HCG 水平明显下降。

5.治疗原则

根据不同类型流产做不同的处理

（1）先兆流产：因属孕卵发育异常的流产，不需积极保胎。定期查血 HCG。做 B 超看胎囊、胎心情况。如不发育或无胎心应做流产。如胎囊胎心发育正常，仅少量出血，可做积极保胎。口服维生素 E 50 mg，每日 3 次。黄体酮 20mg 肌注，每日 1 次，卧床休息，禁性生活。

（2）不完全流产及难免流产应尽快刮宫，清除宫腔内胚胎，根据病人失 m 情况、子宫大小决定手术时机。如失 m 多，及早输液、配血，及时清理宫腔内容物，防止出血性休克。中期妊娠者，胎儿较大，出血不止时，在静脉点滴缩宫素下行钳刮术。

（3）完全流产妊娠小于 8 周。可不予刮宫。如妊娠 8 周以上，因胚胎绒毛常深入蜕膜层有时不易剥离完全，必要时应清理宫腔。

（4）感染流产：如出血不多，可静脉应用抗生素 3 d，然后再刮宫，术中操作轻柔，避免感染扩散，刮宫后患者置半坐位，注意体温、脉搏。血压及血象，警惕感染性休克。血象高，发烧者做 m 培养及阴试子培养。根据敏感细菌选择合理抗生素。

（5）稽留流产：胚胎停育一定时间后，凝血质进入母体循环，引起母体凝血机制障碍。在清宫之前。需做凝血功能的检查，了解有无异常，为了利于死胎排出，术前常规口服己烯雌酚 5 mg，每日 3 次，连服 5~7 d，术前配血，做好子宫穿孔抢救的准备，包括切除子宫的准备。

（6）习惯性流产：首先认真检查屡次流产的原因。如母儿血型不合、内分泌异常、病毒感染、子宫畸形、子宫内口松弛等。针对不同病因，给予适当处理。妊娠后，及早采取保胎措施。卧床休息，禁性生活。配合保胎药物，治疗期应超过前次发生流产的妊娠期限。如确诊为宫颈内口机能不全，可于妊娠16~20周行宫颈口环扎术，术后即行保胎。

二、异位妊娠

受精卵于子宫腔外着床、发育，称为异位妊娠，也称为宫外孕。其中95%以上为输卵管妊娠。此外。间质部（子宫角）妊娠、卵巢妊娠、腹腔妊娠、宫颈妊娠及残角子宫妊娠均少见。

1.病　因

（1）输卵管病变：输卵管炎症破坏卵管纤毛上皮或形成上皮皱褶，造成受精卵运送过程受阻，炎症可使管腔变窄、扭曲，影响孕卵通过。

（2）输卵管功能障碍由于输卵管逆向蠕动或功能异常使孕卵在输卵管内运行过久。

（3）输卵管手术史输卵管整形术或绝育后再通，个别宫内节育器者也发生。

（4）孕卵外移一侧卵巢排卵，受精后经宫腔或腹腔向对侧移行进入对侧输卵管，由于移行时间过长，孕卵已发育成囊胚，着床于输卵管内。

2.病　理

受精卵可种植于输卵管的任何部位。50%~70%种植于壶腹部，其次为峡部，间质部、伞端少见。受精卵在输卵管内种植过程与宫内相似。但因输卵管薄且细，缺乏蜕膜及黏膜下组织，发育受限。可因滋养细胞的侵蚀，种植后发生出血或破裂。输卵管妊娠，常发生有以下几种结局：

（1）输卵管妊娠流产：发生较早，整个胚胎及绒毛通过输卵管伞端排到腹腔，若胎囊与卵管剥离不完全，剥离面出血刺激腹膜，出血多可发生休克。

（2）输卵管妊娠破裂：滋养细胞种植卵管穿透卵管全层，破入腹腔，有急性腹痛，出血急剧而量多，可出现休克。

（3）陈旧性宫外孕：输卵管妊娠流产或破裂后，胚胎死亡，血块与周围组织粘连机化，形成陈旧性宫外孕，经常盆检摸到包块。

（4）继发腹腔妊娠：输卵管妊娠流产或破裂后，孕卵排人腹腔，从周围组织得到血供，继续存活，形成腹腔妊娠。

3.临床表现

（1）症状：停经、阴道出血、腹痛为宫外孕的一大主要症状。绝大多数病人有停经史。阴道少量出血，暗红色，90%以上患者均有腹痛。常为一侧下腹胀痛，有内出血时，可有剧烈腹痛伴肛门坠胀，恶心，呕吐，面色苍白，甚至休克。如果是陈旧性宫外孕常可在下腹摸到包块。

（2）体征：输卵管妊娠未破裂或流产时，症状常不明显，仅下腹一侧有轻压痛，盆检可扪及一侧有囊性包块，一旦破裂症状及体征更加明显，此时病人心慌，面色苍白，血压下降。腹部检查发现下腹压痛及反跳痛，腹肌紧张，内出血多，叩诊可有移动性浊音。盆检阴道穹窿饱满，宫颈有举痛，子宫正常大小，内出血多，子宫有漂浮感，一侧附件有时可触到边界不清的有压痛包块。

4.辅助检查

（1）B超可见一侧附件有包块，甚至可见胎囊。

（2）后穹隆穿刺，穿出暗红的不凝血，镜下检查见有陈旧的红细胞。

（3）血HCG（绒毛膜促性腺激素）为阳性。

（4）刮宫未见绒毛，仅有少量蜕膜。

（5）腹腔镜检查，或见输卵管膨大充血（未破），如破裂或流产腹腔内有游离。

5.治疗原则

（1）如明确诊断宫外孕、内出血，有休克应立即准备手术，并做好自家输血准备。

（2）如未破的输卵管妊娠发生在间质部，也应积极于术。间质部妊娠发生破裂晚，出血重，可发生致命的休克。

（3）目前腹腔镜广泛用于临床，无急性内出血的病人均可做腹腔镜手术。

（4）药物保守治疗：宫外孕未破或流产时间较长，患者一般情况良好，血HCG阴性或阳性浓度低，可用杀胚活血化瘀中药治疗。近来应用较多的是用甲氨蝶呤（MTX）治疗宫外孕，分为局部和全身用药。剂量为1 mg/kg体重。在阴道超声下注射病灶部位，或腹腔镜下10~15 mg。全身用药，为静脉用药1 mg/统 kg体重1~4 d。用药过程中监测血HCG水平，腹痛情况如有破裂出血则需及时手术。

三、护　理

1.可能的护理诊断

（1）体液不足：与流产或异位妊娠出血有关。

（2）疼痛：与流产或异位妊娠有关。

（3）躯体移动障碍：与先兆流产保胎或异位妊娠保守治疗卧床有关。

（4）感染的危险：与侵入性临床操作、贫血有关。

（5）营养失调低于机体需要量的危险：与手术、出血及摄入量降低有关。

（6）焦虑：与担心妊娠能否顺利继续，自身或胎儿（胚胎）健康有关。

（7）特定的知识缺乏。

2.预期目标

（1）维持体液容量平衡。

（2）增进孕妇身心的舒适。

（3）无感染发生。

（4）复述有关疾病和自我护理的知识。

（5）妊娠顺利进行。

3.护理措施

（1）急性出血的护理措施：

①孕妇应去枕平卧、吸氧、注意保暖，以降低氧的消耗，增加脑供血量。

②用粗针头尽快建立静脉通路，确保液体、血液、药物的顺利输入。

③密切观察血压、脉搏、体温、面色及尿量，出现体温、脉搏异常，腹痛加剧，阴道出血量增多或有组织排出体外，应及时通知医生。同时进行血红蛋白、血型、血尿 HCG 化验，并配齐备用。

④协助医生体检及后穹隆穿刺，做好手术或刮宫准备。对稽留流产患者应注意出现凝血机制障碍，如皮下出血、针眼出血不凝等。

（2）流产保胎或异位妊娠保守治疗的护理措施：

①绝对卧床休息，密切观察血压、脉搏、呼吸、体温，发现异常及时通知医生，做好抢救准备。

②密切观察腹痛及阴道出血情况，有阴道排除物应保留并送病理检验。

③保持外阴清洁，及时更换消毒会阴垫。

④观察了解病人的精神状态并给予精神安慰，讲解有关的知识及自我监护和自我护理的方法。卧床期间主动提供生活护理，避免病人劳累和精神紧张。

⑤饮食应易消化，富含营养。保持大便通畅，避免用力排便或猛烈转动身体，防止异位妊娠病人发生输卵管破裂和再次出血。

第十四节　妊娠晚期出血性疾病妇女的护理

一、前置胎盘

正常胎盘附着于子宫体部。如胎盘附着于子宫下段，或胎盘边缘达子宫下段，甚至覆盖子宫颈内口为前置胎盘。国内报道其发生率为 0.8%~1.8%。国外发生率 0.5%。前置胎盘多发生于经产妇。

1.病　因

目前病因尚不清楚。根据多年临床观察认为可能与下列因素有关：

（1）子宫体部内膜病变：由于产褥感染、多次刮宫、剖宫产等引起子宫内膜炎或子宫内膜损伤。当受精卵植入时，蜕膜血供不足，为获得足够的营养只能扩大胎盘面积。胎盘边缘到达子宫下段或宫颈内口形成前置。

（2）胎盘面积过大或副胎盘多胎妊娠者，前置胎盘发生率高于单胎妊娠，与胎盘过大有关。副胎盘过大达子宫下段，可形成前置胎盘。

（3）受精卵发育迟缓受精卵运行至子宫下段时才发育到植入阶段，故于子宫下段植入，形成前置胎盘。

2.分　类

根据胎盘边缘与子宫颈内口的关系分类：

（1）边缘性前置胎盘：胎盘附着于子宫下段，边缘到达子宫颈内口处。

（2）部分性前置胎盘：胎盘覆盖子宫颈内口的一部分。

（3）完全性前置胎盘或中央性前置胎盘：子宫颈内口全部被胎盘组织覆盖。

3.临床表现

（1）阴道出血妊娠 20 周后，尤其妊晚期，反复发生无痛性阴道出血，出血常无任何诱因。出血发生的早晚及出血量的多少与前置胎盘的类型有关。完全性前置胎盘出血多，发生早，次数也多。大量出血孕妇可发生休克并因缺氧发生宫内窘迫或胎死宫内。

（2）腹部检查胎头常高浮，胎位常为臀位或横位，在耻骨联合上方可听到胎盘杂音。子宫软，无压痛。

（3）阴道检查：前置胎盘一般不做阴道检查，为明确分娩方式，应在输液下、输血及手术准备情况下进行。只做窥诊及穹隆扪诊，不做颈管指诊，避免胎盘与宫壁进一步分离造成大出血。阴检排除宫颈，阴道病变引起的出血。用手触摸后穹隆四周，手指和胎头之间有软组织，考虑前置胎盘。如检查时出现大量出血，应立即做剖宫产。

4.辅助检查

B 超广泛用于临床，可清楚地显示子宫颈、胎盘和胎儿先露的位置。胎盘定位的准确率达 95% 以上。孕期胎盘位置可随孕周增高。子宫下段形成，予宫体上升而上移。孕中期 B 超诊断低置胎盘、边缘性前置胎盘、部分性前置胎盘到妊 34 周分别有 90%，65% 和 13% 转为正常位置胎盘。所以孕 34 周前如无阴道出血，不做前置胎盘诊断。

5.处理原则

根据孕周出血量多少及胎儿能否存活再根据妊产次，胎位是否已临产及宫口开大程度，来决定期待治疗还是终止妊娠。

（1）期待疗法：妊周未满 37 周，出血不多可采用。孕妇绝对卧床休息，不随意做肛查或阴道检查。密切注意出血情况。定期做胎心监护。如有贫血，积极纠正。如胎龄仅在 32~35 周之间，已明确诊断前置胎盘，而且有出血，量不多可期待，应给予地塞米松 1mg 肌注，每日 2 次，共 3 d，以促胎肺成熟。同时加用抗生素，预防感染。

（2）终止妊娠：妊娠已满 37 周后发生出血，或虽然不满 37 周，但反复多量出血。或一次性大量出血造成休克，应及时剖宫产结束分娩。配血 800 mL 以上，术中积极用宫缩剂，做好产后出血的准备。

二、胎盘早剥

妊娠 20 周后或分娩期，正常位置的胎盘在胎儿娩出前，胎盘从宫壁种植部位，部分或全部分离，称为胎盘早剥。此病起病急，进展快，处理不及时威胁母儿生命。发生率国内报道不一，在约 1：47~1：217 之间。

1.病　因

胎盘早剥常与下列因素有关：

（1）血管病变大约有 1/4 的胎盘早期剥离南妊高征、慢性高血压、肾脏疾引起。

主要由于小动脉痉挛、硬化，引起远端毛细血管缺血坏死，以致破裂出血，血量多，使得底蜕膜层形成血肿引起胎盘与宫壁发生分离。

（2）创伤：腹部外伤，外倒转矫正胎位。脐带过短或绕颈。分娩过程中胎头下降过度牵拉脐带，都可使胎盘剥离。腹压骤降，如双胎妊娠第一胎娩出过快，或羊水过多，羊水流出过快，都可使胎盘剥离。

（3）子宫静脉压升高：仰卧时，妊娠子宫较重压迫下腔静脉，阻碍静脉血回流，使得子宫的静脉压突然升高，引起蜕膜血管破裂而发生胎盘早期剥离。

2.病理生理及类型

根据病理生理不同表现分为 3 种类型：

（1）显性胎盘早剥或外出血：胎盘早剥开始于底蜕膜血管破裂，出血而后形成胎盘后血肿，较小面积的胎盘早剥出血可自行停止，血液会很快凝同。较大面积的胎盘早剥，出血量多不止，胎盘后血肿增大，撑开胎盘边缘，血可沿胎膜与宫壁间隙自子宫颈口流出，或胎盘边缘从宫壁部分剥离。临床上称之为显性早剥。

（2）隐性胎盘早剥或内出血如果胎盘边缘仍附着于子宫壁上，或胎头已固定于骨盆入口，使胎盘血液不能外流，积聚于胎盘与子宫壁之间为隐性胎盘早剥或内出血。胎盘后血肿增大，子宫底升高。胎盘与子宫壁之间血肿压力大，血液渗于子宫肌层，引起肌纤维分离、断裂、变性，血液浸润达浆膜层时，子宫表面出现紫色瘀斑，称为子宫胎盘卒中。血肿压力大，穿破羊膜溢入羊水中，使羊水变成血性。

（3）混合性出血发生隐性胎盘剥离，胎盘后血液冲开胎盘边缘，血液流出宫颈口，称为混合性出血。

3.临床表现

（1）症状轻型病例胎盘剥离面积小于 1/3，以阴道出血为主，仍有腹痛。重型病例以隐性出血为主。而胎盘剥离面积超过 1/3，多见于重度妊高征。内出血多可出现持续性剧烈腹痛或腰酸痛，胎动消失，孕妇有恶心、呕吐、心慌、无力。

（2）体征：轻型：血压。脉搏正常，子宫软与月份相符，胎心清楚，宫体无明显压痛或有局限性压痛。出血多，脉搏快，血压下降，胎心慢。重型病例：患者面色苍白，脉搏细弱，血压下降，贫血与出血不相符。腹部检查，宫底升高，子宫处于强直子宫收缩状态，硬如板状，压痛明显，胎位不清，胎心不规律或消失，宫缩间隙子宫放松不好。

4.辅助检查

（1）B 超：如在胎盘与宫壁之间可发现液性暗区表明有血肿存在，同时了解胎儿情况。

（2）化验检查：血常规、尿常规检查了解贫血程度和肾功能。还应检查出凝血时间、血小板计数、纤维蛋白原定量、凝血酶原时间，并做 DIC 过筛试验。如果血小板进行性减少则是 DIC 的一个重要特征。发生 DIC 需反复测血小板计数，并行试管法凝血时间测定，或外周 m 涂片观察红细胞形态变化，有无变形或破碎细胞。

5.处理原则

（1）轻型不伴血管病变：胎盘剥离面积不大，胎龄较小，胎心好，产程未发动，可行保守治疗。此期要严密观察胎盘剥离面有无扩大，胎心有无变化。并做好随时剖宫产准备。如已临产宫口开大，估计可在短期内结束分娩，行人工破膜加缩宫素点滴。产程中严密观察宫底高度，子宫硬度及宫体压痛等，注意胎心变化。如破膜后产程进展慢或无进展，出血增多，胎儿宫内窘迫均需急行剖宫产。

（2）出现休克病人：不管胎儿是否存活均需行剖宫产，术中发现子宫卒中，行子宫热敷，按摩，同时宫体注射催产素，台下静脉点滴缩宫素，促进子宫收缩。尽量保存子宫，如出血多且不凝，子宫松弛，收缩不良，需积极输新鲜血，急查 DIC 全套，按 DIC 处理。必要时尽早切除子宫。术后常规用抗生素预防感染。术后尿量少，要注意鉴别是血容量不多，还是肾功能衰竭。可用呋塞米，观察用药后尿量是否增加。急查肾功能，已出现肾功能衰竭，应控制液体入量。出现氮质血症，需进行肾透析治疗。

三、护 理

（1）可能的护理诊断和医护协作性问题：

①体液不足：与前置胎盘或胎盘早剥出血有关。

②疼痛：与胎盘早剥有关。

③躯体移动障碍：与前置胎盘或胎盘早剥治疗要求绝对卧床有关。

④感染的危险：与贫血易造成感染有关。

⑤胎儿受伤的危险：与前置胎盘或胎盘早剥出血导致子宫胎盘供血量减少有关。

⑥焦虑：与担心妊娠能否顺利继续，自身或胎儿健康有关。

⑦特定的知识缺乏。

（2）预期目标：

①维持体液容量平衡。

②增进孕妇身心的舒适。

③妊娠顺利进行。

④复述自我监护和自我护理的知识。

（3）护理措施：

①急性出血的护理措施：

孕妇应平卧，吸氧，测血压、脉搏，听胎心，观察阴道出血量及腹痛情况，病人带来的内裤及血垫等应保留，以估计出血量。

当阴道出血量较多或腹痛明显，病人出现头晕、心慌、出冷汗、面色苍白等休克症状时，应给氧，迅速用粗针头尽快建立静脉通路，确保液体、血液、药物的顺利输入。同时做血型、m 常规化验，并遵医嘱配 m 备用。

在孕妇一般健康状况尚好的情况下，如需要移动病人，应使用轮椅或平车。

做好孕妇及家属的精神安慰与支持。如妊娠不能继续进行，帮助孕妇和家属做好精神调适。 ②住院病人的护理措施： 绝对卧床休息，密切观察血压、脉搏、呼吸、体温变化，观察子宫底上升、宫缩及胎心变化，以判断出血情况。注意休克的早期症状，重视孕妇主诉，如头晕、腹痛、胎动异常等，发现异常及时通知医生，做好抢救准备。

抢救病人应置单间，安排专人护理，密切注意生命体征及血压、尿量的变化，警惕失血性休克引起急性。肾功能衰竭，保持静脉输液通畅，认真做好各项记录。

③前置胎盘病人禁止肛门检查及灌肠，以防止刺激引起入出血。

④对失血过多引起贫血者，因其机体抵抗力低，应予保护性隔离。严格无菌操作，防止交叉感染。纠正贫血。除需要输血外，还应饮食补充，应给高蛋白、含铁易消化的食物，如绿叶菜、鸡蛋、瘦肉等。

⑤保持外阴清洁，每日清洁外阴，用会阴垫消毒，保留会阴垫，以观察出血情况。

⑥有手术指征者，应做好手术准备及抢救婴儿的措施准备。

⑦观察了解病人的精神状态并给予精神安慰，讲解有关的知识及自我监护和自我护理的方法。卧床期间主动提供生活护理，避免病人劳累和精神紧张。

⑧产后密切观察子宫收缩情况，遵医嘱使用宫缩剂。

⑨胎盘早剥容易引发凝血机制障碍，应密切观察全身出血倾向，如皮下、注射部位渗血不凝，阴道出血不止等，应准备充足的抢救用物及药品和新鲜血液。

第十五节　妊娠高血压综合征妇女的护理

妊高征是产科特有的常见疾病，妊娠 20 周后发生高血压、水肿、蛋白尿的一组症候群。严重时可发生头疼、眼花、胸闷，甚至出现抽搐、昏迷。

一、临床分类

（1）轻度：血压≥18.7/12 kPa（140/90 mmHg），或与基础压相比升高 4/2 kPa（30/15 mmHg），轻度浮肿或轻微蛋白尿。

（2）中度：血压高于轻度妊高征但未超过 21.3/14.6 kPa（160/110 mmHg），尿蛋白（+）或 24 h 尿蛋白定量大于 0.5 g，伴水肿及轻度自觉症状，如头晕等。

（3）重度妊高征（先兆子痫和子痫）：

先兆子痫：血压高，达到或超过 160/110 mmHg，尿蛋白++~+++，或 24 h 尿蛋白定量大于 0.5 g，伴水肿及头痛等自觉症状，此 3 项叶，有两项者即可诊断。

子痫：在先兆子痫的基础上有抽搐或昏迷。

二、病理变化

妊高征最主要的病理变化为全身小动脉痉挛，血液浓缩，血容量减少。全身小动脉痉挛可造成各重要器官如脑、心、肝、肾、胎盘等缺血，缺氧产生一系列病理变化。

（1）脑：血管痉挛时间延长，可有点状和局限性斑状出血，脑血栓形成，脑组织软化或血管破裂，脑溢 m。

（2）心脏：冠状动脉痉挛，心内膜点状出血，心间质水肿。毛细血管血栓形成。心肌局灶性坏死，可致心功衰竭。

（3）肝脏：小动脉痉挛，血栓形成，肝组织梗死或坏死，也可发生肝小血管破裂出血。

（4）肾脏：肾小动脉痉挛，肾血管缺氧缺血，血管内皮细胞肿胀，体积增大，血受阻，血栓形成。肾小球梗死。

（5）胎盘：血管痉挛，子宫肌层，蜕膜层血管硬化，血栓形成，蜕膜坏死，或出现胎盘早剥。

三、并发症

妊高征可致胎儿宫内发育迟缓，胎盘早期剥离，胎死宫内，死产，新生儿窒息，医源性早产。孕妇可致心肾功能衰竭，脑、肺水肿，脑溢 m，肝功损害，视网膜剥离，出血等。

四、临床表现

症状：轻度妊高征无症状，中度妊高征可仅有头晕，重度妊高征出现头痛，眼花，恶心，胃区疼痛，呕吐，胸闷，心慌等。

体征：孕妇血压达 18.7/12 kPa，或较基础血压升高 4/2 kPa，水肿或无水肿，偶可有胸水，腹水征。尿蛋白≥"+"或 24 h 尿蛋白≥0.5 g。

五、辅助检查

（1）眼底检查：对于估计病情的轻重程度有参考价值。眼底动静脉管径比例可南正常的 2∶3 变为 1∶2~1∶4，视网膜水肿，视网膜剥离或有絮状渗出，出血，均是终止妊娠的指征。

（2）肝肾功能检查：测定 ALT、ALP、Cr、B UN、尿酸等。

（3）血液学检查：测红细胞压积，m 色素，血小板计数，血液黏度，出凝血时间观察动态变化。

（4）胎儿监护：做无应激试验（NST），每周 1~2 次。有条件可在 B 超下监测胎动。胎儿呼吸运动，羊水量，胎儿肌张力，了解胎儿生长发育和宫内缺氧情况。羊水量的动态变化是慢性缺氧的敏感指标。

六、处理原则

（1）轻度妊高征不需用药，每天左侧卧位休息。降低下腔静脉和股静脉的压力及髂总动脉和腹主动脉的压力，改善胎盘的灌注，增加尿量。注意观察血压变化，可酌情给予口服药。如硝苯地平每次 10mg，每日 3 次。

（2）中、重度妊高征一般均需住院治疗，原则是在解痉的基础上，降压，扩容，利尿，镇静。

①解痉：首选药物是硫酸镁。

②降压：用于舒张压≥100mmHg。

肼屈嗪：为首选降压药，其作用扩张外周血管，增加心、肾血流量和子宫胎盘m流量。

硝苯地平：钙离子拮抗剂，使子宫平滑肌松弛，降压和改善微循环的作用。

甲基多巴：降压缓和，不减少肾血流量和肾小球滤过率。

③扩容：血球压积≥37%或尿比重>1.020，尿量≥20 mL/h，脉搏<l 00 次/min。肺部无啰音，可用扩容。

④利尿：在扩容的基础上可利尿，尤其在高血容量，重度水肿，如肺、脑水肿和急性心衰时应用。

⑤镇静：一般不用镇静，发生子痫时应用。

⑥终止妊娠：终止妊娠的指征：子痫控制数小时，短者可 2h，已足月；先兆子痫治疗效果满意，可等待胎儿成活 36 周左右；重症妊高征积极控制 24h 以上，病情不满意，不论胎儿是否存活；任何妊高征引起的急性并发症，胎盘早剥，胎儿宫内窘迫等。终止妊娠的方法：宫颈条件成熟，或人工破膜加催产素点滴引产；病情重，胎儿宫内窘迫，宫颈不成熟，分娩困难及危险，须急行剖宫产。产后仍需注意血压，尤其发生子痫的产妇，产后仍有发生子痫的可能，要特别注意。

七、护　理

1.可能的护理诊断及医护协作性问题

(1) 组织灌注量异常：与全身小动脉痉挛导致肾脏及脑组织缺血、缺氧有关。

(2) 胎儿受伤的危险：与子宫胎盘缺血，胎盘缺血导致胎儿宫内缺氧有关。

(3) 受伤的危险：与硫酸镁不良反应有关，与头晕、头痛、视力障碍有关。

(4) 特定的知识缺乏。

(5) 焦虑：与担心孕妇自身及胎儿健康有关。

(6) 潜在的并发症：为子痫或先兆子痫。与全身小动脉痉挛，周围循环阻力增大血压升高，脑组织缺氧、水肿有关。

2.护理目标

(1) 孕妇复述妊娠高血压的症状、异常情况的预防及紧急处理，所用药物的作用、不良反应及正确的使用方法。

(2) 维持孕妇体内水、电解质平衡。

(3) 学习有关的知识，协助家庭有良好适应。

(4) 顺利娩出足月健康胎儿，保持母婴健康。

3.护理措施

(1) 预　防：

①认真产前检查，及时发现异常。为孕妇讲解有关妊娠、分娩、产褥期的有关知识，指导孕妇生活规律，适当安排工作生活，保证足够睡眠。

②加强产前检查，注意诱发因素，及时发现异常表现。详细测量、记录孕妇的血压、体重、血、尿常规、宫高、腹围等。重视孕妇主诉，对某些异常变化如头痛、

失眠等及时处理，减少妊高征的发病。

（2）轻症患者（门诊治疗）的护理为孕妇讲解有关妊高征的症状、异常情况的表现、预防及紧急处理措施。嘱病人保持愉快情绪，调整饮食，避免过成食物。注意休息，保持左侧卧位。督促按时产前检查。如有异常情况及时到医院就诊。

（3）重症患者的护理：

①保持病室环境安静，空气清新，床位整洁，以利于孕妇睡眠。

②定时测量体温、脉搏、呼吸、血压、体重，听胎心，并详细记录。记录出入量，如需要孕妇自行、记录，应详细讲解并指导留尿方法，开始和结束时间。

③关心孕妇的心理，了解并尽量满足其各种生理及心理需求。注意孕妇自我感觉，嘱孕妇如出现胎动异常、腹痛、阴道出血、头痛、头晕、眼花等症状应及时通知医生，并立即听胎心，给予氧气吸入，以防胎盘早剥或胎儿发生意外。

④护士应掌握常用解痉、降压、利尿、镇静药物的作用、剂量、用药方法、不良反应及中毒表现和抢救措施。

硫酸镁的应用：除应做到三查七对以外，还应注意其使用方法和使用的注意事项。硫酸镁的使用方法包括肌肉注射和静脉给药。

肌肉注射：用长针头做深部肌肉注射，如注射过浅局部会出现硬结不易吸收，而且容易感染。注意正确选择注射部位以免伤及坐骨神经。注射时应将 1%~2% 普鲁卡因溶液加入硫酸镁中进行注射，以减轻注射时引起的疼痛。如出现红、肿、痛等局部反应时，可采用物理疗法，如热水袋敷患处。

静脉给药：首次负荷剂量（3~4g 硫酸镁经稀释后）缓慢推注，时间不低于 5min，维持量以每小时 1g 为宜。给药过程中应注意无菌操作，同定好针头以免滑脱或药液漏出血管引起局部疼痛，经常检查输液速度，确保按计划给药。

注射硫酸镁时应注意每次给药前和用药期间必须了解：呼吸每分钟不少于 16 次、尿量每小时不少于 25 mL 或每 4 h 不少于 100 mL、膝腱反射存在时才可使用。中毒反应的最初表现是膝腱反射消失，然后心搏骤停。准备好 10% 葡萄糖酸钙或氯化钙溶液 10mL，出现中毒现象时，立即静脉推注，以对抗毒性作用。

其他药物的使用：严格遵医嘱给药，执行三查七对。注意孕妇用药后的反应及不良反应。

（4）子痫的护理孕妇出现抽搐，是妊高征最严重的阶段。

①任何刺激都可能引起抽搐，所以孕妇置于单间暗室中，注意空气流通，避免声、光的刺激。医护人员动作应轻柔，各种治疗、护理操作应相对集中，以减少对孕妇的刺激。

②应有专人护理，详细记录病情。密切观察血压、脉搏、呼吸和体温，抽搐时立即给予氧气吸入，将开口器置于口腔，以防止舌咬伤。必要时用舌钳将舌拉住，避免舌后倒阻塞呼吸道。加床挡防止坠地。抽搐时勿用强力按压病人以免造成损伤。

③昏迷时的护理：应禁食。取下义齿，以免脱落引起窒息，加强口腔护理。病人应取侧卧位，便于呕吐物的排出，注意及时吸出鼻腔和口腔的排泄物，以防发生

吸入性肺炎。

④注意无菌操作，保持输液管通畅，滴速不宜过快，以防发生肺水肿。置保留尿管，仔细观察尿量及尿的性状并详细记录。加强导尿管的护理，每日清洁外阴，以防发生感染。保持床位整洁、干燥，加强皮肤护理，防止褥疮的发生。

⑤密切观察胎盘早剥、脑水肿、肺水肿、心衰、肾衰等的临床表现，以便及时抢救。注意监测胎心变化，做好抢救胎儿的准备。

（5）临产及分娩时护理：密切观察产程进展情况，注意血压、脉搏，防止产程中发生抽搐，随时给产妇安慰和鼓励。做好阴道手术助产或剖腹产的准备及术中配合。注意胎心变化，做好胎儿宫内窘迫、新生儿窒息的抢救准备并配合抢救工作。

（6）产褥期护理：除按正常产褥期护理外，产后、特别是产后24h内，仍需密切观察血压、脉搏、尿量，重视产妇主诉，以防子痫的发生。如发现先兆，应立即报告医生。应根据产妇血压和体力情况决定哺乳，重症患者不宜哺乳，待病情好转稳定后，冉开始喂哺。产后遵医嘱使用缩宫素，以促进子宫收缩，防止产后出血。同时应注意抗感染。血压稳定后方可出院。

第十六节　妊娠合并心脏病妇女的护理

妊娠合并心脏病以风湿性心脏病占多数，其次为先天性心脏病，其他如妊高征心脏病及贫血性心脏病少见，妊娠期发生的特有的同产期心肌病也少见。心脏病合并妊娠的发生率为1%~2%，妊期由于心血管系统发生一系列变化，心脏负担加重，加之分娩繁重的体力劳动，使产妇发生心力衰竭。尽管医疗条件及技术不断进步，心脏病合并妊娠仍是产妇死亡的四大原因之一。

一、妊娠期、分娩期、产褥期对心脏病的影响

妊娠期：妊娠期循环总量增加约30%~40%，32~34周达到高峰，与此同时心排出量也增加30%~40%。心脏加快工作，心率较非妊娠期平均增加10次/分，南于妊娠增大子宫的压迫，加之妊期体重的增加，导致水钠潴留，子宫使心脏成为横位，处于不能正常工作状态的位置，因而妊娠期的心脏负担加重，妊娠前已患心脏病的孕妇，以上这些变化可引起心力衰竭，在循环血量增加高峰32~34周更应注意。

分娩期：由于强有力的宫缩及耗氧量的增加，加重心脏负荷，主要增加外周阻力和回心血量，同时也必然增加心排出量。心脏前后负荷不断加重，产程不顺、延长，加重心脏病产妇的危险。胎儿娩出后，胎盘循环停止，子宫内血液迅速进入周同血液循环，加重心脏负担，增加前负荷，腹压骤降，回心血量减少，发生周同循环衰竭。

产褥期：由于体内组织中大量水分回到血循环，心脏负担再次加重，所以心脏病产妇产后48 h仍是发生心力衰竭的危险时期。

二、心脏病对妊娠的影响

由于心脏病，母亲长期缺氧，活动受限，发生早产、宫内发育迟缓、胎儿宫内

窘迫、先天性心脏病、胎死宫内、新生儿窒息比正常产妇高。

三、临床表现及诊断

1.症　状

大多数心脏病产妇在妊前已确诊，重要的是需要了解心脏功能及用药情况和手术治疗情况临床主要症状包括劳累后心悸、呼吸困难、易乏力、头晕、眼花、胸骨痛，根据症状的轻重将心功能分为 4 级，这种分级适用于各种类型心脏病：

Ⅰ级：一般体力活动不受限制，做一般日常劳动无心悸、气短，与正常人无明显差别。

Ⅱ级：一般体力活动略受限制，活动后有疲劳、心跳、气急等症状，休息后好转。

Ⅲ级：一般体力活动显著受限，休息时虽无明显不适，但轻微活动即感疲劳、心跳、气短或有轻度心力衰竭。

Ⅳ级：不能胜任任何轻微活动，甚至休息时也有心力衰竭表现。

2.体　征

水肿，颈静脉可见怒张，心脏扩大，心脏杂音如舒张期杂音、震颤的杂音或严重二联律、三联律、杵状指、口唇发绀，肝脾肿大，肺底有啰音。妊娠期凡轻微活动即感胸闷气短，夜间不能平卧，睡眠中憋醒，端坐呼吸；或休息时心率>120 次/分，呼吸>20 次/分，均考虑有早期心衰；如有明显心慌、气急、咳嗽、泡沫痰或痰中带血，呼吸困难或肺底啰音持续存在，颈静脉充盈，上肢中心静脉压升高，伴有明显肝脾肿大，肝区疼痛，均应诊断为心力衰竭。

四、辅助检查

（1）心电图：确诊心律失常和心肌损害。

（2）超声心动图：准确诊断心脏功能、心脏血分流情况、心肌肥厚、各腔室的大小及各种心脏的畸形情况。

（3）血气检查：了解氧饱和度情况。

（4）Holter：利用计算机技术，连续动态监测 24 h 内心率变化，心电图改变。

五、妊娠期、分娩期、产褥期的临床处理

1.未妊娠或妊娠早期

凡是患各种类型心脏病的妇女，在准备妊娠前，均应常规请内科医生会诊，了解心功能分级，估计能否承受妊娠，再决定是否妊娠。凡青紫型先天性心脏病、有心衰史或亚急性心内膜炎、心肌炎等暂时不能或不宜妊娠的妇女，一旦妊娠应劝其早期流产。

2.妊娠期

（1）注意休息，避免劳累，食高蛋白饮食，补充铁剂，避免贫血，28 周后每周体重增加不超过 0.5 kg，控制钠的摄入，避免上呼吸道感染。

（2）妊娠 24~26 周血容量增加，妊 32~34 周加重心脏负担，注意发生心衰。

（3）监测胎儿生长情况，妊 28 周前做胎儿超声心动图，除外先天性心脏病，妊晚期缺氧严重，导致胎儿发育迟缓，注意及时治疗。

3.分娩期

近年来越来越多的心脏病产妇以剖宫产结束分娩。由于手术技术提高及术中监护手段进展，使得心功能 m 级以上的心脏病产妇能安全度过手术，主要改用全麻，避免产妇血压波动人，术中操作快，5 min 内将胎儿娩出，术中尽量不用宫缩剂，术中内科医生在场监测心脏。心功能 Ⅰ~Ⅱ 级产妇，骨盆正常、无头盆不称，可考虑阴道分娩。产程中，宫口开大 3 cm，给予哌替啶 100 mg 镇静，临产后即开始用抗生素，减少产程中阴道操作，缩短二程。为减少回心血量，二程后置沙袋，产后皮下注射吗啡或地两泮。密切监测产妇心率、血压、呼吸及氧饱和度变化。产后在产房观察至少 2h，置床旁监护仪。

4.产褥期

产后早期因组织问水分回血循环，仍有可能发生心衰。剖宫产卧床 2~3 d，在床上活动上下肢，促进血循环，避免栓塞，保持大便通畅。产后继续用抗生素 7~10d。注意体温、心率血象变化。避免亚急性细菌性心内膜炎。心功能 Ⅰ~Ⅱ 级可哺乳，Ⅲ 级以上不宜哺乳。给予己烯雌酚 4 mg 肌肉注射或口服，一日 2 次回奶 3 d。产后心脏情况应在内科医生监测下妥善处理。

六、护　理

1.可能的护理诊断和医护协作性问题

（1）组织灌注异常：与妊娠合并心脏病心脏负荷增加有关。

（2）胎儿受伤的危险：与子宫、胎盘灌注异常有关。

（3）潜在的并发症：感染，与产后抵抗力下降，宫腔胎盘剥离面易受病原菌侵入有关。

（4）自我护理能力障碍：与妊娠合并心脏病治疗要求卧床有关。

（5）焦虑：与担心自身和胎儿健康，妊娠能否顺利进行有关。

（6）特定的知识缺乏。

2.预期目标

（1）维持适宜的休息与活动。

（2）复述有关疾病的知识和自我护理、自我监护的方法。

（3）保持身心舒适。

（4）维持孕（产）妇和胎儿良好的健康状态。

（5）无合并症的发生。

3.护理措施

加强妇女保健工作，为患心脏病的妇女及家属讲解有关妊娠与心脏病的相互关系，为不宜妊娠的病人提供计划生育指导。为可以妊娠的病人提供健康教育，督促其定期到医院就诊。

（1）妊娠期护理：

①维持足够的休息，以减轻心脏压力。孕妇应合理安排休息和工作，保证足够的睡眠。

②协助病人接受活动的限制。孕妇应避免劳累，减少活动可以减轻疲倦，以促进适当的换气。如果孕妇居家治疗，需要有良好的支持系统，协助她处理家务，避免粗重的工作。

③协助病人获得合理的营养。孕妇应摄取高铁、高蛋白、低钠、饮食，并应保证足够的热量。进食不宜过饱，以免增加心脏负担。多进食蔬菜、水果以预防便秘。孕妇体重增加应适当，以确保胎儿的健康，但增加不宜超过 12.5 kg，以免增加心脏负担。

④预防感染。感染会增加心脏的负荷，如果心脏负荷过重会导致心衰，所以孕妇应注意口腔卫生，预防感冒，特别要注意避免上呼吸道感染，如有感染症状应尽早就医治疗。

⑤监测心功能。孕妇在妊娠期应由高危门诊管理，妊娠 28 周前每 2 周评估一次心功能，28 周后每周一次，尤其是妊娠 32~34 周，循环血量达高峰时，一旦发生心功能代偿不全症状，应马上纠正。

⑥为孕妇及其家庭成员提供知识，指导孕妇自我护理。孕妇应了解自身状况并学习如何满足自己身体的需要，避免劳累、紧张和情绪波动。与孕妇及其家人讨论各种顾虑和担心，耐心指导，减轻恐惧心理，主动配合治疗和护理。

（2）分娩期护理：

孕妇和胎儿在分娩过程都会遇到极大的压力，可能会导致缺氧及血供减少而危及孕妇和胎儿，所以应注意减少孕妇体力消耗。

①待产过程中产妇应采取左侧卧位，以增加子宫、胎盘的血流量。给予适当止痛，以减轻心脏负担。

②监测产妇和胎儿情况。密切观察生命体征，以观察产妇对分娩的反应，并判断是否有心功能代偿不全的症状。检测胎心变化及对宫缩的反应，以判断是否有胎儿宫内窘迫发生。

③减少产妇体力消耗，加强休息。指导产妇在两次宫缩间期放松和休息，耐心安慰产妇以帮助其适应宫缩引起的不适。应尽量缩短产程。

④陪伴产妇，提供心理支持，并告知产妇及其家人产程进展情况，以降低他们的焦虑。

（3）产褥期护理：

产妇在产后仍会发生心衰，产后腹部应加压 6 h 以减轻心脏负荷。产后应至少住院一周，直到心功能恢复。

①密切观察生命体征，以尽早发现心功能代偿不全的症状。产后应取半卧位，或侧卧位，以维持良好的心脏与呼吸功能。

②根据评估结果，在心功能允许的情况下，鼓励产妇早下床活动，以减少血栓形成。并允许哺乳，应注意避免过累。不宜哺乳的产妇应退奶。

③摄取合理饮食，预防便秘。

④帮助产妇护理新生儿，为产妇提供心理支持，协助减轻不良情绪。提供母亲和新生儿接触的机会，以建立母亲和新生儿的亲子互动。

⑤出院时为产妇提供出院指导，包括：产妇的自我护理、活动与休息的安排、合理饮食、新生儿护理、避孕方法等。

第十七节　妊娠合并糖尿病妇女的护理

糖尿病属于一种全身慢性代谢性疾病。糖、脂肪和蛋白质代谢紊乱，是由于胰岛素分泌不足引起。此病发展严重常并发心、血管、肾、眼底及神经的改变。妊娠合并糖尿病处理不当并发症较多，母、儿病死率高。糖尿病合并妊娠发病率国外报道1‰~6‰。胰岛素问世以前糖尿病妇女不育、流产、早产、胎死宫内及新生儿死亡情况严重，围产儿病死率高达40%。而胰岛素用于临床后，糖尿病妇女生育问题得到明显改善。临床工作上碰到妊娠合并糖尿病，维持到足月分娩者日益增加。国内报道其发生率在1‰~3‰，近几年有增高趋势。主要由于人民生活水平的增高，饮食的变化，加之对本病的敏感性及诊断率的增加。

一、病理变化

妊娠期肾糖阈降低，血糖正常仍会有尿糖，由于肾小球对葡萄糖滤过率的增加大于肾小管对葡萄糖的再吸收所致，血糖水平随时间的变化有高低波动。清晨血糖处于较低水平，午餐后血糖升高，所以下午尿糖常阳性。妊娠早期由于妊娠反应，进食受影响，加之胎儿生长发育能量的消耗，孕妇空腹血糖偏低；妊娠中期，胎盘的形成，产生的人类胎盘生乳素、雌激素和孕激素，在不同程度上都有对抗胰岛素的作用，虽然妊期代谢的增加，胰岛素的产生也增加，但仍满足不了妊娠的需要；妊娠中晚期血糖比正常情况为高，糖尿病孕妇餐后血糖高峰也较非妊娠妇女高，所以妊娠后期做糖耐量试验测定与非妊娠妇女标准不同是有意义的。用胰岛素治疗的糖尿病孕妇，胰岛素用量随妊周增加而增加，胰岛素为多肽分子，不能透过胎盘，而葡萄糖可进入绒毛血管被吸收，当母亲患糖尿病，血糖升高，透过胎盘，使得胎儿血糖升高，同时也刺激胎儿胰岛细胞产生较多的胰岛素，一旦母体血糖降低，胎儿出生后脱离高血糖环境，自身分泌胰岛素过多，所以有时新生儿出现低血糖。

二、临床表现

（1）有三多症状，多饮、多食、多尿。

（2）有糖尿病的家族史。

（3）巨大儿、早产、多次流产、畸胎史、死胎、死产及不明原因的新生儿死亡史，本次妊娠胎儿过大，羊水过多。

（4）体重增长快>标准体重的20%，年龄≥30岁。

（5）反复发生霉菌性阴道炎，皮肤易生疖痈。

三、辅助检查

1.筛选检查

除妊前已明确诊断糖尿病外，其他孕妇在 24~28 周行 50 g 葡萄糖筛查试验，口服 50g 葡萄糖后 1h 测定血糖，如 >140 mg/dl，则行口服 100g 葡萄糖耐量试验（OGTT）以明确诊断。

2.妊娠期糖尿病诊断标准 OGTT

空腹 100g 葡萄糖，空腹及服糖后 1、2、3 h 四次血糖，正常值为 105、190、165、145，有 2 次或 2 次以上超过上述标准，诊断为妊娠期糖尿病（GDM），如仅第 2h 血糖异常，诊断为妊娠糖耐量减低（LGT）。

四、治疗原则

（1）妊前已有糖尿病根据病情决定是否适合妊娠，首先进行心、肾、眼底情况全面检查，结合病史，全面考虑，病情稳定在内分泌医生监测下妊娠，如已妊娠，病情较重，耐心解释，劝其终止妊娠。

（2）已妊娠的糖尿病孕妇，应在内分泌与产科医生监测下，继续妊娠，监测血糖、尿糖，调整饮食，指导 RI 用量，防止发生低、高血糖及酮症酸中毒。

（3）饮食：在营养科会诊下算出合适饮食定量，由于胎儿生长的需要，不应过分控制热量，一般以每日 7961~8380J（1900~2000 卡）左右为宜，主食为每日 350~400 g，蛋白质每日每千克体重 1.5~2.0 g，同时应适当补充铁剂及维生素，加之蔬菜、豆制品及含糖少的水果。

（4）预防感染：糖尿病孕妇抗病能力低，血糖、尿糖浓度升高，有利于细菌生长，妊期上呼吸道、泌尿生殖系、皮肤的感染常见，有时反复发作霉菌性阴道炎，所以应做到预防为主。

（5）无合并症的发生。

1.护理措施

加强妇女保健工作，根据疾病史、孕产史、家族史及身体评估的资料，判断能否妊娠，不宜妊娠的病人提供计划生育指导。为可以妊娠的病人提供健康教育，讲解糖尿病与妊娠的相互影响，督促其定期到医院就诊。

（1）妊娠期护理：

①指导孕妇认识饮食治疗的重要意义，与孕妇及其家属共同讨论制定合理的膳食计划，以维持妊娠期的理想体重及控制血糖，必要时请营养师协助。

②指导病人认识控制血糖的重要性，正确合理地使用胰岛素控制血糖。

妊娠期血糖过高会造成液体流失，从而导致低血压，威胁母亲及胎儿的健康及生命，且易引起羊水过多。还会因葡萄糖代谢不良，产生酮酸过多，使胎儿在酸性环境中生长发育受阻。低血糖会造成孕妇及胎儿脑组织受损，所以妊娠期血糖的监测和控制非常重要。

血糖的控制除饮食控制外，还可药物控制，但妊娠期不可口服降糖药，以免药物通过胎盘影响胎儿，导致胎儿畸形。胰岛素治疗是妊娠期控制血糖最好的办法。

指导孕妇了解胰岛素使用的类型、剂量、药物作用的高峰时间，配合饮食控制，以维持血糖在正常范围，胰岛素注射时间应在餐前 15 min，注射部位应注意更换使用，以免局部发生硬结影响药物的吸收或发生感染。为孕妇讲解低血糖和高血糖的症状，以便孕妇自己能及时发现异常情况并处理或就医。鼓励孕妇外出时带糖尿病识别卡，以便能及时得到适当的紧急处理。

③指导孕妇自测血糖，并判断结果。

④注意监测孕妇和胎儿的健康状况。监测孕妇的生命体征，预防和监测感染的发生。孕 30 周后开始做胎心监护，以评估胎盘功能和胎儿的健康状况。

⑤维持孕妇适当的活动与休息。适当的活动可以消耗葡萄糖，维持血糖平衡。但应避免长途旅行，以免发生意外。

⑥为孕妇及其家庭成员提供支持。与孕妇及其家人讨论各种顾虑和担心，耐心指导，减轻恐惧心理，主动配合治疗和护理。

（2）分娩期护理：

分娩时因宫缩引起的疼痛和不适会使产妇食物的摄取量减少，应密切观察血糖变化。同时应监测胎心，并为产妇提供心理支持。如果选择剖宫产，应了解产妇及其家人的恐惧和担心，提供相应的健康指导，减低其焦虑感。

（3）产褥期护理：

①产后仍应注意监测血糖，调整胰岛素的用量，预防低血糖的发生。

②帮助产妇护理新生儿。新生儿应注意保暖，预防感染。出生后 1~2 h 开始口服 20% 的葡萄糖水，每 3h 一次，以预防低血糖的发生。护理过程中应密切观察新生儿的健康状况，注意面色苍白、出冷汗等低血糖症状和呼吸急促、面色青紫等呼吸窘迫等症状，并及时处理，必要时请儿科医生处理。同时注意观察新生儿有无畸形。

③提供机会，促进母子感情。帮助产妇母乳喂养。

④出院时为产妇提供出院指导，包括：产妇的自我护理、活动与休息的安排、合理饮食、新生儿护理、避孕方法等。

第十八节　产后出血的护理

产后 24h 内出血超过 500 mL 者为产后出血。国内报道发生率为 1%~2%，是产妇死亡四大原因之一（出血、感染、子痫、妊娠合并心脏病）。

一、病　因

1.宫缩乏力

宫缩乏力约占产后出血的 70% 左右，常见引起宫缩乏力的原因有以下几方面：

（1）局部因素：由于双胎、巨大儿、羊水过多引起子宫张力过大，子宫肌纤维过度牵拉失去弹性或子宫畸形。肿瘤影响子宫收缩，前置胎盘，胎盘早剥发生子宫卒中、急产、多产等均可发生宫缩乏力，引起出血。

（2）全身因素：产程延长，产妇过度消耗，滞产引起宫缩乏力或使用全身麻醉剂，过多镇静剂，使子宫肌肉松弛而出血。

2.胎盘滞留

胎儿娩出后 30min，胎盘尚未娩出者。可能由于过早牵拉脐带及揉挤子宫，使得部分胎盘剥离，影响子宫收缩，剥离面 m 窦开放出血。或由于膀胱充盈引起宫缩不良，胎盘已剥离未及时排出宫腔，嵌顿在内口，使子宫收缩不协调引起出血。

3.产道损伤

南于胎儿过大，胎儿娩出过快（急产），阴道助产，都会造成软产道损伤。尤其宫颈撕裂上延，累及子宫动脉时可引起大出血，大的会阴侧切、阴道血肿都可引起出血。

4.凝血功能障碍凝血功能障碍有以下两种情况

（1）死胎、胎盘早剥、羊水栓塞等引起凝血机制障碍的出仇。

（2）产妇本身有出仇性疾病，如 m 友病、血小板减少性紫癜、白血病、冉生障碍性贫血等。

二、临床表现

出血原因不同，故临床表现也各有差异。

（1）胎盘娩出后，急性大量出血，色暗红，按摩子宫底不清、软，往往是因为宫缩乏力出血。胎盘娩出前，阴道出血不止，子宫轮廓清楚，按宫底有血块被挤出，这可能由于胎盘滞留，部分粘连或植入所致出血。

（2）胎儿娩出后，立即出现阴道出血，色鲜红，子宫收缩良好，检查软产道发现某部位裂伤，有活跃出血，这是软产道损伤后出血。

（3）有凝血功能障碍出血的产妇，往往产前就有出血倾向，牙龈出血，产后伤口针眼渗血与凝血功能有关。

三、处　理

肯定出血原因，止血，加强宫缩，防止休克，补充血容量，必要时切除子宫。

1.胎盘娩出前出血

如胎盘已剥离但未排出，应挤压宫底，牵引脐带娩出，注意排空膀胱。如胎盘部分剥离出血，则应手取胎盘。如系胎盘嵌顿出血，应在乙醚全麻下手取胎盘如系胎盘植人而引起的出血，应立即切除子宫。

2.胎盘娩出后止血

（1）子宫收缩乏力导致出血，应按摩子宫，静点催产素，如无妊高症，可加用麦角新碱 0.2 mg，仍不止可填塞或栓堵子宫血管。

（2）软产道损伤导致出血，应及时缝合修补，若发生子宫破裂立即开腹修补。

（3）部分胎盘残留，可行刮宫术。

（4）内科血液疾病引起出血，可应急用宫缩剂，输新鲜 m，激素治疗，必要时用肝素治疗。

四、护 理

（1）根据出血原因配合医生进行必要处理。
（2）产妇休克置头低位，吸氧保持输液通道，做好输液准备。
（3）测产妇生命体征：体温、血压、脉搏、呼吸。
（4）协助按摩子宫，严密观察子宫收缩，了解出血情况及时汇报。
（5）产后注意观察会阴，腹部伤口愈合情况有否渗 m。
（6）产后鼓励产妇进营养食物以利早日恢复。

第十九节 产褥感染妇女的护理

产褥感染系分娩与产褥期因生殖道创面，受致病菌的感染所致引起的局部或全身炎症的变化。

产褥病率：是指产后 24h 至 10d 内，任何不连续的 2 次体温升达或高于 38℃，而且测口表，每日测 4 次。二者有区别义有关联。因为产褥病率的大部分病例均由于产褥感染，但部分病例的发热可因生殖道以外部位（乳腺，泌尿道、呼吸道等）的炎症引起。

一、病 因

女性生殖器官是有防御能力的器官。妊娠和分娩此能力下降。产后由于体弱，尤其产时过度疲劳，胎膜早破，滞产，阴道操作过多，产道损伤，程度越重，越易发生。发生产后出血，胎盘胎膜残留。妊娠后期性生活，不注意卫生。营养不良，贫血，产妇一般情况差等各种因素均能引起产褥感染。引起产褥感染的细菌种类较多，其中以大肠杆菌，厌氧性链球菌为最常见。而溶血性链球菌及金黄色葡萄球菌较为严重。常发生几种细菌的混合感染。

二、临床表现

潜伏期，感染症状一般出现在产后 3~7 d，栓塞性静脉炎症状出现迟在 7~14 d 左右，外阴宫颈发炎表现局部红肿，疼痛，触痛明显，体温<38℃。如会阴伤口化脓未切开者，出现高热、寒战。子宫内膜炎，可有轻腹痛，体温不高，恶露增加，子宫复旧慢；炎症侵入肌层，体温较高，在 38℃以上，下腹疼痛明显，压痛重。恶露多而臭多由于厌氧感染，溶血性链球菌感染，恶露少而无臭味，白细胞计数上升。一般子宫内膜感染或浅肌层感染，经治疗 7~10d 后基本可痊愈，而肌壁深层感染，中毒症状严重，子宫不缩小，经充分治疗 1~2 周有时仍不转为正常。

三、治疗原则

有感染迹象常规做阴道拭子培养加药物敏感试验，根据药敏选择合适抗生素。

通常炎症由厌氧菌和亲氧菌引起的混合感染。厌氧可用甲硝唑及林可霉素，克林霉素，也选用广谱青霉素及头孢类抗生素。如用甲硝唑注意暂不母乳喂养，停药方可哺乳。外阴局部感染，可热敷或拆线引流。腹膜炎应注意适当补充体液和电解质。贫血及抵抗力差者，还应多次少量输新鲜血。腹膜炎在用抗生素同时，做剖腹探查及引流。盆腔脓肿也应根据部位经腹或经阴道引流。栓塞性静脉炎，不仅静脉内有栓子，且周同组织也有炎症，故不宜用肝素治疗。但疑有肺栓塞时，则应在内科血液组指导下，适当用肝素，以免栓子继续形成进入肺部。

四、护 理

1.可能的护理诊断和医护协作性问题

（1）体温过高：与产褥感染有关。

（2）舒适的改变：疼痛：与产褥感染，高热有关。

（3）营养失调低于肌体需要量：与发热消耗增多，摄入量降低有关。

（4）体液不足：与发热消耗，摄入降低有关。

（5）焦虑：与担心自身健康和婴儿喂养有关。

2.预期目标

（1）体温及各项生命体征恢复至正常水平。

（2）增进孕妇身心的舒适。

（3）维持体液容量平衡。

（4）营养摄入量保持正常水平。

（5）复述有关疾病和自我护理的知识。

3.护理措施

（1）医疗护理过程中严格无菌操作。注意经常洗手，减少不必要的阴道操作，以免感染的播散。对有感染的高危人群注意预防。

（2）指导产妇采取自我护理措施预防感染，如注意保持会阴清洁，使用消毒会阴垫，勤更换会阴垫，便后清清会阴等。注意观察子宫收缩及伤口情况。

（3）对已发生感染的产妇，应提供舒适的环境，促使产妇休息和睡眠。抬高床头，促进恶露排出。密切观察血压、脉搏、呼吸、体温，发现异常及时通知医生。

（4）饮食应易消化，高营养。注意水分的补充，每天不应低于2000mL。注意保持水电解质平衡。

（5）协助医生采取措施，遵医嘱使用抗生素，注意定期检查m常规及白细胞总数、分类，了解治疗效果。

（6）观察了解产妇及其家人的精神状态并给予精神安慰，讲解有关的知识及自我监护和自我护理的方法。加强婴儿护理，促进母婴情感交流。主动为产妇提供生活护理，避免病人劳累和精神紧张。

第二十节　子宫脱垂的护理

一、病　因

（1）分娩：尤其急产、滞产、巨大儿等难产。

（2）产褥期过早负重劳动，增加腹压，盆底组织恢复不良。

（3）营养不良：长期慢性消耗性疾病、营养不良消瘦、长期咳嗽，或者先天性发育不良。

（4）卵巢功能低下。

（5）手术：阴道手术缝合修补不良。

二、临床表现

（1）外阴部肿物脱出：①Ⅰ度子宫脱垂：是宫颈位置在坐骨棘与阴道外口之间，患者无明显自觉症状；②Ⅱ度子宫脱垂：宫颈已越出阴道外口，常合并阴道前后壁轻度膨出；③Ⅲ度子宫脱垂：宫体部分或全部脱出阴道口外，阴道前后壁膨出更为明显。患者明显感到外阴部肿物脱出，有时卧床休息后可自行回纳，或用手可以回纳，严重时不能回纳，或者在蹲位、负重、增加腹压即有肿物脱出。

（2）下腹坠胀、腰酸：子宫脱垂后改变原来的解剖位置，牵引腹膜、盆腔淤血，严重时输尿管异常弯曲致肾盂积水或输尿管扩张，都可以引起腰酸、下腹坠胀感，还可出现月经过多。

（3）阴道分泌物增多或血性白带：子宫脱垂或阴道前后壁膨出，局部肿胀、充血，长期暴露在阴道口外，与股内侧皮肤或内裤、衬垫摩擦，阴道上皮或宫颈上皮角化、破溃、感染、渗出增加，分泌物呈脓性或染血。

（4）排尿异常：重度患者伴有尿潴留或张力性尿失禁。手术后常因局部伤口疼痛、尿管引流刺激不适。

（5）便秘：严重时后壁膨出或直肠膨出形成盲袋，表现大便困难，常常秘结。

三、护　理

1.可能的护理诊断

（1）有皮肤受损的危险：与子宫脱出阴道受到摩擦有关。

（2）舒适的改变：与子宫脱垂有关。

（3）有感染的危险：与子宫脱出阴道受到摩擦有关。

2.预期目标

（1）无感染发生。

（2）病人舒适感增加。

3.护理措施

（1）轻度阴道膨出和子宫脱垂，一向对生活影响不大，注意适当休息，给予生活指导，避免重劳动和腹压。加强盆底肌肉的锻炼。中度阴道膨出应指导患者及时回纳，正确使用子宫托。对需进行手术治疗者，按阴式手术护理。

（2）保持大便通畅，治疗慢性咳嗽，以避免腹压增加。

（3）已发生黏膜破溃，不宜使用有刺激性药液涂拭，可用 1/3000~1/5000 的高锰酸钾液坐浴，每天 1~2 次，每次 20min 左右，水温 40~50℃。

（4）促进溃疡面愈合：每次坐浴后可用己烯雌酚鱼肝油涂拭溃疡面，也可用消毒的花生油或芝麻油 10~20mL 加苯甲酸雌二醇 2 mg 混匀外用。

（5）尿失禁者保持外阴部干燥清洁，勤换内裤，严重可用月经带接尿器或一次性裤式"尿不湿"盛尿。尿潴留病人尽量回纳后排尿。对便秘，除给予饮食指导，多食粗纤维蔬菜、水果外，可采用缓泻剂。

（6）提高患者治疗信心，多与患者接触，耐心听取病情陈述，充分了解心理状态，主动关心帮助提高生活料理能力，术后预防会阴伤口感染，每天会阴擦洗 2 次，留置尿管应注意尿液引流通畅，拔除尿管后注意能否自主排尿。大便秘结服用缓泻药，避免使用腹压。术后体位宜多采取半卧或侧卧位，有利阴道伤口渗出物排出，引流通畅。

（李志丽 段冬云 任芬芬 高娟娟 王小燕）

第十七章　急诊科疾病患者护理

第一节　急性左心衰的护理常规

一、病人取坐位，双腿下垂，减少静脉回流。

二、吸氧：湿化瓶内加 50% 酒精或其他制剂，降低肺泡泡沫表面的张力，使泡沫破裂液化，以利呼吸道通畅。

三、测血压、脉搏、呼吸，做心电图，按常规进行心电监测。

四、严重气急、烦躁不安者，遵医嘱使用吗啡。

五、遵医嘱使用快速利尿剂，并观察利尿剂效果，记录 24 小时出入液量。

六、使用洋地黄者要注意观察病情及毒性反应，如厌食、恶心、呕吐、腹泻和各种心律失常等，如有上述反应，立即报告医生，立即停药或减量。

七、心理护理：以高质量的护理取得病人的信任，做好病人和家属的安慰和解释工作，给病人以心理支持，以利于早日康复。

八、健康教育：向病人及其家属讲解疾病的相关知识、治疗护理要点及相关注意事项及自我保健常识。

第二节　呼吸衰竭护理常规

一、严密观察病情变化，注意神志、呼吸、心率、血压的变化。按常规进行心电监测。

二、持续低流量吸氧，吸氧浓度 1~2 升/分钟，可减轻对呼吸的抑制，有效地改善缺氧状况。

三、保持呼吸道通畅：使头偏向一侧，协助病人翻身拍背，促进痰液排出，并备好吸痰器。

四、慎用镇静剂，如病情需要则应密切观察呼吸的深度、频率、节律、次数，发现异常及时报告。

五、人工呼吸机的使用。

六、做好重病护理记录。

七、心理护理与健康教育：注意与病人及其家属的沟通，及时解释和说明病情，缓解病人及其家属的紧张和焦虑情绪，使其以愉快的心态配合治疗和护理。向病人及其家属讲解疾病的相关知识、治疗护理要点及相关注意事项等。

第三节　休克护理常规

一、取仰卧中凹位，心源性休克者酌情半卧位。

二、注意保暖。

三、给予氧气吸入，保持呼吸道通畅。

四、严密观察神志、瞳孔、体温、脉搏、呼吸、血压的变化，做好重病护理记录，按常规进行心电监测。

五、开放静脉通道1~2条，必要时可采用中心静脉置管输液。并遵医嘱给药。

六、严密观察病情变化，准确记录24小时出入液量，严重休克者应留置尿管。

七、心理护理与健康教育：注意与病人及其家属的沟通，及时解释和说明病情，缓解病人及其家属的紧张和焦虑情绪，使基以愉快的心态配合治疗和护理。向病人及其家属说明疾病相关知识、治疗护理要点及相关注意事项等。

第四节　急性有机磷中毒护理常规

一、病人安置：迅速安置病人于抢救室内，脱去污染衣物，注意保暖，污染的皮肤用肥皂水彻底清洗，眼部污染用2%碳酸氢钠溶液冲洗，防止毒物持续吸收，同时立即通知医生。

二、呼吸管理：病人头偏向一侧，及时清除和吸引呼吸道的分泌物和呕吐物，以保持呼吸道通畅。给予氧气吸入。若呼吸困难、微弱或停止，应立即行气管插管。

三、立即洗胃：洗胃要求及时洗、反复洗、彻底洗，可用生理盐水、温开水或2%~4%碳酸氢钠溶液（温度25~38℃为宜）每次300~500mL，反复清洗。若美曲磷酯中毒禁用碳酸氢钠溶液洗胃，以免变成毒性更强的敌敌畏。洗胃的时间和灌洗的量不受限制，直至清亮无味为止。

四、立即开放静脉通道，遵医嘱迅速使用阿托品（或长托宁）和解磷啶，应与洗胃同时进行。

五、密切观察呼吸、脉搏、瞳孔的变化，要警惕阿托品过量引起阿托品中毒。症状如：面色潮红，脉率超过120次/分钟，瞳孔散大，皮肤干燥，烦躁不安。一旦出现上述情况立即报告医生。体温升高时，应行降温处理。

六、心理护理与健康教育：注意与病人及其家属的沟通，及时解释和说明病情，缓解病人及其家属的紧张和焦虑情绪，使其以愉快的心态配合治疗和护理。向病人及其家属讲解疾病的相关知识、治疗护理要点及相关注意事项等。

第五节　一氧化碳中毒护理常规

一、迅速将病人搬离中毒环境，移至空气流通处，松开衣带领口，注意保暖。

二、高流量氧气吸入，保持呼吸道通畅。清除口、鼻、咽部分泌物，若出现呼吸抑制及时行气管插管。

三、严密观察病情变化，特别是瞳孔、呼吸、血压及脉搏的变化，发现问题及时通知医生进行处理。

四、及时送高压氧舱进行治疗。

五、做好健康教育。本病预防最重要，应反复进行宣传教育。

六、心理护理与健康教育：注意与病人及其家属的沟通，及时解释和说明病情，缓解病人及其家属的紧张和焦虑情绪，使其以愉快的心态配合治疗和护理。向病人及其家属讲解疾病的相关知识、治疗护理要点及相关注意事项等。

第六节　急性心梗护理常规

一、绝对卧床休息，保持安静，立即高流量吸氧。

二、测血压、脉搏，建立静脉通道，并做好重病护理记录。

三、做心电图检查，按常规进行心电监护。

四、止痛：遵医嘱给予哌替啶，并做好必要的生化检查。

五、密切观察病人的心律变化，如发现室性期前收缩、窦性心动过缓、房室传导阻滞等心律失常，立即通知医生，并备好胺碘酮、阿托品等药物。

六、保持大便通畅，必要时服腹泻剂。

七、心理护理与健康教育：注意与病人及其家属的沟通，及时解释和说明病情，缓解病人及其家属的紧张和焦虑情绪，使其以愉快的心态配合治疗和护理。向病人及其家属讲解疾病相关知识、治疗护理要点及相关注意事项等。

第七节　脑出血护理常规

一、保持呼吸道通畅：使病人头偏向一侧，及时吸引呼吸道分泌物及呕吐物，困难者给予氧气吸入，必要时行气管切开。

二、密切观察并记录病人的神志、瞳孔、体温、脉搏、呼吸、血压的变化，以及排泄物、呕吐物的颜色，次数及量，及时发现颅高压、脑水肿并及时与医生联系。

三、注意皮肤的清洁，定时翻身、按摩，防止压疮发生。

四、加强口腔护理，预防口腔并发症。

五、昏迷病人应行鼻饲，以维持机体所需要的热量与营养，增加抵抗力。

六、心理护理与健康教育：注意与病人及其家属的沟通，及时解释和说明病情，缓解病人及其家属的紧张和焦虑情绪，使其以愉快的心态配合治疗和护理。向病人及其家属讲解疾病的相关知识、治疗护理要点及相关注意事项等。

第八节　镇静安眠药中毒的护理常规

一、洗胃：根据病情给予口服洗胃或插胃管洗胃。

二、病情观察：定时测量生命体征，观察意识状态、瞳孔大小、对光反射、角膜反射，若瞳孔散大、血压下降、呼吸变浅或不规则，应及时报告医生，及时处理。

三、保持呼吸道通畅，头偏向一侧，吸净呼吸道分泌物。必要时行气管插管或气管切开。

四、氧气吸入。

五、心理护理，不宜让病人单独留在病房，防止再度自杀。

六、心理护理与健康教育：注意与病人及其家属的沟通，及时解释和说明病情，缓解病人及其家属的紧张和焦虑情绪，使其以愉快的心态配合治疗和护理。向病人及其家属讲解疾病的相关知识、治疗护理要点及相关注意事项等。

第九节　心脏、呼吸骤停护理常规

一、根据病人突然发生意识丧失及大动脉搏动消失，或根据心电图示波器上显示出心脏骤停的心律表现，确定病人发生了心脏骤停后，应立即呼唤其他医务人员，同时即刻开放气道，实施人工呼吸和心脏按压。

二、迅速建立静脉通道，至少开放两条静脉，遵医嘱给予复苏药物。

三、立即气管插管，呼吸机辅助呼吸。

四、使用"心肺复苏机"行胸外心脏按压。

五、执行口头医嘱应复述一遍，查对无误后方可应用。药物随用随记。

六、按常规进行心电监测，并随时记录病人的意识状态、心率、心律、血压、呼吸、脉搏、出入液量、血气分析结果等。

七、头置冰帽或冰袋，以保护脑组织。

八、向病人家属交代病情，讲解抢救措施实施的目的并听取他们的意见。

九、如病人意识恢复，要给予情感支持和心理护理，避免因焦虑、恐惧而加重病情。

（王昆）

第十八章　社区保健操作与指导

社区保健服务是社区卫生服务的重要组成成分，是社区护士义不容辞的责任。由于儿童、妇女及老年人的特殊生理和心理需求，社区保健服务的重点对象为儿童、妇女和老年人。

一、新生儿沐浴指导

新生儿通过沐浴可以促进其血液循环、保持皮肤清洁，使小儿舒适。新生儿沐浴适用于 24 小时后去除脐带夹、体温稳定的足月儿及离开暖箱后、体温稳定的早产儿。新生儿沐浴的方法有淋浴、盆浴和擦浴，一般多采用盆浴。

新生儿盆浴方法和步骤

1.沐浴前准备

（1）备齐以下物品：浴盆、水温计、热水、中性沐浴液或婴儿皂、大毛巾、小面巾、浴巾、清洁衣服、尿布、爽身粉、棉签、95%乙醇等；

（2）调节室温于 25~28℃之间为宜，关闭门窗；

（3）将浴盆内盛 2/3 盆热水（水温以 38~40℃为宜），备水时，水温可稍高 2~3℃；同时准备 50~60℃的热水备用。

2.沐浴

（1）沐浴顺序：先洗面部、头颈、上肢、躯干、下肢，最后洗腹股沟、臀部和外生殖器。

（2）脐部护理：用 95%乙醇擦拭脐断面、周围及根部，促进脐部干燥，避免感染且使脐带早日脱落。

【注意事项】

1.新生儿沐浴应在小儿喂奶前或喂奶后 1 小时进行。

2.沐浴过程中应注意保暖，减少暴露，动作要轻柔。

3.沐浴时，保持水、肥皂不进入小儿耳、眼内。

4.新生儿脐带未脱落前，注意保持脐带干燥。

5.小儿头皮有皮脂结痂时，涂以液状石蜡，待次日轻轻梳去结痂后再清洗。

二、婴儿抚触指导

婴儿抚触是对婴儿肌肤接触的一项实用技术。通过良好、温柔的皮肤刺激，可以促进新生儿生长发育。研究证明：婴儿抚触不仅可以使婴儿食欲增加、睡眠安稳，还可以促进婴儿与父母之间的感情、建立婴儿坚强、独立的个性，从而有利于婴儿身心的健康发育。婴儿抚触一般适用于 6 个月以内的婴儿。

【方法和步骤】

1.抚触前准备

（1）调节室温于 25~28℃之间，室内应保持清洁，可以播放悦耳、轻松的音乐。

（2）准备一条大毛巾，铺在床上。

（3）准备好替换的尿布、内衣裤及一瓶婴儿抚触护肤油。

（4）抚触者应保持双手清洁、温暖、光滑，指甲应短，不戴首饰，可在手上涂抹一些婴儿润肤液。

2.抚触

（1）抚触头部：①用两手拇指从前额中央向两侧滑动；②用两手拇指从下颌上、下部中央向外侧、上方滑动，使婴儿上下唇成微笑状；③用一只手托住婴儿头部、另一只手的指腹从前额发际向上、后滑动，至后下发际，然后停止于两耳后乳突处，并轻轻按压。

（2）抚触胸部：双手分别从胸部的外下方（两侧肋下缘）向对侧上方交叉推进至两侧肩部。

（3）抚触腹部：用示指和中指依次从婴儿的右下腹、上腹至左下腹滑动，呈顺时针方向画半圆，注意避开婴儿的脐部和膀胱。

（4）抚触四肢：用双手分别握住婴儿上肢的近端，边轻轻挤压边向手腕部滑动，并搓揉大肌肉群和关节；用双手夹住婴儿小手臂，上下搓揉，并轻捏手腕和小手；用拇指从婴儿手掌心按摩至手指，并提捏各手指关节；下肢抚触方法与上肢相同。

（5）抚触背、臀部：让婴儿俯卧位，用双手掌分别于脊柱两侧从背部上端向两侧滑动，逐步向下滑动至臀部，然后双手示指与中指并拢由上至下抚触脊柱两侧四次。

【注意事项】

1.抚触宜在婴儿沐浴后、睡觉前、两次喂奶间进行。

2.每次抚触 15 分钟即可，每日 3 次；抚触初期以 5~6 分钟为宜，逐次延长。

3.每个动作一般以重复 4~6 次为宜。

4.抚触动作要轻柔，逐渐增加压力，使婴儿逐渐适应。

5.抚触过程中，要密切观察婴儿反应，若婴儿出现哭闹、肌张力增强、肤色发生变化应暂停抚触。

6.抚触同时可以与婴儿轻轻私语或唱歌，同时进行目光交流。

三、母乳喂养指导

母乳是婴儿最理想的天然食品，可以完全满足 6 个月以内婴儿生长发育全部营养的需求。母乳喂养因其可增进婴儿免疫力、增强母婴感情、促进母亲产后恢复且方法方便、安全、卫生等优点成为婴儿喂养的首选方式。

【方法和步骤】

1.哺乳前准备

（1）应先给小儿换上干净尿布，使小儿舒适。

（2）母亲哺乳前应将手洗干净。

（3）第一次哺乳前，母亲应用肥皂清洗乳头和乳晕，并用清水冲洗干净；以后每次哺乳前用消毒湿棉球擦净乳头和乳晕即可。

2.哺乳

（1）母亲可采取侧卧位和坐位授乳姿势。母亲采用坐位授乳时，椅子的高度以母亲坐下采时双脚可以平放于地面为宜，哺乳一侧的脚稍抬高（脚下可放置脚凳），抱婴儿于斜坐位，让婴儿的头和肩部枕于母亲的肘弯，用另一只手的示指和中指轻夹乳晕两旁，使婴儿含住整个乳头，并能自由用鼻呼吸。

（2）哺乳过程中，母亲应尽量使婴儿的身体与自己身体"三贴"，即：胸贴胸、腹贴腹、下颌贴乳房。

（3）哺乳时，母亲应轮流排空乳房。每次让婴儿吸空一侧乳房后，再吸另一侧；下一次喂养时，则先让婴儿吸空上次未排空的乳房。

（4）哺乳后，应将婴儿竖抱，将婴儿头部紧靠母亲肩上，用手掌轻拍婴儿背部，然后置婴儿于右侧卧位，以防止婴儿溢乳。

【注意事项】

1.母乳喂养应在婴儿出生后30分钟开始。

2.对1~2个月的婴儿，哺乳持续的时间和次数取决于婴儿的需求，即"按需哺乳"。一般每隔2~3小时哺乳1次，随婴儿月龄的增加，逐渐延长至每隔3~4小时1次，每昼夜共哺乳6~7次；待婴儿4~5个月后，每昼夜可哺乳5~6次，每次15~20分钟。

3.健康婴儿可从4个月时开始添加辅食；一般在10~12个月时可完全断乳，最迟不晚于18个月。断乳应逐步进行，最好选择在春、秋凉爽季节，且婴儿身体健康状态，切忌骤然断乳。

四、计划免疫

计划免疫是根据免疫学原理、儿童免疫特点及传染病发生情况，严格按照给儿童制定的免疫程序，有计划地使用生物制品进行预防接种，从而达到提高人群免疫水平、淬制和消灭传染病的目的。

儿童计划免疫程序

根据我国卫生部规定的儿童计划免疫程序（表18-1），

儿童必须在规定的月龄、年龄进行五种计划免疫疫苗的预防接种。此外，各地区可根据传染病在不同地区、不同季节的流行情况和家长的意愿进行非计划免疫接种，如乙型脑炎疫苗、流行性脑脊髓膜炎疫苗、风疹疫苗、流感疫苗、甲型肝炎病毒疫苗等接种。

表 18-1　国家卫生部规定的儿童计划免疫程序

月/年龄	接种疫苗
出生	卡介苗、乙肝疫苗 1
1 个月	乙肝疫苗 2
2 个月	脊髓灰质炎三型混合疫苗 1
3 个月	脊髓灰质炎三型混合疫苗 2、白百破混合制剂 1
4 个月	脊髓灰质炎三型混合疫苗 3、白百破混合制剂 2
5 个月	白百破混合 SU~FU3
6 个月	乙肝疫苗 3
8 个月	麻疹减毒活疫苗
1 5~2 岁	白百破混合制剂复种
4 岁	脊髓灰质炎三型混合疫苗复种
7 岁	麻疹减毒活疫苗复种、白百破混合制剂复种
12 岁	乙肝疫苗复种

【预防接种的方法】

1.预防接种的途径根据药物的特性和儿童对药物的敏感性，预防接种可采用口服、皮下注射和肌内注射等途径。

2.预防接种前准备

（1）接种场所应保持光线明亮、空气流通，冬季应保持至内温暖。

（2）受种者应保证注射部位和内衣清洁。

（3）接种者应注意衣帽整齐、干净，注意洗手，对家长和儿童作好解释工作。

（4）接种者应严格按照口服给药法或注射给药法的要求准备疫苗（菌苗）；接种所用疫苗（菌苗）、口服或注射所需物品、急救药物及登记本等应有秩序地放在规定的位置上。

3.预防接种

（1）卡介苗：卡介苗是产生自动免疫的活疫苗，免疫期为 3~4 年。接种时使用专用注射器，注射部位为上臂外侧三角肌中部，皮内注射，剂量为 0.1 mL，严禁皮下或肌内注射。凡患有传染病、结核病、免疫缺陷、皮肤病及心、肝、肾疾患者不宜接种。

（2）乙肝疫苗：目前使用的乙肝疫苗为重组酵母基因工程疫苗，免疫期为 3~5 年；注射部位为上臂三角肌，肌内注射；凡有发热、过敏史、急慢性严重疾患者不宜接种。

（3）脊髓灰质炎疫苗：脊髓灰质炎疫苗是产生自动免疫效果的混合型制剂，免疫期为 3 年以上；可与白百破混合制剂同日寸使用，服用时应用温开水送服；发热、腹泻及急性传染病患者暂缓使用，有免疫缺陷者禁止使用。

（4）白百破毒素混合制剂：白百破毒素混合制剂是产生自动免疫效果的死菌苗和类毒素混合而成的疫苗；注射部位为臀部，肌内注射，剂量为 0.5mL；发热、癫痫、神经系统疾患及有抽风史者禁用。

（5）麻疹减毒活疫苗：麻疹减毒活疫苗是产生自动免瘦效果的活疫苗，免疫期为 4~8 年；注射部位为上臂外侧三角肌，皮下注射，剂量为 0.2mL；患有严重疾病、发热或有过敏史者不宜接种。

4.接种反应的处理

（1）局部反应：受种者在接种后几小时至 24 小时内，局部可出现发热、疼痛、红肿等反应，有时伴有淋巴结肿大；局部反应可持续 2~3 天不等；接种活疫苗时，局部反应出现较晚、持续时间较长。出现局部反应时，可用毛巾热敷，并抬高患肢；症状轻者，可不作处理。

（2）全身反应：受种者在接种后 5~6 小时至 24 小时，可出现体温升高，持续 1~2 天，并可伴有疲惫感、头昏、全身不适、恶心、呕吐、腹痛、腹泻等全身症状。出现全身反应时，一般可对症处理。

（3）晕针：受种者在接种时或接种后几分钟内，由于空腹、疲劳、室内闷热、情绪紧张或恐惧等原因出现头晕、心慌、面色苍白、出冷汗、手足冰凉、心跳加快等症状，严重者甚至丧失知觉、口乎吸减慢。出现晕针时，应立即使受种者平卧，保持安静，并给予少量热水或糖水。

（4）过敏性皮疹：受种者在接种后几小时至几天内可出现荨麻疹，一般情况下，服用抗组胺类药物即可痊愈。

（5）过敏性休克：受种者在接种几分钟或 0.5~2 小时内，可出现呼吸阻塞、循环衰竭和中枢神经系统症状。此时，应使受种者立即平卧、保暖，并给予氧气吸入，同时皮下或静脉注射 1∶1000 肾上腺素 0.5~1 mL，必要时可重复注射。

注意事项

1.接种者应认真执行计划免疫程序，严格查对制度，注意接种的剂量、次数、间隔时间及不同疫苗的联合免疫方案。

2.接种后注意观察受种者的反应，一般观察 15~20 分钟。

3.接种后妥善处理疫苗：对已开启但尚未用完的疫苗，焚烧处理；对未打开的疫苗，放入冰箱内保存，并在有效期内使用。

五、孕期妇女保健指导

孕期妇女保健指导是社区护理服务的重要内容之一，是社区护士义不容辞的职责。社区护士应针对孕妇不同时期的特点和需求，提供相应的保健指导，以确保孕妇顺利度过妊娠期、胎儿的正常生长发育。

【孕期卫生指导】

1.个人卫生妊娠期的妇女应坚持经常洗澡，以淋浴为宜，保持会阴部清洁。若阴道分泌物的颜色、性质或味道发生改变时，应及时就医。

2.休息与睡眠　充足的睡眠不仅可以解除疲劳，还可以预防妊娠合并症的发生。孕妇应保证夜间 8~9 小时的睡眠，午间 1~2 小时的睡眠；睡眠时，孕妇宜采取侧卧位，最好是左侧卧位。健康、无妊娠并发症的孕妇可继续日常工作，但应避免强体力劳动、攀高举重或接触有害物质等；妊娠 28 周后，孕妇应适当减轻工作强度，避免夜班、长时间站立等。

3.乳房护理　为防止哺乳期乳头皲裂，孕妇自妊娠 7 个月起应开始进行乳房护理，其具体做法为：每日用温水毛巾轻擦乳头，以增加皮肤的韧性；若乳头扁平或凹陷，应用一只手的示指和中指分别固定乳头两旁的乳房，用另一只手的拇指和示指轻轻捏住乳头并向外牵拉，每日牵拉 1~2 次，以帮助乳头凸出。

4.性生活指导　妊娠早期，性生活的刺激可引起盆腔充血和子宫收缩，从而导致流产；妊娠晚期，性生活可诱发早破水、早产，并有可能将细菌带入阴道，导致产前、产时及产后的感染。因此，孕妇在妊娠 12 周以前和 32 周以后，应避免性生活。

5.用药指导妊娠期间，由于多数药物均能通过胎盘进入胎儿体内，并影响胎儿的生长发育，引起畸形甚至胎死宫内，故孕妇一定要慎重服用药物，切不可滥用抗生素类、抗肿瘤类、激素类、解热镇痛药物等，必须用药时，一定要经医师指导。

【孕期营养指导】

妊娠期，孕妇应选择合理的平衡膳食，不必增加太高的热量，以免体重增加过多，应尽量摄入高蛋白、高维生素及富含钙、铁、磷等微量元素的食物（具体摄入量参照表 18-2），且食物应新鲜、多样。孕妇应少吃辛辣刺激食物，避免烟、酒、浓茶、浓咖啡、高盐、高糖食物。

表 18-2　孕妇每日营养素摄入量

营养素	每日摄入量
蛋白质	1 5~2 .0g/kg
钙	1500mg
磷	1800mg
碘	100~200μg
铁	15~20mg
水	1000~2000mL

【孕期自我监护】

妊娠期间，孕妇不仅应注意观察自身生理变化，还应观察胎儿的胎动和胎心率情况，以及时发现异常情况。孕妇自妊娠 30 周开始，应每日记录胎动次数。其具体做法为：孕妇每日分别在早、中、晚监测 3 次胎动，每次监测 1 小时，每次采取静坐或侧卧位，注意力集中。每日将 3 次胎动次数的总和乘 4。若胎动在 30 次以上，反映胎儿情况良好；若胎动次数少于 30 次，并继续减少，反映宫内可能有缺氧情况，应及时就医。孕妇及家属还应在社区护士的指导下，监测胎心率。若胎心率在120~160次/分，提示胎儿情况良好；若胎心率<120次/分或>160次/分，提示胎儿缺氧，应立即左侧卧位、吸氧，并及时就医。

【产前教育与复诊】

1产前教育 社区护士应根据不同的妊娠阶段的特点和需求，对孕妇及其丈夫或亲属进行产前教育。主要内容应包括妊娠、胎儿发育、分娩、产后的有关知识和注意事项，帮助他们了解妊娠和分娩的正常生理过程，消除紧张、恐惧心理；同时还应向他们介绍各种检查、化验及有关治疗的目的和必要性，以取得他们的理解、重视和配合。

2.复诊时间 孕妇在妊娠12周前，进行初诊并明确妊娠；孕妇在妊娠12周后，将继续进行孕期复诊，以确保孕妇和胎儿的健康。其复诊时间分别为：孕12周后，每4周检查1次；孕28周后，每2周检查1次；孕36周后，每周检查1次。

六、产褥期妇女保健指导

产褥期是指从胎盘娩出至恢复或接近正常未孕状态，一般为6周。

产妇在产褥期将经历生理和心理的变化。

【产褥期家庭访视】

1.访视时间社区护士对产褥期妇女至少访视3次，其时间分别为产妇产后的3天内、14天和28天。

2.访视内容 社区护士在访视过程中，重点观察产妇以下情况：

（1）生命体征：产后3~4天由于乳房肿胀，产妇体温有时可达39℃，持续数小时，最多不超过12小时，如产后体温持续升高，应尽快查明原因。

（2）恶露：产后随子宫内膜的脱落，血液、坏死组织及宫颈黏液等自阴道排出，称为恶露。正常恶露可分为血性恶露、浆液性恶露和白色恶露，其颜色和持续时间见表18-3。若血性恶露持续2周以上，说明子宫复旧不好；若恶露逐渐增多，持续时间长，并变为混浊、有臭味或伴有全身症状，可能为产褥感染。

表18-3 正常恶露的性状

类型	颜色	成 分	持续时间
血性恶露	鲜红	大量血液、少量胎膜及坏死蜕膜	3~4日
浆液性恶露	淡红	少量血液、较多坏死蜕膜、有细菌	10日左右
白色恶露	白色	大量白细胞、坏死组织及细菌	3周左右

（3）乳房：检查产妇乳头有无皲裂，乳腺管是否畅通，乳房有无红肿、硬结及乳汁的分泌量。

【产褥期妇女保健指导要点】

1.休息与活动产褥期应生活规律，保证每日8小时睡眠；适当活动，但避免重体力劳动、长时间站立或蹲位。

2 营养与饮食产褥期妇女应摄入高蛋白、高热量、高钙和高铁食物，同时适当增加富含纤维素的食物，以防止便秘。

3.个人与环境卫生 产褥期妇女出汗较多，应经常淋浴或擦浴，勤换内衣；同时注意保持居室空气清新、温湿度适宜。

4.产后锻炼适当的活动及产后锻炼将有助于产妇子宫复旧、腹肌及盆肌张力的恢复和体型的健美。自然分娩的产妇可于产后 6 小时下床活动、产后 2 日随意走动；剖宫产的产妇可于产后 3 日下床活动。产妇如无不适症状，一般可在产后 2 日开始做产后健身操，每 1~2 日增加 1 节，每节做 8~16 次。

第一节和第二节：收腹、缩肛运动。仰卧、深吸气，收腹，呼气，缩肛与放松，两臂直放。

第三节：双腿上举运动。仰卧，双腿轮流上举，与身体呈直角，两臂直放。

第四节：提臀运动。仰卧，提臀，腹背运动。

第五节：仰坐运动。仰卧，双腿伸直，双手叉腰，将上身抬起放平交替进行。

第六节：腰转运动。跪姿，双膝分开，肩肘垂直。双手平放床上，腰部进行左右旋转运动。

第七节：全身运动。跪姿，双臂支撑床上，左、右腿夺替向背后高举。

5.产褥期性生活产褥期应禁止性交。产后 6 周起应采取适当避孕措施，哺乳者可选用工具避孕，未哺乳者可选用工具和药物避孕；正常分娩产妇于产后 3 个月可放置宫内节育器；剖宫产产妇于产后 6 个月可放置宫内节育器。

6.产后检查产褥期妇女除接受社区护士的家庭访视外，应在产后 42 天到医院进行产后检查。

七、围绝经期妇女保健指导

围绝经期是指妇女 40 岁以后出现的卵巢功能逐渐衰退、生殖器官开始萎缩向衰退过渡的时期，于停经后 12 个月结束，一般发生在 45~55 岁，平均持续 4 年。

【围绝经期妇女的健康教育】

75%~85%的围绝经期妇女可出现不同程度的围绝经期症状。社区护士应加强对围绝经期妇女进行健康教育，使她们了解围绝经期的生理、心理变化，较好地应对各种症状，顺利度过围绝经期。

1.围绝经期妇女的生理改变及其表现

（1）月经改变：由于卵巢功能的逐渐衰退，绝大部分围绝经期妇女首先出现月经紊乱，多表现为月经周期不规则，持续时间和月经量不一。

（2）生殖道改变：由于外阴皮肤干皱、皮下脂肪变再，且阴道干燥、皱襞变平、弹性减退，围绝经期妇女可出现性交痛。

（3）泌尿道改变：由于尿道缩短、黏膜变薄、括约肌松弛，围绝经期妇女可出现尿失禁；此外，还可因膀胱黏膜变薄，出现反复发作的膀胱炎。

（4）心血管系统改变：由于血胆固醇水平升高，各种脂蛋白增加，而高密度蛋白和低密度蛋白的比率降低，易诱发动脉粥样硬化，故绝经后妇女冠心病的发病率增高。

（5）其他症状：围绝经期妇女还会出现潮热、出汗等症状，多表现为面部和颈胸部皮肤阵阵发红，伴有烘热，继之出汗，持续时间长短不一，可为数秒或数分钟，每日可发作数次或数十次。

2.围绝经期妇女的心理改变及其表现

（1）焦虑：紧张、焦虑是围绝经期妇女常见的一种情绪反应，部分围绝经期妇女多表现为易生气或敌对。

（2）悲观：由于记忆力的减退，一些以脑力劳动为主的围绝经期妇女可出现悲观情绪，多表现为情绪低落、易激动、情感脆弱等。

（3）个性改变：由于生理的改变和家庭、社会环境的改变，围绝经期妇女可出现个性和行为的改变，如忧虑、多疑、自私、唠叨、急躁等。

（4）精神障碍：围绝经期妇女若不能较好地应对生理和心理的变化会出现精神障碍，如偏执状态和抑郁症等。

【围绝经期妇女的保健指导】

1.饮食保健指导

（1）控制脂肪、胆固醇及热量的摄入：围绝经期延女由于内分泌的改变，易引起高胆固醇血症、肥胖，促进动脉血管硬化，诱发心血管疾病，故应少吃或不吃富含胆固醇和饱和脂肪酸的食物，减少热量的摄入。

（2）控制钠盐的摄入：围绝经期妇女易出现水肿和高血压，故应将钠盐的摄入控制在每日 3~5g。

（3）多食蔬菜、水果：蔬菜和水果富含维生素 C，对缓解高胆固醇血症、促进铁的吸收均有一定的作用，故围绝经期妇女应多食蔬菜和水果。

（4）增加钙的摄入：围绝经期妇女由于雌激素水平的降低，影响体内钙的吸收，易出现骨质疏松。因此，围绝经期妇女每日补充钙 1 g，并多食用含钙丰富的食物，可缓解骨质疏松，同时对降低舒张压也有一定作用。2.运动保健指导　围绝经期妇女应坚持适当、规律的体育锻炼，每日不少于 30 分钟，每周不少于 3~4 次。

3.用药指导　围绝经期妇女应慎重使用药物，特别是雌激素类药物。围绝经期妇女应充分了解使用雌激素的目的及用法和剂量，并在医生的指导下使用雌激素，使用期间定期监测。

八、老年人营养与饮食保健指导

营养是维持生命的基本保障，是促进、维护、恢复健康的基本手段。伴随机体的衰老，老年人必须针对其特殊需求，在饮食中全面、适量、均衡地摄入营养，以延缓衰老、抵抗疾病、维护健康。为满足其营养需求，老年人在饮食中应遵循以下几项原则：

1.营养比例适当 老年人在饮食中，应首先确保营养的均衡。在保证摄入足够蛋白质的基础上，应限制热量的摄入，选择低脂肪、低糖、低盐、高维生素及富含钙、铁饮食，具体摄入量参照表18-4。

表18-3　正常恶露的性状

营养素	每日摄入量	营养素	每日摄入量
热量	6720~8400kJ	钙	800mg
蛋白质	10~12g/kg	铁	10mg
脂肪	50g	水	1000~2000mL

2.食物种类多样 各种食物中所含营养素成分不同、营养价值也不同，老年人应食用多种食物，充分利用营养素之间的互补作用，以满足机体的需求。老年人在选择食物时，应注意粗粮和细粮的搭配、植物性食物和动物性食物的搭配、蔬菜与水果的搭配。

3.科学安排饮食 老年人应科学安排饮食的量和时间。每日进餐定时定量，早、中、晚三餐食量的比例最好约为：30%、40%、30%，切勿暴饮暴食或过饥过饱。

4.注意饮食卫生 老年人抵抗力相对较弱，应特别注意食品的卫生，即包括：保持餐具的清洁；不吃变质的食品；应用健康的烹饪方法制作食品，少吃腌制、烟熏及油炸食品。

5.进食宜缓、暖、软老年人由于咀嚼能力的下降消化功能的减退，在进食时应细嚼慢咽，不宜过快；食物的温度应适宜，不宜过冷或过热；食物以松、软为宜，有助于消化。

6.戒烟、限酒、少饮茶 吸烟可使血中二氧化碳浓度增高、血脂升高；过度饮酒可增加脑血栓形成的概率，饮浓茶对胃肠道产生刺激。因此，老年人应戒除吸烟的习惯，限制饮酒量，饮用淡茶。

九、老年人休息与睡眠保健指导

休息是指在一定时间内相对地减少活动，使人体从生理和心理上得到放松，消除或减少疲劳、恢复精力的过程。睡眠则是休息的深度状态，是维持人体健康的重要生理过程，也是消除疲劳的重要方式。与年轻人相比，老年人的睡眠时间相对较短，一般每日为6~8小时；而且老年人睡眠质量不佳，容易出现失眠、入睡困难、睡后易醒等睡眠障碍症状。为保证老年人睡眠质量，针对老年人睡眠特点，可采取下列保健措施：

1.保证适当的活动或运动 老年人白天积极参与各种有益的社会活动、坚持适当的户外运动或体育锻炼，有助于入睡和改善睡眠质量。

2.选择舒适的睡眠用品老年人在选择睡眠用品时，应注意床不宜过窄、床垫不宜过硬或过软，枕头高低适度，被褥轻软、透气。

3 调整卧室环境卧室的环境不仅会影响老年人入睡，还会影响老年人的睡眠质量。因此，老年人睡前应注意调整好卧室的温度、湿度，将灯光调至柔和、暗淡，尽量停止各种噪声的干扰。

4.做好睡前准备工作老年人睡前应保持情绪稳定，不宜进行剧烈活动、观看或阅读兴奋或紧张的电视节目及书籍、饮用兴奋性饮料；晚餐应在睡前两小时完成，晚餐应清淡，不宜过饱，睡前不再进食；还可以在睡前用热水泡脚，以促进睡眠。

5.采取适当的睡眠姿势 良好的睡眠姿势可改善睡眠的质量。老年人选择睡眠姿势时，以自然、舒适、放松为原则；最佳睡眠姿势为右侧卧位，可避免心脏受压，又利于血液循环。

十、老年人活动与运动保健指导

生命在于运动。对于老年人而言，适当的活动和运动尤为重要，运动可以通过增强、改善机体各脏器的功能，延缓衰老的进程，不仅有助于促进老年人的躯体健康、心理健康和社会适应良好，而且还在疾病的预防、治疗和康复过程中发挥积极作用。

【老年人活动与运动保健的原则】

老年人参与活动及运动的主要目的是强身健体。为确保活动及运动的安全，老年人应遵循下列三项原则。

1.因人而异，选择适宜 老年人一定要根据自己的身体状况、所具备的条件，选择适合自己的运动种类、时间、地点。一般而言，老年人的运动时间以每日 1~2 次、每次 30 分钟为宜，每日运动的总时间不超过 2 小时；运动的场地最好选择在空气新鲜、环境清净、地面平坦的地方；运动的强度应以老年人心率维持在 110~120 次/分为宜，运动后最宜心率的计算方法为：一般老年人可采用运动后最宜心率（次/分）=（220 一年龄）×60%；身体健壮的老年人可采用运动后最高心率（次/分）=（220 一年龄）×80%。

2.循序渐进，持之以恒 老年人在进行活动或运动时，其强度应由小到大、逐渐增加；老年人要有毅力和决心，克服各种困难，长期坚持。

3.自我监护，确保安全 老年人在活动或锻炼过程中，一定要注意自我感觉。当出现不适感觉时，应立即停止活动；出现严重不适感觉时，应及时就医。

【老年人常用的健身方法】

1.散步 散步是一种尚单易行、安全有效、适合中老年人的健身方法。散步不仅能锻炼身体，还可调节情绪。散步的地点、时间、距离及速度应因人而异、循序渐进。老年人可根据自身及环境的条件，选择空气新鲜、行走安全的地点、适当的时间，以每分钟 80~90 步或每分钟 100 步以上的速度，每日步行 30~60 分钟。步行过程中，老年人应注意使自己脉搏保持在 1 10~120 次/分为宜。

2.游泳 游泳是一种全身性、比较适合于老年人的健身方法。游泳不仅可以增强心肺功能，使老年人动作协调、敏捷，对冠心病、高血压等疾病还有一定的治疗作用。老年人游泳的姿势不限，但速度不宜过快、时间不宜过长。一般而言，老年人以每日一次或每周 3~4 次、每次游程不超过 500 米为宜。老年人参加游泳锻炼时应注意：游泳前做好准备活动；水温不宜过低；游泳过程中，若感到不适，如头晕、恶心等，应暂停游泳；患有严重心血管疾病、皮肤病及传染病的老年人不宜参加游泳锻炼。

3.跳舞　跳舞是一种有益身心健康的文体活动。跳舞不仅可以消除心理紧张和大脑疲劳，还可以使全身放松，对高血压、冠心病等疾病也有一定的防治作用。老年人在跳舞前，应根据自己身体的状况，选择适当节奏的舞曲。

4.球类运动　球类运动是一种兴趣性较强的运动。球类运动不仅可以锻炼肌肉和关节的力量、调节大脑皮质的兴奋性、小脑的灵活性和协调性，还可以增进老年人的人际间交往、减轻老年人的孤独和寂寞。老年人可根据自己的兴趣、身体状况，选择适合的球类运动，如门球、乒乓球、台球、健身球等。

5.太极拳和气功　太极拳和气功是我国传统的民族健身运动项目，也是非常适合老年人的锻炼项目。这两项运动动作缓慢、柔和，协调、动静结合，不仅可以调节老年人的心境，还可以强身健体。

十一、老年人安全保健指导

老年人由于机体各系统功能的逐渐衰退，导致感觉及反应迟钝、平衡失调，从而在日常生活中容易发生一些意外事故，如跌倒、坠床、噎呛、错误使用药物等，其中一般以跌倒和不良用药反应较为常见。

【老年人跌倒的防护】

1.老年人自身防护措施

（1）老年人在变换体位时，动作不宜过快，以免发生体位性低血压；在行走时，速度也不宜过快，迈步前一定要先站稳。

（2）老年人洗浴时，时间不宜过长（一般不超过20分钟），温度不宜过高（一般水温以35~40℃为宜），提倡坐式淋浴。

（3）老年人外出时，尽量避开拥挤时段，避免上下公共汽车拥挤；同时一定要严格遵守交通规则。

2.老年人居室内、外环境及设施安全的要求：

（1）老年人居室内的走廊、卫生间、楼梯、拐角等暗处应保持一定亮度，以免老年人因视力障碍而跌倒；居室内夜间也应保持一定亮度，以便于老年人起床如厕。

（2）老年人居室内地面应使用防滑材料，最好选择木质地板；门口地面最好不要设有门槛。

（3）老年人浴室的地面及浴盆内应放置防滑垫；浴室及厕所内应设有扶手；浴室及厕所的门最好向外开，以便于发生意外时利于救护。

【老年人的用药安全】

伴随衰老的过程，老年人不仅容易患病，而且常同时患多种疾病；由于老年人机体各种功能的降低，药物在体内的吸收、分布、代谢和排泄均受到影响并发生改变。老年人用药的不良反应较年轻人高 3~7 倍，故老年人在服药过程中一定要慎重。

用药原则如下：

（1）少用药，勿滥用药：老年人应以预防为主，尽量少用药；当必须用药时，应遵医嘱对症治疗，尽量减少用药品种，并且以小剂量开始服用。

（2）注意联合用药：老年人往往同时服用多种药物，应特别注意药物的配伍禁忌。如中药与西药不要重复使用，避免拮抗；兴奋药与抑制药、酸性药与碱性药不能同时服用等。

（3）密切关注用药反应：老年人用药后应密切关注有无各种不良反应，若出现皮疹、麻疹、低热、哮喘等症状，应及时就医。

【注意事项】

1.降压药物：降压药是老年人常用药物之一。老年人在服用降压药时，应注意降压要适度，一般以收缩压下降 10~30mmHg、舒张压下降 10~20mmHg 为宜，防止因降压过低、过快而引起心、脑、肾的缺血；同时应监测 24 小时动态血压.以确定最佳的用药剂量和服药时间；一般而言，降压药最佳的服用时间为每日 7：00、15：00 和 19：00；睡前不宜服用降压药，以免诱发脑卒中。

2.抗生素：老年人在服用抗生素时，应注意其剂量和疗程，以免引发肠道菌群失调等问题。

3.胰岛素：老年人在使用胰岛素过程中，由于肝功能衰退，对胰岛素的灭活能力降低，从而使胰岛素作用时间延长，容易发生低血糖反应。因此，老年糖尿病患者在使用胰岛素时，应注意监测自身血糖、尿糖的变化，及时调整胰岛素的用量。以免发生低血糖。

4.解热镇痛类药：老年人由于对解热镇痛类药的作用比较敏感，在服用时宜采用小剂量；同时注意监测，避免诱发消化道出血。

5.镇静催眠药：老年人在服用镇静催眠药时，应注意采用小剂量，且最好几种镇静催眠药交替服用；长期服用镇静催眠药的老年人不宜突然停药，以免出现失眠、兴奋、抑郁等问题。

6.抗心律失常药：老年人在口服抗心律失常药时，一方面应首选副作用小的药物；另一方面应根据临床效果确定剂量，避免引发其他类型心律失常。

7.强心苷类：老年人常用的强心苷类药物为洋地黄。在口服洋地黄过程中，由于老年人的肝、肾功能减退，使药物的排泄速度减慢、半衰期延长，故应注意监测血药浓度，避免发生洋地黄中毒。

（何海萍）

第十九章　健康教育与健康促进

随着社区发展和科技进步，自我保健能力和健康意识成为制约人类健康水平提高的重要因素。作为预防医学重要组成部分的健康教育促进正逐渐成为社区卫生服务和精神文明建设的重要内容。

一、健康教育与健康促进的基本概念

（一）健康与影响健康的因素

健康是人类生存的基础，是经济发展、社会进步、民族兴旺的保证。健康教育是以促进人类健康为目的的特殊教育活动。因此，对健康内涵的全面了解，有助于指导健康教育与健康促进实践。

1.什么是健康。1948年，世界卫生组织（WHO）在其《组织法》中给健康下的定义是"健康不仅仅是没有疾病或虚弱，而且包括躯体、精神和社会适应方面的完好状态"。近年有人主张把"道德"列入健康范畴，即从道德的观念出发，每个人不仅对个人健康负责，同时也要对社会健康承担义务。

2.影响健康的因素。影响人类健康的因素很多，概括起来有四个方面：行为和生活方式、环境因素、生物学因素和卫生服务。四类因素中行为和生活方式越来越受到人们的重视，而以个人、群体的行为改变和环境改变为着眼点的健康教育和健康促进将成为全球第二次卫生革命的核心策略。

（二）健康教育与健康促进

1.健康教育。健康教育是一门研究以传播保健知识和技术，影响个体和群体行为，消除危险因素，预防疾病，促进健康的科学。它通过信息和行为干预，帮助个人和群体掌握卫生保健知识，树立健康观念，自愿采纳有利于健康行为和生活方式的活动与过程。其目的是消除或减轻影响健康的危险因素，预防疾病，促进健康和提高生活质量。

健康教育是有计划、有组织、有系统、有评价的教育活动，它的核心是教育人们树立健康意识，养成良好的行为和生活方式。健康教育的实质是一种干预，它提供人们行为改变所必需的知识、技术与服务（如免疫接种、定期查体），使人们在面临促进健康、防治疾病、康复等各个层次的健康问题时，有能力做出行为抉择。

2.健康促进。世界卫生组织给健康促进下的定义是：健康促进是人们维护恶化提高他们自身健康的过程，是协调人类与他们环境之间的战略，规定个人与社会对健康各自所负的责任。可见，健康促进是指充分利用各种手段，广泛动员和协调个人、家庭、社区及设计各部门履行各自对健康所负的责任，共同维护和促进健康的一种社会行为。其基本内涵包括个人行为改变和政府行为（社会环境）改变两个方面，并重视发挥个人、家庭、社会的健康潜能。

健康促进涉及五个主要领域：1.制定能促进健康的公共卫生政策；2.创造支持的环境；3.加强社区活动；4.发展个人技能；5.调整卫生服务方向。

二、传播与传播技巧

（一）传播概述

1.传播。在社区卫生服务工作中，卫生人员向社区居民传递有关的健康知识和信息，帮助他们养成良好的卫生习惯，同时通过各种渠道了解他们是否真正接受健康信息或采纳了健康行为，或者在某一过程中遇到什么问题等，以便提供必要的帮助，这些信息传递与收集的活动就是传播。也就是说，一个完整的传播过程不仅要发送信息，而且要注意收集反馈消息。

2.传播的分类。按照传播活动主客体的相互关系及其特征，分为四种基本类型：（1.人际传播；（2.大众传播；（3.组织传播；（4.自我传播。但作为社区卫生人员，了解人际传播和大众传播就可以了。

3.传播模式。五因素模式：回答了下列五个问题：（1.谁（who）；(2.说了什么（says what）；(3.通过什么渠道（through what channel）(4.对谁（to whom）；(5.取得什么结果（with what effect）。虽然他不能解释和说明一切传播现象，但抓住了五部分的研究范围和内容，从而形成了传播学研究的五大领域，为传播学研究奠定了基础。

双向传播模式：即把传播描述为一种有反馈的信息双向循环往复的过程。

3.传播要素。在传播学中，传播要素包括传播者、信息、媒介、受传者、效果和反馈五个方面。

（二）人际传播及其技巧

1.人际传播。人际传播也称为人际交流，是指人与人之间的一种直接的信息沟通活动。这种交流活动主要是通过语言来完成，也可以通过非语言的方式来进行，如动作、手势、表情、信号（包括文字和符号）等。

2.人际传播的特点。①人际交流简便易行，不受机构、媒介、时空等条件的限制，可以比较随意地进行；②交流双方可以互为传播者和受传者，交流充分，反馈迅速，可以及时了解对方对信息的接受程度和传播效果；③人际交流有利于提高传播的针对性并可以及时调整传播策略，对双方的态度和行为产生更深刻的影响；④与大众传播相比，人际传播的速度慢，信息量小，传播范围相对较小。

3.人际传播的技巧

（1）说话的技巧。语言是人类传播信息最基本的工具。信息传递的是否清楚、准确，产生的效果如何，与说话的技巧有很大的关系。说话的技巧表现在两个方面：第一使用对方能听懂、能理解的语言和词汇，发音要清晰，讲话的速度要适宜，使对方懂得和理解讲话者所传递的信息；第二使用生活的语言、丰富的表情和抑扬顿挫的语调等使对方产生兴趣和共鸣。

（2）听话的技巧。听话技巧又称倾听技巧。倾听不仅仅是认真和专心的听，还包括从听到的信息中了解对方的意图和情绪，听到所要理解的要点。倾听技巧主要表现在一些好的听话习惯上，包括以下几点：①在听对方讲话时要专心，不要被外界所干扰而转移自己的注意力。②不要轻易打断对方的讲话，要耐心地听对方的讲述，必要时还可以恰当的引导。③对对方的讲话要实时地做出恰当的反应，如点头或说"哦""唉"等，表示自己在认真听，使对方受到鼓励和尊重。④要善于听出"话外音"，不要急于表达自己的观点和看法，不要轻易对对方的话作出评论。

（3）观察的技巧。简单说，观察就是用眼睛看，通过眼睛来收集信息。通过观察对方的动作、表情，以及周围环境（包括人、物等）对交流的影响，获得有价值的信息，丰富交流的内容。观察的技巧主要是细心、全面和敏锐。观察室管要敏锐，善于谱捉细微的变化，透过表面现象，发现深层的内心活动和被掩盖的是事物，从而获得真实的信息。

（4）提问的技巧。提问是为了得到答案，从回答中得到信息。怎样提问才能有利于交流，有利于获得真实和尽可能多的信息，则要讲究技巧。①提问时要注意对方的表情和感受，应创造轻松愉快的交流气氛，不要一个接一个地问，应该给对方间隙。②要设法使服务对象感到所提问问题与自己利益相关，才能吸引对方注意和回答问题。③对敏感性问题的提问尤其需要注意。可以先问一般性问题，在逐步深入，并且要选择适宜的时间和场所。④要了解对方知、信、行方面的信息，尽可能多让对方发表意见，不要过多地限制回答的范围。⑤态度要和蔼，不可用质问的口气。⑥试探性提问可以帮助打破僵局，促进交流，也适用了解敏感性信息。⑦所提问题应尽可能、明确。

（5）反馈的技巧。在人际交流中反馈有三种形式：语言反馈、体语反馈和书面反馈。体语反馈包括动作和表情，书面反馈包括文字、图画、符号等。反馈也分三种不同的性质：积极性反馈、消极性反馈和模糊性反馈。受传者向传者做出赞同、支持、理解的反应为积极性反馈，而与其相反的反应则为消极性反馈。没有明确立场、态度、和感情色彩的反应为模糊性反馈。反馈技巧主要有：①根据不同的人物、时间、地点等特定因素及交流的内容采用适当的时间反馈形式。②对对方传递的信息表示感兴趣，用专注的神情或微笑、点头等积极性反馈来鼓励对方充分交流。③用积极性单靠支持、肯定对方时态度要鲜明，观点要明确。④用消极性反馈否定、反对和纠正对方时态度要缓和、口气要婉转。⑤用迷糊性反馈回避对方所涉及的敏感问题。

（三）健康资讯

1.深市健康咨询。健康咨询是近年来兴起的一项寻求有关疾病、健康、保健、医药、康复等有关信息和专业技术的服务项目。健康咨询的目标和任务是向求助者所提供所需要的健康信息和专业技术帮助，使咨询对象能够自己选择有利于健康的信念、价值观和行为，掌握有关的保健功能。

2.健康咨询的形式

（1）门诊咨询：许多医院或保健部门都设有不同服务内容的咨询门诊，如妇科咨询门诊、糖尿病咨询门诊等。这种形式的优点是，有专业知识和经验丰富的医务人员负责，专业性强；其缺点是，坐等咨询对象上门，不利于深入基层群众。

（2）随访咨询：社区卫生服务人员深入家庭、病室或其他一切自然场合开展咨询工作。这种方式简便易行，机动灵活，比较亲切，针对性强，很受群众欢迎。

（3）电话咨询：利用电话回答咨询对象的问题。这种方式简便易行，不受空间的限制。而且双方不见面，有利于消除顾虑，特别适合某些敏感问题，如艾滋病、性病咨询等。

（4）书信咨询：通过书信往来的形式询问和回答。这种形式适用于某些较复杂的内容，如说明病史、思想感受等；也适合某些敏感问题或咨询对象不愿意暴露在别人面前等情况。

（5）共同咨询：通过网络、广播、报刊、电视等媒介，回答听众、读者、观众某些共同关心的问题。这种方式的优点是可以为众多的人服务，产生较大的效果和影响。

3.健康咨询原则

（1）建立关系的原则：一个咨询者要从一开始就努力与咨询对象建立良好的人际关系。态度要和蔼，使对方感到轻松，没有拘束。咨询者的良好语言和表现可以使咨询对象产生信任感。

（2）理解性原则：咨询者必须努力使自己站在服务对象的立场去理解对方的思想感情，要设身处地地体验对方的感受。

（3）非指导原则：咨询者应该以平等的态度去看待和尊重求救者自己的选择，不要把自己的价值观、处世原则和解决问题的方法强加于对方，而帮助求助者自行作出选择。

（4）保密原则：咨询人员可能会听到许多私下或令人难堪的问题，应对其他所有人保密，这是与咨询对象建立信赖关系的关键。

4.健康咨询的过程和步骤

（1）收集信息：咨询之处，咨询者应尽量多从对方收集信息，收集到的信息越多，就越了解对方的情况，那么咨询者的建议就越中肯，咨询效果就越好。

（2）分析信息：在收集信息的过程中，咨询者应不断对信息进行分析，找出服务对象存在的问题，并分析导致问题的原因。

（3）反馈信息：咨询只对咨询对象提出的问题做出回答，或给对方以知识。

（4）咨询深入：在交流的基础上，进一步深入交谈，帮助咨询对象建立信心、认识方向和目标、做出选择。

（5）终止咨询：这是咨询活动的最后一个阶段。即鼓励咨询对象，巩固咨询结果，并结束咨询。

5.健康咨询的技巧

（1）咨询者出现在服务对象的面前时，应该衣着整洁、端庄大方。

（2）咨询者接待来访者时，应热情、友好和轻松。

（3）咨询者应主动拉近与来访者之间的距离。

（4）咨询者要用话语和行动表现出来访者的真诚。

（5）在手机信息时，要认真听取对方的诉说，并细心观察对方的面容和表情变化，通过倾听和观察获取第一手资料。

（6）不要被外界所干扰，眼睛轻松地关注对方，并经常点头表示听懂了对方的讲话。

（7）提问时可从一般性问题起，逐渐深入到问题的本质；尽量少用封闭式提问，多用开放式提问，适当运用索究星问题。

（8）不要轻易打断对方的讲话，要尽可能地让咨询对象谈出全部的思想和观点。

（9）帮助咨询对象分析问题所在，找出问题症结，提出建议。

（10）信息反馈阶段，要使用建议性语言，切忌劝服或过分鼓励。

（11）在终止咨询阶段，要特别注意给予表扬和鼓励，帮助咨询对象建立解决问题的信心。

（四）大众传播及媒介的应用

1.大众传播的概念。大众传播是指职业性信息传播机构和人员通过广播、电视、报纸、杂志、书籍等大众传播媒介和特定传播技术手段，向范围广泛、为数众多的社会人群传递信息的过程。

2.大众传播的特点。（1）传播者是职业性信息传播机构和人员，并需要借助于非自然的传播技术手段；（2）大众传播的信息是公开的、公共的，面向全社会人群；（3）大众传播的信息量大，覆盖面广，传播速度快；（4）大众传播是单向的，信息反馈速度缓慢。

3.大众传播媒介的选择。凡是具有大专传播活动特征的、在大众传播活动中应用的媒介均属于大众传播媒介。大众传播媒介主要是指广播、电视、报纸、杂志、书籍等。此外，在健康教育中经常使用并广泛散发的卫生标语、卫生传单，以及置于公共场所的卫生宣传画等，也属于大众传播媒介。

恰当地选择传播媒介，是取得预期传播效果的一个重要特征。选择的媒介必须具有针对性、可及性、经济性和速度快等特点，并且要保证传播效果。

（五）影响传播效果的因素及对策

1.影响传播效果的因素。影响传播效果的因素包括环境因素、传播者因素、信息因素、媒介与渠道因素、受传者因素等五个方面。

2.提高传播效果的原则。（1）创造良好的传播环境；（2）树立良好的传播者形象；（3）注重信息的选择和制作；（4）正确选择传播媒介；（5）以受传者的需求为传播目的。

三、行为与行为干预

（一）行为概述

行为是集体在外界环境刺激下所引起的反应，包括内在的生理和心理变化。由于人类具有生物和社会两种特性，所以人类的行为也分为本能的和社会的两大类。

1.影响行为形成和发展的因素。概括起来有以下三个方面：遗传因素、环境因素和学习因素。

（1）促进健康行为：是个人和群体表现出的、客观上有利于自身和他人健康行为。如平衡膳食、合理营养、经常锻炼、定期体检、适量饮酒、不吸烟等。具有有利性、规律性、和谐性、一致性、适宜性五个基本特征。

（2）危害健康行为：是个体或群体偏离个人、他人、社会所期望的行为。如吸烟、酗酒、吸毒、精神紧张、脾气暴躁、高脂饮食等。主要表现为：对自己、对他人、对社会健康有直接或间接、明显或潜在的危害作用；对健康的危害有相对的稳定性，即对健康的影响具有一定作用的强度和持续时间；是个体在后天生活中形成的，故又称为"自我创造危险因素"。

（二）行为干预

1.行为干预主要包括行为指导和行为矫正两类

（1）行为指导是通过语言、文字、声像等材料进行信息传播、教育培训和具体指导，帮助教育对象增进健康知识，建立和形成健康行为和生活方式。如倡导不吸烟，告诫人们少吃盐，规劝孕妇住院分娩等。

（2）行为矫正正式按照一定的期望，在一定条件下，采用一定的措施，促进矫正对象改变自身特定行为的干预过程。主要技术包括脱敏法、示范法、厌恶法、消除法等。

2.行为干预策略。所以干预对象在决定是否采纳健康行为时都需要经历几个不同的阶段。简单地概括为：接受健康教育，了解健康行为阶段；改变信念态度，接受健康建议阶段；尝试健康行为，初步改变不健康行为阶段；坚持和确立健康行为阶段。其干预策略为：了解–传播；接受—鼓励；尝试—指导；坚持—强化。

3.行为干预的方法

（1）行政干预：行政干预是指通过政府机构运用行政手段，对社区或团体的不见健康行为进行行政措施干预。可以表现在以下方面：提供资源支持；提供政策支持；提供人力支持；创造支持环境。

（2）法规干预：法规具有强制性和指令性的特点，以法规条例作为特殊手段，使群体的行为符合社会或社区所提倡的健康规范。

（3）传播（信息）干预：传播是干预的主要手段之一。它主要是用信息传播的方法干预、影响人的行为。人们在接受信息后，往往会受到信息的影响发生认知改变。大量的、反复的信息传播，可以使人们的行为发生改变。正如电视反复多次播放，就能诱导消费者购买商品。

（4）教育干预：教育干预是较行政干预更专业化，转传播和信息干预具有针对性的一种以培训为主要手段的社会教育活动。社会教育的对象是成人群体，一般通过组织学习小组、举办培训班、专题讲座等形式来完成。通过有计划、有组织、有系统的教育活动，不仅提供知识信息，唤起人们的健康知识，而且指导受训者建立健康行为。

（5）技能干预：技能是指以操作为主要方式的活动能力。技能干预是通过目标人群掌握自我保健技能来获取健康。技能干预可以是针对个体的，也可以针对群体。通过技能训练使干预对象掌握必要的技能，进而通过应用这些技能改变原有的行为。

4.行为干预的类型

(1) 个体干预：健康教育的主要目标是改变人们的不健康行为，培养、建立和巩固有益于健康的行为和生活方式。不同的个体有其自身存在的特殊的不健康行为，另一个方面不同个体面对健康信息和健康行为的建议有不同的表现。因此，对个体进行行为干预时必须对其有所了解，才能使干预有针对性。对某些比较特殊的个体行为进行干预，多数必须使用特殊的行为矫正技术。

(2) 团体干预：团体是一群具有共同特定目标的人按照一定的组织关系组成的，如政府部门、学校班级、工厂车间等。团体比一般群体更能体现出组织性。团体成员之间互相影响，互相作用，感情上互相沟通，心理上互相依赖，行为上互相影响。团体成员对团体有认同感归属感，团体对其成员可以施加影响。在某些团体中存在着不利于健康的集体行为如生活不规律，吸烟，酗酒，不讲卫生等。

四、社区动员

(一) 社区动员概述

社区员是把满足社区居民需求的社会目标转化成社区广泛参与的社会行动的过程。它始于社区，贯穿于社区卫服务的全过程。社区动员的目的是：1.使社区人群主动参与社区卫生服务的整个过程，包括需求评估、计划、实施与评价；2.活动所需要资源；3.建立强有力的行政与技术管理体系。

社区动员的关键因素包括：1.目标应能真实反映社区人群的需求；2.活动必要社区卫生服务投入的承诺；3.确定和协调社区资源；4.多渠道与社区沟通信息；5.为获得社区内外的资源和支持伙伴关系；6.建立有效的管理组织结构和工作程序。

(二) 社区参与和健康促进策略

根据社区的性质、社区动员在决策和管理中的权利程度不同，可分为以下几个类型：

1.社区管理。完全由社区成员自行决定所要解决的问题，并对决策和实施过程的管理有绝对的权利。适用于对社区动员有强烈同感的社区。采取的策略是社区发展，强调自主、自力原则，从社区本身认同的问题开始着手。

2.社区代表。指在一个复杂的社会系统中由正式选举产生或任命的政府官员、民意代表、不同利益集团协商和合作来实现的社区参与。采取的策略是协调合作，由社区和主管卫生部门或政府共同确定问题、决策和管理。

3.社区参与。指由外来决策者或专家提出问题，进入社会、邀请社区成员

参加，与社区共同进行某些既定的健康项目。采取的策略是以社区基础的干预策略。

4.社区咨询。在社区需要评估时，广泛向知情人、社区中有影响的人以及目标人群代表征求意见。通过多种方式向政府官员反映他们的想法，同时可以有效地把社区卫生服务纳入决策过程。

(三) 社区动员的要素

1.开发领导。争取各级政府领导对社区卫生工作的重视和支持，是社区卫生服务工作顺利开展和可持续发展的重要条件。

2.建立和加强部门间合作。健康涉及社区生活的各个方面，单靠卫生部门不可能解决与健康有关的各种问题，必须加强与各部门的合作，建立伙伴关系，共同努力保障人民健康。

3.动员社区、家庭和个人参与。社区是健康教育和健康促进的基本场所，应大力宣传动员社区的决策者，使他们充分了解社区卫生工作的重要意义、有关健康促进的实用知识和方法，负起对社区居民健康的责任，提供帮助他们提高组织，并获得实施社区卫生服务所需资源的能力。街道办事处和居委会是社区卫生服务的重要力量，应注意发挥他们在社区卫生服务中的组织协调作用。要注意发挥成员的作用。对社区居民要宣传个人的健康责任，人人享有卫生保健的权利，每个人也都有参加社区卫生工作的义务，应提供各种机会使他们能经常参与决策和学习，学习影响环境和行为改变的知识和技能。

4.发挥非政府组织的作用。非政府组织如妇联、共青团、宗教团体、协会、志愿组织等在社会发展中的作用日益重要。应注意动员和发挥他们的作用。

5.动员专业人员参与。社区卫生人员是社区卫生服务的提供者。他们的工作直接影响社区卫生服务和扩大居民享有卫生保健的质量，影响居民的保健意识和健康行为，动员社区卫生人员的积极参与至关重要。

五、社区健康教育与健康促进

（一）社区健康教育是指以社区为单位，以社区人群为教育对象，以促进居民健康为目的，有组织、有计划、有评价的健康教育活动。其目的是发动和引导社区居民树立健康意识，关心自身、家庭和社区的健康问题，积极参与健康教育与健康促进规划的制定和实施，养成良好卫生行为和生活方式，以提高自我保健能力和群体健康水平。

社区健康促进则是指通过健康教育和环境支持改变个体和群体行为、生活方式，降低本地区的发病率和死亡率，提高人群的生活质量和文明素质。社区健康促进的两大构成要素是：健康教育及其他能促使行为和社区环境有益于健康改变的一切支持系统。这就要求各级政府采取行政措施，从组织、政策、制度、经济方面对健康需求提供支持，不断完善社区卫生服务，并建立各有关部门参加的社会大联盟，通力合作，为群众创造健康的生活工作条件。

（二）社区健康教育与健康促进策略

1.社区组织与动员。社区健康教育与健康促进是全新的社会系统工程。国际健康促进大会将"加强社区行动"列为健康促进五大领域之一。强调健康促进的核心是把社会的健康目标转化为社区的行动。因此，社区健康教育与健康促进是一项多部门合作的综合体现，做好社区健康教育工作的关键是取得社区决策者的重视和支持，争取社区卫生机构、社会团体及各单位的协作，动员社区每个家庭和居民的积极参与。包括：1.开发领导，实现行政干预；2.动员社会力量，建立健全组织网络；

3.依靠家庭力量，实施健康教育；4.广泛动员群众，促使人人参与。

2.开发利用社区资源。社区资源是指社区借以生存发展的物质和非物质在资源。包括人力资源、财力资源、物力资源和信息资源等。

3.健康信息传播

（1）信息传播在社区健康教育与健康促进中的作用与意义。传播与教育并重，是 20 世纪 80 年代中期以来国际健康教育发展的重要趋势。传播作为一种信息过程，是社区健康教育与健康促进最基本的工作策略和干预方法。实践表明，将健康传播纳入社区卫生规划，使之为特定的社区健康目标服务，为健康教育与健康促进决策提供科学依据和方法，有利与充分有效地利用健康教育资源，取得事半功倍的效果。否则，往往会停留在单纯的知识传播上，也就是停留在卫生宣传的阶段。

（2）社区中的健康传播过程。健康信息的传播是新信息（新观念、新知识、新的行为方式）在社区人群中被认识和被采纳的过程。健康信息经媒介、人际交流等渠道传递给社区人群。在这连环不断的信息流动过程中，人们通过讨论、理解形成各自的反映。社区群众在接受新信息的先后和程度上是不同步的。早期采纳者只是少数人，但他们在社区中有很大影响，在新观念、新事物的接受和推广方面起着重要的示范作用。

（3）传播策略的选择。首先根据社区特点选择传播策略。社区健康教育应根据各自特点和需求，确定重点目标人群，有的放矢。其次根据目标人群特征优选教育内容。然后根据目标人群的文化水平、接受能力、风俗伦理等特点，设计形式多样、简明实用、通俗易懂的健康讯息。无知阶段：宣传发动，引发目标人群对特定健康问题的注意;知晓阶段：提供知识，进行说服教育；劝服阶段：提供方法，鼓励人们尝试新事物；决策与采纳阶段：支持强化，鼓励人们保持新行为。

（三）社区健康教育与健康促进的基本内容

1.社区常见疾病防治的宣传教育

（1）慢性非传染性疾病的社区防治。慢性非传染性疾病如高血压、冠心病、脑血管病、癌症、糖尿病等，已成为我国城市居民重要的死因，严重威胁人们的健康与生命。慢性病社区防治中，健康教育的主要内容有：1.提倡健康的生活方式，控制行为危险因素。2.普及慢性病防治知识，提高自我保健能力。主要包括：引起疾病的主要病因、早期症状及表现，早期发现和早期治疗的意义，家庭用药及护理知识，心脑血管意外的家庭急救等。3.增强从医行为，提高对社区卫生服务的利用。如定期检查，积极参加健康咨询、疾病普查普治，遵医嘱坚持药物和非药物治疗等。

（2）提高警惕，防范新老传染病。由于国际交往的增加，城市过分拥挤，缺乏安全的饮用水，处理和加工食品的方式变化，社会人群中思想观念和生活方式多元化，以及滥用抗生素等诸多因素，造成新发生或"死灰复燃"的传染病，如艾滋病及其感染者、性病、乙型肝炎、戊型肝炎、结核病等，这些病已构成对居民健康的极大威胁，应加强对其防治的宣传教育。

（3）加强安全教育，防止意外伤害。意外伤亡，如交通事故、劳动损伤、溺水、自杀等，是当前造成青年人死亡和病残的最常见原因。教育居民在日常生活和工作中，提高自我防护意识，加强青少年的安全防护措施，防止意外事故的发生。

2.家庭健康教育

（1）家庭饮食卫生与营养。包括膳食的合理搭配，食物的合理烹调，定时定量，炊具、食具的简易消毒方法，碘盐的保管与食用，夏季食品的简易冷藏和贮存方法，暴饮暴食、偏食、酗酒对健康的影响，以及常见食物中毒的预防知识等。

（2）家庭急救与护理。家庭急救知识包括烧、烫伤、触电、跌伤等意外事故的简易急救方法和处理原则，人工呼吸操作方法，集体中常用药物的保存与使用方法，以及血压计、体温表的使用方法等。

（3）居民环境卫生知识。包括居室的卫生要求；居室的合理布局，居室装修卫生问题；居室采光照明的卫生要求及对健康的影响；冬季取暖应注意的问题，如预防煤气中毒、减少煤烟污染等。

（4）生殖健康教育。包括计划生育，优生优育优教，妇幼保健，性生活知识等。

（5）家庭心理卫生教育。家庭的发展经过创立期、生殖期、学龄期、创业期、空巢期等不同阶段，每一段有其特定的角色和责任，如果家庭成员适应或处理不当，便会产生相应的健康问题。根据家庭发展阶段与问题，适时提供咨询与指导协助家庭成员正确解决面临的问题。例如，独生子女教育，正确对待与处理夫妻之间、婆妻之间、父母与子你之间关系，保持良好的人际关系、和睦的家庭气氛，防止和消除社区心理紧张刺激，促进家庭心理健康。

3.社会卫生公德与卫生法规教育

学习、掌握有关城市卫生管理的法规，有助于提高城市居民的法制意识，提高搞好城市卫生管理的自觉性和自制力。大力提倡良好的卫生道德观念和有益健康的生活方式，使社区居民自觉维护社区形象，与破坏社区卫生与文明的不良现象作斗争。

（四）社区健康教育的主要形式与方法

1.个体和家庭健康教育

（1）建立完整的个人、家庭健康档案，包括医疗保健记录、双向转诊记录、健康教育培训记录等。

（2）开展社区主要疾病高危人群监测及定期进行健康教育和生活、行为的指导。

（3）开展面对面的健康咨询与指导，并开出健康教育处方，激励他们改变不良行为和生活方式。

（4）深入家庭开展健康教育，指导居民科学的膳食营养、抚育子女、改善生活环境等。

2.群体健康教育

（1）利用各种传播渠道，普及卫生科学知识。积极争取当地报社、电台、电视台等开辟健康教育专栏，向群众普及卫生科学知识。建立固定的宣传阵地，如卫生宣传橱窗、宣传栏、黑板报、结合社区中心卫生工作和季节性疾病防治，定期更换宣传内容。组织文化、教育等部门开展健康教育和全民健身运动，并利用街道老年活动室、文化活动站开展健康教育活动与培训。

（2）开展"卫生科普一条街"活动。组织发动城市商业区的各行各业，根据行业特点，开展健康教育活动。例如，创建无烟商场，布置卫生宣传橱窗，结合商品介绍宣传卫生保健知识。实践证明，这种方法不仅群众喜闻乐见，而且有利于长期坚持，是对城市居民进行健康教育的一种简便有效的形式。

（3）建立健康教育示范小区。抓好典型，以点带面是普遍应用的一种有效工作方法。在突破传统的卫生宣传模式，开创社区健康教育与保健促进新格局的过程中，建立健康教育示范小区具有典型示范、指导全局的重要作用和意义。

六、健康教育与健康促进的评价

（一）评价概述

评价是一种比较手段，就是把客观实际情况与原定计划进行比较；把实际结果与预期目标进行比较，以此来了解情况、控制质量、总结结果和得出结论。评价的类型很多，如形成评价、过程评价、效应评价、结局评价、总结评价等等，但作为社区卫生服务人员应重点了解和掌握过程评价和效果评价。

健康教育项目的计划中应该将评价的计划包括到健康教育与健康促进实施过程的每个阶段，而不能等到计划开始执行了才想起评价。有无严密的评价设计是衡量一个健康教育与健康促进项目是否科学和质量高低的重要标志之一。

（三）评价的种类

1.过程评价。过程评价始于健康教育与健康促进计划实施之初，贯穿计划执行的全过程。其主要内容如下：实施组织结构是否符合要求？干预活动是否有计划性、针对性？是否为目标人群所接受？干预是否按计划进行？质量如何？计划执行人员的知识、技能、态度、工作质量如何？经费使用情况怎样？

过程评价的指标包括：经费执行率、媒介拥有率、干预活动覆盖率、干预活动暴露率和有效指数（=干预活动暴露率/预期达到的参与百分比）

过程评价的方法有观察法、会议交流发、调查法、追踪调查法四种。

2.近期和中期效果评价。所谓"近期"、"中期"是根据一个项目的执行时间来划分和确定的。如行为的改变有可能是很快就发生的效果（如禁止在办公室吸烟的干预活动开始后，行为会很快出现改变），也可能是需要比较长时间才能发生效果，我们可以根据可能发生变化的时间来确定评价是近期还是中期的效果评价。

近期和中期效果评价的内容包括：影响目标人群健康行为的内因（倾向因素——包括知识、态度、信息、技能）的变化程度；影响目标人群健康行为的外因（包括促成因素——政策、法规、资源、卫生服务等外部条件及强化因素——外部对目标人群改变行为所给予的支持和鼓励）的变化程度；行为改变的情况；不健康行为是否有改变？健康行为是否得以建立？行为改变的程度有多大？（如果某些行为改变需要比较长的时间，行为改变的评价就属于中期评价）；环境的改善情况。

近期和中期效果评价的指标：健康知识知晓率、卫生知识均分、信念持有率、行为改变率等。

3.近期效果评价。远期效果评价主要是评价健康教育与健康促进项目导致的人群健康状况乃至生活质量的变化情况。对于不同的健康问题，从行为改变到出现健康状况的变化所需要的时间长短不一，但均在行为改变之后一段时间，才可能观察到健康状况的改变，故远期效果评价也被称为结局评价。

评价内容主要包括：（1）健康状况。生理指标：如身高、体重等。心理指标：如人格、智力测验指标等。健康指标：如心率、血压、血脂、血胆固醇、血糖、尿糖、体能测试（如单位时间内步行的距离等）、体质系数 [体重（kg）/身高 2 平方]、皮下脂肪厚度、皮肤弹性、视力等等。（2）生活质量。对目标人群生活质量的评价常采用以下指标：劳动生产率、福利、环境的改变、寿命的延长及人们对生活的满足感和精神面貌的改善等。

（三）评价方法

1.定量评价。定量评价是一种以问卷为工具、需要计算出各项数据、用数据说明问题的评价方法。在平时的健康教育工作中，可以根据项目内容的不同和各种条件设计出多种类型的定量评价方法，如实验研究、准实验研究、目标人群自身干预前后比较、单时间序列、复合时间序列等。这些方案在一定程度上都可以将观察到的结果归因于计划的实施，而且营养十分广泛，但各有优缺点。

2.定性评价。定性评价，也称快速评估，特点之一是可以在与调查对象开放式的讨论中发现问题、引导讨论，对某些有价值的问题进行深入探讨；特点之二是用趋势性语言描述调查结果，而不是用数据来表现。与定量评价相比，其缺点是结果带有一定的主管性，不能代表总体，没有定量评价那样客观。但定性评价可以弥补定量调查的不足。同时，因为定性调查相对节约时间和经费，操作也比较简便快捷。在健康教育与健康促进活动中，定性评价可以用于过程评价、效果评价及需求分析等多个问题。定性评价的方法主要有观察法、访谈法和专题小组讨论发。

（四）影响评价的因素

实施评价本身会受到多种因素的影响，如评价活动的经费不足；工作人员的数量不足或熟练程度不高，或者是因评价人员就是项目的实施者，存在主观立场；没有足够的时间；项目工作人员或有关领导没有给予足够重视；当地风俗习惯或当的社会环境限制了收集资料；对收集的资料没有进行适当的统计分析；评价指标不够敏感。

评价在排除了实施过程中的影响因素后，应努力使评价真实地反映健康教育与健康促进的效果。为使评价尽可能客观反映实际，应尽量减少干扰因素。

（五）评价结果的利用

1.通过对评价结果的分析，看是否需要对原有的目标进行修改。

2.通过评价结果看是否需要增加或减少或修改信息。

3.传播和干预策略是否正确，是否需要修改。

4.通过过程评价检查资源是否够用；原来的预算是否需要修改。

5.通过评价发现差距，调整工作重点和策略。

6.项目的实施进展是否按计划进行，是否需要调整实施速度。

7.及时向有关领导或经费捐助人汇报评价结果，使其了解工作进展和成效，争取获得继续支持。

8.发现问题，解决问题，终止不起作用的干预活动。

9.通过写文章、作报告等方式报告评价结果，与他人共享研究成果。

二、世界卫生组织提出的"健康的10条标准"

1.精力充沛，能从容不迫地担负日常繁重的工作；

2.处事乐观，态度积极乐于承担责任，事无巨细不挑剔；

3.善于休息，睡眠良好；

4.应变能力强，能适应环境的各种变化；

5.能抵抗一般的感冒和传染病；

6.体重适中，身体匀称，站立时头、肩、臀位置协调；

7.眼睛明亮，反应敏捷、眼和眼睑不发炎；

8.牙齿清洁，无义齿，不疼痛，齿龈颜色正常，无出血现象；

9.头发有光泽，无头屑；

10.肌肉丰满，皮肤有弹性。

人类健康的四大基石

合理膳食、适量运动、戒烟限酒、心理平衡

世界卫生组织五星级医生的标准

1.医疗保健提供者：提供高质量、综合的、持续的和个体化的保健；

2.保健方案决策者：要能够选择经费效益比好的措施；

3.健康知识传播者：通过有效的解释和劝告，开展健康教育；

4.社区健康倡导者：满足个体和社区的卫生需求，并代表社区倡导健康促进活动；

5.健康资源管理者：利用卫生资料，在卫生系统内外与个体或组织一起工作，满足病人和社区的要求。

(何海萍)

第二十章 眼、耳鼻喉科疾病患者护理

第一节 眼科一般护理

一、内眼手术护理

（一）手术前准备

1.做好患者情志护理，解除顾虑，取得患者合作。

2.详细检查双眼有无眼睑、结膜、角膜及泪道炎症。

3.了解患者有无手术禁忌证，如有腹泻、咳嗽、发烧及女患者月经期等，及时向医师反映，以便对患者进行必要的治疗和考虑择期手术。

4.备皮，剪睫毛，眉毛过长者修短，女患者的长发应梳成辫子，或用发网。

5.用生理盐水冲洗泪道及结膜囊。患眼术前连续3日，遵医嘱每日滴抗生素眼药水4次，预防感染。

6.遵医嘱术前给药。观察体温、脉搏、呼吸、血压是否正常。

7.术前洗澡更衣，做好个人卫生。

8.训练患者眼球向各方向转动，以便术中适当配合。嘱患者减少猛力动作，预防咳嗽及打喷嚏 (用舌尖顶压在上腭或用手指压人中穴) 以免术时玻璃体溢出，前房积血等。

9.对圆翳内障及视网膜脱离者在术前按医嘱快速散童。

再次核对患者姓名、床号、手术眼及手术名称。

（二）手术后护理

1.患者因病房后卧床休息，安定情绪，不要大声谈笑。

2.给半流质或易消化的饮食，禁忌咀嚼硬的食物。

3.定时巡视患者，注意敷料、眼罩有无松脱移位，伤口有无渗血等，并及时给予处理。

4.三天未解大便者，遵医嘱服用缓泻剂，保持大便通畅。

5.全麻患者，按全麻术后护理。

6.严密观察病情，如有特殊情况，立即通知医师。

7.根据不同的情绪反应，鼓励患者树立战胜疾病的信心。

二、沙眼（椒疮）

沙眼又称作椒疮，是以眼内生红色细小颗粒，状似花椒，有砂涩微痒感为主要表现的外障类眼病。多因风湿热邪侵及胞睑 (感染沙眼衣原体)，导致睑膜血络瘀滞，结成殇粒引起的。本病具有传染性。病位在眼睑结膜，临床辨证可分为风热窜盛、湿热蕴结、血热瘀滞等证，西医学中传染性结膜角膜炎按本病护理。

（一）一般护理

1.按眼科一般眼科护理常规执行。

2.重症者可用生理盐水冲洗结膜囊以保持清洁；或用清热解毒中药煎水去渣后洗目。

3.执行接触性隔离，患者的手帕、毛巾、脸盆、衣物应定期煮沸或曝晒消毒。因医护人员给患者进行检查、治疗后手、器械等需及时消毒。

4.观察患者的患眼痒、痛、畏光、流泪、眼眵分泌及莎粒的变化，有无眼睛干涩、发红及视物模糊，辨明椒疮的进行期、退行期或完全结痂期以及并发症，做好相应的护理。

（二）临证（症）施护

1.眼痒、干涩痛，遵医嘱滴用眼药水。

2.眼眵分泌多时，及时用生理盐水或中药滤液洗眼。

3.眼睛畏光、流泪、疼痛者，生活环境要避光，灯光也应遮挡或为患者佩戴墨镜，劝慰患者控制易激动的情绪，避免肝火上炎。

4.饮食宜进清淡，禁忌辛辣刺激，戒除烟酒嗜好。

5.做好卫生宣教和出院指导：嘱患者注意保护眼睛和用眼卫生，勤剪指甲、常洗手，不用脏手帕揉眼、擦眼，做到一人一巾。注意与患者的接触隔离。重症椒疮者不宜去游泳场馆游泳。

三、聚星障

聚星障是以黑睛上生细小星弱，伴有涩痛、畏光、流泪的眼病，因外感风邪，挟热化火所致。其病位在跟的黑暗，与肝、胆关系密切。临床辨证分为肝经风热、肝胆火炽证、湿热蕴伏证、正虚邪留等证。西医学中的单纯疱疹病毒性角膜炎可按本病护理。

眼科一般护理

1.按中医眼科一般护执行。

2.观察病变部位，星黯之大小、形状、深浅、表面凹下或隆起，有无新生血管，以及童孔的形状和大小，对光反射是否迟钝等，做好记录。

（二）临证（症）施护：

1.患者有头目疼痛、畏光、流泪、异物感、自暗混赤等刺激症状时，可按医嘱用中药煎水熏洗或作湿热敷，或遵医嘱针刺合谷、晴明、太阳穴等。

2.病变加重，黑暗溃疡有穿孔危险时，可加眼膏眼垫遮盖，再用绷带裹双眼，以减少眼球运动。

3.大便秘结者，可服用润肠通便之品。

4.中药汤剂一般宜温服，肝胆火炽型宜凉服。服药后要观察效果和反应，并做好记录。

5.饮食宜清淡、营养丰富、易于消化之物。宜食富含维生素 A 的食物。忌食辛辣刺激性食物，禁饮酒、吸烟。

6.安定患者情志，消除思想顾虑，勿烦躁，安心静养。

7.做好卫生宣教和出院指导：嘱患者重视眼部卫生，不用脏手揉眼，避免感冒、发热及过度疲劳，防复发。如有黑睛呈现点状、树枝状、地图状等上皮或角膜浅呈病变者，及时来院就诊。

四、凝脂翳

（一）一般护理

1.按中医眼科一般护理执行。

2.严格执行眼部接触隔离，避免交叉感染（见天行赤眼护理）。

3.日夜监护，频频点眼药、遵医嘱及时留取分泌物作细菌培养和药敏试验。

4.为患眼进行外部治疗时，应特别注意动作轻巧，切勿对眼球施加压力，禁用大量溶液强力冲洗患部，以免造成黑睛穿孔。

5.观察患者眼睛红肿、疼痛、生翳，以及舌苔、脉象等情况。若见患者眼剧痛、凝脂加剧、黄液上冲、瞳神紧小等为病情加重，应及时报告医师，并协助处理。

（二）临证（症）施护

1.火毒炽盛证，可遵医嘱点清热解毒的眼药水或用抗生素眼药，或用清热解毒中药煎水湿热敷，并予扩瞳剂以充分扩瞳。

2.保持二便通畅，大便时勿强力努渍，避免用力咳嗽，防止眼压增高。

3.发热者按发热护理常规。

4.中药汤剂一般宜凉服，气虚者宜温服。滴眼药后要观察效果及反应，做好记录。

5.饮食宜清淡，营养丰富易消化。多食胡萝卜、鸡蛋等含维生素 A 等丰富的食品，忌食辣椒、胡椒，禁饮酒、吸烟。

6.安定患者情绪，消除恐惧心理，安静休养，配合治疗。

7.做好卫生宣教和出院指导：嘱患者重视眼部卫生，若有异物侵入黑睛，应及时就医，在无菌操作下清除异物。按时服药，定时来院复查。

五、绿风内障

绿风内障是以黑睛气色混浊，童神散大不清呈隐隐绿色，伴有头痛眼胀，恶心、呕吐，视力急剧下降的眼病。多因暴怒郁，气郁化火，风火痰浊上扰，或脾胃虚寒，饮邪上泛而致。其病位在眼的腔神，与肝、脾、肾关系密切。临床辨证分为风火攻目、饮邪上泛等证。西医学中的原发性急性闭角型青光眼急性发作期，可按本病护理。

（一）一般护理

1.按中医眼科一般护理执行。

2.生活要有规律，环境清静舒适。少用目力，衣领不要过紧，避免情绪郁怒以及过劳、弯腰、低头和在暗光环境停留时间过长。每晚临睡前用热水泡脚。睡眠时枕头宜垫高。

3.按时测量眼压。测眼压前，应先让患者静卧数分钟，待气定神安后再测量。

4.坚持按时滴缩瞳药，保持眼压稳定，每次滴药后必须压内眦 2~3 分钟，禁用散瞳药。

5.严密观察病情，注意患者的症状，瞳孔大小、视力、眼压变化。如见下列情况，应立即报告医师：

（1）眼压突然升高，眼球坚硬如石。

（2）白睛混赤。

（3）视力急剧下降。

（4）黑睛雾状混浊，瞳神呈卵圆形散大且带绿色外观。

（5）剧烈的眼胀痛。头痛或伴恶心、呕吐等。

（二）临证（症）施护

1.头眼胀痛、恶心呕吐剧烈时。可用三棱针刺攒竹、太阳、丝竹等穴出血，或遵医嘱给镇痛剂。

2.有烦躁、焦虑、情绪紧张者可遵医嘱给苯巴比妥、氯丙嗪等。

3.大便秘结者，可遵医嘱服缓泻剂，必要时灌肠。

4.密切观察药后反应，如出汗、流涎、腹泻，甚至憋气、肌肉颤动，血压下降，或有四肢发麻、立即暂停用药、报告医师及时处理。

5.嘱患者心情开朗、安心静养、勿忧患恼怒，以防眼压升高。

6.饮食宜清淡、易消化、多食蔬菜、水果，禁烟酒、浓茶及辣椒等刺激性食物，不可一次大量饮水，以防房水增加、眼压升高。

7.保守治疗时，定时测量眼压，眼压下降接近正常时报告医师，即可考虑手术治疗。

8.手术患者按内眼手术前准备及术后护理。严禁散瞳。

9.做好卫生宣教和出院指导：向患者交代用药及情绪、睡眠、活动、大小便等的注意事项，以防再复发。定期来院复查，一旦发现眼目红赤、目胀、视力下降，立即 就诊。

六、 圆翳内障

圆翳内障是以晶珠混浊，视力渐降，最终瞳神内呈圆形银白色翳障，视力障碍的眼病。因年高体弱，精气日衰，目失营养所致。其病位在眼的晶珠，与肝、肾、脾有关。临床辨证分为肝肾阴虚、脾胃阳虚、气血两虚、脾虚湿热等证。西医学中的老年性白内障可按本病护理。

（一）一般护理

1.按中医眼科一般护理执行。

2.协助医师对患者进行视功能、色觉、光定位等特殊检查，并作术前准备。

3.对高龄、高血压病、心脏病患者，须注意观察血压、脉搏、神志、二便等情况，做好记录。如发现患者在暗处有眼胀、头痛等自觉症状、眼压增高或感冒咳嗽者，应立即报告师。

(二) 临证 (症) 施护：

1.早期白内障可遵医嘱作眼部药物超声雾化；或耳穴压籽 (神门、眼、内分泌、肝、肾等穴)。

2.便秘者，可服润肠通便之品。

3.手术患者按内眼手术后护理常规。术后 1 周左右应减少头部活动及弯腰用力等动作。

4.行人工晶体植入的患者，散童时须十分慎重，严格按医嘱执行。

5.中药汤剂一般宜温服，并观察效果和反应，做好记录。

6.饮食清淡且营养丰富，注意多进食富含类叶红素、硒、锌的食物 (含叶红素食物有绿色、红色、黄色、橙色的蔬菜、瓜果。含硒的食物有鱼虾、乳类、肉类。含锌的食物有牡肠、海藻类、豆类) 为宜。禁忌辛辣、油腻、煎炸食品。

7.嘱患者安心静养，勿恼怒。

8.鼓励患者多户外活动，但应避免受风寒刺激。

9.做好卫生宣教和出院指导：每周来门诊检查 1 次；未做人工晶体植入者，术后 3 个月验光配镜，单眼手术者，可选用角膜接触镜矫正。半年内避免重体力劳动，如患感冒、咳嗽要及时治疗。并积极治疗原发病。

第二节　耳科一般护理

1.患者入院后送至指定床位，向患者介绍病区环境和有关制度。测体温、脉搏、呼吸、血压、体重，并通知主管医师。

2.嘱患者注意休息，病室内经常保持整洁、安静、空气流通、降低噪声、根据病症性质调节相宜的温、湿度。

3.新入院每日测体温、脉搏、呼吸 3 次，连续 3 日。体温在 37.5 ℃以上者，每日测 4 次；体温达 39 ℃以上者，每 4 小时测 1 次：待体温恢复正常 3 日后改为每日 1 次。每日记录二便 1 次。

4.按医嘱进行分级护理。

5.24 小时内留取三大常规标本送验。

6.经常巡视病房，及时了解患者的生活起居、饮食、睡眠和情志等情况、做好相应的护理。

7.严密观察患者的神志、面色、舌象、脉象、耳部内外红、肿、热、痛的程度和耳道分泌物色、质、量、气味，以及听力障碍，耳鸣等症状的变化，并做好记录，若发现病情突变，立即报告医师，并配合处理。

8.按医嘱给予相应饮食，注意饮食宜忌。

9.按医嘱准确给药。内服药应根据证型不同，在服药的时间、温度、方法上应各有区别。观察用药后的效果和反应，并做好记录。

10.手术患者，做好术前准备与术后护理。

11.严格执行消毒隔离制度，防止交叉感染。

12.做好卫生宣教和出院指导。

13.保持伤口敷料干燥，发现侵湿脱落等情况及时处理，或报告医师。

14.及时了解患者生活起居、饮食、睡眠和情等方面的问题，实施相应的护理，并做好护理记录。

一、 耳疖、耳疮

耳疖为外耳道局限性红肿、疼痛、隆起如椒目者：耳疮外耳道呈弥漫性红肿有渗液者，多因情志不遂、过食辛辣，或感受火热之邪等，邪热搏结耳窍，或不当挖耳损伤耳窍引起的。其病位在外耳道，与肝、肾有关。临床辨证可分为肝胆火热、肝虚湿困、肾阴亏虚。西医学中的外耳道痛、外耳道炎，可按本病护理。

（一）耳科一般护理

1.按中医耳科一般护理执行。

2.发热疼痛者应卧床休息，注意患耳匆受压。

3.保持耳道清洁、定时换药、有脓液流出时，用 3% 双氧水及时清洗耳道。

4.观察体温变化，耳部疼痛程度、红肿范围，以及脓液的量、色、质、气味、伴随症状，做好记录。如有下列情况，应立即报告医师并配合治疗：①发热、头痛、周身不适者。②痛剧烈，痛连腮脑，以及耳前后淋巴结肿大疼痛。③耳道肿塞、出现听力减退者。

（二）临证（症）施护：

1.初期耳周红肿、疼痛，遵医嘱用黄连膏或鱼石脂软膏敷外耳道，或用牛黄解毒丸以温开水调后外捺。

2.耳痛剧烈时，可针刺合谷、内关、少商等穴，必要时遵医嘱服止痛药。

3.痈肿已成脓，可用消毒刀尖挑破脓点，排出脓液后外敷黄连膏等、切忌用手挤压。

4.中药汤剂宜稍凉服，注意观察效果及反应，做好记录。

5.饮食宜清谈，可选水果、蔬菜或各种饮料、忌辛辣焦躁生热之物。

6.消除紧张情绪，保持心情舒畅，使患者积极配合治疗。

7.卫生宣教及出院指导：嘱患者注意耳部卫生，戒除挖耳习惯，避免污水入耳、游泳前戴好耳塞以防耳道入水、耳内进水后要及时擦干。有脓液时，睡眠应将朝下，以利于脓液流出。

二、 耳鸣耳聋

（一）一般护理

1.按中医耳科一般护理执行。

2.肝火上扰所致突然耳鸣耳聋者宜卧床休息：实证者室内温度宜偏低，湿度偏润；各种虚证者病室内宜偏暖。

3.仔细观察患者耳鸣音调的高低、声音大小，以及耳聋的程度和变化，同时观察二便、舌象、脉象及伴随症状、作好辨证施护。

4.如有下列情况，立即报告医师，并配合治疗：①外感风热所致发热、恶寒、头痛、症状严重。②肝火上逆致头痛、眩晕、面红耳赤、血压升高。③肾精亏损所致耳鸣， 夜寐不安。

（二）临证（症）施护：

1.夜间耳鸣影响睡眠，睡前嘱患者用热水洗脚，或用手摩擦两足底涌泉穴，令其发热，必要时遵医嘱给镇静药。

2.虚寒性耳鸣，可艾灸中皖、百会、足三里及背部腧穴，多用悬灸法，或用针刺耳穴。

3.肝火上扰引起的头痛眩晕，可针刺曲池、足三里、人迎，或用耳针降压沟，也可遵医嘱口服镇静药。

4.中药汤剂宜饭后温服，服后观察效果及反应，做好记录。

5.肝火上扰型宜食清淡食物， 忌肥甘厚味、辛辣燥火食品；肾精亏损型多食补肾益精食物；脾胃虚弱者宜食健脾法湿之食品， 忌食辛辣燥热之品及鱼腥发物，并注意饮食有节。睡前禁饮浓茶、咖啡等刺激性饮料。禁烟酒。

6.耳鸣与情志息息相关，要规劝患者保持心情舒畅，清心寡欲，避免过度忧郁与恼怒。

7.卫生宣教及出院指导：嘱患者按正规方法擤鼻，以防涕液进入中耳引发耳病；重度耳聋者可在医师指导下佩戴助听器，外出时应注意交通安全，以免发生意外事故。鼓励患者树立战胜疾病的信心、加强体质锻炼。

三、 耳眩晕

耳眩晕是突然发作，自觉天旋地转，身体向一侧倾倒，站立不稳、并伴耳鸣、耳聋、恶心、 呕吐等为主证的耳病。是因邪犯内耳或脏腑虚弱、内耳失养所致功能失调性的疾病， 其病位在内耳， 与肝、肾有密切关系。 临床辨证分为肝阳上亢、痰浊中阻、脾气虚弱、肾阴亏虚、肾阳亏虚证。西医学中的美尼尔氏病，可按本病护理。

（一）耳科一般护理

1.按中医耳科一般护理执行。

2.发作期间应卧床休息，防止跌扑损伤。病室窗户挂窗帘，照明光线应柔和，灯泡加灯罩，避免声、光刺激。

3.作好口腔护理， 患者呕吐后及时漱口。

4.观察眩晕发作的次数、程度、持续时间，及神志、面色、表情、眼球震颤情况，了解患者发作时的自我感觉，是否伴有耳鸣、耳聋及耳内胀满等感觉，以及二便、全身伴随症状，做好记录。

5.如有下列情况，应立即报告医师，并配合救治：①恶心呕吐严重引起脱水时。②反应剧烈，血压下降者。③肝阳上扰所致头痛、目赤、血压升高者。

（二）临证（症）施护：

1.眩晕急性发作时，协助其以舒适位闭目静卧，针刺内关、合谷、神门、足三里等穴，以实则泻、虚则补的手法。

2.呕吐剧烈，可用艾条悬灸内关、百会、合谷穴，痰浊中阻者遵医嘱用法夏、生姜煎水常服。

3.发作时不宜进食，病期宜适量限水，病情缓解后宜进清淡、低盐、易消化的食物。肝阳上亢型忌辛辣、煎炸之品；气血亏虚型宜补益气血如红枣煮蛋、瘦肉、牛奶等食品。痰浊中阻型少食肥甘厚腻之品，忌生冷、辛辣等生湿生痰的食物，禁烟酒。

4.做好情志护理，使其保持情绪乐观，静心养病。

5.卫生宣教及出院指导：嘱患者平时加强身体锻炼，提高身体素质，可选气功等锻炼方法，注意劳逸结合，起居有常，防止复发。

第三节　鼻科一般护理

1.患者入院后送至指定床位休息，向患者介绍病区环境和有关制度。测体温、脉搏、呼吸、血压、体重，并通知有关医师。

2.病室内保持清洁、舒适、安静、空气新鲜流通，根据病症性质调节适宜的温、湿度。

3.新入院患者每日测体温、脉搏、呼吸 3 次，连续 3 日。体温在 37.5 ℃以上者，每日测 4 次；体温达到 39 ℃以上患者，每 4 小时测 1 次，待体温恢复正常 3 日后改为每日 1 次。每日记录二便 1 次。

4.按医嘱进行分级护理。

5.24 小时内留取三大常规标本送验。

6.经常巡视病房，及时了解患者的生活起居、饮食、睡眠和情志等情况，做好相应护理。

7.严密观察患者的神志、面色、舌象、脉象、头痛的性质、部位，以及鼻液的色、质、量、气味的变化和鼻腔出血、破溃、嗅觉等情况。

8.按医嘱给予相应饮食、注意饮食宜忌。

9.按医嘱准确按时给药。内服药应根据证型不同、在服药的时间、温度、方法上遵循中药服药原则；观察用药后的妓果和反应，做好记录卡。手术患者做好术前准备与术后护理

10.严格执行消毒隔离制度，防止交叉感染。

11.定期做好卫生宣教和出院指导。

一、鼻槁

鼻槁是以鼻中干燥，鼻腔宽大，鼻气腥臭，肌膜萎缩、结痂，嗅觉减退为特征

的慢性鼻病。多因脏腑虚弱，鼻窍失养所致。其病位在鼻黏膜，与肺、脾关系密切。临床辨证分为肺阴亏虚、脾气虚弱等证。西医学中的萎缩性鼻炎，可按本病护理。

（一）一般护理

1.按中医鼻科一般护理执行。

2.头痛较甚者宜卧床休息，室内空气新鲜湿润。避免粉尘、燥热的空气刺激，秋冬季节气候干燥可在室内用空气加湿器湿化空气。

3.做好鼻腔护理，按医嘱准确按时使用滴鼻剂，定期冲洗鼻腔，保持其清洁湿润。经常清除痂皮，滴入湿润剂，动作轻巧，以免损伤黏膜和不适。

4.注意观察鼻腔糜烂和干燥的程度，结痂之多少，结痂的颜色，鼻涕的气味，病程长短，头痛部位、程度、和其他伴随症状，并作好记录。

5.如有下列情况，应立即报告医师，并配合救治：①口干咽燥、咽痒咳嗽较甚时。②鼻出血较多时。

（二）临证（症）施护

1.鼻内干燥：可选用复方薄荷油、液状石腊或滴鼻液滴鼻，也可用参须、麦冬、沙参泡水代茶饮（忌用血管收缩剂滴鼻）。

2.鼻内痂皮多而堵塞鼻孔时，润滑油浸润后用小血管钳轻轻取出，或用温生理盐水、中药滤液或温开水，每天洗1~2次，洗涤后吹药或滴药。

3.前额和头顶疼痛，可艾灸百会、足三里，悬灸至局部发热出现红晕为止，必要时服索米痛片。

4.中药汤剂宜温服，服药后观察疗效与其反应，做好记录。

5.肺阴亏虚型饮食宜清淡，可进滋阴生津之食物；脾气虚弱型多进健脾补气食物，忌食辛辣、煎炸、香燥生热之品，多食蔬菜、水果等。

6.对病程长、呼气恶臭，易遭他人冷遇，心情抑郁者，应做好情志护理，防止情志过激损伤肺气和脾胃，以免加重病情。

7.卫生宣教及出院指导：患者多进行户外活动，增加机体的防御能力，预防感冒，积极治疗各种急慢性鼻病。在粉尘多的环境中，注意加强劳动保护。要戒除挖鼻、拔鼻毛的习惯。

二、鼻渊

鼻渊是以鼻流浊涕、鼻塞、嗅觉减退、头晕胀、鼻道有依为特征的鼻病。因外邪侵袭，或脏腑蕴热，蒸灼鼻窍，或脏腑虚损，邪留鼻窦所致。其病位在鼻窦，与肺、脾有关。临床辨证为肺经风热、胆经郁热、脾胃湿热、肺脾气虚等证。西医学中的急、慢性鼻窦炎，可按本病护理。

（一）一般护理

1.按中医鼻科一般护理执行。

2.发热、头痛时应卧床休息。实证者室内温度可稍偏低，虚证者室内温度宣稍高。但均要注意避免风寒之邪侵袭。

3.注意鼻腔护理，保持患者鼻腔清洁，引流通畅，按时给予鼻部滴药，并做好手术前后的护理。

4.观察鼻塞的轻重，鼻涕的颜色、量、质及气味，了解头痛的部位、性质，嗅觉减退的时间等。同时观察有无发热、咳嗽等伴随症状，并做好记录。

5.如见下列情况出现，应立即报告医师，并配合救治：①鼻塞严重，张口呼吸，浊涕量多、稠厚、恶臭。②发热、头痛剧烈，患处红肿明显。③病程中出现咳嗽、痰多、舌质红、脉浮数。

（二）临证（症）施护

1.鼻塞　遵医嘱滴 1% 麻黄素滴液（高血压病慎用），或滴鼻炎喷雾剂，以利窦内涕液排出。

2.肺经风热所致头痛。可遵医嘱针刺迎香、印堂、太阳、合谷、曲池、足三里穴位，每次 2~3 穴，强刺激。

3.中药汤剂宜温服。肺气虚寒者宜热服，服药后观察疗效及反应，并做好记录。

4.饮食宜清淡富于营养，忌肥腻、辛辣及煎炸食品，实证者多食水果、果汁和新鲜蔬菜，多饮开水。脾气虚弱型应多食健脾益气食物，如淮山药粥、莲子粥等。禁烟酒。

5.病情反复发作易致情志抑郁，心情不畅，应安慰和鼓励患者树立战胜疾病的信心。

6.卫生宣教及出院指导：嘱患者锻炼身体，生活起居有常，增强防寒能力，防止感冒。若工作环境中粉尘多，注意劳动保护。教会患者正确滴药方法。指导患者在积极治疗伤风鼻塞，以免转变为鼻渊。

三、鼻衄

鼻衄是以鼻腔出血为主要症状的病证。可因鼻部疾患、外伤，或肺热上蒸，迫血妄行，或燥邪外袭，或胃、肝经火热上扰，脾虚不能统血所致。其病位在鼻腔，与肺、肝、脾关系密切。临床辨证为肺经热盛、胃火炽盛、肝火上炎、阴虚火旺、脾不统血等证。西医学中的鼻出血，可按本病护理。

（一）一般护理

1.按中医鼻科一般护理执行。

2.鼻衄严重者，或伴有头痛头晕、血压下降者应卧床休息。视其病情采取坐位或平卧头低位。实证者居室温度宜稍低；虚证者居室内宜稍暖。

3.鼻腔干燥，可滴入复方薄荷油润滑，或涂以黄连素软膏。

4.观察发病之缓急，出血之多少，血色之深浅，以及有无面色苍白，神色改变，血压变化等情况。注意患者睡眠中有无频繁的吞咽动作及盗汗，观察大便的颜色及全身伴随症状，并做好记录。

5.如有下列情况，应立即报告医师，并配合救治：①有活动性出血。②患者面色苍白、大汗淋漓、烦躁不安、血压下降、脉细数无力。

（二）临证（症）施护

1.出血时可以1%麻黄素滴鼻，或以麻黄素或肾上腺素浸棉花片塞入鼻腔 (高血压病慎用)；可冷敷患者额部、鼻根部；亦可用指压鼻翼压迫鼻中隔易出血区止血；或用云南白药粉、三七粉药棉、油纱条塞入鼻腔出血区止血；或用双腔气囊压迫止血。

2.出现血脱亡阳之危急证候时，按血证处理。

3.大便干燥难下属实热证者，可用生大黄10g开水泡服。

4.鼻衄属实证者，中药汤剂宜凉服，属虚证型中药汤剂宜温服。注意药物疗效和反应，做好记录。

5.属于实热症，多食凉血止血食物，如藕汁、甘蔗汁及蔬菜、水果和清凉饮料，忌食辛辣、煎炸食物。鼻腔出血或鼻孔填塞者，宜进流质饮食。属于虚证多食补气血之食物，如蛋类、肉类、鱼类等。

6.患者精神多较紧张，有恐惧感，护理人员应态度和蔼、热情、体贴，创造温馨的气氛，避免患者忧思惊恐而伤神，暴怒郁闷而伤肝，导致病情加重。

7.卫生宣教及出院指导：嘱患者空气干燥时宜戴口罩，积极治疗引起鼻衄的原发疾病，戒除用力擤鼻或挖鼻的习惯，加强锻炼身体，增强体质。积极防治引起鼻衄的全身性疾病和鼻部及邻近器官疾病。

四、鼻鼽

鼻鼽是突发或反复发作的鼻痒，连续喷嚏咳嗽，清涕如水为特征的疾病。多因禀质特异，脏腑虚损，兼感外邪，或感受花粉及不洁之气所致。其病位在鼻窍，与肺、肾关系密切。临床辨证分为肺虚感寒，脾气虚弱，肾阳亏虚等证。西医学中的过敏性鼻炎可按本病护理。

（一）一般护理

1.按中医鼻科一般护理执行。

2.病室环境避免过热、过冷，避免接触花粉、烟尘及化学气体。医用消毒时宜选用无或低刺激性消毒液。

3.嘱患者打喷嚏时应用纸巾或手帕掩住口鼻。

4.仔细观察发病时间的长短，鼻涕的量、色、质，鼻窍黏膜色泽及肿胀特点，全身伴随症状，了解发病情况，寻找致病因素，作好记录。

（二）临证（症）施护：

1.肺气虚寒证者，可用"滴鼻灵"滴鼻，或遵医嘱用中药油膏剂涂鼻内。

2.喷嚏、鼻痒严重者，可耳穴埋籽，取肺、内鼻、外鼻、过敏点等穴，或遵医嘱服氯苯那敏、异丙嗪等抗过敏药物。

3.鼻痒难忍时可用棉棒（浸盐水亦可）探入鼻孔，按揉局部。或指压迎香、印堂。

4.中药汤剂宜饭后温服。服后观察其疗效及反应，做好记录。

5.鼻鼽患者平时应少食寒凉生冷食物，宜食温补之品及血肉有情之营养物质。过敏者忌食虾、鱼等发物，禁烟酒。

6.肾阳虚型为长年发病，且全身症状颇多，患者多悲观抑郁，因此劝慰患者树立信心，正确对待疾病。

7.卫生宣教及出院指导：可参加气功、太极拳、晨跑的锻炼，或从夏天开始坚持御寒锻炼。注意生活起居有常、冷暖衣着适宜。避免接触过敏物质如花粉、尘埃、冷空气等，减少复发。经常按摩迎香穴，可鉴赏发病次数。

第四节　喉科一般护理

1.患者入院后送至指定床位，向患者介绍病区环境和有关制度。介绍主管医师护士。测量体温、脉搏、呼吸、血压、体重。

2.病室环境保持清洁、舒适、安静、空气新鲜，根据病症的性质适当调节温湿度。

3.新入院患者每日测体温、脉搏、呼吸 3 次，连续 3 日。体温 37.5 ℃以上者，每日测 4 次；体温达到 39℃以上者，每 4 小时测 1 次，待体温恢复正常 3 日后，改为每日 1 次。每日记录二便 1 次。

4.按医嘱进行分级护理。

5.24 小时内留取三大常规标本送验。

6.经常巡视病房，及时了解患者的生活起居、饮食、睡眠和情志等情况，做好相应护理。

7.严密观察患者的神志、面色、声音、舌象、脉象，注意咽喉部黏膜的颜色、有无肿胀、假膜及脓性分泌物。有呼吸困难者，应严密观察呼吸。若发现病情突变，可先应急处理，并立即报告医师。

8.按医嘱给予相应饮食，注意饮食宜忌。

9.按医嘱准确按时给药。内服药应根据证型不同，在服药的时间、温度、方法上应遵循中药服药原则。观察用药后效果和反应，做好记录。

10.手术患者，做好术前准备与术后护理。

11.严格执行消毒隔离制度，防止交叉感染。

12.定期做好卫生宣教和出院指导。

一、喉痹

喉痹是以咽喉部红肿疼痛，或干燥、异物感，或咽喉黏膜肿胀、萎缩为特征的疾病。多因外邪侵犯咽喉，邪滞咽喉日久，或脏腑虚损，咽喉失养，或虚火上灼，咽喉部气血不畅所致。其病位在咽喉，临床辨证急性者分为风热外袭、肺胃实热，慢性者分为阴虚肺燥、肺脾气虚及痰热蕴结证。西医学中急、慢性咽炎，可按本病护理。

（一）一般护理

1.按中医喉科一般护理执行。

2.急性期发热者宜卧床休息。

3.注意口腔、咽喉部护理、可给予漱口液含漱，每日数次，每次含漱时间稍长。

4、观察体温变化，咽喉部红肿情况，询问有无吞咽困难，咽痒、呼吸不畅，以及全身伴随症状，并做好记录。

5.如见下列情况，应立即报告医师，并配合救治。①咽部红肿，疼痛较剧、体温较高。②吞咽困难，呼吸不畅。

（二）临证（症）施护：

1.咽部红肿、疼痛，症状较轻可将冰硼散吹于患处周围或含服复合草珊珊片、西瓜霜片等利咽药物。症状较重者遵医嘱用珠黄散或用银花、甘草煎水含漱，必要时可用三棱针点刺少商穴放血，以缓解症状。慢性期含服铁笛丸。

2.喉部干痒、干咳、燥热感，可遵医嘱用生地、麦冬、木蝴蝶、胖大海等煎汤代茶饮。

3.中药汤剂宜温服，服后观察其疗效及反应，做好记录。

4.急性喉痹期进流汁或半流汁饮食。热证者宜进甘寒、清凉类，如西瓜、丝瓜、绿豆汁、苦瓜。虚火喉痹者多食清润益津之物如梨、白木耳、甲鱼。忌辛辣、煎炸食物，戒烟酒。虚火喉痹多发于成年人，病情复杂，治疗时间长，应鼓励患者树立治疗的信心和毅力，做好情志护理。

5.卫生宣教及出院指导：指导患者慎起居，注意季节变化，避免寒、暑、燥邪，防止风湿侵袭。减少咽部的不良刺激，环境灰尘多应戴口罩，禁烟酒，及时彻底治疗邻近组织慢性炎症（鼻腔、口腔）和少作长谈以避免咽喉劳累。加强体育锻炼，增强机体抵抗力。

二、喉关痛

喉关痛是咽痛剧烈、发热、吞咽困难、喉核旁红肿隆起为特征的咽病。因邪毒湿盛：客于喉乳娥、毒热蔓及周围所致。其病位在喉核周围，与胃脾有关。临床辨证分为胃火炽盛，阳明腑实及阴虚邪恋等证。西医学中扁桃体周围脓肿可按本病护理。

（一）喉关痛一般护理

1.按中医喉科一般护理执行。

2.做好口腔护理，咽喉红肿时可选用银花甘草水、朵贝尔氏液、1:5町的高健酸饵等溶液含漱口服、肿破溃后要保持引流通畅，及时将脓液吸干净。

3.仔细观察体温、咽痛、红肿、成脓、破溃情况，有否吞咽不便，语言困难、呼吸不畅以及全身伴随症状，做好记录。

4.如有下列情况，立即报告医师，并配合救治:①高热烦躁，神昏瞻语。②颈项强直，痰鸣气急，呼吸困难。③ 呕吐物中有血迹。

（二）临证（症）施护

1.咽喉红肿疼痛，可遵医嘱用冰硼散、锡类散等清热消肿利咽的中成药，吹敷患部，用前先漱口；或针刺少商、商阳、曲池等式，清热止痛。

2.下颌部红肿疼痛，按医嘱可外敷金黄散或紫金钱（均需用酒、水、泊、蜜调）。

3.吞咽困难者遵医嘱进行补液。

4.商热者可遵医嘱给予清热解毒药剂,或物理降温。

5.大便秘结者遵医嘱用生大黄、或番泻叶泡水服。

6.中药汤剂宜凉服,服药后观察疗效,做好记录。

7.宜进流质或软食,多进甘寒饮料、水果、蔬菜,忌辛辣醇酒、煎炸及膏粱厚味之食物。

8.咽喉诸病皆属于火,患者可表现情绪过激,根据患者的性格特征及情志表现做好相应的护理。

9.卫生宣教及出院指导:嘱患者加强体育锻炼,提高机体抗病能力,防止风热邪毒侵犯,保持口腔清洁,积极治疗邻近组织疾病。

三、喉喑

喉喑以声音嘶哑,咽喉疼痛不适为特征的疾病。多因邪犯于喉,或脏腑虚弱,咽喉失养所致。其病位均在喉,临床辨证,急喉喑分为风寒袭肺,风热犯肺,肺热炽盛等型。慢喉喑分为肺肾阳虚、肺肾阴虚、肺脾气虚、气滞血痕、痰浊凝聚等型。西医学中的急、慢性喉炎、声带小结、声带息肉、官能性失音,可按本病护理。

(一)一般护理

1.按中医喉科一般护理执行。

2.急喉喑有发热或感冒症状严重者宜适当休息,病室内保持空气新鲜、湿润。风寒外袭者室内保持温润,风热者室内宜凉爽、湿润。

3.做好口腔护理,经常用漱口液含漱。

4.注意病程长短、发音嘶哑的程度,以及喉部自觉症状观察患者咽痒、咳嗽、吞咽困难以及全身伴随症状。做好记录。

5、如有下列情况,立即报告医师,并协助处理:①语言难出、呼吸气粗、喉鸣如锯。②患儿出现呼吸急促、烦躁不安。③喉痛剧增、吞咽困难。

(二)临证(症)施护:

1.喉部红肿、灼热疼痛,遵医嘱取中药滤液或抗生素雾化吸入。

2.肺胃实热者,咽部红肿热痛较甚,可遵医嘱用三棱针点刺少商、商阳穴放血,以清热止痛。

3.肺燥耗津伤喉之声哑者,可用雪梨、川贝末,加蜜炖后分服。

4.中药汤剂宜温服,也可于喉干、喉痒时代茶饮之,尽量使药液在局部停留一段时间再咽下。服后注意观察疗效及反应,并做好记录。

5.一般宜进清淡饮食,或清蒸、清炖之食物,忌辛辣、焦躁、煎炸之物。

6.卫生宣教及出院指导:注意加强体育锻炼,劳逸适度,御寒保暖,避免伤风感冒。平时注意正常发音,不过度用嗓及高声喊叫。患病后减少发音及长时间讲话,积极治疗鼻腔及口腔疾病。

四、急喉峰

因喉痛、小儿喉喑、外伤、异物肿瘤、喉发育畸形导致喉窍狭窄,气道阻塞所致。以咽喉部红肿疼痛、痰涎壅盛、语言难出、声如嘎锯、汤水难下、甚至吸气性呼吸困难等为主要表现的咽喉疾病。因风热痰火上攻咽喉，或急性咽喉病，或因暗外伤：病位在喉。急性咽喉阻塞可按本病护理。

（一）急候风一般护理

1.按中医喉科一般护理执行

2.室内环境保持空汽清新、流通、温度适宜。

3.卧床休息，取平卧或半卧位，尽量使患者保持安静。

4.做好口腔护理，保持呼吸道通畅，痰涎多时，要及时吸出，以防止阻塞呼吸道。痰杯应及时倾倒并消毒，传染病病人做好消毒隔离工人。

5.本病病情危重，变化迅速，做好气管切开等各种抢救的准备。

6.严密观察病情变化及呼吸困难，喉暗，喉鸣，面色等情况，注意咽喉红肿程度、体温及脉的变化，以及其他伴随症状，如有变化及时通知医师，并做好记录。

7.如见下列情况，立即报告医师，并配合抢救：① 高热。②呼吸道阻塞、突然窒息。③呼吸困难加重，并见呼吸浅快而不规则，面色清紫。 ④呼吸困难，伴大汗淋漓，四肢厥冷，神志昏迷。

（二）临证（症）施护：

1.火热邪毒亢盛出现的高热，可予物理降温，或遵医给予降温药。

2.呼吸困难，给予氧气吸入。

3.大便秘结，可用大黄 10g 泡水服，必要时灌肠通便。

4.行气管插管或气管切开手术者，做好术前准备和术后护理，及时清除分泌物，保持呼吸道通畅，防止气道感染。

5.热毒犯肺证、咽喉肿痛，遵医嘱选穴针刺少商舟，商阳、合谷、幽池，或遵医嘱点刺少商、商阳放血；或耳针咽喉、神门穴。中药汤剂宜凉服，可缓缓含服，使药液停留于局部较长时间服后观察疗效及反应做好记录。

6.遵医嘱给流质和半流质饮食或软食。忌辛辣及肥甘厚腻之物，以免助热生火使病情加重。

7.患者和家属惊恐不安时，医务人员应态度热忱，沉着冷静，消除其不良情绪。

8.卫生宣教及出院指导：指导患者生活起居有常，平时多增强体质锻炼，及时治疗急性咽喉炎，减少本病的发生。戒烟酒，以免刺激咽喉，加重病情。

（高娟娟 李文慧 孟静雨）

第二十一章　皮肤科疾病护理常规

第一节　湿疹护理常规

湿疹是一种常见的表皮炎症，一般认为与变态反应有较密切的联系。特点是皮肤剧烈瘙痒、可见多种形态的皮疹、易渗，且常反复发作。

一、寻找病因，去除可疑的致病因素。清除体内慢性病灶及其他全身性疾病。

二、注意皮肤卫生，避免搔抓及用肥皂、热水烫洗；应使用全棉内衣，勿过度保暖。

三、饮食护理：忌辛辣刺激性饮食，避免鱼、虾等易致敏和不易消化的食物，应多食蔬菜、水果，注意观察饮食与发病的关系。

保持大便通畅。

四、休息：注意劳逸结合，避免过度劳累和精神过度紧张。应保证充足睡眠。

五、皮损护理

1.根据皮损特点选用适宜的外用药。

2.局部皮损增厚者采用局封或封包。

六、瘙痒护理：酌情给抗组胺类药物，必要时选用镇静催眠药。顽固性瘙痒可用普鲁卡因静脉封闭，注意滴速缓慢。每分钟不超过40滴。

七、继发感染者如发热、淋巴结肿大者，应通知医生，选用抗生素。

八、反复发作者，选用免疫抑制剂，如环磷酰胺。应定期查血象及肝、肾功能。

九、增强机体免疫功能，选用免疫调节剂，如胸腺素、左旋咪唑。

十、心理护理：应同情、关心病人，多沟通，让其了解湿疹的病因和预防的方法，解释精神因素对治疗效果的直接影响，树立信心，积极配合治疗护理。

十一、健康教育

1.嘱病人加强锻炼，增强机体抵抗力。

2.使病人保持心情舒畅，生活规律化。

3.避免各种可能致病因素。

第二节　带状疱疹护理常规

带状疱疹是由水痘——带状疱疹病毒感染引起，是一种按神经分布，有成簇炎性水疱并伴有神经痛的皮肤病。

一、休息

发热、全身不适者卧床休息。一般不鼓励卧床，日间应适当活动，以保证夜间充足睡眠，对疼痛剧烈者，睡前半小时遵医嘱给镇静催眠药。保持环境安静。

二、饮食

给予高蛋白、高维生素饮食，应多食蔬菜、水果，多饮水，保持大便通畅。忌牛、羊肉、辣椒、酒类等。

三、皮肤护理

剪短指甲，避免搔抓、摩擦及肥皂、热水烫洗。内衣应柔软、使用全棉内衣。衣服、被单污染后立即更换，保持皮肤清洁。

四、眼睛护理

头面部带状疱疹，病毒侵及眶上神经上支者可累及角膜，可引起全眼炎甚至失明。应加强眼部护理，白天定时滴眼药水，夜间用眼膏。

五、皮损护理

1.皮损仅红斑、丘疹用酞丁胺擦剂、阿昔洛韦软膏，每天 3~4 次。

2.有水疱、血疱涂氯强油，每天 3~4 次。

3.若继发感染，擦红霉素、莫匹罗星软膏，每天 3 次。

4.氦氖激光局部照射，每天 1 次，15 分钟/次，注意保护病人眼睛（嘱病人避免直视激光。皮损在面部者，用纱块遮盖眼睛）。

5.皮损结痂时待其自行脱落。

六、疼痛护理

遵医嘱给镇痛剂，如卡马西平、吲哚美辛、元胡止痛片。氦氖激光局部照射，肌注维生素 B1、B12。与病人多交谈，根据病人爱好，让其听音乐和相声，看电视和小说等，以分散注意力。

七、发热护理

遵医嘱给退热剂，体温超过 39℃者行物理降温。随时擦干汗液，更换汗湿的衣服与床单，防止受凉，保持皮肤清洁干燥。年老体弱者应注意大量出汗引起虚脱。

八、增强机体免疫功能

加强支持疗法，给能量合剂、肌苷，酌情静脉用丙种球蛋白。

九、病情观察

1.观察皮损情况：皮损常单侧分布，一般不超过中线。若皮损泛发，有血疱，且病人精神状况差，提示机体免疫功能极度低下，应考虑体内有潜在恶性肿瘤或其他疾病。

2.观察体温。

3.观察药物疗效及副作用：抗病毒常选用阿昔洛韦等，滴速不宜过快，观察小便及病人自觉症状，如有无肾区不适症状。

十、健康教育

1.出院后近期应注意休息，生活规律化。

2.皮损结痂未脱落者，切勿撕扯。

第三节　急性荨麻疹护理常规

急性荨麻疹俗称"风疹块"，是由皮肤、黏膜血管通透性增加引起的暂时性水肿，病因复杂。

一、避免诱发因素

应仔细寻找诱因，避免引起症状加重的因素（如特定食物、药物、酒精饮料、咖啡、吸烟等）。对致敏药物应有显著标志，杜绝再次发生过敏。

二、对症护理

急性荨麻疹选抗组胺药；腹痛者给予解痉药物，病情严重、伴有休克、喉头水肿及呼吸困难者应立即抢救。

三、心理护理

帮助病人了解疾病有关知识，克服焦虑、悲观等不良心理反应，懂得如何减少机体不适及损伤。

四、皮损护理

夏季可选用止痒液、炉甘石洗剂等，冬季可选用具有止痒作用的乳剂，如苯海拉明霜等。

五、皮肤护理

避免各种外界刺激、搔抓、烫洗等，剪短指甲；婴儿可戴手套，防止搔抓。保持床单干净，勤换内衣。

六、病情观察

1.观察皮损变化，注意皮损的部位、颜色、范围等情况。

2.有无继发感染，有无全身症状如手麻、唇麻、胸闷、心悸、腹痛、腹泻、高热等症状。

3.药物疗效及副作用：用药后皮疹消退情况及抗组胺药物的不良反应，如疲乏、头晕、嗜睡、口干、便秘等情况。

七、健康教育

1.尽量避免可能的致敏环境和各种诱因。

2.发生荨麻疹后应及时到医院就诊。

第四节　银屑病护理常规

银屑病旧称"牛皮癣"，是一种以银白色的鳞屑性炎性斑块为特征的慢性常见性皮肤病。

一、饮食

禁烟、酒，忌浓茶、咖啡、辛辣刺激性食物，少食高脂肪食物。多食蔬菜、水果。

二、休息

适当休息和运动，注意劳逸结合，保证充足的睡眠。

三、皮肤护理

鼓励病人勤洗澡，用中性肥皂，冬季至少每周 2 次。衣服、被单污染后及时更换，保持皮肤清洁，床铺清洁平整、无渣屑。皮损在头部，每周理发 1 次，以利药物吸收。剪短指甲，避免搔抓及热水烫洗，应使用全棉内衣。

四、清除感染病灶

如切除或治疗扁桃体炎。避免各种诱发因素，有些药物可能会加剧原有银屑病病情，如抗疟药、β受体阻滞剂、碘化物等应慎用。

五、避免滥用皮质类固醇激素及免疫抑制剂

以免导致红皮病型银屑病。

六、皮损护理

1.根据皮损情况选用外用药。

2.每次涂药前宜洗热水浴，尽量去除鳞屑。

3.协助或指导病人使用外用药，注意将药物均匀地涂擦于皮损上，切勿累及正常皮肤。

4.选用新型外用药时，应先小面积涂擦，观察 24 小时无反应方可大面积使用，严防接触性皮炎的发生。

5.皮损广泛的应分区涂药,防止面积过大吸收中毒。

6.物理疗法:①皮损恢复期采用矿泉浴或中药浴,每天 1 次,30~60 分钟/次,6 次为 1 个疗程。②氦氖激光血管内照射,每天 1 次,60 分钟/次,7 天为 1 个疗程,间隔 3~5 天再行第二疗程。

七、病情观察

1.观察皮损反应:皮肤针刺(注射、穿刺)、破损后在受损部位出现皮疹为同形反应,是进行期银屑病的特点之一。

2.观察药物疗效及副作用:

(1)用黑豆馏油软膏时,注意观察小便,以防吸收中毒。

(2)口服迪银片,定期检查肝功能。

(3)用免疫抑制剂,如环磷酰胺,定期查血象、肝、肾功能,注意口腔及胃肠道反应,严格掌握适应证及用量,以免导致红皮病型银屑病。

八、心理护理

与病人多交谈,主动介绍疾病的有关预防和保健知识,解释精神因素对治疗效果的直接影响,鼓励病人树立信心,积极配合治疗。

九、健康教育

1.积极治疗体内感染病灶。

2.避免各种诱发因素,如外伤、不当饮食、药物等。

3.保持心情舒畅。

4.注意劳逸结合,养成良好的饮食起居习惯。

第五节　脓疱疮护理常规

脓疱疮是金黄色葡萄球菌(或)乙型溶血性念珠菌引起的一种急性化脓性皮肤病,俗称"黄水疮",好发于儿童。

一、隔离治疗,对污染的衣物及环境应及时消毒,以减少疾病传播。

二、观察病情变化,注意水电解质平衡。

三、创面护理

保持创面干燥,脓疱未破者用 10%硫黄炉甘石洗剂,脓疱较大时应抽取疱液,脓疱破溃者可用 1∶5000 高锰酸钾液、0.5%新霉素溶液清洗湿敷,再外用莫匹罗星软膏或红霉素软膏、氯强油(氯霉素、泼尼松和植物油)等。

四、健康教育

1.注意个人卫生,保持皮肤清洁、干燥、无损伤。

2.加强营养、增加抵抗力,患有瘙痒性皮肤病(如痱子、湿疹)应及时治疗。

3.饮食宜清淡,忌辛辣刺激性食物,多食水果和蔬菜,多饮水,保持大便通畅。

4.勿乱用解热药物。

5.应着全棉、柔软内衣。

第六节 丹毒护理常规

丹毒是由溶血性链球菌所致的皮肤皮下组织内淋巴管及周围组织的急性炎症。

一、遵医嘱及时准确应用抗生素。

二、卧床休息、抬高患肢，保持良好的静脉、淋巴回流、减轻肿胀。

三、局部外敷 20%~30%鱼石脂膏或用 0.1%雷夫奴尔溶液湿敷。理疗如紫外线、超短波等以减轻疼痛、促进炎症消退。

四、观察体温，高热时给予物理降温。

五、接触隔离：防止接触传染。

六、健康教育

1.注意个人卫生，勤洗手、勤剪指甲。

2.积极预防和处理慢性病灶，如扁桃腺炎、龋齿、手足癣等。

3.饮食指导：饮食易清淡，忌辛辣刺激性食物，多食水果、蔬菜，多饮水，保持大便通畅。

第七节 药疹护理常规

药疹又称药物性皮炎，是药物通过各种途径进入人体后引起的皮肤黏膜的炎性反应。

一、立即停用致敏药或可疑致敏药及结构近似药物，避免交叉过敏或多媒介过敏。

二、饮食：忌鱼、虾、海鲜、辣椒、酒等辛辣刺激性食物。多食水果和蔬菜，多饮水。保持大便通畅。

三、注意休息，适当活动，保证充足睡眠，每天不少于 8 小时。

四、加速致敏药物排泄：鼓励病人多饮水，酌情静脉输液。

五、皮肤护理：剪短指甲，避免搔抓、肥皂洗浴、热水烫洗；应着全棉、柔软、宽松的内衣，以保持皮肤、病床清洁。

六、皮损护理

1.无渗液者，擦炉甘石洗剂、倍氯米松霜等，每天 3~4 次。

2.水疱、渗液病人皮损涂氯强油，每天 3~4 次。大于 1cm 的水疱，应在无菌操作下抽尽疱液，保护疱壁，涂氯强油。

七、病情观察

1.观察皮损情况：若皮损增多，出现水疱，皮肤触痛，提示有重症倾向，及时报告医师。

2.观察体温：病人初期体温正常或低热，突然升高至 39℃左右，可能是重症前驱表现。

3.观察药物疗效及副作用：①如用皮质类固醇激素，观察胃肠道反应、血压以及感染征象，同时注意补钾，维持水、电解质平衡。②静脉推注钙剂速度应缓慢。

4.并发症的观察：①过敏性休克：病人出现胸闷、气促、面色苍白、出冷汗、血压下降、脉搏细弱，为过敏性休克的表现，应采取急救。②重症药疹除皮损外还有肝肾损害，应注意观察。

八、健康教育

1.将已知过敏药物记载于病历上，并在住院一览表、床头卡上注明，嘱病人牢记，避免再次使用。

2.在用药过程中如突然出现瘙痒、丘疹、红斑、发热等反应，应立即停药，及时治疗。

3.使用青霉素、血清、普鲁卡因等药物时，按规定做皮肤过敏试验。

第八节　过敏性紫癜护理常规

过敏性紫癜是一种过敏性毛细血管和细小血管炎，其特征为非血小板减少性紫癜，皮肤和黏膜均可出现瘀点，可伴有关节痛、腹痛和肾脏的改变。

一、用可疑致敏药物，去除慢性感染灶，如咽喉炎，扁桃腺炎，龋齿，鼻窦炎等，防治上呼吸道感染。

二、休息：急性期病人应绝对卧床休息，抬高患肢，改善微循环，恢复期可适量活动。

三、饮食：多食蔬菜、水果、蛋白质类（如猪瘦肉、排骨汤、豆制品等）食物，保持大便通畅，禁食牛肉、羊肉、鱼、虾、蟹、海鲜、辣椒、酒、咖啡、浓茶等辛辣刺激性食物。

四、皮肤护理：保持皮肤清洁、病床平整干燥，无渣屑，避免搔抓、摩擦、挤压及肥皂热水烫洗。

五、疼痛护理：对关节型紫癜病人可遵医嘱用非甾体类抗炎药及氨苯砜等，并卧床休息；对腹型紫癜引起的腹痛应嘱病人尽量放松，不要过于紧张和焦虑。

六、病情观察

1.密切观察病情变化，询问病人有无腹痛、黑便、关节痛等不适，腹痛剧烈或黑便者及时报告医生及早处理，以减轻病人痛苦，预防并发症的发生。

2.观察皮损情况。

3.观察药物疗效及作用：①用降低血管通透性的药物（如维生素 C、钙剂等）注意速度不宜过快。②肾型紫癜用环磷酰胺，注意查血象及肝、肾功能。③使用糖皮质激素应观察血压、血糖等。

七、氦氖激光血管内照射，每日 1 次，每次 60 分钟，7 天为 1 个疗程。

八、健康教育

1.避免上呼吸道感染。

2.嘱病人注意休息，避免重体力劳动。

3.让病人养成良好的生活习惯，少食辛辣刺激性食物及导致过敏的食物，多食蔬菜和水果。

第九节　天疱疮护理常规

天疱疮是一组累及皮肤黏膜的自身免疫性表皮内大疱病，共同特征是疱壁薄、松弛易破的大疱，组织病理为棘层松懈所致的表皮内水疱，免疫病理显示角质形成细胞间 IgG、IgA、IgM 或 C3 网状沉积，血清中存在针对桥粒成分的天疱疮抗体。

一、饮食

此类病人应给予高蛋白、高维生素、低盐饮食；忌辛辣刺激性食物及酒类。保持大便通畅，便秘 3 天以上给缓解剂，如麻仁丸等。

二、休息

皮疹泛发者，置单人病房，裸体卧位，放置保护架。保持环境安静。

三、室内温度应恒定，20% 左右为宜，湿度 55%~65%。进行治疗、护理时，室温保持 28~30℃，避免病人受凉。

四、皮肤护理

剪短指甲，避免搔抓及肥皂、热水烫洗。衣服、床单污染后及时更换，保持皮肤清洁，床铺平整无渣屑。定时更换卧位（让病人自己轻轻移动），翻身后受压部位涂氯强油。每次静脉穿刺前，取纱布 1 块折 4~6 层包裹皮肤再扎止血带，严禁胶布直接贴于皮损处。

五、口腔护理

用 4% 碳酸氢钠清洗口腔，每天 2 次，朵贝氏液漱口，每天 5 次。口唇干裂涂清鱼肝油。

六、合并念珠菌感染时，遵医嘱使用抗真菌药物治疗。

七、加强支持疗法，酌情使用白蛋白、复方氨基酸、鲜血或血浆等。

八、皮损护理

1.外用药，以保护创面、抗菌、消炎、收敛为原则，常选用氯强油，每天 3~4 次，每次涂药前，注意清除坏死痂皮。

2.渗液结痂时用生理盐水 500mL 冷湿敷，涂氯强油，每天 3~4 次。

3.大疱者在无菌操作下抽吸，注意保护疱壁。脓疱应剪除疱壁，用 1:8 000 高锰酸钾溶液清洗，用无菌棉签揾干，涂莫匹罗星或红霉素软膏，每天 3 次。

4.皮损恢复期酌情药浴，每天 1 次，30~60 分钟/次，6 次为 1 个疗程，注意水温及病人情况。

九、病情观察

1.观察皮损情况，包括颜色、范围、渗液情况，若皮损恢复较慢，应考虑有低蛋白血症。

2.观察生命体征，测体温、脉搏、呼吸、血压，每天 4 次，注意观察病人的精神状况、食欲、睡眠及大小便等。

3.观察药物疗效及副作用：①皮质类固醇激素宜早期、足量应用，注意消化道反应、血糖、尿糖、感染等。同时补钾，维持水、电解质平衡。②用免疫抑制剂，如环磷酰胺等，应定期查血象及肝、肾功能。

4.并发症的观察：①肺部感染：病人咳嗽，体温升高，如拍胸片确诊。②败血症，体温高达 40~41℃，急查血象、做血培养。③观察有无病毒感染，如病毒性角膜炎。

十、心理护理

该病病程较长，病人对治疗容易失去信心。应与病人多沟通，介绍精神因素与治疗的关系。尽量满足病人的合理要求，使之有良好的心态接受治疗。

十一、健康教育

1.嘱病人按医嘱正确、规律服用皮质类固醇激素。

2.加强营养，适当锻炼。

3.按要求定期复诊。

第十节　系统性红斑狼疮（SLE）护理常规

系统性红斑狼疮是红斑狼疮中最严重的类型，可累及全身多个器官，多见于育龄妇女，男女比例约为 1:9。本病临床表现复杂各器官、系统的损害可同时或先后发生。

一、饮食：给予高维生素、高蛋白、易消化、低盐饮食。禁辛辣刺激性食物及酒类。

二、休息：活动期应卧床休息，缓解稳定期适当活动。防止劳累，注意劳逸结合，生活规律化。

三、避免日光直接照射：室内挂有色窗帘，外出戴遮阳帽或撑遮阳伞，暴露部位皮肤擦 2% 二氧化碳霜。

四、避免寒冷刺激：冬季对易受冻部位如双耳廓、手足及脸部应注意保暖，可戴手套，穿厚袜及戴口罩等。

五、活动期避免妊娠，缓解后至少观察半年以上，无复发征象时方可考虑妊娠。若已怀孕，应监测血清抗核抗体、补体、心、肾功能及观察自觉症状。

六、避免各种诱发因素：①对易诱发本病的药物如青霉素、链霉素、磺胺及口服避孕药等均应避免使用。②应防治感冒，避免外伤、精神创伤，保持心情舒畅。

七、皮损护理：皮损擦皮质类固醇霜剂，如倍氯米松霜等，每天 3 次。

八、发热护理：遵医嘱给退热剂，体温超过 39℃者物理降温。应随时揩干汗液，更换汗湿的衣服与被单，避免受凉。

九、病情观察

1.观察生命体征：测体温、脉搏、呼吸、血压每天 4 次。注意病人的精神状况。

2.观察小便颜色、性质，定期检查。

3.观察药物疗效及副作用：①长期服用氯喹者定期查眼底及视力。②用皮质类固醇激素者应每周测体重，送尿常规 1 次，定时测量血压，注意消化道反应，定期查电解质。③选用免疫抑制剂，如环磷酰胺、雷公藤等，定期查血液分析、肝、肾功能。

十、心理护理：同情、关心病人，与病人多沟通，引导病人正确认识本病，消除其思想顾虑和恐惧心理，保持乐观情绪，树立战胜疾病的信心。

十一、健康教育

1.嘱病人按医嘱服用皮质类固醇激素，切勿自行减量或停用。

2.按要求定期复诊。

3.避免日晒、寒冷、过劳、感冒、精神创伤和妊娠。

4.保持心情舒畅，生活规律。避免劳累。

第十一节　梅毒护理常规

梅毒是由梅毒螺旋体引起的一种慢性传染病，主要通过性接触和血液传播。可侵犯全身各组织器官或通过胎盘传播引起流产、早产、死产和胎传梅毒。

一、消毒隔离

1.早期有传染性的病人需隔离，有条件者置单间病房，无条件者实行床边隔离，禁止性生活。

2.病人使用过的内裤应采用煮沸消毒或高压蒸气灭菌。

3.病人用过的衣服、床单、被罩分开清洗、消毒。被褥在阳光下曝晒 6 小时。

4.病人使用过的针头、注射器、输液器等应立即消毒就地毁形，进行无害化处理。被病人污染的物品应先要求初步处理后再按正常程序进行清洁和消毒。

5.医务人员检查、治疗病人后，用肥皂在自来水下冲洗，注意自我防护。

二、饮食护理：普通饮食，加强营养。忌酒。

三、休息：早期梅毒病人，注意劳逸结合，首剂用药后发热者，卧床休息。晚期梅毒病人应卧床休息，按相应专科护理常规实施。

四、观察药物疗效及副作用：治疗原则应早期、足量、正规。青霉素仍为首选药物，苄星青霉素应深部肌肉注射，推注速度稍快，以免阻塞针头。首剂用药后应观察吉海反应并对症处理，24 小时内即缓解，不必停止治疗。

五、心理护理：与病人多沟通，在交谈时须顾及病人的自尊心和社会道德观。以亲切、体贴的态度引导、鼓励病人，耐心、详细地介绍梅毒的危害性和治疗效果。为病人保守秘密，以消除其焦虑、悲观情绪，使其积极配合治疗。

六、健康教育

1.定期复诊，正规治疗后应随访2~3年，第一年内每3个月复查1次。

2.配偶、性伴等必须同时接受检查。

3.嘱病人洁身自爱，避免再次感染。

4.严禁使用不洁的血液和其他生物制品。

（杨又又　王婷　冯亚丽）

第二十二章　整形外科疾病护理常规

第一节　皮肤瘢痕手术护理常规

瘢痕是创伤愈合过程中的必然产物。依据各种瘢痕的不同特点，可分为增生瘢痕、瘢痕疙瘩、萎缩瘢痕、凹陷瘢痕、桥状瘢痕、蹼状瘢痕、挛缩瘢痕等。各类瘢痕，往往伴有轻重程度不等的功能障碍和外观影响，统称为瘢痕畸形。瘢痕畸形是整形外科的常见病和多发病。

一、术前护理

1.常规检查心电图，拍 X 光片，了解心肺功能；进行血、尿化验检查了解肝、肾、血、细胞、出凝血时间等情况。

2.注意增减衣物，积极预防感冒。

3.测量体温每天 4 次，连测 3 天。如体温未下降，再连续监测，直到正常。

4.加强营养，给予高热量、高蛋白、高维生素易消化的饮食，禁辛辣刺激食物，如烟、酒、辣椒、大蒜等。

5.皮肤清洁卫生

（1）术前 3 天每日用肥皂水清洗，瘢痕巨隐窝的污物用软毛刷洗，以彻底清除污物。

（2）瘢痕区如有感染灶，应取创面细菌培养，用敏感抗生素换药处理以控制感染。

（3）术前一天备皮，刮去取皮部位毛发，避免划破皮肤，用肥皂水清洗干净，活力碘纱备包扎。

6.术前一天做药物过敏试验：如青霉素、普鲁卡因等。

7.术前禁食 12 小时，禁饮 8 小时，术前 30 分钟肌肉注射药物，以镇静、抑制腺体分泌。

8.心理护理：术前与病人交心谈心，做好心理疏导工作，使其积极配合治疗和护理，保持良好的心态。

二、术后护理

1.去枕平卧，头偏一侧，给氧、保暖（根据季节），确保呼吸道通畅，床边备吸痰器，必要时吸痰。

2.根据手术部位不同，适当约束、制动。

3.抬高患肢，利于血液循环。可在患肢下垫一软枕或衬垫。

4.密切观察体温变化及伤口敷料、气味等情况，如发现异常及时通知医生进行处理。

5.静脉输入药物，以预防控制感染。

6.伤口疼痛时告知医师，酌情应用镇痛药。

7.四肢瘢痕切除植皮术后，观察患肢肢端皮肤色泽，如皮肤为紫红色，则表示血液循环不良，需及时处理。

8.如无感染，一般于术后 14~18~21 天，拆线，继续加压包扎。

植皮的毛发生长良好后两周左右，去除敷料，用弹力绷带加压包扎，压力适中，以不影响远端循环为宜。

9.为防止瘢痕再次形成，可以拆线后给予放射线治疗，也可理疗：如红外线、按摩、超声波等。

10.伤口愈合后开始做功能锻炼，持续半年以上。

三、心理护理与健康教育：

注意与病人及其家属的沟通，及时解释和说明病情，缓解病人及其家属的紧张和焦虑情绪，使其以愉快的心态配合治疗和护理。向病人及其家属说明疾病的相关知识、治疗护理要点及相关注意事项，并做好住院指导。

第二节　皮肤放射性损伤手术护理常规

皮肤放射性损伤是由于电离辐射对皮肤直接作用所引起的损伤。多见于从事原子反应堆、加速器、核燃料处理和放射性核素生产、X 射线、放射性核素诊断等工作人员因防护不周或意外事故的发生而受伤。

放射性溃疡、放射性皮肤癌，多用手术治疗。

一、术前护理

1.协助完成心电图，X 光线拍片及心功能的检查，留取血标本检查肝、肾功能、出、凝血时间、血常规。血型交叉配合，留取尿常规标本送检。

2.适当增减衣物，积极预防感冒。

3.注意体温变化，测量体温每天 4 次，连测 3 天，如体温异常则需继续测量，直至体温恢复正常。

4.加强营养，多食营养丰富、易消化的食物，成人禁烟酒。

5.备皮，术前一日剃除供皮区毛发，用肥皂、水清洗干净。

6.术前一天做药物过敏试验，如青霉素、普鲁卡因等。

7.术前根据医嘱禁食饮，遵医嘱术前 30 分钟肌肉注射药物，以达到镇静、抑制腺体分泌的目的。

8.术前养成在病床上排便、排尿的习惯。

9.心理护理：使病人保持心情愉快，情绪稳定，正确面对手术带来的不适，积极配合治疗和护理。

二、术后护理

1.根据麻醉方式，采取合适体位，及时吸出呼吸道分泌物，确保呼吸道通畅。

2.根据手术部位不同，采取恰当的不同的制动约束方法。

3.抬高患肢，利于血液循环，可在患肢下垫一软枕或衬垫。

4.密切观察体温变化、皮瓣血液循环情况、伤口敷料情况等，如皮瓣青紫、起水疱，应及时告知医师处理，敷料渗血及时更换。

5.增加营养，提高创面愈合能力，指导病人合理进食，给高热量、高脂、高维生素饮食。

6.伤口疼痛时遵医嘱处理。创面感染检测与消毒隔离，创面每天换药，每周取创面分泌物进行菌种监测及药敏试验以合理使用抗生素，预防或控制感染。

7.如无感染，一般于术后第 14~18~21 天，分期拆线。

8.损伤在功能部位，伤口愈合后，注意坚持功能锻炼。

三、心理护理与健康教育

注意与病人及其家属的沟通，及时解释和说明病情，缓解病人及其家属的紧张和焦虑情绪，使其以愉快的心态配合治疗和护理。向病人及其家属说明疾病相关知识、治疗护理要点及相关注意事项，并做好住院指导。

第三节　皮肤和皮下肿瘤手术护理常规

一、色素痣

色素痣又称斑痣、黑痣，也简称痣，是常见于皮肤，偶见于黏膜表面，含有痣细胞的色素性病变，视病变面积的大小，选择不同的手术方法。也可选用激光、冷冻等治疗方法。

1.术前护理

（1）备皮、剃除色素痣周围毛发 5~6cm，用肥皂水清洗干净。

（2）应保持心情愉快，情绪稳定，正确面对手术带来的不适，并积极配合治疗。

（3）注意饮食调理，应选择高营养易消化饮食，促进机体恢复。

（4）术前注意休息，保证充足睡眠，预防感冒。

（5）术前 4 小时禁饮食。

（6）术前做青霉素、普鲁卡因等药物过敏试验。

（7）遵医嘱术前 30 分钟肌肉注射药物，以达到镇静、抑制腺体分泌的目的。

2.术后护理

（1）根据麻醉方式，采取合适体位。

（2）制动、适当约束四肢。

（3）抬高患肢、利于血液循环，促使伤口早日愈合。

（4）注意观察伤口敷料情况，发现渗液、渗血及时更换。

（5）遵医嘱静脉输入药物，以预防感染。

（6）术后 7~14 天拆线。

（7）保留病变组织以便做病理组织学诊断。

二、以下疾病护理同色素痣

皮内痣、交界痣、混合痣、巨痣、蓝痣、幼年黑瘤、血管瘤、血管球瘤、淋巴瘤、毛细血管型淋巴管瘤、神经纤维瘤、鳞状上皮癌。

三、心理护理与健康教育

注意与病人及其家属的沟通，及时解释和说明病情，缓解病人及其家属的紧张和焦虑情绪，使其以愉快的心态配合治疗和护理。向病人及其家属说明疾病相关知识、治疗护理要点及相关注意事项，并做好住院指导。

第四节　头皮撕脱伤和颅骨缺损手术护理常规

一、头皮撕脱伤

头皮撕脱伤是头皮随头发受暴力牵扯所致部分或全部撕脱。其治疗主要采取积极的抗休克和抗感染，争取全身情况的迅速好转，即时进行清创和创面的修复手术。

1.术前护理

（1）配合并协助医生以无菌敷料加压包扎头部伤口做暂时止血，以便进行全面检查和全身处理。给予镇痛药物，建立静脉通道，出血多时需准备配血输血。

（2）密切观察病情，如发现异常及时与医师联系处理方案。病人出现休克时，应做抗休克治疗。当有其他肢体骨折时，应做适当的固定制动。

（3）全身检查中，尤其重要的是神经系统、颅内情况及颅骨的检查，必要时拍颅骨 X 光片，以排除外颅脑外伤病变。

（4）常规注射 TAT，按医嘱给抗生素药物。

（5）如没有伴随其他部分的主要损伤，病人情况稳定，即进行头皮撕脱伤的急诊手术准备。

2.术后护理：应根据病人病情依手术方法做好相应的护理。

（1）观察并记录病人血压、脉搏及颅内压的变化。

（2）做好病人的心理护理。以同情、关心的态度使病人感到安慰。

（3）保持敷料整洁干燥，如发现渗血、渗液浸透外层敷料时，应用无菌棉垫覆盖包扎。

（4）无论是头皮回植，还是皮片移植或皮瓣移植，术后采取适当有效而确切的加压包扎。

（5）有供皮区者应做好供皮区的护理。

（6）头皮撕脱伤伴有眼睑缺损应同时做一期修复，如未能行1期修复者，在睡前应用油纱布覆盖患眼，以保护角膜。

（7）如无并发症，一般在术后7~10日就检查修复组织的成活情况。对生长良好者即酌情拆线，然后继续包扎2周以上。

（8）凡撕脱伤，其范围一般都比较大，伤口愈合后，所形成的秃发畸形，难以用局部带毛发修复，后期多需为病人配用假发。

3.心理护理与健康教育：注意与病人及其家属的沟通，及时解释和说明病情，缓解病人及其家属的紧张和焦虑，使其以愉快的心态配合治疗和护理。向病人及其家属说明疾病相关知识、治疗护理要点及相关注意事项，并做好住院指导。

二、颅骨缺损

颅骨缺损可以单独发生，也可合并其他病症。分先天性（畸形）与后天性（外伤性缺损）两大类。

据根颅骨缺损的部位、面积大小，选择不同的修复方法。

1.术前护理

（1）一般护理，按整形外科术前常规护理。

（2）备血，由于头部组织血运丰富，术中出血较多，需按医嘱备血。

（3）协助拍摄 X 光片，做脑电图检查。

（4）头皮准备，术前 1 日剃光头发，以温肥皂水洗净。在手术当日早晨用 1% 碘伏对头皮进行消毒，消毒后戴无菌帽。

（5）准备修复材料

2.术后护理

（1）病人回病房时护士必须了解手术方式、部位、术中出血和止血情况以及术中血压波动等情况，并严密观察病情变化。全麻病人应按麻醉后常规护理。

（2）注意保持敷料包扎的稳固，引流条或引流管要保持固定及通畅。

（3）头皮部切口拆线的时间，一般为术后6~7日。切口张力大时，可先间断拆线，1~2日后再完全拆除。

（4）颅骨修补术后 1~2 周内可能发生皮瓣下积液，积液较多时，可穿刺抽吸。

（5）供骨区护理。

（6）颅骨修补后，仍需注意保护头部免受碰撞。

（7）嘱病人养成洗头的习惯，以保持头部清洁卫生。

3.心理护理与健康教育：注意与病人及其家属的沟通，及时解释和说明病情，缓解病人及其家属的紧张和焦虑，使其以愉快的心态配合治疗和护理。向病人及其家属说明疾病相关知识、治疗护理要点及相关注意事项，并做好住院指导。

第六节　面裂手术护理常规

一、先天性腭裂的手术

先天性腭裂俗称狼咽，是一种比较常见的先天性畸形。表现为上腭中线部位不同程度的裂口，系胚胎早期发育失常所致。多选择在 2~4 岁（学说话）时手术治疗。

1.术前护理

（1）协助完成心电图、X 光拍片及心肺功能等检查，抽血检查肝、肾功能，出、凝血时间、血常规。留取标本送检。

（2）积极预防感冒，注意扁桃体是否过度肥大（过度肥大者应先进行扁桃体摘除，术后 3 个月再进行腭裂修补）。

（3）注意体温变化，测量体温每天 4 次，连查 3 天，如体温异常则需继续测量，直到体温恢复正常。

（4）加强营养，多食易消化，营养丰富的食物，成人应禁烟、酒。

（5）口腔护理：术前三天用漱口水或生理盐水漱口。

（6）细致检查口腔颌面部，如面部、口周及耳鼻咽喉部有炎症疾患存在时，需先予以治疗。

（7）术前做药物过敏试验，必要时配备血。

（8）小儿全麻手术前 8 小时禁饮食，成人 12 小时禁食，8 小时禁饮。

（9）术前进行语音测定录音，以便与术后对比。

（10）遵医嘱术前 30 分钟肌肉注射药物，以达到镇静、抑制腺体分泌。

2.术后护理

（1）按全麻常规护理，但做咽后壁黏膜瓣修复手术者，禁止从鼻腔内进行负压吸引。麻醉清醒后，取半坐卧位，利于静脉血循环以利于消肿。

（2）保持伤口敷料干净，如潮湿、出血，随时处理、更换。

（3）观察体温每天 4 次连查 3 天，如体温异常继续连查，直至正常。

（4）遵医嘱静脉输入药物，预防感染。

（5）保持病房安静，严格限制伤口活动。

（6）避免咀嚼食物牵拉伤口，将食物制成汤类以便进食，保证充足的营养，如肉汤、鸡蛋花、骨头汤等。

（7）每天用 75% 酒精消毒伤口，保持伤口清洁干燥。

（8）每天用漱口水漱口，保持口腔清洁。

（9）出院指导：做好随诊安排并教会家属进行语言训练的方法。

3.心理护理与健康教育：注意与病人及其家属的沟通，及时解释和说明病情，缓解病人及其家属的紧张和焦虑，使其以愉快的心态配合治疗和护理。向病人及其家属说明疾病相关知识、治疗护理要点及相关注意事项，并做好住院指导。

二、先天性颜面裂手术的护理

1.术前护理

（1）协助完成心电图、X 光拍片及心肺功能等检查，抽血检查肝、肾功能，出、凝血时间、血常规。留取标本送检。

（2）积极预防感冒。

（3）注意体温变化，测量体温每天 4 次，连查 3 天，如体温异常则需继续测量，直到体温恢复正常。

（4）加强营养，多食易消化、营养丰富的食物，成人应禁烟、酒。

（5）口腔护理：术前三天用漱口水或生理盐水漱口。

（6）细致检查口腔颌面部，如面部、口周及耳鼻咽喉部有炎症疾患存在时，需先予以治疗。

（7）术前做药物过敏试验，必要时备血。

（8）小儿全麻手术前 8 小时禁饮食；成人 12 小时禁食，8 小时禁饮。

（9）术前进行语音测定录音，以便与术后对比。

（10）遵医嘱术前 30 分钟肌肉注射药物，以达到镇静、抑制腺体分泌。

2.术后护理

（1）按全麻常规护理，麻醉清醒后，取半坐卧位，利于静脉血循环以利于消肿。

（2）保持伤口敷料干净，如潮湿、出血，随时处理、更换。

（3）观察体温每天 4 次，连查 3 天，如体温异常，继续连查，直至体温恢复正常。

（4）遵医嘱静脉输入药物，预防感染。

（5）保持病房安静，严格限制伤口活动。

（6）避免咀嚼食物牵拉伤口，将食物制成汤类以便进食，保证充足的营养，如肉汤、鸡蛋花、骨头汤等。

（7）每天用 75% 酒精消毒伤口，保持伤口清洁干燥。

（8）每天用漱口水漱口，保持口腔清洁。

（9）出院指导：做好随诊安排并教会家属进行语言训练的方法。

3.心理护理与健康教育：注意与病人及其家属的沟通，及时解释和说明病情，缓解病人及其家属的紧张和焦虑情绪，使其以愉快的心态配合治疗和护理。向病人及其家属说明疾病相关知识、治疗护理要点及相关注意事项，并做好住院指导。

三、眶距增宽症手术的护理

1.术前护理

（1）协助完成心电图、X 光拍片及心肺功能等检查，抽血检查肝、肾功能，出、凝血时间、血常规。留取标本送检。

（2）积极预防感冒。

（3）注意体温变化，测量体温每天 4 次，连查 3 天，如体温异常则需继续测量，直到体温恢复正常。

（4）加强营养，多食易消化、营养丰富的食物，成人应禁烟、酒。

（5）口腔护理：术前三天用漱口水或生理盐水漱口。

（6）细致检查口腔颌面部，如面部、口周及耳鼻咽喉部有炎症疾患存在时，需先予以治疗。

（7）术前做药物过敏试验、配血以备术中出血过多时急需输血。

（8）小儿全麻手术前 8 小时禁饮食；成人 12 小时禁食，8 小时禁饮。

（9）术前进行语音测定录音，以便与术后对比。

（10）遵医嘱术前 30 分钟肌肉注射药物，以达到镇静、抑制腺体分泌。

2.术后护理

（1）按全麻常规护理，麻醉清醒后，取半坐卧位，利于静脉血循环以利于消肿。

（2）保持伤口敷料干净，如潮湿、出血，随时处理、更换。

（3）观察体温每天 4 次，连查 3 天，如体温异常继续连查，直至体温恢复正常。

（4）遵医嘱静脉输入药物，预防感染。

（5）保持病房安静，严格限制伤口活动。

（6）避免咀嚼食物牵拉伤口，将食物制成汤类以便进食，保证充足的营养，如肉汤、鸡蛋花、骨头汤等。

（7）每天用 75%酒精消毒伤口，保持伤口清洁干燥。

（8）每天用漱口水漱口，保持口腔清洁。

（9）出院指导：做好随诊安排并教会家属进行语言训练的方法。

3.心理护理与健康教育：注意与病人及其家属的沟通工作，及时解释和说明病情，缓解病人及其家属的紧张和焦虑情绪，使其以愉快的心态配合治疗和护理。向病人及其家属说明疾病相关知识、治疗护理要点及相关注意事项，并做好住院指导。

四、Apert 综合征手术的护理

1.术前护理

（1）协助完成心电图、X 光拍片及心肺功能等检查，抽血检查肝、肾功能，出、凝血时间、血常规。留取标本送检。

（2）积极预防感冒。

（3）注意体温变化，测量体温每天 4 次，连查 3 天，如体温异常则需继续测量，直到体温恢复正常。

（4）加强营养，多食易消化、营养丰富的食物，成人应禁烟、酒。

（5）口腔护理：术前三天用漱口水或生理盐水漱口。

（6）细致检查口腔颌面部，如面部、口周及耳鼻咽喉部有炎症疾患存在时，需先予以治疗。

（7）术前做药物过敏试验，配血以备术中出血过多时急需输血。

（8）小儿全麻手术前 8 小时禁饮食；成人 12 小时禁食，8 小时禁饮。

（9）术前进行语音测定录音，以便与术后对比。

（10）遵医嘱术前 30 分钟肌肉注射药物，以达到镇静、抑制腺体分泌。

2.术后护理

（1）按全麻常规护理，麻醉清醒后，取半坐卧位，利于静脉血循环以利于消肿。

（2）保持伤口敷料干净，如潮湿、出血，随时处理、更换。

（3）观察体温每天 4 次，连查 3 天，如体温异常继续连查，直至体温恢复正常。

（4）遵医嘱静脉输入药物，预防感染。

（5）保持病房安静，严格限制伤口活动。

（6）避免咀嚼食物牵拉伤口，将食物制成汤类以便进食，保证充足的营养，如肉汤、鸡蛋花、骨头汤等。

（7）每天用 75%酒精消毒伤口，保持伤口清洁干燥。

（8）每天用漱口水漱口，保持口腔清洁。

（9）出院指导：做好随诊安排并教会家属进行语言训练的方法。

3.心理护理与健康教育：注意与病人及其家属的沟通工作，及时解释和说明病情，缓解病人及其家属的紧张和焦虑情绪，使其以愉快的心态配合治疗和护理。向病人及其家属说明疾病相关知识、治疗护理要点及相关注意事项，并做好住院指导。

五、crouzon 综合征手术的护理

1.术前护理

（1）协助完成心电图、X 光拍片及心肺功能等检查，抽血检查肝、肾功能，出、凝血时间、血常规。留取标本送检。

（2）积极预防感冒。

（3）注意体温变化，测量体温每天 4 次，连查 3 天，如体温异常则需继续测量，直到体温恢复正常。

（4）加强营养，多食易消化、营养丰富的食物，成人应禁烟、酒。

（5）口腔护理：术前三天用漱口水或生理盐水漱口。

（6）细致检查口腔颌面部，如面部、口周及耳鼻咽喉部有炎症疾患存在时，需先予以治疗。

（7）术前做药物过敏试验，配血以备术中出血过多时急需输血。

（8）小儿全麻手术前 8 小时禁饮食；成人 12 小时禁食，8 小时禁饮。

（9）术前进行语音测定录音，以便与术后对比。

（10）遵医嘱术前 30 分钟肌肉注射药物，以达到镇静，抑制腺体分泌。

2.术后护理

（1）按全麻常规护理，麻醉清醒后，取半坐卧位，利于静脉血循环以利于消肿。

（2）保持伤口敷料干净，如潮湿、出血，随时处理、更换。

（3）观察体温每天 4 次，连查 3 天，如体温异常继续连查，直至体温恢复正常。

（4）遵医嘱静脉输入药物，预防感染。

（5）保持病房安静，严格限制伤口活动。

（6）避免咀嚼食物牵拉伤口，将食物制成汤类以便进食，保汪充足的营养，如肉汤、鸡蛋花、骨头汤等。

（7）每天用75%酒精消毒伤口，保持伤口清洁干燥。

（8）每天用漱口水漱口，保持口腔清洁。

（9）出院指导：做好随诊安排并教会家属进行语言训练的方法。

3.心理护理与健康教育：注意与病人及其家属的沟通工作，及时解释和说明病情，缓解病人及其家属的紧张和焦虑情绪，使其以愉快的心态配合治疗和护理。向病人及其家属说明疾病相关知识、治疗护理要点及相关注意事项，并做好住院指导。

六、Treacher collins 综合征手术的护理

1.术前护理：

（1）协助完成心电图、X光拍片及心肺功能等检查，抽血检查肝、肾功能，出、凝血时间、血常规。留取标本送检。

（2）积极预防感冒。

（3）注意体温变化，测量体温每天4次，连查3天，如体温异常则需继续测量，直到体温恢复正常。

（4）加强营养，多食易消化、营养丰富的食物，成人应禁烟、酒。

（5）口腔护理，术前三天用漱口水或生理盐水漱口。

（6）细致检查口腔颌面部，如面部、口周及耳鼻咽喉部有炎症疾患存在时，需先予以治疗。

（7）术前做药物过敏试验，配血以备术中出血过多时急需输血。

（8）小儿全麻手术前8小时禁饮食；成人12小时禁食，8小时禁饮。

（9）术前进行语音测定录音，以便与术后对比。

（10）遵医嘱术前30分钟肌肉注射药物，以达到镇静、抑制腺体分泌。

2.术后护理

（1）按全麻常规护理，麻醉清醒后，取半坐卧位，利于静脉血循环以利于消肿。

（2）保持伤口敷料干净，如潮湿、出血，随时处理、更换。

（3）观察体温每天4次，连查3天，如体温异常继续连查，直至体温恢复正常。

（4）遵医嘱静脉输入药物，预防感染。

（5）保持病房安静，严格限制伤口活动。

（6）避免咀嚼食物牵拉伤口，将食物制成汤类以便进食，保证充足的营养，如肉汤、鸡蛋花、骨头汤等。

（7）每天用75%酒精消毒伤口，保持伤口清洁干燥。

（8）每天用漱口水漱口，保持口腔清洁。

（9）出院指导，做好随诊安排并教会家属进行语言训练的方法。

3.心理护理与健康教育：注意与病人及其家属的沟通工作，及时解释和说明病情，缓解病人及其家属的紧张和焦虑情绪，使其以愉快的心态配合治疗和护理。向病人及其家属说明疾病相关知识、治疗护理要点及相关注意事项，并做好住院指导。

七、颜面软组织外伤手术的护理

1.术前护理

（1）协助完成心电图、X光拍片及心肺功能等检查，抽血检查肝、肾功能，出、凝血时间、血常规。留取标本送检。

（2）积极预防感冒。

（3）注意体温变化，测量体温每天4次，连查3天，如体温异常则需继续测量，直到体温恢复正常。

（4）加强营养，多食易消化、营养丰富的食物，成人应禁烟、酒。

（5）口腔护理：术前三天用漱口水或生理盐水漱口。

（6）细致检查口腔颌面部，如面部、口周及耳鼻咽喉部有炎症疾患存在时，需先予以治疗。

（7）术前做药物过敏试验，配血以备术中出血过多时急需输血。

（8）小儿全麻手术前8小时禁饮食；成人12小时禁食，8小时禁饮。

（9）术前进行语音测定录音，以便与术后对比。

（10）遵医嘱术前30分钟肌肉注射药物，以达到镇静，抑制腺体分泌。

2.术后护理

（1）按全麻常规护理，麻醉清醒后，取半坐卧位，利于静脉血循环以利于消肿。

（2）保持伤口敷料干净，如潮湿、出血，随时处理、更换。

（3）观察体温每天4次连查3天，如体温异常继续连查，直至体温恢复正常。

（4）遵医嘱静脉输入药物，预防感染。

（5）保持病房安静，严格限制伤口活动。

（6）避免咀嚼食物牵拉伤口，将食物制成汤类以便进食，保证充足的营养，如肉汤、鸡蛋花、骨头汤等。

（7）每天用75%酒精消毒伤口，保持伤口清洁干燥。

（8）每天用漱口水漱口，保持口腔清洁。

（9）出院指导：做好随诊安排并教会家属进行语言训练的方法。

3.心理护理与健康教育：注意与病人及其家属的沟通工作，及时解释和说明病情，缓解病人及其家属的紧张和焦虑情绪，使其以愉快的心态配合治疗和护理。向病人及其家属说明疾病相关知识、治疗护理要点及相关注意事项，并做好住院指导。

八、颜面骨骨折手术的护理

1.术前护理

（1）协助完成心电图、X光拍片及心肺功能等检查，抽血检查肝、肾功能，出、凝血时间、血常规。留取标本送检。

(2) 积极预防感冒。

(3) 注意体温变化，测量体温每天 4 次，连查 3 天，如体温异常则需继续测量，直到体温恢复正常。

(4) 加强营养，多食易消化、营养丰富的食物，成人应禁烟、酒。

(5) 口腔护理：术前三天用漱口水或生理盐水漱口。

(6) 细致检查口腔颌面部，如面部、口周及耳鼻咽喉部有炎症疾患存在时，需先予以治疗。

(7) 术前做药物过敏试验，配血以备术中出血过多时急需输血。

(8) 小儿全麻手术前 8 小时禁饮食；成人 12 小时禁食，8 小时禁饮。

(9) 术前进行语音测定录音，以便与术后对比。

(10) 遵医嘱术前 30 分钟肌肉注射药物，以达到镇静、抑制腺体分泌。

2.术后护理

(1) 按全麻常规护理，麻醉清醒后，取半坐卧位，利于静脉血循环以利于消肿。

(2) 保持伤口敷料干净，如潮湿、出血、随时处理、更换。

(3) 观察体温每天 4 次，连查 3 天，如体温异常继续连查，直至体温恢复正常。

(4) 遵医嘱静脉输入药物，预防感染。

(5) 保持病房安静，严格限制伤口活动。

(6) 避免咀嚼食物牵拉伤口，将食物制成汤类以便进食，保证充足的营养，如肉汤、鸡蛋花、骨头汤等。

(7) 每天用 75%酒精消毒伤口，保持伤口清洁干燥。

(8) 每天用漱口水漱口，保持口腔清洁。

(9) 出院指导：做好随诊安排并教会家属进行语言训练的方法。

3.心理护理与健康教育：注意与病人及其家属的沟通工作，及时解释和说明病情，缓解病人及其家属的紧张和焦虑情绪，使其以愉快的心态配合治疗和护理。向病人及其家属说明疾病相关知识、治疗护理要点及相关注意事项，并做好住院指导。

九、颜面烧伤手术的护理

1.术前护理

(1) 协助完成心电图、X 光拍片及心肺功能等检查，抽血检查肝、肾功能，出、凝血时间、血常规。留取标本送检。

(2) 积极预防感冒。

(3) 注意体温变化，测量体温每天 4 次，连查 3 天，如体温异常则需继续测量，直到体温恢复正常。

(4) 加强营养，多食易消化、营养丰富的食物，成人应禁烟、酒。

(5) 口腔护理，术前三天用漱口水或生理盐水漱口。

(6) 细致检查口腔颌面部，如面部、口周及耳鼻咽喉部有炎症疾患存在时，需先予以治疗。

（7）术前做药物过敏试验，配血以备术中出血过多时急需输血。

（8）小儿全麻手术前8小时禁饮食；成人12小时禁食，8小时禁饮。

（9）术前进行语音测定录音，以便与术后对比。

（10）遵医嘱术前30分钟肌肉注射药物，以达到镇静，抑制腺体分泌。

2.术后护理

（1）按全麻常规护理，麻醉清醒后，取半坐卧位，利于静脉血循环以利于消肿。

（2）保持伤口敷料干净，如潮湿、出血，随时处理、更换。

（3）观察体温每天4次连查3天，如体温异常继续连查，直至体温恢复正常。

（4）遵医嘱静脉输入药物，预防感染。

（5）保持病房安静，严格限制伤口活动。

（6）避免咀嚼食物牵拉伤口，将食物制成汤类以便进食，保证充足的营养，如肉汤、鸡蛋花、骨头汤等。

（7）每天用75%酒精消毒伤口，保持伤口清洁干燥。

（8）每天用漱口水漱口，保持口腔清洁。

（9）出院指导：做好随诊安排并教会家属进行语言训练的方法。

3.心理护理与健康教育：注意与病人及其家属的沟通工作，及时解释和说明病情，缓解病人及其家属的紧张和焦虑情绪，使其以愉快的心态配合治疗和护理。向病人及其家属说明疾病相关知识、治疗护理要点及相关注意事项，并做好住院指导。

十、口角歪斜移位手术的护理

1.术前护理

（1）协助完成心电图、X光拍片及心肺功能等检查，抽血检查肝、肾功能，出、凝血时间、血常规。留取标本送检。

（2）积极预防感冒。

（3）注意体温变化，测量体温每天4次，连查3天，如体温异常则需继续测量，直到体温恢复正常。

（4）加强营养，多食易消化、营养丰富的食物，成人应禁烟、酒。

（5）口腔护理，术前三天用漱口水或生理盐水漱口。

（6）细致检查口腔颌面部，如面部、口周及耳鼻咽喉部有炎症疾患存在时，需先予以治疗。

（7）术前做药物过敏试验，配血以备术中出血过多时急需输血。

（8）小儿全麻手术前8小时禁饮食；成人12小时禁食，8小时禁饮。

（9）术前进行语音测定录音，以便与术后对比。

（10）遵医嘱术前30分钟肌肉注射药物，以达到镇静，抑制腺体分泌。

2.术后护理

（1）按全麻常规护理，麻醉清醒后，取半坐卧位，利于静脉血循环以利于消肿。

（2）保持伤口敷料干净，如潮湿、出血，随时处理、更换。

（3）观察体温每天4次，连查3天，如体温异常继续连查，直至体温恢复正常。

（4）遵医嘱静脉输入药物，预防感染。

（5）保持病房安静，严格限制伤口活动。

（6）避免咀嚼食物牵拉伤口，将食物制成汤类以便进食，保证充足的营养，如肉汤、鸡蛋花、骨头汤等。

（7）每天用75%酒精消毒伤口，保持伤口清洁干燥。

（8）每天用漱口水漱口，保持口腔清洁。

（9）出院指导：做好随诊安排并教会家属进行语言训练的方法。

3.心理护理与健康教育：注意与病人及其家属的沟通工作，及时解释和说明病情，缓解病人及其家属的紧张和焦虑情绪，使其以愉快的心态配合治疗和护理。向病人及其家属说明疾病相关知识、治疗护理要点及相关注意事项，并做好住院指导。

十一、小口畸形手术的护理

1.术前护理

（1）协助完成心电图、X光拍片及心肺功能等检查，抽血检查肝、肾功能，出、凝血时间、血常规。留取标本送检。

（2）积极预防感冒。

（3）注意体温变化，测量体温每天4次，连查3天，如体温异常则需继续测量，直到体温恢复正常。

（4）加强营养，多食易消化、营养丰富的食物，成人应禁烟、酒。

（5）口腔护理：术前三天用漱口水或生理盐水漱口。

（6）细致检查口腔颌面部，如面部、口周及耳鼻'咽喉部有炎症疾患存在时，需先予以治疗。

（7）术前做药物过敏试验，配血以备术中出血过多时急需输血。

（8）小儿全麻手术前8小时禁饮食，成人12小时禁食，8小时禁饮。

（9）术前进行语音测定录音，以便与术后对比。

（10）遵医嘱术前30分钟肌肉注射药物，以达到镇静、抑制腺体分泌。

2.术后护理

（1）按全麻常规护理，麻醉清醒后，取半坐卧位，利于静脉血循环以利于消肿。

（2）保持伤口敷料干净，如潮湿、出血，随时处理、更换。

（3）观察体温每天4次连查3天，如体温异常继续连查，直至体温恢复正常。

（4）遵医嘱静脉输入药物，预防感染。

（5）保持病房安静，严格限制伤口活动。

（6）避免咀嚼食物牵拉伤口，将食物制成汤类以便进食，保证充足的营养，如肉汤、鸡蛋花、骨头汤等。

（7）每天用75%酒精消毒伤口，保持伤口清洁干燥。

(8) 每天用漱口水漱口，保持口腔清洁。

(9) 出院指导：做好随诊安排并教会家属进行语言训练的方法。

3.心理护理与健康教育：注意与病人及其家属的沟通工作，及时解释和说明病情，缓解病人及其家属的紧张和焦虑情绪，使其以愉快的心态配合治疗和护理。向病人及其家属说明疾病相关知识、治疗护理要点及相关注意事项，并做好住院指导。

十二、唇外翻手术的护理

1.术前护理

(1) 协助完成心电图、X 光拍片及心肺功能等检查，抽血检查肝、肾功能，出、凝血时间、血常规。留取标本送检。

(2) 积极预防感冒。

(3) 注意体温变化，测量体温每天 4 次，连查 3 天，如体温异常则需继续测量，直到体温恢复正常。

(4) 加强营养，多食易消化，营养丰富的食物，成人应禁烟酒。

(5) 口腔护理：术前三天用漱口水或生理盐水漱口。

(6) 细致检查口腔颌面部，如面部、口周及耳鼻咽喉部有炎症疾患存在时，需先予以治疗。

(7) 术前做药物过敏试验，配血以备术中出血过多时急需输血。

(8) 小儿全麻手术前 8 小时禁饮食；成人 12 小时禁食，8 小时禁饮。

(9) 术前进行语音测定录音，以便与术后对比。

(10) 遵医嘱术前 30 分钟肌肉注射药物，以达到镇静、抑制腺体分泌。

2.术后护理

(1) 按全麻常规护理，麻醉清醒后，取半坐卧位，利于静脉　血循环以利于消肿。

(2) 保持伤口敷料干净，如潮湿、出血，随时处理、更换。

(3) 观察体温每天 4 次连查 3 天，如体温异常继续连查，直至体温恢复正常。

(4) 遵医嘱静脉输入药物，预防感染。

(5) 保持病房安静，严格限制伤口活动。

(6) 避免咀嚼食物牵拉伤口，将食物制成汤类以便进食，保证充足的营养，如肉汤、鸡蛋花、骨头汤等。

(7) 每天用 75%酒精消毒伤口，保持伤口清洁干燥。

(8) 每天用漱口水漱口，保持口腔清洁。

(9) 出院指导：做好随诊安排并教会家属进行语言训练的方法。

3.心理护理与健康教育：注意与病人及其家属的沟通工作，及时解释和说明病情，缓解病人及其家属的紧张和焦虑情绪，使其以愉快的心态配合治疗和护理。向病人及其家属说明疾病相关知识、治疗护理要点及相关注意事项，并做好住院指导。

十三、内外眦瘢痕赘皮手术的护理

1.术前护理

(1) 协助完成心电图、X光拍片及心肺功能等检查,抽血检查肝、肾功能,出、凝血时间、血常规。留取标本送检。

(2) 积极预防感冒。

(3) 注意体温变化,测量体温每天4次,连查3天,如体温异常则需继续测量,直到体温恢复正常。

(4) 加强营养,多食易消化、营养丰富的食物,成人应禁烟、酒。

(5) 口腔护理:术前3天用漱口水或生理盐水漱口。

(6) 细致检查口腔颌面部,如面部、口周及耳鼻咽喉部有炎症疾患存在时,需先予以治疗。

(7) 术前做药物过敏试验,配血以备术中出血过多时急需输血。

(8) 小儿全麻手术前8小时禁饮食;成人12小时禁食,8小时禁饮。

(9) 术前进行语音测定录音,以便与术后对比。

(10) 遵医嘱术前30分钟肌肉注射药物,以达到镇静、抑制腺体分泌。

2.术后护理

(1) 按全麻常规护理,麻醉清醒后,取半坐卧位,利于静脉血循环以利于消肿。

(2) 保持伤口敷料干净,如潮湿、出血,随时处理、更换。

(3) 观察体温每天4次,连查3天,如体温异常继续连查,直至体温恢复正常。

(4) 遵医嘱静脉输入药物,预防感染。

(5) 保持病房安静,严格限制伤口活动。

(6) 避免咀嚼食物牵拉伤口,将食物制成汤类以便进食,保证充足的营养,如肉汤、鸡蛋花、骨头汤等。

(7) 每天用75%酒精消毒伤口,保持伤口清洁干燥。

(8) 每天用漱口水漱口,保持口腔清洁。

(9) 出院指导:做好随诊安排并教会家属进行语言训练的方法。

3.心理护理与健康教育:注意与病人及其家属的沟通工作,及时解释和说明病情,缓解病人及其家属的紧张和焦虑情绪,使其以愉快的心态配合治疗和护理。向病人及其家属说明疾病相关知识、治疗护理要点及相关注意事项,并做好住院指导。

十四、鼻翼前庭皮肤外翻手术的护理

1.术前护理

(1) 协助完成心电图、X光拍片及心肺功能等检查,抽血检查肝、肾功能,出、凝血时间、血常规。留取标本送检。

(2) 积极预防感冒。

(3) 注意体温变化,测量体温每天4次,连查3天,如体温异常则需继续测量,直到体温恢复正常。

（4）加强营养，多食易消化、营养丰富的食物，成人应禁烟、溜。

（5）口腔护理：术前三天用漱口水或生理盐水漱口。

（6）细致检查口腔颌面部，如面部、口周及耳鼻咽喉部有炎症疾患存在时，需先予以治疗。

（7）术前做药物过敏试验，配血以备术中出血过多，急需输血。

（8）小儿全麻手术前 8 小时禁饮食；成人 12 小时禁食，8 小时禁饮。

（9）术前进行语音测定录音，以便与术后对比。

（10）遵医嘱术前 30 分钟肌肉注射药物，以达到镇静、抑制腺体分泌。

2.术后护理

（1）按全麻常规护理，麻醉清醒后，取半坐卧位，利于静脉血循环以利于消肿。

（2）保持伤口敷料干净，如潮湿、出血，随时处理、更换。

（3）观察体温每天 4 次连查 3 天，如体温异常继续连查，直至体温恢复正常。

（4）遵医嘱静脉输入药物，预防感染。

（5）保持病房安静，严格限制伤口活动。

（6）避免咀嚼食物牵拉伤口，将食物制成汤类以便进食，保证充足的营养，如肉汤、鸡蛋花、骨头汤等。

（7）每天用 75% 酒精消毒伤口，保持伤口清洁干燥。

（8）每天用漱口水漱口，保持口腔清洁。

（9）出院指导：做好随诊安排并教会家属进行语言训练的方法。

3.心理护理与健康教育：注意与病人及其家属的沟通工作。及时解释和说明病情，缓解病人及其家属的紧张和焦虑情绪，使其以愉快的心态配合治疗和护理。向病人及其家属说明疾病相关知识、治疗护理要点及相关注意事项，并做好住院指导。

十五、鼻前孔、耳道外口狭窄闭锁手术的护理

1.术前护理

（1）协助作心电图、拍 X 光片，心肺功能及检查，抽血检查肝、肾功能，出、凝血时间、血常规。留取标本送检。

（2）积极预防感冒。

（3）注意体温变化，测量体温每天 4 次，连查 3 天，如体温异常则需继续测量，直到体温恢复正常。

（4）加强营养，多食易消化，营养丰富的食物，成人应禁烟、酒。

（5）口腔护理：术前三天用漱口水或生理盐水漱口。

（6）细致检查口腔颌面部，如面部、口周及耳鼻咽喉部有炎症疾患存在时，需先予以治疗。

（7）术前做药物过敏试验，配血以备术中出血过多时急需输血。

（8）小儿全麻手术前 8 小时禁饮食；成人 12 小时禁食，8 小时禁饮。

（9）术前进行语音测定录音，以便与术后对比。

（10）遵医嘱术前 30 分钟肌肉注射药物，以达到镇静，抑制腺体分泌。

2.术后护理

（1）按全麻常规护理，麻醉清醒后，取半坐卧位，利于静脉血循环以利于消肿。

（2）保持伤口敷料干净，如潮湿、出血，随时处理、更换。

（3）观察体温：每天 4 次，连续测量 3 天，如体温异常继续观察，直至体温恢复正常。

（4）遵医嘱静脉输入药物，预防感染。

（5）保持病房安静，严格限制伤口活动。

（6）避免咀嚼食物牵拉伤口，将食物制成汤类以便进食，保证充足的营养，如肉汤、鸡蛋花、骨头汤等。

（7）每天用 75% 酒精消毒伤口，保持伤口清洁干燥。

（8）每天用漱口水漱口，保持口腔清洁。

（9）出院指导：做好随诊安排并教会家属进行语言训练的方法。

3.心理护理与健康教育：注意与病人及其家属的沟通工作，及时解释和说明病情，缓解病人及其家属的紧张和焦虑情绪，使其以愉快的心态配合治疗和护理。向病人及其家属说明疾病相关知识、治疗护理要点及相关注意事项，并做好住院指导。

第七节　颜面皱纹手术护理常规

颜面皱纹是指年老面部皮肤松弛，出现皱纹是皮肤老化的必然产物，临床表现为皮肤菲薄、干燥、弹性减弱、失去光泽、松弛皱褶、肤色不匀等。手术治疗的目的是展平面部表浅肌肉腱膜和颞浅筋膜。

一、术前护理

1.协助完成心电图、X 光拍片及心肺功能检查，留取血尿标本，检查肝、肾功能，出、凝血时间、血尿常规。

2.积极预防感冒。

3.注意体温变化、测量体温每天 4 次，连查 3 天，如有体温异常需继续测量，直至体温恢复正常。

4.加强营养，多吃易消化、营养丰富食物。

5.加强心理护理，使病人以最佳心态，接受治疗。

6.拍术前照面颈部的正、侧、抬头、俯视标准位的照片。以便做手术前后对比。

7.按医嘱剃除切口沿线周围的头发 2~3cm，长发者应在术前一日按美容手术常规洗发及梳理头发。

8.术前做药物过敏试验。

9.术前禁食 12 小时,禁饮 8 小时。

10.遵医嘱术前 30 分钟肌肉注射药物,以达到镇静。

二、术后护理

1.去枕平卧、头偏一侧,确保呼吸道通畅,及时吸出呼吸道分泌物,给予低流量氧气吸入。

2.待病人清醒后取半卧位,以减轻头面部水肿。

3.加强局部观察及护理,随时检查敷料有无脱落或移动,伤口有无新鲜渗血及血肿,发现异常及时告知医师进行处理。

4.术后 24~48 小时拔除引流条,5~7 天可将上、下眼睑及耳前缝线拆除,头皮伤口因张力较大缝线可酌情分次拆除,在 15~20 天内将缝线全部拆完。

5.嘱病人在拆线后 2 周内不能自行洗头。

6.静脉输入药物,预防感染。

三、心理护理与健康教育

注意与病人及其家属的沟通工作,及时解释和说明病情,缓解病人及其家属的紧张和焦虑情绪,使其以愉快的心态配合治疗和护理。向病人及其家属说明疾病相关知识、治疗护理要点及相关注意事项,并做好住院指导。

第八节　面瘫手术护理常规

面瘫又称颜面神经麻痹,是指面神经由于先天性或后天性原因机能丧失,其所支配的面部表情肌发生瘫痪所呈现的面部畸形和功能障碍。

手术治疗是指利用肌肉的移转和移植,达到在静态下的面肌平衡,并能恢复一定的自主表情能力。

一、术前护理

1.协助做心电图、拍 X 光片、心肺功能的检查,留取血尿标本,检查肝、肾功能,出、凝血时间、血尿常规。

2.积极预防感冒。

3.测量体温每天 4 次,连查 3 天,如有发热需继续测量,直至体温恢复正常。

4.加强营养,多吃营养丰富、易消化食物。

5.术前 1 周开始用多贝尔氏液漱口,术前 3 日开始清洁鼻腔,每日 1 次,嘱病人保持口鼻腔清洁,有口鼻腔疾病的病人应积极治疗。

6.常规清洁面部及一侧大腿皮肤,观察术区皮肤有无破溃和毛囊炎,疖肿等情况,若有及时告知医师。

7.术前做药物过敏试验。

8.术前禁食 12 小时,禁饮 8 小时。

9.遵医嘱术前 30 分钟肌肉注射药物，以达到镇静、抑制腺体分泌的作用。

二、术后护理

1.去枕平卧、头偏一侧、给氧、保暖，确保呼吸道通畅。

2.麻醉清醒后，取半卧位，以利术区引流。

3.术后前 3 日进流质饮食，第 4 日起至术后 2 周内进半流质饮食，以减少因咀嚼引起唇颊部的活动；2 周后进普食。

4.保持口腔清洁。

5.注意伤口止血情况，发现异常及时报告医师处理，术后 48 小时，拔除引流条，5~7 日拆线，拆线后用宽胶布一端剪开 5cm 分别固定于面颊和口角，向外上方牵引拉紧后粘贴固定于颞部。

6.输入药物，控制和预防感染。

三、心理护理与健康教育

注意与病人及其家属的沟通工作，及时解释和说明病情，缓解病人及其家属的紧张和焦虑情绪，使其以愉快的心态配合治疗和护理。向病人及其家属说明疾病相关知识、治疗护理要点及相关注意事项，并做好住院指导。

第十一节　眼部畸形手术护理常规

一、睫毛缺损

多因上睑的外伤和烧伤所致，睫毛具有遮挡阳光直射、防止灰尘和尘水进入眼内等保护功能。上睑的睫毛较长而密，下睑睫稀疏。一般睫毛的修复多限于上睑，下睑睫毛缺损一般无须修复，可以采用文眼线的方法整容，上睑睫毛的修复以同侧眉毛为供区。

1.术前护理

（1）心理护理：向病人讲明手术方法，取得病人的配合。

（2）预防感冒。

（3）术前做药物过敏试验。

（4）术前 4 小时禁食禁饮。

2.术后护理

（1）取半卧位，以利术区血液循环。

（2）观察切口敷料情况及皮片色泽，发现异常，及时处理。

（3）术后 7 日拆线，拆线后无须包扎，以防压迫睫毛，影响长向。

3.心理护理与健康教育：注意与病人及其家属的沟通工作，及时解释和说明病情，缓解病人及其家属的紧张和焦虑情绪，使其以愉快的心态配合治疗和护理。向病人及其家属说明疾病相关知识、治疗护理要点及相关注意事项，并做好住院指导。

二、眼睑外翻

因外伤疤痕挛缩致眼睑外翻，表现为睑结膜的向外翻转，以致眼睑与眼球脱离密切接触，睑裂闭合不全。睑结膜因外翻长期暴露，而发生慢性炎症，上睑外翻，还会损伤角膜，以致视力降低、失明。因此手术矫睑外翻是十分重要的治疗。

1.术前护理

（1）眼部护理：及时拭去眼部分泌物，用温生理盐水冲洗结膜囊，每日 2~3 次，每晚睡前涂抗生素眼药膏。

（2）心理护理：向病人说明手术方法，减轻心理顾虑，以取得病人的合作。

（3）术晨准备，用生理盐水冲洗双眼、滴眼药水，用肥皂洗脸，女病人盘发戴帽。

2.术后护理

（1）生理护理及心理护理：多与病人谈心，满足其生活所需。

（2）观察伤口敷料情况。

（3）协助医师更换外层敷料，用湿棉球拭净睑裂分泌物，并涂抗生素眼膏。

（4）注意角膜刺激症状。

（5）术后 7~10 天拆线。

3.心理护理与健康教育：注意与病人及其家属的沟通工作，及时解释和说明病情，缓解病人及其家属的紧张和焦虑情绪，使其以愉快的心态配合治疗和护理。向病人及其家属说明疾病相关知识、治疗护理要点及相关注意事项，并做好住院指导。

三、上睑下垂手术护理

1.术前护理

（1）眼部护理：及时拭去眼部分泌物，用温生理盐水冲洗结膜囊，每日 2~3 次，每晚睡前涂抗生素眼药膏。

（2）心理护理：向病人说明手术方法，减轻其心理顾虑，以取得病人的合作。

（3）术晨准备，用生理盐水冲洗双眼、滴眼药水，用肥皂洗脸，女病人盘发戴帽。

2.术后护理

（1）生理护理及心理护理，多与病人谈心，满足其生活所需。

（2）观察伤口敷料情况。

（3）协助医师更换外层敷料，用湿棉球拭净睑裂分泌物，并涂抗生素眼膏。

（4）注意角膜刺激症状。

（5）术后 7~10 天拆线。

3.心理护理与健康教育：注意与病人及其家属的沟通工作，及时解释和说明病情，缓解病人及其家属的紧张和焦虑情绪，使其以愉快的心态配合治疗和护理。向病人及其家属说明疾病相关知识、治疗护理要点及相关注意事项，并做好住院指导。

四、眼睑内翻手术护理

1.术前护理

（1）眼部护理：及时拭去眼部分泌物，用温生理盐水冲洗结膜囊，每日 2~3 次，每晚睡前涂抗生素眼药膏。

（2）心理护理：向病人说明手术方法，减轻心理顾虑，以取得病人的合作。

（3）术晨准备，用生理盐水冲洗双眼、滴眼药水，用肥皂洗脸，女病人盘发戴帽。

2.术后护理

（1）生理护理及心理护理，多与病人谈心，满足其生活所需。

（2）观察伤口敷料情况。

（3）协助医师更换外层敷料，用湿棉球拭净睑裂分泌物，并涂抗生素眼膏。

（4）注意角膜刺激症状。

（5）术后 7~10 天拆线。

3.心理护理与健康教育：注意与病人及其家属的沟通工作，及时解释和说明病情，缓解病人及其家属的紧张和焦虑情绪，使其以愉快的心态配合治疗和护理。向病人及其家属说明疾病相关知识、治疗护理要点及相关注意事项，并做好住院指导。

五、眼睑缺乏支持手术护理

1.术前护理

（1）眼部护理：及时拭去眼部分泌物，用温生理盐水冲洗结膜囊，每日 2~3 次，每晚睡前涂抗生素眼药膏。

（2）心理护理：向病人说明手术方法，减轻心理顾虑，以取得病人的合作。

（3）术晨准备，用生理盐水冲洗双眼、滴眼药水，用肥皂洗脸，女病人盘发戴帽。

2.术后护理

（1）生理护理及心理护理：多与病人谈心，满足其生活所需。

（2）观察伤口敷料情况。

（3）协助医师更换外层敷料，用湿棉球拭净睑裂分泌物，并涂抗生素眼膏。

（4）注意角膜刺激症状。

（5）术后 7~10 天拆线。

3.心理护理与健康教育：注意与病人及其家属的沟通工作，及时解释和说明病情，缓解病人及其家属的紧张和焦虑情绪，使其以愉快的心态配合治疗和护理。向病人及其家属说明疾病相关知识、治疗护理要点及相关注意事项，并做好住院指导。

六、眼睑赘皮手术护理

1.术前护理

（1）眼部护理：及时拭去眼部分泌物，用温生理盐水冲洗结膜囊，每日 2~3

次，每晚睡前涂抗生素眼药膏。

（2）心理护理：向病人说明手术方法，减轻心理顾虑，以取得病人的合作。

（3）术晨准备，用生理盐水冲洗双眼、滴眼药水，用肥皂洗脸，女病人盘发戴帽。

2.术后护理

（1）生理护理及心理护理：多与病人谈心，满足其生活所需。

（2）观察伤口敷料情况。

（3）协助医师更换外层敷料，用湿棉球拭净睑裂分泌物，并涂抗生素眼膏。

（4）注意角膜刺激症状。

（5）术后 7~10 天拆线。

3.心理护理与健康教育：注意与病人及其家属的沟通工作，及时解释和说明病情，缓解病人及其家属的紧张和焦虑情绪，使其以愉快的心态配合治疗和护理。向病人及其家属说明疾病相关知识、治疗护理要点及相关注意事项，并做好住院指导。

七、眼轮子匝肌痉挛手术护理

1.术前护理

（1）眼部护理：及时拭去眼部分泌物，用温生理盐水冲洗结膜囊，每日 2~3 次，每晚睡前涂抗生素眼药膏。

（2）心理护理：向病人说明手术方法，减轻其心理顾虑，以取得病人的合作。

（3）术晨准备，用生理盐水冲洗双眼，滴眼药水，用肥皂洗脸，女病人盘发戴帽。

2.术后护理

（1）生理护理及心理护理：多与病人谈心，满足其生活所需。

（2）观察伤口敷料情况。

（3）协助医师更换外层敷料，用湿棉球拭净睑裂分泌物，并涂抗生素眼膏。

（4）注意角膜刺激症状。

（5）术后 7~10 天拆线。

3.心理护理与健康教育：注意与病人及其家属的沟通工作，及时解释和说明病情，缓解病人及其家属的紧张和焦虑情绪，使其以愉快的心态配合治疗和护理。向病人及其家属说明疾病相关知识、治疗护理要点及相关注意事项，并做好住院指导。

八、睑结膜或结膜下瘢痕手术护理

1.术前护理

（1）眼部护理：及时拭去眼部分泌物，用温生理盐水冲洗结膜囊，每日 2~3 次，每晚睡前涂抗生素眼药膏。

（2）心理护理：向病人说明手术方法，减轻其心理顾虑，以取得病人的合作。

（3）术晨准备，用生理盐水冲洗双眼，滴眼药水，用肥皂洗脸，女病人盘发戴帽。

2.术后护理

（1）生理护理及心理护理：多与病人谈心，满足其生活所需。

（2）观察伤口敷料情况。

（3）协助医师更换外层敷料，用湿棉球拭净睑裂分泌物，并涂抗生素眼膏。

（4）注意角膜刺激症状。

（5）术后 7~10 天拆线。

3.心理护理与健康教育：注意与病人及其家属的沟通工作，及时解释和说明病情，缓解病人及其家属的紧张和焦虑情绪，使其以愉快的心态配合治疗和护理。向病人及其家属说明疾病相关知识、治疗护理要点及相关注意事项，并做好住院指导。

九、眼睑松垂症（眼睑袋状畸形）手术护理

1.术前护理

（1）眼部护理：及时拭去眼部分泌物，用温生理盐水冲洗结膜囊，每日 2~3次，每晚睡前涂抗生素眼药膏。

（2）心理护理：向病人说明手术方法，减轻其心理顾虑，以取得病人的合作。

（3）术晨准备，用生理盐水冲洗双眼，滴眼药水，用肥皂洗脸，女病人盘发戴帽。

2.术后护理

（1）生理护理及心理护理：多与病人谈心，满足其生活所需。

（2）观察伤口敷料情况。

（3）协助医师更换外层敷料，用湿棉球拭净睑裂分泌物，并涂抗生素眼膏。

（4）注意角膜刺激症状。

（5）术后 7~10 天拆线。

3.心理护理与健康教育：注意与病人及其家属的沟通工作，及时解释和说明病情，缓解病人及其家属的紧张和焦虑情绪，使其以愉快的心态配合治疗和护理。向病人及其家属说明疾病相关知识、治疗护理要点及相关注意事项，并做好住院指导。

十、眼球摘除后眼睑内隐畸形手术护理

1.术前护理

（1）眼部护理：及时拭去眼部分泌物，用温生理盐水冲洗结膜囊，每日 2~3次，每晚睡前涂抗生素眼药膏。

（2）心理护理：向病人说明手术方法，减轻其心理顾虑，以取得病人的合作。

（3）术晨准备，用生理盐水冲洗双眼，滴眼药水，用肥皂洗脸，女病人盘发戴帽。

2.术后护理

（1）生理护理及心理护理：多与病人谈心，满足其生活所需。

（2）观察伤口敷料情况。

（3）协助医师更换外层敷料，用湿棉球拭净睑裂分泌物，并涂抗生素眼膏。

（4）注意角膜刺激症状。

（5）术后 7~10 天拆线。

3.心理护理与健康教育：注意与病人及其家属的沟通工作，及时解释和说明病情，缓解病人及其家属的紧张和焦虑情绪，使其以愉快的心态配合治疗和护理。向病人及其家属说明疾病相关知识、治疗护理要点及相关注意事项，并做好住院指导。

十一、眼睑缺损手术护理

1.术前护理

（1）眼部护理：及时拭去眼部分泌物，用温生理盐水冲洗结膜囊，每日 2~3 次，每晚睡前涂抗生素眼药膏。

（2）心理护理：向病人说明手术方法，减轻其心理顾虑，以取得病人的合作。

（3）术晨准备，用生理盐水冲洗双眼，滴眼药水，用肥皂洗脸，女病人盘发戴帽。

2.术后护理

（1）生理护理及心理护理：多与病人谈心，满足其生活所需。

（2）观察伤口敷料情况。

（3）协助医师更换外层敷料，用湿棉球拭净睑裂分泌物，并涂抗生素眼膏。

（4）注意角膜刺激症状。

（5）术后 7~10 天拆线。

3.心理护理与健康教育：注意与病人及其家属的沟通工作，及时解释和说明病情，缓解病人及其家属的紧张和焦虑情绪，使其以愉快的心态配合治疗和护理。向病人及其家属说明疾病相关知识、治疗护理要点及相关注意事项，并做好住院指导。

十二、眼睑肿瘤手术

1.术前护理

（1）眼部护理：及时拭去眼部分泌物，用温生理盐水冲洗结膜囊，每日 2~3 次，每晚睡前涂抗生素眼药膏。

（2）心理护理：向病人说明手术方法，减轻其心理顾虑，以取得病人的合作。

（3）术晨准备，用生理盐水冲洗双眼，滴眼药水，用肥皂洗脸，女病人盘发戴帽。

2.术后护理

（1）生理护理及心理护理：多与病人谈心，满足其生活所需。

（2）观察伤口敷料情况。

（3）协助医师更换外层敷料，用湿棉球拭净睑裂分泌物，并涂抗生素眼膏。

（4）注意角膜刺激症状。

（5）术后 7~10 天拆线。

3.心理护理与健康教育：注意与病人及其家属的沟通工作，及时解释和说明病情，缓解病人及其家属的紧张和焦虑情绪，使其以愉快的心态配合治疗和护理。向病人及其家属说明疾病相关知识、治疗护理要点及相关注意事项，并做好住院指导。

十三、内眦赘皮手术护理

1.术前护理

（1）眼部护理：及时拭去眼部分泌物，用温生理盐水冲洗结膜囊，每日 2~3 次，每晚睡前涂抗生素眼药膏。

（2）心理护理：向病人说明手术方法，减轻其心理顾虑，以取得病人的合作。

（3）术晨准备，用生理盐水冲洗双眼，滴眼药水，用肥皂洗脸，女病人盘发戴帽。

2.术后护理

（1）生理护理及心理护理：多与病人谈心，满足其生活所需。

（2）观察伤口敷料情况。

（3）协助医师更换外层敷料，用湿棉球拭净睑裂分泌物，并涂抗生素眼膏。

（4）注意角膜刺激症状。

（5）术后 7~10 天拆线。

3.心理护理与健康教育：注意与病人及其家属的沟通工作，及时解释和说明病情，缓解病人及其家属的紧张和焦虑情绪，使其以愉快的心态配合治疗和护理。向病人及其家属说明疾病相关知识、治疗护理要点及相关注意事项，并做好住院指导。

十四、皮眦损伤手术护理

1.术前护理

（1）眼部护理：及时拭去眼部分泌物，用温生理盐水冲洗结膜囊，每日 2~3 次，每晚睡前涂抗生素眼药膏。

（2）心理护理：向病人说明手术方法，减轻其心理顾虑，以取得病人的合作。

（3）术晨准备，用生理盐水冲洗双眼，滴眼药水，用肥皂洗脸，女病人盘发戴帽。

2.术后护理

（1）生理护理及心理护理：多与病人谈心，满足其生活所需。

（2）观察伤口敷料情况。

（3）协助医师更换外层敷料，用湿棉球拭净睑裂分泌物，并涂抗生素眼膏。

（4）注意角膜刺激症状。

（5）术后 7~10 天拆线。

3.心理护理与健康教育：注意与病人及其家属的沟通工作，及时解释和说明病情，缓解病人及其家属的紧张和焦虑情绪，使其以愉快的心态配合治疗和护理。向病人及其家属说明疾病相关知识、治疗护理要点及相关注意事项，并做好住院指导。

十五、眼球粘连手术护理

1.术前护理

（1）眼部护理：及时拭去眼部分泌物，用温生理盐水冲洗结膜囊，每日 2—3 次，每晚睡前涂抗生素眼药膏。

（2）心理护理：向病人说明手术方法，减轻其心理顾虑，以取得病人的合作。

（3）术晨准备，用生理盐水冲洗双眼，滴眼药水，用肥皂洗脸，女病人盘发戴帽。

2.术后护理

（1）生理护理及心理护理：多与病人谈心，满足其生活所需。

（2）观察伤口敷料情况。

（3）协助医师更换外层敷料，用湿棉球拭净睑裂分泌物，并涂抗生素眼膏。

（4）注意角膜刺激症状。

（5）术后7~10天拆线。

3.心理护理与健康教育：注意与病人及其家属的沟通工作，及时解释和说明病情，缓解病人及其家属的紧张和焦虑情绪，使其以愉快的心态配合治疗和护理。向病人及其家属说明疾病相关知识、治疗护理要点及相关注意事项，并做好住院指导。

十六、眼窝狭窄闭锁护理

1.术前护理

（1）眼部护理：及时拭去眼部分泌物，用温生理盐水冲洗结膜囊，每日2~3次，每晚睡前涂抗生素眼药膏。

（2）心理护理：向病人说明手术方法，减轻其心理顾虑，以取得合作。

（3）术晨准备，用生理盐水冲洗双眼，滴眼药水用肥皂洗脸，女病人盘发戴帽。

2.术后护理：

（1）生理护理及心理护理：多与病人谈心，满足其生活所需。

（2）观察伤口敷料情况。

（3）协助医师更换外层敷料，用湿棉球拭净睑裂分泌物，并涂抗生素眼膏。

（4）注意角膜刺激症状。

（5）术后7~10天拆线。

3.心理护理与健康教育：注意与病人及其家属的沟通工作，及时解释和说明病情，缓解病人及其家属的紧张和焦虑情绪，使其以愉快的心态配合治疗和护理。向病人及其家属说明疾病相关知识、治疗护理要点及相关注意事项，并做好住院指导。

十七、眶底骨折后遗畸形手术护理

1.术前护理

（1）眼部护理：及时拭去眼部分泌物，用温生理盐水冲洗结膜囊，每日2~3次，每晚睡前涂抗生素眼药膏。

（2）心理护理：向病人说明手术方法，减轻其心理顾虑，以取得病人的合作。

（3）术晨准备，用生理盐水冲洗双眼，滴眼药水，用肥皂洗脸，女病人盘发戴帽。

2.术后护理

（1）生理护理及心理护理：多与病人谈心，满足其生活所需。

（2）观察伤口敷料情况。

（3）协助医师更换外层敷料，用湿棉球拭净睑裂分泌物，并涂抗生素眼膏。

（4）注意角膜刺激症状。

（5）术后 7~10 天拆线。

3.心理护理与健康教育：注意与病人及其家属的沟通工作，及时解释和说明病情，缓解病人及其家属的紧张和焦虑情绪，使其以愉快的心态配合治疗和护理。向病人及其家属说明疾病相关知识、治疗护理要点及相关注意事项，并做好住院指导。

第十二节　耳畸形手术护理常规

一、先天性招风耳

招风耳是一种较常见的先天性畸形，畸形的构成主要由于耳舟耳甲角度过大所致。手术治疗是针对畸形构成因素，进行合理的调整使耳恢复正常形态。

1.术前护理

（1）按一般术前护理常规。

（2）局部皮肤准备，手术前一日，男病人剃光头，女病人剃掉耳周发际 7cm，备皮时注意病人耳周围、面颈部及供皮区有无疖肿及备皮处是否被划破，如有任何不正常的情况，均应及时通知医生。

2.术后护理

（1）按一般术后常规护理。

（2）保持局部敷料包扎得妥帖稳固，避免敷料松脱或移位，如发现松脱应及时告知医师给予纠正。

（3）术后 10 天拆线，拆线后需包扎 2~3 周，使缝合的软骨愈合稳固。

二、外耳道闭锁及狭窄

外耳道的狭窄多由于烧伤，间或由感染后发生瘢痕挛缩所致，一般仅限于外耳道口的部位，外耳道闭锁，如完全性闭锁，多见于先天性外耳畸形，不全闭合，则常见于重度瘢痕挛缩的结果，手术是治疗的唯一的方法。

外耳道全长 2.5~3.5cm，大约呈 "S" 形弯曲，外 1/3 由软骨 2/3 骨骼组成。

1.术前护理

（1）按一般术前护理。

（2）局部皮肤准备，手术前一日，男病人剃光头，女病人剃掉耳周发际 7cm，备皮时注意病人耳周围、面颈部及供皮区有无痤疮、疖肿及备皮处是否被划破，如有任何不正常的情况，均应及时通知医生。

2.术后护理

（1）给予一般术后常规护理。

（2）外耳道成形术后 8~10 天拆线，去除印模胶或橡胶管观察皮片成活情况，更换敷料。

（3）待再造外耳道创面全部愈合后，放置塞具，且持续 6 个月，以支撑新建的耳道及耳道口，防止皮片收缩。

3.心理护理与健康教育：注意与病人及其家属的沟通工作，及时解释和说明病情，缓解病人及其家属的紧张和焦虑情绪，使其以愉快的心态配合治疗和护理。向病人及其家属说明疾病相关知识、治疗护理要点及相关注意事项，并做好住院指导。

三、耳郭缺损手术护理

1.术前护理

（1）按一般术前护理。

（2）局部皮肤准备，手术前一日，男病人剃光头，女病人剃掉耳周发际 7cm，备皮时注意病人耳周围、面颈部及供皮区有无痤疮、疖肿及备皮处是否被划破，如有任何不正常情况，均应及时通知医生。

2.术后护理

（1）给予一般术后常规护理。

（2）外耳道成形术后 8~10 天拆线，去除印模胶或橡胶管观察皮片成活情况，更换敷料。

（3）待再造外耳道创面全部愈合后，放置塞具，且持续 6 个月，以支撑新建的耳道及耳道口，防止皮片收缩。

3.心理护理与健康教育：注意与病人及其家属的沟通工作，及时解释和说明病情，缓解病人及其家属的紧张和焦虑情绪，使其以愉快的心态配合治疗和护理。向病人及其家属说明疾病相关知识、治疗护理要点及相关注意事项，并做好住院指导。

四、菜花状耳手术护理

1.术前护理

（1）按一般术前护理。

（2）局部皮肤准备，手术前一日，男病人剃光头，女病人剃掉耳周发际 7cm，备皮时注意病人耳周围、面颈部及供皮区有无痤疮，疖肿及备皮处是否被划破，如有任何不正常情况，均应及时通知医生。

2.术后护理

（1）给予一般术后常规护理。

（2）外耳道成形术后 8~10 天拆线，去除印模胶或橡胶管观察皮片成活情况，更换敷料。

（3）待再造外耳道创面全部愈合后，放置塞具，且持续 6 个月，以支撑新建的耳道及耳道口，防止皮片收缩。

3.心理护理与健康教育：注意与病人及其家属的沟通工作，及时解释和说明病情，缓解病人及其家属的紧张和焦虑情绪，使其以愉快的心态配合治疗和护理。向病人及其家属说明疾病相关知识、治疗护理要点及相关注意事项，并做好住院指导。

第十三节　鼻部畸形手术护理常规

鼻缺损与再造

鼻缺损区由先天性原因或后天性原因（外伤、耳染烧伤、冻伤或肿瘤切除）所致。分全鼻缺损、鼻翼缺损、鼻尖缺损、鼻小柱缺损、侧囊鼻缺损等，治疗需根据缺损情况，选择手术修复方式。

1.术前护理

（1）心理护理：根据主要心理问题如①担心手术失败；②焦虑恐惧术后外形和功能恢复不良，术后疼痛不能忍受；③认为自己形象丑陋，极其自卑而产生失落感和孤独感，先适时进行相应心理沟通。

（2）口鼻腔清洁：术前3天开始用生理盐水或3%双氧水轻轻擦洗，揭去干痂。避免粗暴撕揭，以免黏膜损伤出血，必要时先涂擦液状石蜡以浸软干痂。如分泌物较多，可用鼻通软膏涂擦鼻腔黏膜或用萘甲唑啉溶液滴鼻，3次/日，口腔以多贝尔液或1%硼酸溶液漱口。术前应重复以上清洁工作，切勿涂擦油膏类药物。以免影响术野皮肤消毒。

（3）额部供瓣区的护理：检查额部皮肤，确认无感染灶或损伤方可手术，男病人可剃光头；女病人应剃去前额发际的头发7cm。协助医师用亚甲蓝或甲紫在供瓣区绘出手术切口标志并用碘酊固定。

（4）其他：注意了解病人是否有脑外伤史及其后遗症，了解病人生活习惯，是否有吸烟史，如有嘱病人戒烟，有慢支者应积极给予治疗，以免术后咳嗽而引起取软骨部位的疼痛。

2.术后护理与早期活动

（1）体位护理：术后第1天取平卧，头正中位第4天抬高头15°，必要时可垫高肩部，使颏高顶底，颏顶线呈约15°的倾斜，使皮瓣的蒂部处于再造鼻的最低位，以利皮瓣的静脉回流。术后第5~9天应进行早期活动，如：上下左右放置头部每次15分钟，双上肢侧举前臂向后、向前上举，肩关节作用经运动，可促进再造鼻局部的血液循环，根据病情的发展和变化随时调整体位。

（2）观察再造鼻的血运，再造鼻的血运障碍表现起初多从皮瓣的远端即鼻头和鼻小柱开始，逐渐向皮瓣蒂端扩展，要注意观察鼻头。亦观察皮瓣蒂部是否受到额外压力。如敷料包扎过紧，周围组织肿胀及蒂部血肿等因素，均可能压迫皮瓣的血供，导致血液循环障碍，一旦发生应立即告知并协助医师共同检查处理。应术后24小时每半小时观察记录1次，24~72小时每1~2小时记录1次。以后每天观察4次并记录。

（3）预防感染，保持鼻部周围清洁，随时擦去血痂分泌物：保持鼻孔通气良好，用棉签蘸双氧水或生理盐水擦洗支撑鼻孔的橡胶管内的血痂，对双眼睑肿胀、有分泌物时及时擦拭，防止眼部感染。

（4）保护再造鼻，术后一般用铅片鼻保护架，4~6 层纱布及 1 层油纱（紧贴再造鼻）保护再造鼻，用胶布固定。

（5）注意保暖：室温保持在 25~28℃之间，全身用电热毯覆盖，患处可用 60W 普通电灯泡持续照射，照射距离为 30~40cm。术后每次换药时用 220~250W 红外线灯照射，距离为 30~40cm，可防止血管痉挛，减轻组织水肿，改善皮瓣血液循环。

（6）取肋软骨的护理：按肋骨骨折护理，当再造鼻血运稳定后应鼓励病人早期下床活动，以增加腹式呼吸量。

（7）拆线：术后 7~10 天拆线，拆线后再造鼻的鼻孔应继续佩戴硬质鼻管 6~12 个月，嘱病人每日取出橡胶管清洗后涂抹少量液状石蜡，再轻轻地插入鼻孔。

3.心理护理与健康教育：注意与病人及其家属的沟通工作，及时解释和说明病情，缓解病人及其家属的紧张和焦虑情绪，使其以愉快的心态配合治疗和护理。向病人及其家属说明疾病相关知识、治疗护理要点及相关注意事项，并做好住院指导。

第十四节 唇颊部畸形手术护理常规

一、唇颊部缺损

唇颊部缺损，多由外伤（如撕裂伤、火器伤）感染或肿瘤切除等原因造成。唇颊部缺损的修复，由于所处部位，不但形态恢复要求高，且需要建口腔的开闭功能。

1.术前护理

（1）一般护理，按整形外科手术前常规护理。

（2）口腔护理：清除口腔病灶，督促病人养成良好的漱口、刷牙习惯，以保持口腔清洁。

（3）流口水的护理：对长期流涎造成局部皮肤糜烂或湿疹者，术前应进行适当的处理，如涂 10%氧化锌软膏，以保护皮肤。

2.术后护理

（1）一般护理，按术后常规护理。

（2）唇颊部的观察及护理，对暴露伤口应保持局部清洁与干燥。随时观察局部皮瓣的血运及有无出血、血肿情况，如发现异常及时告知医师处理。

（3）口腔护理：晨起、睡前及饭后应严格进行口腔护理，保持口腔清洁。

3.心理护理与健康教育：注意与病人及其家属的沟通工作，及时解释和说明病情，缓解病人及其家属的紧张和焦虑情绪，使其以愉快的心态配合治疗和护理。向病人及其家属说明疾病相关知识、治疗护理要点及相关注意事项，并做好住院指导。

二、唇肿瘤手术护理

1.术前护理

（1）一般护理，按整形外科手术前常规护理。

（2）口腔护理：清除口腔病灶，督促病人养成良好的漱口、刷牙习惯，以保持口腔清洁。

（3）流口水的护理：对长期流涎造成局部皮肤糜烂或湿疹者，术前应进行适当的处理，如涂 10%氧化锌软膏，以保护皮肤。

2.术后护理

（1）一般护理，按术后常规护理。

（2）唇颊部的观察及护理：对暴露伤口应保持局部清洁与干燥。随时观察局部皮瓣的血运及有无出血、血肿情况，如发现异常及时告知医师处理。

（3）口腔护理：晨起、睡前及饭后应严格进行口腔护理，保持口腔清洁。

3.心理护理与健康教育：注意与病人及其家属的沟通工作，及时解释和说明病情，缓解病人及其家属的紧张和焦虑情绪，使其以愉快的心态配合治疗和护理。向病人及其家属说明疾病相关知识、治疗护理要点及相关注意事项，并做好住院指导。

三、腭咽闭合不全手术护理

1.术前护理

（1）一般护理，按整形外科手术前常规护理。

（2）口腔护理：清除口腔病灶，督促病人养成良好的漱口、刷牙习惯，以保持口腔清洁。

（3）流口水的护理：对长期流涎造成局部皮肤糜烂或湿疹者，术前应进行适当的处理，如涂 10%氧化锌软膏，以保护皮肤。

2.术后护理

（1）一般护理，按术后常规护理。

（2）唇颊部的观察及护理，对暴露伤口应保持局部清洁与干燥。随时观察局部皮瓣的血运及有无出血、血肿情况，如发现异常及时告知医师处理。

（3）口腔护理：晨起、睡前及饭后应严格进行口腔护理，保持口腔清洁。

3.心理护理与健康教育：注意与病人及其家属的沟通工作，及时解释和说明病情，缓解病人及其家属的紧张和焦虑情绪，使其以愉快的心态配合治疗和护理。向病人及其家属说明疾病相关知识、治疗护理要点及相关注意事项，并做好住院指导。

四、腭洞穿性缺损手术护理

1.术前护理

（1）一般护理，按整形外科手术前常规护理。

（2）口腔护理：清除口腔病灶，督促病人养成良好的漱口、刷牙习惯，以保持口腔清洁。

（3）流口水的护理：对长期流涎造成局部皮肤糜烂或湿疹者，术前应进行适当的处理，如涂 10%氧化锌软膏，以保护皮肤。

2.术后护理

（1）一般护理，按术后常规护理。

（2）唇颊部的观察及护理：对暴露伤口应保持局部清洁与干燥。随时观察局部皮瓣的血运及有无出血、血肿情况，如发现异常及时告知医师处理。

（3）口腔护理：晨起、睡前及饭后应严格进行口腔护理，保持口腔清洁。

3.心理护理与健康教育：注意与病人及其家属的沟通工作，及时解释和说明病情，缓解病人及其家属的紧张和焦虑情绪，使其以愉快的心态配合治疗和护理。向病人及其家属说明疾病相关知识、治疗护理要点及相关注意事项，并做好住院指导。

五、甲状舌管囊肿窦道瘘管手术护理

1.术前护理

（1）一般护理，按整形外科手术前常规护理。

（2）口腔护理：清除口腔病灶，督促病人养成良好的漱口、刷牙习惯，以保持口腔清洁。

（3）流口水的护理：对长期流涎造成局部皮肤糜烂或湿疹者，术前应进行适当的处理，如涂 10%氧化锌软膏，以保护皮肤。

2.术后护理

（1）一般护理，按术后常规护理。

（2）唇颊部的观察及护理，对暴露伤口应保持局部清洁与干燥。随时观察局部皮瓣的血运及有无出血、血肿情况，如发现异常及时告知医师处理。

（3）口腔护理：晨起、睡前及饭后应严格进行口腔护理，保持口腔清洁。

3.心理护理与健康教育：注意与病人及其家属的沟通工作，及时解释和说明病情，缓解病人及其家属的紧张和焦虑情绪，使其以愉快的心态配合治疗和护理。向病人及其家属说明疾病相关知识、治疗护理要点及相关注意事项，并做好住院指导。

六、颈耳囊肿、窦道、瘘管手术护理

1.术前护理

（1）一般护理，按整形外科手术前常规护理。

（2）口腔护理：清除口腔病灶，督促病人养成良好的漱口、刷牙习惯，以保持口腔清洁。

（3）流口水的护理：对长期流涎造成局部皮肤糜烂或湿疹者，术前应进行适当的处理，如涂 10%氧化锌软膏，以保护皮肤。

（3）其他护理，按整形外科术前常规护理。

2.术后护理

（1）一般护理，按术后及全身麻醉后常规护理。

（2）严密观察病情，保持呼吸道通畅。

（3）术后体位：去枕、仰卧，肩部垫高，颈部过伸位1周内绝对卧床休息。

（4）注意颈部制动。

（5）观察伤口情况。

（6）加强心理护理和基础护理。

（7）伤口1周后拆线，石膏托固定。

3.心理护理与健康教育：注意与病人及其家属的沟通工作，及时解释和说明病情，缓解病人及其家属的紧张和焦虑情绪，使其以愉快的心态配合治疗和护理。向病人及其家属说明疾病相关知识、治疗护理要点及相关注意事项，并做好住院指导。

二、颈水囊瘤手术护理

1.术前护理

（1）加强心理护理，使病人消除顾虑，取得良好配合。

（2）手术区的护理，将疤痕部皮肤用肥皂水、软刷、清水清洗干净，供皮区皮肤常规准备。

（3）其他护理，按整形外科术前常规护理。

2.术后护理

（1）一般护理，按术后及全身麻醉后常规护理。

（2）严密观察病情，保持呼吸道通畅。

（3）术后体位：去枕、仰卧，肩部垫高，颈部过伸位1周内绝对卧床休息。

（4）注意颈部制动。

（5）观察伤口情况。

（6）加强心理护理和基础护理。

（7）伤口1周后拆线，石膏托固定。

3.心理护理与健康教育：注意与病人及其家属的沟通工作，及时解释和说明病情，缓解病人及其家属的紧张和焦虑情绪，使其以愉快的心态配合治疗和护理。向病人及其家属说明疾病相关知识、治疗护理要点及相关注意事项，并做好住院指导。

三、先天性颈蹼手术护理

1.术前护理

（1）加强心理护理，使病人消除顾虑，取得良好配合。

（2）手术区的护理，将疤痕部皮肤用肥皂水、软刷、清水清洗干净，供皮区皮肤常规准备。

（3）其他护理：按整形外科术前常规护理。

2.术后护理

（1）一般护理，按术后及全身麻醉后常规护理。

（2）严密观察病情，保持呼吸道通畅。

（3）术后体位：去枕、仰卧，肩部垫高，颈部过伸位1周内绝对卧床休息。

（4）注意颈部制动。

（5）观察伤口情况。

（6）加强心理护理和基础护理。

（7）伤口1周后拆线，石膏托固定。

3.心理护理与健康教育：注意与病人及其家属的沟通工作，及时解释和说明病情，缓解病人及其家属的紧张和焦虑情绪，使其以愉快的心态配合治疗和护理。向病人及其家属说明疾病相关知识、治疗护理要点及相关注意事项，并做好住院指导。

四、斜颈手术护理

1.术前护理

（1）加强心理护理，使病人消除顾虑，取得良好配合。

（2）手术区的护理，将疤痕部皮肤用肥皂水、软刷、清水清洗干净，供皮区皮肤常规准备。

（3）其他护理，按整形外科术前常规护理。

2.术后护理

（1）一般护理，按术后及全身麻醉后常规护理。

（2）严密观察病情，保持呼吸道通畅。

（3）术后体位：去枕、仰卧，肩部垫高，颈部过伸位1周内绝对卧床休息。

（4）注意颈部制动。

（5）观察伤口情况。

（6）加强心理护理和基础护理。

（7）伤口1周后拆线，石膏托固定。

3.心理护理与健康教育：注意与病人及其家属的沟通工作，及时解释和说明病情，缓解病人及其家属的紧张和焦虑情绪，使其以愉快的心态配合治疗和护理。向病人及其家属说明疾病相关知识、治疗护理要点及相关注意事项，并做好住院指导。

第十六节　乳房缺损再造手术护理常规

乳房缺损多见于肿瘤切除所致，偶见先天性的缺损。乳房是女性的象征性器官，为维持女性曲线美起到了重要作用。乳房的再造整形有多种术式，需依据不同的情况选择手术方式。

一、术前护理

1.加强病人的营养，给予高蛋白、高热量、高维生素饮食以增强机体抵抗力。
2.按医嘱配备。
3.准备负压引流装置。
4.其他护理按术前常规护理。

二、术后护理

1.体位：置病人半坐卧位。
2.观察伤口出血情况，保持负压引流瓶通畅，观察引流液的量及颜色，术后24~72小时拔除引流管，如发现异常，及时通知医生处理。
3.患侧上肢制动。
4.拆线：一般术后7天开始拆线，张力大的部位间断分期拆除。
5.保持再造乳房塑形固定，以防再造乳房移位。
6.其他护理，按术后常规护理。
7.出院指导，患侧上肢3个月内避免做剧烈运动及提重物。

三、心理护理与健康教育

注意与病人及其家属的沟通工作，及时解释和说明病情，缓解病人及其家属的紧张和焦虑情绪，使其以愉快的心态配合治疗和护理。向病人及其家属说明疾病相关知识、治疗护理要点及相关注意事项，并做好住院指导。

第十八节　生殖器畸形手术护理常规

一、阴茎缺损再造

阴茎缺损多由于创伤如工具外伤、动物咬伤，偶见于精神失常自行割伤所致，阴茎缺损不仅有碍性生活，且往往不能站立排尿，因此，阴茎再造手术尤显重要，手术有多种术式，需根据医师掌握的熟练程度选择合理的手术方式。

1.术前护理
（1）一般护理，按术前常规护理。
（2）加强心理护理，使病人对手术有正确的估计，减轻其思想负担。
（3）局部清洁，术前3日每日1~2次分别用肥皂和清水洗会阴部、尿道外口及阴囊的皱褶处，手术当天早晨再清洗1次。
（4）协助医生测试供瓣区供旋髂浅血管走行及分布，并设计手术方案用亚甲蓝绘出碘酊固定。

2.术后护理

（1）一般护理，按术后常规护理。

（2）供皮瓣区护理，腹股沟复合组织瓣供瓣区，用髋人字形绷带加压包扎，防止血肿和皮片的移动。并以石膏托限制大腿及下肢的活动；注意局部是否有血肿及被石膏压破或褥疮。如发现异常应及时处理。

（3）再造阴茎局部护理，密切观察再造阴茎的血运、颜色和温度变化，以及有无渗血、血肿现象。如发现异常应及时告知医师全面检查及处理。

二、会阴部瘢痕挛缩

会阴部瘢痕挛缩多由于烧伤引起，常见于儿童。可分为会阴外阴型、会阴肛门型和混合型。治疗主要是通过手术切除瘢痕，松解挛缩，恢复会阴正常形态。

1.术前护理

（1）肠道准备：手术 3~4 日应食流质饮食，并口服肠道抑菌剂。术前进行清洁灌肠。

（2）局部皮肤准备：每日 2 次及大便后均应用 1% 肥皂水或 1:5 000 高锰酸钾溶液坐浴。小便后也应用温水清洗局部并保持干燥，每日换内裤 1 次。

其他护理同一般术前护理。

2.术后按一般术后常规护理。

（1）保持局部敷料清洁干燥。

（2）术后绝对卧床休息，保持石膏托确切的固定。

（3）防止发生石膏对皮肤的压伤或褥疮。

（4）加强精神及生活护理。

（5）防止粪尿污染，术后 7 日内留置尿管导尿，每天更换引流袋。进无渣流食并口服阿片酊，以减缓肠蠕动，控制排便 7~10 日。

3.心理护理与健康教育：注意与病人及其家属的沟通工作，及时解释和说明病情，缓解病人及其家属的紧张和焦虑情绪，使其以愉快的心态配合治疗和护理。向病人及其家属说明疾病相关知识、治疗护理要点及相关注意事项，并做好住院指导。

第二十节　下肢外科手术护理常规

下肢整形手术主要有皮肤的套状撕脱伤、下肢慢性溃疡、先天性畸形拇指外翻、下肢瘢痕、下肢淋巴水肿等，均需有针对性地选用手术方式进行合理的护理。

一、术前护理

1.一般护理，按术前常规护理。

2.饮食，应给予高蛋白、高热量、高维生素饮食。

3.术前训练：术前必须向病人介绍手术方法及术后姿势固定的位置及要求，可按所需姿势用绷带捆扎固定，每日 1 次，每次 2~3 小时作为术前适应性训练，手术当日应准备安装骨科牵引支架及足够的软枕，以供术后姿势固定的支撑使用。

4.卧位：除下肢动脉供血不足者外，均应取患肢抬高的卧位，以改善创面及肢端血液循环。

5.如有创口，需换药控制感染后，方可手术。

6.皮肤准备：按医嘱准备皮肤，并协助医生用亚甲蓝在患肢和健肢分别绘出手术切口范围标志，用碘酊固定。

二、术后护理

1.保持有效卧位，抬高患肢，卧床休息。

2.姿势固定后的护理：应主动关心病人，加强生活护理，并针对病人的心理活动做好安慰解释，使病人能顺利度过姿势固定期。

3.血液循环的观察，经常检查皮瓣的颜色、温度、指压反应及肿胀情况，如发现异常，及时纠正，并通知医生。

4.静脉输入药物，控制和预防感染。

5.一般术后 12~14 日拆线。

三、心理护理与健康教育

注意与病人及其家属的沟通工作，及时解释和说明病情，缓解病人及其家属的紧张和焦虑情绪，使其以愉快的心态配合治疗和护理。向病人及其家属说明疾病相关知识、治疗护理要点及相关注意事项，并做好住院指导。

第二十一节 手皮肤撕脱伤手术护理常规

手皮肤撕脱伤可分为不完全撕脱伤和完全撕脱伤两类。

手术均需先考虑原位植皮的手术方法，如较复杂的损伤、皮肤活动非常低下的损伤，可采用腹部皮肤的修复。护理也显复杂和重要。

一、术前护理

1.手部新鲜创伤系急诊。急诊室护士应立即通知有关人员。并协助医师询问创伤的病史，包括受伤的时间、原因、受伤时手的功能状态、病人的职业工种等，同时检查病人的全身和局部创伤的情况以决定治疗的措施。

2.暂时迅速控制出血，大多数开放性手外伤者用局部包扎压迫并抬高患肢即可控制出血，必要时用上臂止血带结扎止血。

3.有休克或身体复合伤时，应首先抢救休克和处理复合伤，护士应迅速为病人建立静脉通道，补充液体，配血，必要时输血。

4.按医嘱做抗生素及破伤风抗毒素等药物过敏试验。

5.皮肤的准备：创口先用无菌纱布覆盖。创部以外的周围皮肤用软毛刷蘸肥皂水擦洗，并剃毛。备皮范围需超过肘关节以上或包括整个上肢腋下，剪指甲，若需植皮或做皮瓣修复者，需准备供皮区皮肤。

6.向病人及其家属或组织，说明伤情及治疗措施，消除恐惧，争取良好的配合。

7.按医嘱给术前用药，迅速陪送病人前往手术室。

二、术后护理

1.按一般术后常规护理，双上肢制动，抬高患肢，注意观察患肢末梢血液循环及包扎敷料情况，发现异常及时告知医师处理。

2.多进食营养丰富、易消化食物，有利于伤口愈合。

3.多与病人交心、谈心，促其心理处于接受治疗的最佳状态。

4.有供皮区者，做好供皮区的护理。

5.一般术手 7~14 天检查修复组织成活情况，对生长良好者酌情拆线，然后继续包扎两周以上。

三、心理护理与健康教育：注意与病人及其家属的沟通工作，及时解释和说明病情，缓解病人及其家属的紧张和焦虑情绪，使其以愉快的心态配合治疗和护理。向病人及其家属说明疾病相关知识、治疗护理要点及相关注意事项，并做好住院指导。

第二十二节　手烧伤手术护理

一、术前护理

1.有休克或身体复合伤时，应首先抢救休克和处理复合伤，护士应迅速为病人建立静脉通道，补充液体，配血，必要时输血。

2.按医嘱做抗生素及破伤风抗毒素等药物过敏试验。

3.皮肤的准备：创口先用无菌纱布覆盖。创部以外的周围皮肤用软毛刷蘸肥皂水擦洗，并剃毛。备皮范围需超过肘关节以上或包括整个上肢腋下，剪指甲，若需植皮或做皮瓣修复者，需准备供皮区皮肤。

4.向病人及其家属或组织，说明伤情及治疗措施，消除恐惧，争取良好的配合。

5.按医嘱给术前用药，迅速陪送病人前往手术室。

二、术后护理

1.按一般术后常规护理，双上肢制动，抬高患肢，注意观察患肢末梢血液循环及包扎敷料情况，发现异常及时告知医师处理。

2.多进食营养丰富、易消化食物，有利于伤口愈合。

3.多与病人交心、谈心，促其心理处于接受治疗的最佳状态。

4.有供皮区者，做好供皮区的护理。

5.一般术手 7~14 天检查修复组织成活情况，对生长良好者酌情拆线，然后继续包扎两周以上。

三、心理护理与健康教育

注意与病人及其家属的沟通工作，及时解释和说明病情，缓解病人及其家属的紧张和焦虑情绪，使其以愉快的心态配合治疗和护、理。向病人及其家属说明疾病相关知识、治疗护理要点及相关注意事项，并做好住院指导。

（孙文　李婷婷　高娟娟　李文慧）